眼科検査法ハンドブック
第4版

編集
小口芳久
慶應義塾大学名誉教授

澤　充
日本大学名誉教授

大月　洋
岡山大学名誉教授

湯澤美都子
日本大学教授

医学書院

眼科検査法ハンドブック

発　行	1985 年 7 月 1 日	第 1 版第 1 刷
	1993 年 8 月 15 日	第 1 版第 3 刷
	1995 年 1 月 15 日	第 2 版第 1 刷
	1997 年 7 月 1 日	第 2 版第 3 刷
	1999 年 8 月 15 日	第 3 版第 1 刷
	2003 年 7 月 1 日	第 3 版第 5 刷
	2005 年 6 月 1 日	第 4 版第 1 刷Ⓒ
	2015 年 2 月 1 日	第 4 版第 7 刷

編　者　小口芳久・澤　　充・大月　洋・湯澤美都子
発行者　株式会社　医学書院
　　　　代表取締役　金原　優
　　　　〒113-8719　東京都文京区本郷 1-28-23
　　　　電話　03-3817-5600(社内案内)
印刷・製本　三報社印刷

本書の複製権・翻訳権・上映権・譲渡権・公衆送信権(送信可能化権を含む)は(株)医学書院が保有します．

ISBN978-4-260-13780-5

本書を無断で複製する行為(複写，スキャン，デジタルデータ化など)は，「私的使用のための複製」など著作権法上の限られた例外を除き禁じられています．大学，病院，診療所，企業などにおいて，業務上使用する目的(診療，研究活動を含む)で上記の行為を行うことは，その使用範囲が内部的であっても，私的使用には該当せず，違法です．また私的使用に該当する場合であっても，代行業者等の第三者に依頼して上記の行為を行うことは違法となります．

JCOPY 〈(社)出版者著作権管理機構　委託出版物〉
本書の無断複写は著作権法上での例外を除き禁じられています．複写される場合は，そのつど事前に，(社)出版者著作権管理機構(電話 03-3513-6969，FAX 03-3513-6979，info@jcopy.or.jp)の許諾を得てください．

執筆者一覧
（執筆順）

小口 芳久	慶應義塾大学名誉教授
大野 京子	東京医科歯科大学大学院教授
山下 牧子	東京医科歯科大学
白土 城照	四谷しらと眼科・院長
羽田 麻以	東京医科大学
西村 栄一	昭和大学藤が丘病院
谷口 重雄	昭和大学藤が丘病院教授
根岸 一乃	慶應義塾大学准教授
鎌田 芳夫	上野毛眼科・院長
北原 健二	東京慈恵会医科大学名誉教授
藤田 京子	日本大学
魚里 博	北里大学大学院教授
前田 直之	大阪大学大学院寄附講座教授
不二門 尚	大阪大学大学院教授
八木 治身	昭和大学藤が丘病院
鈴木 聡志	日吉東急鈴木眼科・院長
岩崎 常人	産業医科大学講師
加島 陽二	日本大学准教授
大月 洋	岡山大学大学院名誉教授
古瀬 尚	岡山大学大学院講師
佐藤 美保	浜松医科大学准教授
牧野 伸二	自治医科大学講師
長谷部 聡	岡山大学大学院講師
河野 玲華	岡山大学大学院
田淵 昭雄	川崎医療福祉大学教授・感覚矯正学科
岡 真由美	前・川崎医療福祉大学講師・感覚矯正学科
難波 哲子	川崎医療福祉大学教授・感覚矯正学科
近藤 峰生	名古屋大学大学院准教授
中村 かおる	東京女子医科大学講師
敷島 敬悟	東京慈恵会医科大学准教授
山本 哲也	岐阜大学大学院教授
松本 長太	近畿大学准教授
飯島 裕幸	山梨大学大学院教授
小暮 諭	山梨大学講師
木谷 明	HOYA㈱ビジョンケアカンパニー開発部・設計室長
久保田 伸枝	帝京大学教授・医療技術学部
糸井 素純	道玄坂糸井眼科医院・理事長
松元 俊	東京逓信病院部長
野田 実香	慶應義塾大学
横井 則彦	京都府立医科大学准教授
丸山 邦夫	京都府立医科大学
佐々木 次壽	金沢大学大学院講師
澤 充	日本大学名誉教授
庄司 純	日本大学臨床教授
室本 圭子	日本大学
関 希和子	日本大学非常勤講師
稲田 紀子	日本大学
澤口 昭一	琉球大学教授
向野 和雄	神奈川歯科大学客員教授
竹田 宗泰	市立札幌病院部長
石原 菜奈恵	前・日本大学
湯澤 美都子	日本大学教授
田邊 宗子	愛知淑徳大学医療福祉学部専任講師・視覚科学
岸 章治	群馬大学教授
富田 剛司	東邦大学教授
川村 昭之	日本大学兼任講師
金上 千佳	日本大学
金上 貞夫	北里大学非常勤講師
三村 治	兵庫医科大学教授
大出 尚郎	鴨下眼科クリニック・副院長

執筆者一覧

石川　　弘	日本大学講師	
谷野 富彦	西鎌倉谷野内科眼科医院・副院長	
野田 航介	Massachusetts Eye & Ear Infirmary	
塩田　　洋	徳島大学大学院教授	
江口　　洋	徳島大学大学院講師	
薄井 紀夫	総合新川橋病院部長	
小幡 博人	自治医科大学准教授	
大竹雄一郎	慶應義塾大学講師	
眞島 行彦	慶應義塾大学非常勤講師	
山本 纊子	藤田保健衛生大学教授・神経内科	
木村　　薫	国立成育医療センター	
東　　範行	国立成育医療センター医長	

第4版 序

　眼科は感覚の中で重要な役割を果たしている視覚機能を対象としており，Quality of life(QOL)と極めて密接な関係を有している．したがって，その機能である外界の事象をどのように結像，認識しているのかを評価することは眼科学および，その臨床で重要な地位を占めている．しかし，視覚の3要素（Heringの分類）である，視的空間覚（これに視力の概念が含まれる），色覚，光覚の認知には自覚的要素が大きく関与しており，眼の構造，機能を他覚的に評価する方法として検査法が開発され臨床に導入されてきている．

　眼科領域における検査法は他科領域と同じように視診，触診，病理組織検査，画像検査などがある一方で，眼科組織の特徴である光学を駆使した検査法の占める率が高いことが特徴として挙げられる．さらにこうした検査法を実際に実施するのは眼科医，視能訓練士および眼科にある程度特化した医療従事者であることも特徴の1つとして挙げられる．

　眼科の基本的検査法としては視力，細隙灯顕微鏡，眼底検査，眼圧測定などが挙げられ，1970年代まではこれらの検査と電気生理学的検査法その他の組み合わせによる検査法の進歩がみられた．しかし，その後の測光法の進歩，レーザーならびにコンピュータ技術の進歩は検査法の飛躍的な進歩をもたらし，今日までに至っている．こうした検査法の進歩ならびに種類の増加は『眼科検査ハンドブック』第3版以降さらに顕著なものとなり，今回，現状にあわせるべく第4版の改訂を行うこととなった．

　今回の改訂では近年，臨床に導入された検査法をできるだけ多く，かつ詳細に記載することとした．そのため，視力検査など眼科臨床で基本をなす検査法については，第3版で十分に記載されているものが多く，これらは小改訂または今回の改訂対象から外した事項もあるので，第3版も参照していただきたい．

　最近の検査法の進歩は，他覚的検査に基づく臨床データの増加ならびに精度の向上をもたらした．しかし，検査結果について適切な解釈がなされないと，検査法の進歩を享受できないばかりでなく，誤った判断を下す可能性も生じる．したがって，今回，執筆者にはその分野で指導的立場にある方々にお願いし，かつ①検査の目的，②原理，③方法，④結果の解釈と注意点，の項目について可能な限り分けて記載していただくようにした．また，検査方法については一般的に記載するのではなく，執筆者が使用している検査装置，方法を例として，できるだけ具体的に説明していただくように依頼をした．

　一方，実際に検査を行うにあたっては，①検査・測定方法に適した状態（姿勢，体位など），②装置の適切な操作，③キャリブレーションを含む装置の維持，④測定誤差などの要因に配慮しての結果の解釈，を行うことが求められる．

眼科臨床で最も基本的な細隙灯顕微鏡検査を例にとると，まず細隙灯顕微鏡の調整を適切に行う必要がある．そのうえで良好な検査を実施するためには患者に目的を理解してもらい，患者が最も楽な姿勢で検査が受けられるように全体および顎台の位置を調整する必要がある．さらに細隙灯顕微鏡検査では検査者に十分な知識，技術がないと適切な検査結果を得ることができない．一方で，近年の検査装置は検査者の技量を含む検査環境に可能な限り左右されないような設計，開発がなされている．しかし，ここに大きな陥穽があることを常に念頭においておく必要がある．すなわち，こうした進歩した装置においてはなんらかの"検査結果"が表示される．しかし，その結果を出す方法，回路はいわゆるブラックボックスになっている．例えば，角膜厚測定に関しては光学的測定法と超音波測定法とがあるが，光学法ではビームスプリット，ラインセンサ，スキャンニングスリット法，超音波法では使用する音速と演算方法など様々に異なる方法がある．これらの装置での測定結果は従来からのビームスプリット法での結果と必ずしも一致しない．加えて，測定原理に基づく測定精度(分解能，解像度)を無視した検査結果(数値)の処理がなされていることがしばしばみられる．したがって，検査においては十分なキャリブレーションと他の検査法とのつき合わせがあって初めて結果の妥当性を判断することが重要である．こうした検査法の問題点に留意することは臨床の場ではともすると看過されることがあり，結果として不適切な医療を招くことが生じる可能性がある．

　今回の改訂においては，単なる検査法の解説ではなく，第3版以上にこうした検査結果の解釈，注意点にも十分な配慮を筆者にお願いした．実際に検査を担当されるにあたって，編者，筆者の意図を十分に汲んで本書を臨床の場で活用していただければ幸甚である．

　　2005年4月

　　　　　　　　　　　　　　　　　　　　　　　　　　　　　　　　　編　　者

第1版 序

　高度科学技術時代の到来によって，医療技術にも大きな変革が起こりつつあることは，周知のことである．眼科領域においても，最近の10年間の診断技術の進歩は誠に著しいものがあり，ことに検査法の進歩に関してはここ10年，20年以前とは隔世の感があるといっても過言ではない．

　そこで，最近の10年の進歩に追いつき，さらに今後の10年の進歩に耐えるような，眼科検査法ハンドブックを作るべく，われわれ三人が編者となり，多くの権威ある執筆陣の協力を得，医学書院から上梓したのが本書である．

　本書に収載した検査法は，眼科一般検査から始まり，視力，屈折・調節・眼鏡，光覚，色覚，視野，眼圧・隅角，眼位・眼球運動・輻湊，両眼視などの機能検査と，涙液・導涙，細隙灯顕微鏡，瞳孔，眼底，眼科写真術，電気生理，超音波，放射線検査について，全く基本的なものから最新のコンピュータ応用のものまで，現在，眼科臨床に用いられているもの，現在はまだ十分に普及していないが，今後の発展が期待されるものまで，あらゆる検査法を網羅したつもりである．

　本書の内容について，編者が各執筆者に特に工夫をお願いしたことは，単なる検査技術の羅列としないで，それぞれに検査対象，検査目的，検査方法，検査成績の判定，備考(注意事項，検査の要領)，類似器種，文献の小項目を立て記述して頂いたことで，それぞれの検査法が，何をどのように検査しているかを明らかにしており，精彩のあるハンドブックになったと考えている．

　本書のもう一つの特徴は，各章のはじめに，その章の検査全体のプログラムが記述してあることである．これによって機械的に，画一的に不必要な検査が行われることが避けられ，一つの方向づけのもとに，検査の効率的な組み合わせが選ばれ，能率よく診断をすすめることができるはずである．また，各検査法の相互の関連，位置づけもでき，求めている情報に必要な検査法の組み合わせの理解も容易になると思う．

　さらにもう一つの特徴として本書ではファイリングシステムや，検査室のレイアウトにまで解説を及ぼしていることである．

　以上のように，われわれが現在もっているアイディアのすべてを折り込んで，この眼科検査法ハンドブックを作ったつもりである．しかし，今後の検査法の進歩発展にどこまで耐え得るか，われわれの今後の勉強の課題としたい．読者各位の御叱正をお願いしたい．

　なお本書では，器械の名称など，ME学会の用語に従った．

　　1985年5月

編　者

目次

I. 医療面接から検査へ ……………………………………………………小口芳久　1
  A. 医療面接から検査へ ……………………………………………………………2
    1. 医療面接の重要性 ……………………………………………………………2
    2. 医療面接の実際 ………………………………………………………………2
    3. 主訴から予測される疾患 ……………………………………………………3
  B. 医療面接の技術 …………………………………………………………………3
  C. 眼科検査 …………………………………………………………………………4
    1. 自覚的検査 ……………………………………………………………………4
    2. 他覚的検査 ……………………………………………………………………4
      a. 細隙灯顕微鏡検査 …………………………………………………………4
      b. 眼底鏡による検査 …………………………………………………………4
      c. 画像検査 ……………………………………………………………………5
      d. 屈折検査 ……………………………………………………………………5
      e. 視機能の他覚的検査 ………………………………………………………5
      f. その他 ………………………………………………………………………6
  D. 遺伝子検査 ………………………………………………………………………6

II. 視力検査 ………………………………………………………………………………7
  A. 視力検査のフローチャート …………………………………大野京子・山下牧子　8
  B. 遠見視力検査 …………………………………………………大野京子・山下牧子　9
  C. 近見視力検査 …………………………………………………大野京子・山下牧子　14
  D. 両眼開放視力表 ………………………………………………大野京子・山下牧子　15
  E. 干渉縞視力 ……………………………………………………白土城照・羽田麻以　16
  F. コントラスト視力検査 ………………………………………西村栄一・谷口重雄　17
  G. グレア検査 ……………………………………………………………根岸一乃　21
  H. 他覚的視力検査 ………………………………………………鎌田芳夫・北原健二　24
  I. 低視力者の視力評価法 …………………………………………………藤田京子　26

III. 屈折検査 ……………………………………………………………………………31
  A. 屈折検査のフローチャート ……………………………………………魚里　博　32
  B. 他覚屈折検査 ……………………………………………………………………33
    1. 検影法 ……………………………………………………………魚里　博　33
    2. オートレフラクトメータ ………………………………………魚里　博　38
    3. フォトレフラクタ ………………………………………………魚里　博　42

4．ポータブルレフラクト(ケラト)メータ……………………………魚里　博　45
　　5．ケラトメータ……………………………………………………魚里　博　46
　　6．角膜トポグラファー………………………………………………前田直之　48
　　7．波面センサ………………………………………………………前田直之　52
　C．自覚屈折検査………………………………………………………………53
　　1．レンズ交換法……………………………………………………不二門尚　53
　　2．乱視検査…………………………………………………………不二門尚　55
　　3．眼内レンズ度数計測………………………八木治身・鈴木聡志・谷口重雄　55

IV．調節・輻湊検査 …………………………………………………………63
　A．調節検査……………………………………………………………岩崎常人　64
　　1．検査対象・検査目的……………………………………………………64
　　2．調節検査のフローチャート……………………………………………64
　　3．近点計検査(自覚的調節検査)…………………………………………65
　　4．他覚的調節検査…………………………………………………………66
　B．輻湊検査……………………………………………………………加島陽二　68
　　1．輻湊検査のフローチャート……………………………………………68
　　2．輻湊異常の症候と検査プラン…………………………………………69
　　3．輻湊近点検査……………………………………………………………69
　　4．融像性輻湊………………………………………………………………70
　　5．調節性輻湊対調節比(AC/A比)…………………………………………71

V．眼位・眼球運動検査 ……………………………………………………73
　A．眼位検査のフローチャート………………………………………大月　洋　74
　B．眼位定性検査(遮閉試験)…………………………………………古瀬　尚　75
　C．眼位定量検査………………………………………………………………78
　　1．ヒルシュベルグ試験……………………………………………佐藤美保　78
　　2．クリムスキプリズム試験………………………………………佐藤美保　80
　　3．プリズム遮閉試験(プリズムおおい試験)……………………佐藤美保　81
　　4．プリズム順応試験………………………………………………大月　洋　82
　　5．マドックス杆試験………………………………………………佐藤美保　83
　D．単眼性眼位検査……………………………………………………牧野伸二　84
　　1．眼球軸・視軸の検査……………………………………………………84
　　2．固視状態の検査…………………………………………………………86
　E．眼球運動検査………………………………………………………長谷部聡　88
　　1．眼球運動検査のフローチャート………………………………………88
　　2．9方向眼位………………………………………………………………89
　　3．赤ガラス試験……………………………………………………………91
　　4．Hess赤緑試験…………………………………………………………92
　　5．牽引試験(ひっぱり試験)………………………………………………93
　　6．注視野検査………………………………………………………………95
　F．9方向眼位…………………………………………………………古瀬　尚　96

G．頭位の計測 ……………………………………………………長谷部聡　99
　　H．外眼筋の画像検査 ……………………………………………河野玲華　100

VI．両眼視機能検査 …………………………………………………………………105
　　A．両眼視機能検査のフローチャート ………………………田淵昭雄　106
　　B．大型弱視鏡検査 ………………………………………………岡真由美　107
　　C．立体視検査 ……………………………………………………岡真由美　113
　　D．Worth 4 灯器検査 ……………………………………………岡真由美　117
　　E．残像検査法 ……………………………………………………難波哲子　118
　　F．残像ひきとり試験 ……………………………………………難波哲子　120
　　G．バゴリーニ線条レンズ法 ……………………………………難波哲子　121
　　H．不等像検査 ……………………………………………………難波哲子　123

VII．光覚検査 ……………………………………………………………近藤峰生　127

VIII．色覚検査 ……………………………………………………………中村かおる　131
　　A．色覚検査のフローチャート …………………………………………132
　　　1．色覚異常の特徴 …………………………………………………132
　　　2．色覚検査の検査対象と目的 ……………………………………132
　　　3．色覚検査の流れ …………………………………………………132
　　B．仮性同色表 ………………………………………………………………132
　　C．色相配列検査 ……………………………………………………………136
　　D．ランタンテスト …………………………………………………………139
　　E．アノマロスコープ ………………………………………………………141
　　F．カウンセリング用検査 …………………………………………………143

IX．視野検査 ……………………………………………………………………………145
　　A．視野検査のフローチャート ……………………………………敷島敬悟　146
　　　1．検査法の解釈 ……………………………………………………146
　　　2．視野検査に影響を及ぼす因子 …………………………………146
　　　3．視野測定結果の解釈 ……………………………………………147
　　B．Goldmann 視野計 ……………………………………………敷島敬悟　148
　　C．自動視野計 ……………………………………………………山本哲也　156
　　D．中心暗点計 ……………………………………………………松本長太　164
　　E．フリッカ視野計 ………………………………………………松本長太　167
　　F．色視野/FDT ………………………………………飯島裕幸・小暮　諭　170
　　G．SLO マイクロペリメトリ ……………………………………不二門尚　172

X．眼鏡・コンタクトレンズ検査 ……………………………………………………175
　　A．眼鏡検査 …………………………………………………………………176
　　　1．レンズメータ ………………………………………………木谷　明　176
　　　2．単焦点レンズの検査 ………………………………………木谷　明　177

3．多焦点レンズの検査 …………………………………………木谷　明　178
　　　4．累進屈折力レンズの検査 ……………………………………木谷　明　179
　　　5．眼鏡枠の検査 …………………………………………………木谷　明　182
　　　6．フィッティング ………………………………………………木谷　明　183
　　　7．弱視眼鏡の検査 ………………………………………………久保田伸枝　186
　　B．コンタクトレンズ検査 ………………………………………………糸井素純　189
　　　1．トライアルレンズによる検査 …………………………………………………189
　　　2．レンズ検査 ………………………………………………………………………197

XI．眼圧検査 …………………………………………………………………松元　俊　199
　　A．眼圧検査のフローチャート ……………………………………………………200
　　B．非接触眼圧計 ……………………………………………………………………200
　　C．圧入眼圧計 ………………………………………………………………………202
　　D．圧平眼圧計 ………………………………………………………………………204
　　E．手持ち眼圧計 ……………………………………………………………………207
　　F．トノグラフィ ……………………………………………………………………209

XII．前眼部一般検査 …………………………………………………………野田実香　211
　　A．眼瞼検査 …………………………………………………………………………212
　　B．眼球突出検査 ……………………………………………………………………213

XIII．涙液・涙道検査 ………………………………………………………………………217
　　A．涙液検査 ……………………………………………………横井則彦・丸山邦夫　218
　　　1．涙液検査のフローチャート ……………………………………………………218
　　　2．涙液の量的検査 …………………………………………………………………219
　　　3．涙液の質的検査 …………………………………………………………………221
　　B．涙道検査 ………………………………………………………………佐々木次壽　224
　　　1．涙道検査のフローチャート ……………………………………………………225
　　　2．導涙検査 …………………………………………………………………………226

XIV．前眼部検査 ………………………………………………………………………………233
　　A．角膜・結膜検査の進め方 ………………………………………………澤　充　234
　　B．細隙灯顕微鏡検査 ………………………………………………………澤　充　234
　　C．前眼部撮影法 ……………………………………………………………庄司　純　240
　　D．角膜厚測定 ………………………………………………………………室本圭子　243
　　E．角膜知覚検査 ……………………………………………………………室本圭子　246
　　F．スペキュラーマイクロスコープ ………………………………………関希和子　248
　　　1．角膜内皮 …………………………………………………………………………248
　　　2．角膜上皮 …………………………………………………………………………249
　　G．レーザーフレアメータ …………………………………………………澤　充　251
　　H．前房深度計測 ……………………………………………………………室本圭子　253
　　I．免疫・アレルギー検査 …………………………………………………稲田紀子　255

1．I型アレルギー検査 ……………………………………………255
　　2．遅延型過敏反応検査 ……………………………………………257

XV．眼房・隅角検査 …………………………………………澤口昭一　259
　A．眼房・隅角検査のフローチャート ……………………………260
　B．前房隅角検査 ……………………………………………………261
　C．圧迫隅角検査 ……………………………………………………266
　D．隅角撮影 …………………………………………………………266

XVI．瞳孔検査 …………………………………………………向野和雄　269
　A．瞳孔検査のフローチャート ……………………………………270
　B．一般瞳孔検査 ……………………………………………………273
　C．イリスコーダ（電子瞳孔計）……………………………………276

XVII．眼底検査 ……………………………………………………………281
　A．眼底検査の進め方 ………………………………………竹田宗泰　282
　B．倒像鏡眼底検査（単眼・双眼）…………………………石原菜奈恵　285
　C．直像鏡眼底検査 …………………………………………石原菜奈恵　288
　D．細隙灯顕微鏡による検査 ………………………………石原菜奈恵　289
　E．無赤色光眼底検査 ………………………………………石原菜奈恵　292
　F．走査レーザー検眼鏡 ………………………湯澤美都子・田邊宗子　292
　G．光干渉断層計 ……………………………………………岸　章治　296
　H．ハイデルベルグ網膜断層計 ……………………………富田剛司　299
　I．硝子体網膜境界面の検査 ………………………………岸　章治　302
　J．眼底写真 …………………………………………………川村昭之　305
　　1．眼底写真 …………………………………………………………305
　　2．立体眼底写真 ……………………………………………………308
　　3．倒像眼底写真 ……………………………………………………310
　K．蛍光眼底造影写真 ………………………………………川村昭之　311
　　1．フルオレセイン蛍光眼底造影（FA）…………………………311
　　2．ICG（indocyanine green）蛍光眼底造影（IA）……………315

XVIII．眼写真術 …………………………………………金上千佳・金上貞夫　319
　A．写真の基礎知識 …………………………………………………320

XIX．電気生理検査 ………………………………………………………323
　A．電気生理検査のフローチャート ………………………小口芳久　324
　B．網膜電図 …………………………………………………近藤峰生　325
　C．眼球電図（眼球運動）……………………………………三村　治　328
　D．EOG（網膜機能）…………………………………………大出尚郎　331
　E．視覚誘発電位 ……………………………………………大出尚郎　335
　F．多局所ERG ………………………………………………近藤峰生　344

G．視運動性眼振……………………………………………石川　弘　347

XX．超音波検査 …………………………………………………349
A．超音波検査のフローチャート ……………………小口芳久　350
B．眼球内・眼窩内 ………………………………………小口芳久　350
C．UBM ……………………………………………………谷野富彦　356

XXI．放射線診断 ………………………………野田実香・野田航介　361

XXII．検体採取法 …………………………………………………367
A．微生物検査 ……………………………………………………368
　1．表面, 前房水 ………………………………塩田　洋・江口　洋　368
　2．硝子体液 …………………………………………薄井紀夫　370
B．病理検査 ………………………………………………小幡博人　373
C．分子生物学的検査 ………………………大竹雄一郎・眞島行彦　377
D．髄液検査 ………………………………………………山本纊子　381

XXIII．眼科診療とデータ管理 ………………………石川　薫・東　範行　383

　和文索引 ……………………………………………………………391
　欧文索引 ……………………………………………………………397

I

医療面接から検査へ

A 医療面接から検査へ

眼科を受診する患者の流れとして医療面接，検査，治療となるが，本書では主として眼科の検査について詳細に述べる．検査や治療を行う前に患者にその内容を説明し同意をとって行う必要がある．すなわちインフォームドコンセントである．初診の患者にはアンケート用紙を渡して主訴，現病歴，既往歴，家族歴，その他の患者の希望事項を書いてもらっておくと医療面接がスムースに進む．

1. 医療面接の重要性

眼科を受診する患者は必ず主訴がある．患者によっては何が主訴であるのかわからないようなこともあるが，主訴を上手に聞き出し次のステップに移ることが求められる．医療面接は従来，問診といわれていた．最近の医学教育では問診という言葉は使用しなくなってきており，本書でも医療面接という言葉を使用する．要するに患者にできるだけ話をしてもらい医師は患者の訴えを聞いて次のステップを判断し，患者に説明し，同意を得て次の診療に移るということである．ただ患者に自由に何でも話させるわけではなく，そうかといって尋問調にならないように注意する．医師は患者に対して患者が話しやすい雰囲気作り，答えやすい質問形式をとるようにする．一度にいろいろな項目を聞かない．相手の人格を尊重する．面接をしながら患者の眼の状態を視診で観察すると同時に，ある程度の診断名を考えて次の検査に移る．また今後の検査や治療において協力的な患者であるか，神経質でやりにくい患者であるかも把握しておくことは重要である．特に失明という恐怖にある患者には医師の言動は重要であり，眼のみを見るのではなく眼疾患を持った患者を診るということを忘れてはならない．

患者が乳幼児や小児の場合には保護者との面接になる．この場合は母親がついてくることが多いが，面接の間に時々子供の状態も観察しておくことが診断の助けにもなり重要である．

2. 医療面接の実際

面接の前に患者の歩行のしかたや，頭位異常や眼位異常など目で見てわかる情報に注意しながら面接する．面接で聞いておくことは個々の患者で異なるが，次の順序で行う．

(1) 主訴とその起始，経過：主訴はいつから，どのように始まり，どのように変化したかを聞く．

(2) 現病歴：主訴とともに起こった他の症状についても聞く．現在まで症状に対してどのような処置をしたか．他の医療機関にかかったかどうか．もしそうならどのような治療を受けたかなどを聞く．

視力障害の訴えの場合は眼鏡，コンタクトレンズの情報も聞いておく．また近用眼鏡を使用している患者には現在使用の眼鏡をいつ作製したかも聞いておく．

(3) 既往歴：今までに眼科的な疾患に罹患したか否かまた治療を受けたことがあるか，その既往があれば，年月日，診断名，治療の内容も聞いておく．点眼薬や内服薬を使用している場合，その薬品名を確認しておく．視力障害が主訴のときは近視，遠視，乱視などの屈折異常の有無も聞いておく．また弱視の有無についても尋ねておく．眼科は全身的疾患との関連性が多いので，全身的疾患の有無についても聞いておく．特に高血圧，糖尿病，膠原病，心疾患，腎疾患，結核を含めた感染症や，さらに薬物アレルギーなども重要である．妊娠中や分娩時の異常の有無も時には必要となる．もしも現在治療中の疾患がある場合には治療薬の内容も聞いておく．副腎皮質ステロイドやエタンブトールなど眼に副作用をきたす薬物には注意する．手術が必要な患者には，ワルファリン，アスピリン等の抗血栓薬などの内服の有無も聞いておく．

(4) 患者のプロフィール：すべて聞く必要はな

いが，疾患により職業，出身地，家族構成，結婚歴など患者自身に関することを聞いておく．特に眼精疲労を主訴に来院した患者には仕事の内容やパソコン使用の有無，部屋の明るさ，仕事場の環境，睡眠時間など細かく聞く必要がある．

(5) 家族歴：両親と同胞の家族構成とそれぞれの健康状態を聞く．流行性角結膜炎などでは家族に同じ症状の者がいないかを聞く．遺伝性の疾患を考える場合には血族結婚の有無と家系に同様な症状の者がいないかを尋ねる．

以上が一般の眼科の医療面接の標準であるが，医療面接は時と状況により変化することもある．例えば激しい眼痛で救急外来を受診した患者に詳しい医療面接は後回しにしてまず原因を確かめるための最小限の質問だけで診断をし，患者の苦痛を解除してから詳しい医療面接をすればよい．

3. 主訴から予測される疾患

眼科の疾患は主訴と視診で 70〜80％ くらい診断がつくといわれている．主訴から考えられる疾患を表 1 に示す．この中でも眼科診療では直接目で見て診断ができる疾患も多い．視診で発見できる疾患を表 2 に示す．

B 医療面接の技術

医療面接は単に主訴，現病歴，既往歴，家族歴の順序で機械的に聞いていくのではなくポイントを押さえて重要なところを中心に聞くことが大切である．質問のしかたには "open question" と "closed question" があるが，できるだけ "open question" 法を用いる．質問は患者にわかりやすく

表 1 主訴から考えられる疾患

視力障害	透光体の疾患（角膜・虹彩毛様体・水晶体・硝子体），眼底の疾患（網膜・脈絡膜・視神経），緑内障，視路・視中枢疾患，屈折異常・調節異常，弱視，心因性視力障害
視野障害	網膜・脈絡膜・視神経の疾患，視路の疾患，緑内障，心因性視力障害
色覚異常	先天性色覚異常，後天性色覚異常（網膜・視神経の疾患），心因性視力障害
光覚障害（夜盲）	網膜疾患
眼精疲労	屈折異常・調節異常，眼位異常，眼筋麻痺，両眼視機能異常，緑内障，結膜・角膜疾患，全身異常，神経異常，精神疾患
複視	眼位・眼球運動の異常
飛蚊症	硝子体・網膜・ぶどう膜の疾患
光視症	網膜・脈絡膜の疾患，脳血管異常
充血	結膜疾患，角膜・強膜・ぶどう膜の疾患，緑内障，内頸動脈海綿静脈洞瘻
流涙	涙道疾患，眼瞼・結膜・角膜・強膜・ぶどう膜・眼窩の疾患，神経異常
眼脂	結膜疾患，涙嚢の疾患
羞明	角膜の疾患，虹彩・瞳孔の疾患，網膜疾患，水晶体疾患
眼痛	結膜・角膜・眼瞼の疾患，緑内障，眼球・眼窩・視神経の疾患，三叉神経痛，眼精疲労
眼球突出	眼窩疾患，Basedow 病，副鼻腔の疾患，頭蓋内疾患
眼瞼下垂	先天眼瞼下垂，後天眼瞼下垂（眼瞼・眼窩・頭蓋内の疾患）
眼振	先天眼振（視力障害，特発性），後天眼振（視力異常，頭蓋内・内耳疾患）
瞳孔異常	先天異常，虹彩の疾患，緑内障，視神経疾患，ヒステリー，瞳孔薬の使用

〔丸尾敏夫，他（編）：眼科検査法ハンドブック，第 3 版．pp 2-3，医学書院，1999 より〕

表 2 視診で発見可能な眼の異常

眼窩	眼球突出，眼球陥凹，眼窩腫瘍，眼窩蜂巣炎
眼球	小眼球，眼球癆，牛眼
眼位異常	共同性斜視，麻痺性斜視，眼筋麻痺，重症筋無力症，眼振
眼瞼	眼瞼浮腫，眼瞼下垂，兎眼，内反症，外反症，睫毛乱生，霰粒腫，麦粒腫，眼瞼縁炎，マイボーム腺梗塞，眼瞼腫瘍
瞳孔異常	瞳孔不同，瞳孔変形，瞳孔閉鎖，瞳孔膜遺残，対抗反応消失
結膜	結膜炎，翼状片，結膜嚢胞，球結膜下出血，デルモイド，結膜弛緩症
角膜	角膜炎，角膜潰瘍，角膜白斑，円錐角膜，角膜変性
強膜	強膜炎，青色強膜
水晶体	白内障，水晶体偏位
緑内障	急性閉塞隅角緑内障
網膜硝子体	白色瞳孔

聞こえるようにはっきりした口調で話す．患者に親しみやすく訴えやすい状況をつくりだして，一問一答で話を進めるのがよい．そのほかに湖崎は次の点に注意して面接を行うのがよいとしている．

(1) 回答者を楽な気持ちにする．
(2) 聞くことの重要性を回答者に納得させる．
(3) 相手の精神状態や表情をよく観察する．
(4) 質問は率直にする．
(5) 回答者が答えやすい聞き方をする．
(6) 論争，批判を避ける．
(7) 回答者の知識を知る．

以上のことに注意しながら病める患者の訴えに共感の態度を示しながらできるだけ相手に話させるように進めるのがよい．

C 眼科検査

眼科の検査は他科に比べて担当者自ら行うことが多い．この中で医師が行うものは直接患者に触れる検査が多く，視力，屈折，視野などの検査は視能訓練士が主に行うことが多い．しかしながら眼科医はすべての検査を実際に施行経験して，その検査方法やデータを正しく解釈し判断することが必要である．検査の前に患者にはどのような目的で検査するのかを説明し，同意が得られてから検査をする．散瞳薬や調節麻痺剤を点眼するときは，検査当日あるいは数日間見にくいことがあることを説明し，同意を得て点眼薬を使用する．また蛍光眼底検査，テンシロンテスト，涙道通水試験など痛みや薬剤の副作用が考えられる検査については，特に患者あるいは保護者に説明をして文書で同意をとっておく．眼科の検査は自覚的検査と他覚的検査に分けられる．

1. 自覚的検査

視機能の検査で最も頻繁に行われる検査である．視力，視野，色覚，光覚，両眼視機能などである．これらの検査は視能訓練士が行うことが多いので，日頃から検査方法などにつき指導を行い検査が適切に行われているかチェックする必要がある．特に詐盲などが考えられるときには検査結果を鵜呑みにせず，他の検査結果とその視力が一致するか判断することが重要である．視力などに疑問が生じることがあれば，診察医自身が検査をしてみることも時に重要である．詐盲の場合には検査中の患者の態度が参考になる．心因性視力障害が疑われる場合には，視野で求心性視野狭窄やらせん状視野等がみられることが多いので視野検査を行う．

2. 他覚的検査

眼科検査の特徴として，病巣部を直接観察することができないところでも，特殊な器具を使用すれば，例えば隅角のように隅角鏡を用いて観察することが可能であり，また超音波断層検査で超音波画像として観察が可能である．また屈折や視機能を他覚的に検査することも可能である．

a. 細隙灯顕微鏡検査

この検査では前眼部，中間透光体，硝子体の一部まで観察が可能であり，また立体的に観察できる利点もある．また隅角鏡，90 D，78 D，60 D のレンズを用いることによりさらに観察部位は広がり，隅角，眼底まで観察することができる．また特殊な付属装置により眼圧測定，角膜厚，前房の深さの計測や鋸状縁や毛様体扁平部の観察も可能である．

b. 眼底鏡による検査

眼底鏡による検査には直像鏡による検査と倒像鏡による検査がある．後極部を観察するには前者が用いられ，周辺部を観察するには後者が用いら

れる．それぞれの眼底鏡の特徴をよく理解して漏れのないように検査する．眼底検査は患者にとり楽な検査ではない．強い光を長時間照射することなく，短い時間で検査が終了できるように心がけることが必要である．特に網膜変性疾患の患者には長時間の眼底検査は行わないように注意する．

c．画像検査

観察装置として細隙灯顕微鏡写真や眼底写真のような画像によるものがあるが，実際に観察した所見と比較すると精度は落ちるが経過を観察する場合には便利である．蛍光眼底検査やICG(フルオレセイン・インドシアニングリーン)検査は，眼底病変の診断に有用な検査である．これらの検査では，使用されるフルオレセインやインドシアニングリーンによるショックや副作用が起きたときのことを想定し普段からその対応につき十分な対策をしておかねばならない．

直接観察不可能な眼球内や球後の状態については X線CT や MRI(magnetic resonance imaging)検査が有用である．これらの検査は中央検査室で施行されるが，その結果の判断は放射線診断部の医師に任せきりにするのではなく，眼科医自らも画像を読むように努めるべきである．超音波検査は外来で十分検査できる簡単な検査である．検査技師にとってもらうこともあると思われるが，眼科医自らが施行し，その場で判定することが重要である．

近年，画像診断で SLO(scanning laser ophthalmoscope) や光干渉断層計 OCT(optical coherence tomograph) が開発され，眼科臨床に使用され大きな成果を上げている．これらの機器はまだ高価格であるので一般の診療所にはなかなか購入できないと思われるが，重要な検査である．

d．屈折検査

自覚的な検査が行えないような乳幼児や視力検査時の屈折を他覚的に検査することは重要である．レフラクトメータが診療に導入されて以来，眼科では患者の矯正視力を測定するのが楽になった．しかし板付きレンズとレチノスコープを用いた屈折検査の必要性は依然として存在するし，レフラクトメータがなくとも屈折を他覚的に眼科医は測定できなければならない．

e．視機能の他覚的検査

乳幼児など応答が不可能であったり信頼性に欠ける場合，視機能の検査は他覚的に行われる．また応答が確実でも，中間透光体の混濁のため眼底が透見できない症例や，眼科的検査の結果，症状と検査結果が一致しない心因性視力障害や詐盲なども他覚的視機能検査が必要となる．

視機能の他覚的検査法としては，電気生理学的手法が最も広く行われている．網膜の機能としては ERG(electroretinogram) が行われ，錐体系の反応を示すフリッカ ERG や photopic ERG，杆体系の反応を示す scotopic ERG なども行われている．国際臨床視覚電気生理学会(International Society for Clinical Electrophysiology of Vision；ISCEV)が ERG の標準化を提唱し ISCEV のスタンダードが発表されている．ERG の各成分は網膜の発生部位と密接な関係があり，網膜層別診断に応用されている．近年開発された新しい ERG の装置 VERIS(visual evoked response imaging system) では網膜の各局所からの ERG を同時に記録可能となり臨床応用されている．最近では occult macular dystrophy のように VERIS がなくては診断に苦しむような疾患も発見されてきている．

EOG(electro-oculogram) は，網膜色素上皮細胞層の機能評価と眼球運動の記録・解析に使用されている．

VEP(visual evoked potential) は，視神経を含む視路の検査として使用されている．パターン刺激とフラッシュ刺激による方法がある．パターン VEP はパターンの大きさによる反応と視力に相関があり，視力の他覚的検査として使用されている．ERG に比べると VEP は電位が低いため通常平均加算が必要になる．これらの電気生理学的検査は以前はシールドルーム内で行われていたが，最近ではシールドルームなしでも交流によるノイズの心配はなくなり，一般眼科外来でも行えるようになった．

f．その他

このほかに最近では，functional MRI, PET (positron emission tomography) や MEG (magnetoencephalogram) などが眼科領域にも臨床応用が可能になってきている．

D 遺伝子検査

眼科の遺伝性疾患はこれまで表現型 phenotype により分類されてきた．しかし最近では多くの眼科遺伝子疾患は遺伝子型 genotype が判明してきた．遺伝性の眼疾患の遺伝子が発見されてくると，それまで異なる疾患と考えられていた疾患が，同じ遺伝子異常を有している場合があることが明らかにされた．例えば網膜色素変性にみられた遺伝子異常が白点状網膜炎や遺伝性黄斑変性にもみられた．また同一家系内にまったく同一の遺伝子の変異が異なった表現型の疾患，すなわち，網膜色素変性，pattern dystrophy や fundus flavimaculatus を示すことが報告されている．眼科領域の疾患で単一遺伝子異常の疾患は今後も増加することが予想されるが，同じ疾患でも単一遺伝子異常のものもあるし，多因子遺伝子異常のみのものもあるに違いない．まだ眼科で多因子遺伝子異常の疾患はごくわずかしか明らかになっていないが，将来的には眼科疾患の多くは多因子遺伝子異常の疾患である可能性が高い．現時点で人の遺伝子はすべて解読された．しかしいまだ眼科領域の遺伝性疾患で原因遺伝子が不明なものも多い．また遺伝子が判明していてそれを持っていても必ずしも発症しない．このような現時点においても患者には，遺伝性疾患の告知，遺伝子解析の同意，結果の患者への告知，カウンセリング，遺伝子プライバシー，遺伝子治療など種々の課題が考えられる．

遺伝子検査にあたっては，患者あるいはその保護者に説明し同意をとらねばならない．まず検査の目的とその意義と重要性につき説明し，必ず同意を得なければならない．説明は口頭で行い，その内容を文書化し，必ず署名をしてもらっておくことが重要である．文書には，遺伝子検査をする目的，遺伝子が判明した場合にそれを患者に告知すること，患者から提供された血液などの資料は他の目的のためには使用しないこと，患者の遺伝子情報は他に漏らさないことなどの内容が記載される．遺伝子疾患であっても症状が軽いもので日常生活にはあまり問題のない疾患から失明に至るものまであるので，その説明の内容は疾患によって異なる．後者の場合には遺伝子検査結果の告知を含めて慎重に行われなければならない．Leber 視神経症や網膜色素変性などの進行性疾患では，遺伝子検査の結果の告知は患者にとって相当の精神的な負担となるので，その告知する時期も慎重にならざるを得ない．医師の側には患者に結果を告げる義務があり，患者側には結果の告知を希望する場合と結果の告知を拒否する権利がある．遺伝子検査は患者と医師の信頼関係が最も重要である．

II

視力検査

A 視力検査のフローチャート
（図1）

①自覚的な視力検査が可能か検討し，Noならば，PL法などの他覚的視力検査を行う．Yesでは矯正視力を測定するために他覚的屈折検査を試す．

②Yesの成人では標準的な字づまり視力検査を，Noの小児は読み分け困難があり，字ひとつ視力検査により，裸眼視力と矯正視力を測定する．

③症例によりいろいろな視力検査を行う必要がある．Yesの例として潜伏眼振は両眼開放視力を，弱視は両眼開放視力，近見視力，字づまり視力と字ひとつ視力が異なるため両者を測定する．また心因性視力障害は，検査方法として打ち消し法，両眼視力，近見視力を測定し，診断の参考にする．

④Yesの矯正視力が良好であれば，他の眼疾患を確認し，緑内障などの場合は視野検査など精密検査を行う．Noで，成人の場合は白内障などの器質的疾患の有無を調べる．矯正視力の悪い小児の場合は機能弱視であれば，訓練すれば視力を獲得することができるので重要である．

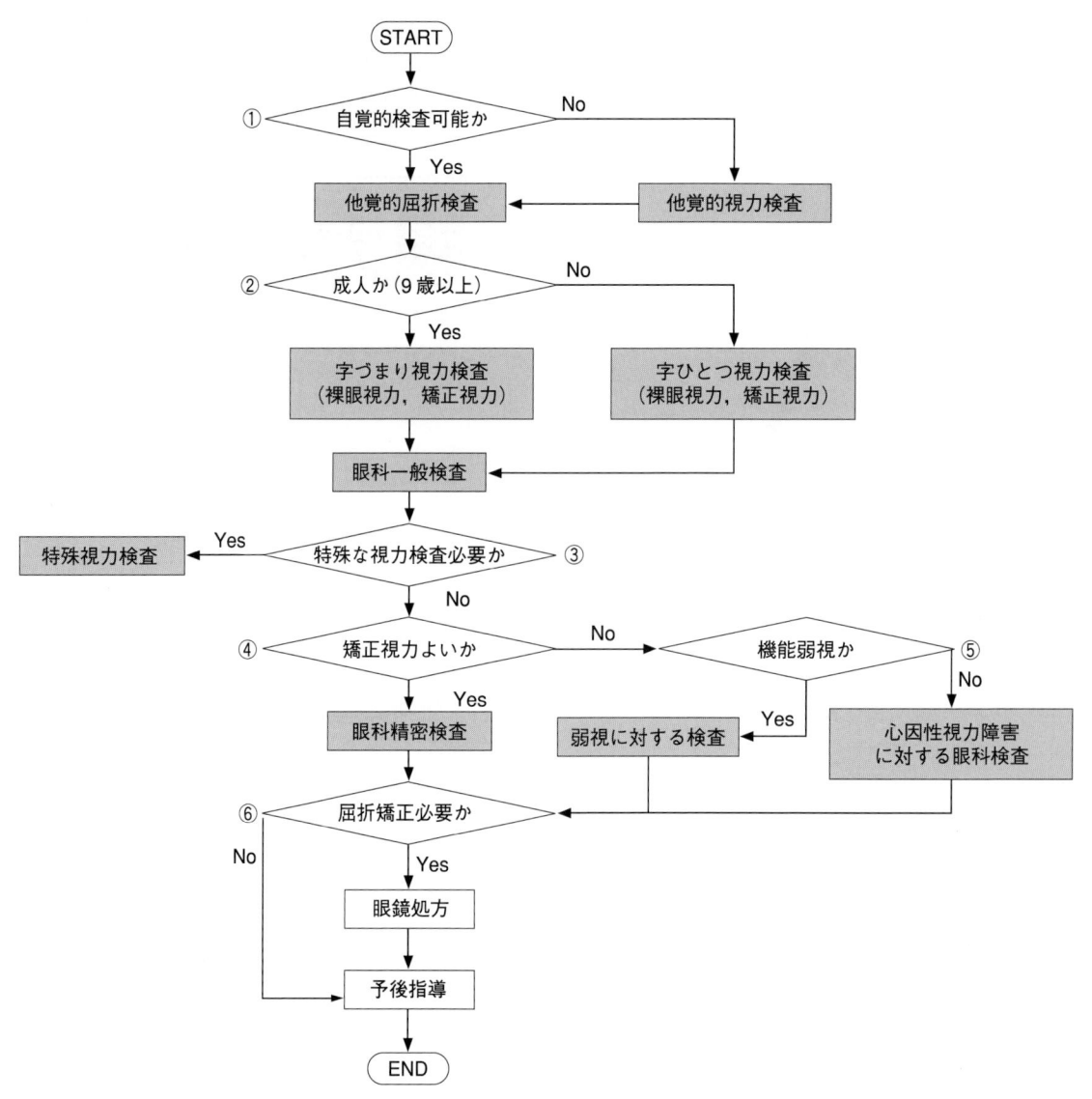

図1 視力検査のフローチャート

表 1 視角と小数視力・分数視力・対数視力

視角(分)	小数視力	log MAR	分数視力 (6 m)	分数視力 (20 feet)
10	0.10	+1.0	6/60	20/200
8	0.125	+0.9	6/48	20/160
6.25	0.16	+0.8	6/38	20/125
5	0.20	+0.7	6/30	20/100
4	0.25	+0.6	6/24	20/80
3.33	0.30			
3.14	0.32	+0.5	6/20	20/63
2.50	0.40	+0.4	6/15	20/50
2	0.50	+0.3	6/12	20/40
1.66	0.60			
1.58	0.63	+0.2	6/10	20/32
1.43	0.70			
1.25	0.80	+0.1	6/7.5	20/25
1.11	0.90			
1	1.00	0.0	6/6	20/20
0.83	1.20			
0.8	1.25	−0.1	6/5	20/16
0.67	1.50			
0.625	1.60	−0.2	6/3.75	20/12.5
0.5	2.00	−0.3	6/3	20/10

⑤特に小児では，調節麻痺剤を使用したときの矯正視力を確認し，その屈折度の程度から判断する．Yesならば固視検査などの検査を行い，弱視訓練を行う．Noならば心因性視力障害を疑い，その検査を行う．

⑥裸眼視力と矯正視力，屈折異常の内容から，見にくい，眼精疲労があるなど日常生活が不自由で屈折矯正により改善される可能性があるかどうかを判断する．Yesならば眼鏡処方する．小児では，視機能の発達のためにも遠視，乱視，強度近視では屈折矯正として眼鏡を処方することが多い．

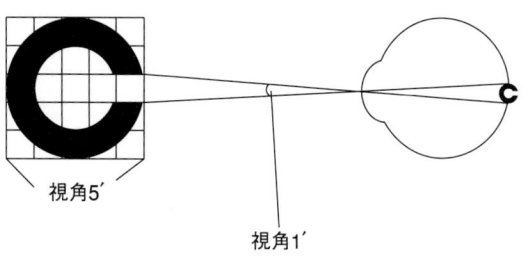

図 2　小数視力と Landolt 環
Landolt 環の切れ目の幅と眼のなす角度が視角になる
最小視角の逆数が視力になる
視角 1 分(1')＝1/1＝視力 1.0　視角 2 分＝1/2＝視力 0.5
Landolt 環(視角 1 分)の視標：検査距離 5 m
切れ目 1.5 mm(視角 1')，外径 7.5 mm(視角 5')，内径 4.5 mm(視角 3')

B　遠見視力検査

遠見視力検査は，視力表を遠方に置き自覚的視力を検査する方法である．これには，裸眼視力と矯正視力とがある．

検査対象・検査目的

a．対象

視機能評価を必要とする者で，自覚的検査の意味を理解できる者である．小児では，3 歳 6 か月以上で検査可能なことが多い．

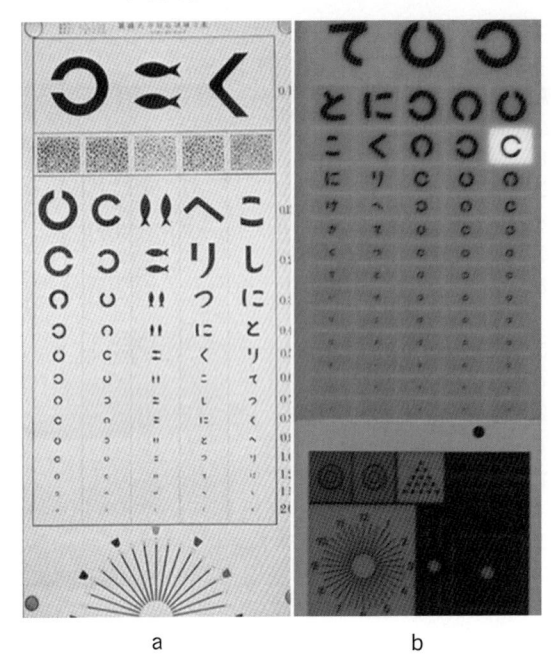

図 3 小数視力
a：字づまり視力表，反射式（中泉式視力表照明装置）
b：字づまり視力表，透過式

b. 目的
　成人では，屈折異常と眼疾患の有無の検出を，小児は加えて弱視の検出を目的とする．また自動車の免許証などの適性検査，労働災害，交通災害の補償などで，視力検査（矯正視力）が重要になる．

検査法

a. 視標
・ランドルト環 Landolt ring：1.0 の指標では標準 Landolt 環の切れ目と太さの視角は 1 分，外径は視角 5 分である（図 2）．
・文字視標：平仮名，片仮名，数字，ローマ字などがある．文字視標は Landolt 環との比較実験により決定されているが，読みやすい字と読みにくい字とがある．
・絵視標：小児用

b. 視力表
1）種類
a）字づまり視力表
・多数の視標が配列された視力表．成人の視力検査に使用する（図 3）．
・Landolt 環視標のみ，または文字視標が並列されたものがある．
①小数視力表：（国際的標準視力表示方式 1909，1954）（図 3）
・視角の逆数を小数で示したもの．
・視角に反比例するので視力表は実質的に等間隔になっていない．例）$1.0 \rightarrow 0.9$ と $0.2 \rightarrow 0.1$：視力の段階は 0.1 だが，視角変化は前者では 1.1 倍，後者では 2 倍の違いがある．
②分数視力表：（Snellen 方式，欧米の視力表現法）
・分子は検査距離（20 フィートあるいは 6 m），分母は 1.0 の人がこの視標をかろうじて判別できる距離．
・Snellen 方式は視標が実質的にほぼ等間隔に配列されている．小数に直せば小数視力になる．
・Snellen チャートのほか，E 視標を使用したものに E チャートもある（図 4-a）．
③log MAR の視力表：（MAR；minimum angle of resolution）
・視角の対数をとったもので，視標の各段は実質的に等間隔になっている．
・視力が悪いほど値が大きいので，注意する．
・ETDRS（Early Treatment Diabetic Retinopathy Study）チャートがある（図 4-b）．
・統一されたデザインの文字（Sloan letters）を使い文字認識の難易度を各段で同じになるよう配列されている．
・1 行に 5 文字並びで文字間隔は視標の幅，各段の間隔は真下の視標の高さで作成されている．
（現在，わが国では小数視力表，最近では log MAR の視力表も使われている）
b）字ひとつ視力表
　大きさの違う視標を 1 つ提示するための視力

a. 分数視力と Snellen チャート

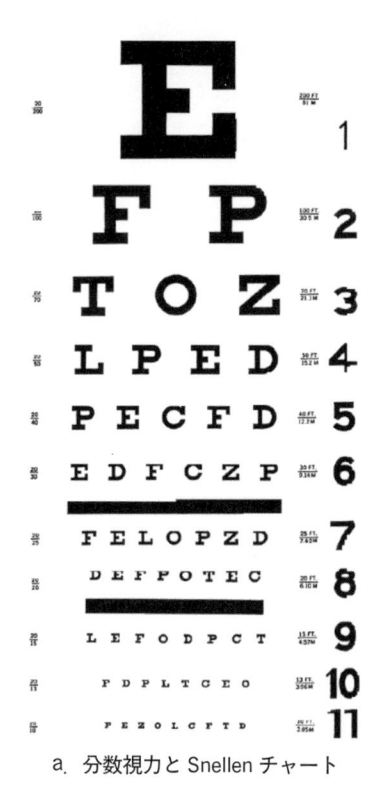

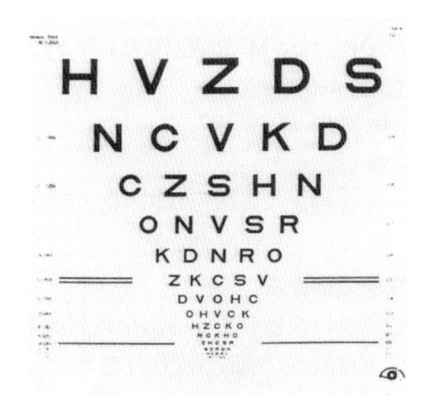

b. log MAR と ETDRS チャート

図4 その他の遠方視力検査

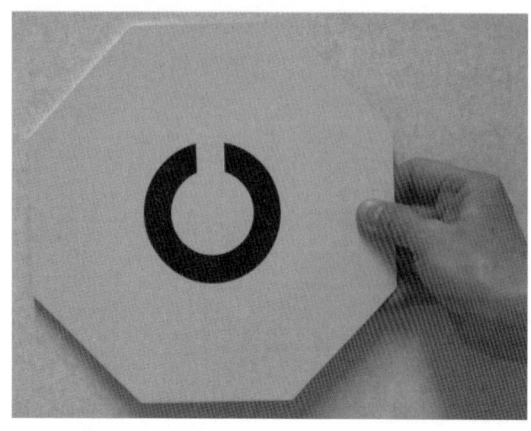

図5 字ひとつ視力表

表．6歳以下（時に8歳以下）の小児に使用する．小児では大脳の発達が未熟で沢山の字の中から1つを読み取るのは難しい（この現象を読み分け困難という）．そこで字づまり視力表では視力が出にくいため字ひとつ視力検査を行う．視標はLandolt 環や絵などである（図5）．

2）照明法
a）反射式
紙視標を蛍光灯で照明する方式．中泉式視力表 照明装置がある（20 W 昼光色蛍光灯2本で照明され，視標面の照度は 700～1,350 lux）（図3-a）．

b）透過式
硝子板またはプラスチック板に焼き付けた視標を後方から照明する方式．各区域ごとの視標あるいは視標1個を遠隔操作で照明できる（図3-b）．

c．測定条件
1）検査距離
わが国では，一般に遠方視力検査は5mの距離で行われている．3mでは調節が介入しやすく，また視標作成上の誤差が大きくなるので好ましくない．

2）視標輝度
500 ± 125 rlx (rlx＝asb＝反射率×lux)（文部省視力研究班）

300 cd/m^2（反射率80％の紙製視力表では約 1,180 lux）(ISO案)

3）室内照度
室内照明：50 lux 以上で視標輝度を超えない照度（文部省視力研究班）．

d．実際の検査法
1）小数視力表による検査（字づまり視力表：成人の視力検査）
a）視力0.1以上の場合
(1) 被検者の位置：視力表から5m離れた所，視標1.0の高さに目の位置を合わせる．

(2) 片眼に遮閉板を入れた瞳孔間距離に合う検

眼枠をかける(両眼視力は遮閉せず同様に行う).

(3) 検者は視力表の大きい視標から順に指し,被検者に答えさせる.このとき1行の1/2以上の正解で次の行へ進むようにする(1段5つの視標では3つ以上).

(4) 記載:右眼 VD または RV,左眼 VS または LV で示し,裸眼視力と( )内に矯正視力(矯正不能は n.c.)を記載する.

b) **視力0.1未満の場合**(5mで0.1の視標が見えない場合)

(1) 検者が0.1の視標を持ち,この視標が判読できる位置まで近づくか,被検者に0.1の視標が判読できる位置まで視標に近づいてもらう.判読できた視標と被検者の距離 Xm から次の式で視力を算出する.

視力=0.1×X/5

例) 視標と被検者の距離3mのときは 0.1×3/5=0.06

(2) 1m で0.1の視標が見えない場合:眼前に検者の指を出し,指数がわかれば指数弁である.その最長距離も記載する.

記載:n.d.(numerus digitorum)または CF (counting fingers) 1m/n.d.は0.02に匹敵する.

例) 右眼30cm で指数が数えられた場合には30 cm 指数(あるいは30 cm/n.d.)で表す.

(3) 指数弁がない場合:眼前で検者の手を動かし,その動きがわかれば眼前手動弁である.手は縦や横に動かし,どの方向に動いているかを聞くとよい.

記載:m.m.(motus manus)または HM(hand motion)

例) 左眼裸眼視力眼前手動弁,+6.00 D 装用で30 cm,指数弁 VS=m.m.(30 cm/n.d.×+6.00 D)

(4) 眼前手動弁がない場合:ペンライト等で上下左右から瞳孔に光を入れ,光の有無とその方向を尋ねる.光がわかれば光覚(+)である.明室でわからないときは暗室で行う.光を感じないときは,視力0または s.l.(−)と記載する.これを全盲(医学的失明)という.

記載:s.l.(sensus luminis)または l.s.(light sense)

例) 右眼の裸眼視力光覚の場合 左眼光覚なし
VD=s.l.(+)または l.s.(+) VS=0 または s.l.(−)

2) **字ひとつ視力表による検査**(主に3~8歳の視力検査)

(1) 視標呈示の位置から検査距離5mを保つようにして被検者を座らせる.

(2) 字ひとつ視力表を被検者の眼の高さに出し,Landolt 環の開いている方向を答えさせる.視標の呈示は,Landolt 環を上下(縦方向)と左右(横方向)の4方向に無作為に出す.このとき縦方向と横方向は交互に呈示する.Landolt 環の方向を変えるとき気づかれないようにする.

(3) 答え方は Landolt 環と同じ形のハンドルを持たせ,呈示した視標と同じ向きにハンドルを回転させてもらうか,Landolt 環の開いている方向を指で指してもらう.

(4) 数回練習し,この要領で,0.1の Landolt 環から次第に小さくしていく.

(5) 0.1以下は成人の場合と同じように距離を変えて測定する.

3) **ETDRS (log MAR 表示) チャートによる検査**(図4-b)

a) 測定条件
　①検査距離:4m,1m
　②視標輝度:白色部分約343 cd/m²(透過式視力装置)

b) 実際の検査法

(1) 被検者は視標から4mの位置に座らせる.左に遮閉板を入れた検眼枠を掛けさせる.

(2) 右眼用チャート(chart 1)を呈示する.上段から逐次1行ずつ横方向へ全文字を注意深く読ませる.明確な解答が出てから次へ進む(矯正視力は chart R で屈折検査を行ってから chart 1 または2で視力を測る).

(3) 正解した視標の数を数え,計算する.

(4) 低視力の場合は検査距離1mにして行う.

(5) 1mの所に被検者を座らせ,+0.750の球面レンズを加える.

(6) 4mの場合と同じようにチャートの上段から1行ずつ文字を横方向へ読ませ,正解した文字数を数え,計算する.

(7) 左眼用チャート(chart 2)を呈示し,右眼と

同様に視力検査を行う．

検査成績の判定

a．字づまり視力表

視力は視力表横1列の半数以上の視標がわかる最小の段が視力値である．1段5個の視標は3個以上正解でその段の視力値になる．1～2個の正解は視力値にP（partial）をつけ，0.5の視標が2個正解のときは0.5Pと記載することがある．

b．字ひとつ視力表

1つのLandolt環視標で，縦方向と横方向を含めて半数以上正解のときその値を視力とする．半数以上正読できた最小視標の視力値をとる．

c．ETDRS

4m測定のときは正解の文字数または全正解の段の視力値に次の段の正解数×0.02を引いて求める．1m測定のときは4m測定と同じ方法で求め，その値に0.6を加えて求める．

備考

(1) 検査時，遮蔽眼はのぞかれないように完全遮蔽する．このとき眼球を圧迫しないようにする．

(2) 眼底検査など強い光を眼に入れた後の視力測定は，5分間くらい間隔をおいて検査する．

(3) 測定中は眼を大きく開き，細めないように注意する．

(4) 散瞳時は，球面収差のため，視力が低下することがあり，3mmくらいの人工瞳孔（円孔板）を用いる．1mm以下は回折などで視力が低下することもある．

(5) 小児の視力検査を行う場合は，手早く行う．

(6) 視力の経過を見る場合には，同一検査条件で行うべきである．

(7) ETDRSチャートでの測定で読みづらい場合は推測でもよいので答えてもらう．

(8) 字ひとつ視力検査の場合はそのことを記載する．

(9) コンタクトレンズ装用のままあるいは眼内レンズ挿入眼では，そのことをCLまたはIOLなどの記号で記載する．また，屈折矯正手術眼もそのことを記載しておく．

類似機種

a．Space Saving Chart（ニデック）

凸面鏡とハーフミラーを使い，5m先に視標が見えるようにした視力検査装置．

b．スクリノスコープ（トプコン）など（卓上視力検査装置）

凸レンズを用いて近距離の視標を光学的に5mにあるように見せて視力を測定する装置である．検査距離が短いことならびに，視標が内部視標であることの問題もある．

c．投影式視力検査器

プロジェクタで視標をスクリーン上に投影する装置である．この視標の輪郭は不明瞭で，室内照明との関係でコントラスト基準が決めにくく，正確な視力検査器ではない．

文献

1) 所　敬：屈折異常とその矯正．pp 48-51, 金原出版, 1997
2) 湖崎　克：視力検査のハードウエア．丸尾敏夫(特集編集)：眼科診療プラクティス「視力の正しい測り方」．pp 57-61, 文光堂, 2000
3) Ferris FL, et al：Visual acuity charts for clinical research. Am J Ophthal 94：91-96, 1982

C 近見視力検査

検査対象・検査目的

a. 対象
(1) 近見障害・眼精疲労を訴える者の検出：調節障害，頸腕症候群，VDT症候群，老視の検出．
(2) 視力検査：①幼児の視力検査（弱視治療の検査，経過観察），②仰臥位患者の視力，③低視力者の学習能力，作業能力の判断，④近用眼鏡の不適合，⑤視野，色覚検査時の矯正レンズ決定．

b. 目的
近業に際しての視能力測定を目的とした視能力検査で，調節，輻湊，瞳孔などの諸機能の関与が遠見視と異なるため，遠見視力と必ずしも一致しないので臨床的な検査意義がある．①近見時の正確な視力を知る，②近用眼鏡処方のための度数を知る，③眼精疲労の原因究明，④小児の視力発達の経過観察，⑤低視力者の実用視力の判断，⑥職業の適性判断．

検査法

a. 視標
Landolt環，文字視標，絵視標など．患者の年齢や検査目的に合う視標を選択．

b. 視力表
1) 字づまり視力表
(1) ノート型（近距離視力表）：石原式，大島式，山地式など（図6-a）．
(2) 視標：Landolt環，文字視標，E視標など．
2) 字ひとつ視力表
(1) 近距離用単独視標：Landolt環の0.1以下の視標もある．
(2) 森実dot card視標：視標は動物の眼，小児用で，動物の眼を指せるかで視力判定（図6-b）．
〔欧米では近距離視力を表す記号にJaeger（J），ポイント（N）を使用している〕

c. 測定の条件
1) 検査距離
標準検査距離は30 cmで視力表がこの距離に作られている（外国は14インチ）．検査距離30 cm以外の場合は近見視力表の視力値を検査距離で換算する．

近見視力＝ある距離での近見視力表の視力値×検査距離/30

例）15 cmで0.5の場合 $0.5 \times 15/30 = 0.25$

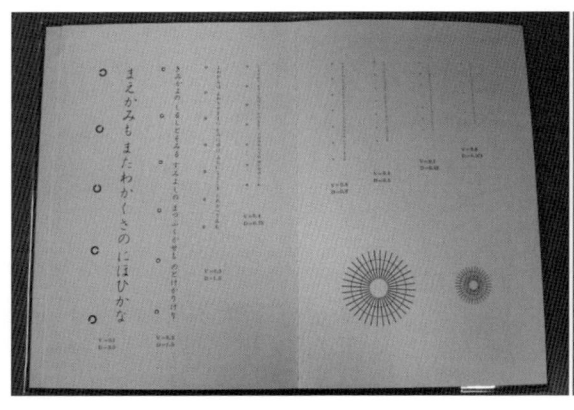

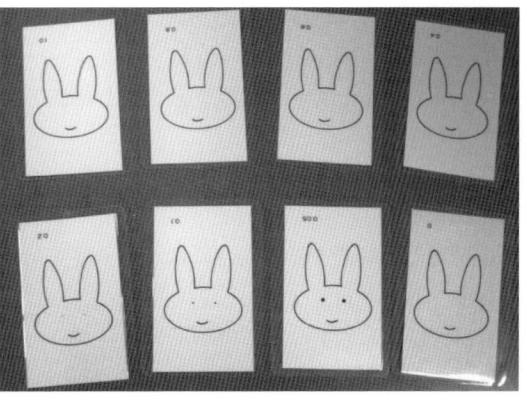

a. 近見視力表（万国式）　　b. 森実dot card

図6　近見視力検査の視力表

2）視標輝度
500±125 rlx（遠見視力検査に準ずる）

3）室内照度
50 lux 以上で視力表表面の明るさを上回らない（遠見視力検査に準じる）．視標面の照明には蛍光灯（白色）でも白熱球でもよい．照明光は被検者の左または左の上後方より投射されるようにする．

d．実際の測定

（1）近見視力は調節など多くの影響を受けやすいので，遠見視力検査を行っておく．

（2）被検者を座らせ，30 cm の距離に視力表が来るように手に持たせる．

（3）被検眼に遮閉板の入った検眼枠をかけ，視標の大きいほうから視標を読ませる．

（4）記載：近見 30 cm 右眼 0.3．近見視力であることを測定距離を記入．例）近見視力（30 cm）VD＝0.3

検査成績の判定

視標が読めなくなる前の視標の視力値，Landolt 環の場合は半数以上正解した最小視力の値を検査成績とする．

類似機種

内部照明式，光学系を利用し視標の仮像をある一定の視距離に置く装置がある（オーソレータ）．

備考

30 cm の距離を保つように注意する．遠見視力検査と同様のことがいえる．

文献
1) 大塚　任，他：眼科臨床全書．pp 59-60，金原出版，1969
2) 所　敬：近見視力（Jaeger）．丸尾敏夫（特集編集）：眼科診療プラクティス「視力の正しい測り方」．p 68，文光堂，2000

D 両眼開放視力表

両眼を開放した状態で，片眼の視力を測定するものを両眼開放視力表という．

検査対象・検査目的

a．対象
遠見視力検査が可能な者．

b．目的
・両眼視しているときの片眼視力の測定，潜伏眼振等（片眼遮閉より両眼開放視力のほうがよい）
・両眼視状態での抑制の有無と抑制眼の検出
弱視があり，片眼遮蔽時の視力が両眼開放時に保たれているか確認するために行う．

検査法

a．偏光フィルタを用いる方法（ツインチャート，ニコン）（図7）

（1）両眼開放視力表（偏光板を張った視力表）から 5 m 離れた所に被検者を座らせる．

（2）被検者に偏光グラス（視力表に対応した左右直行する偏光板眼鏡）をかけさせる．

（3）両眼開放視力表の視標を 1 段ずつ上から順に答えてもらう．視標は 1 段に 3 文字から 5 文字並び，中心の文字は両眼で，右側は右眼でのみ，左側の文字は左眼でしか見えない（偏光フィルタの軸が一致したときに見える）．例えば左側が見えなくなっても右側が見えている場合はそのまま右側のみ答えてもらう．

b．雲霧による方法

（1）遠見視力表から 5 m 離れた所に被検者を座らせる．

（2）片眼にその眼の屈折度の値に 2〜3 D の凸レンズを加えて両眼を雲霧する．

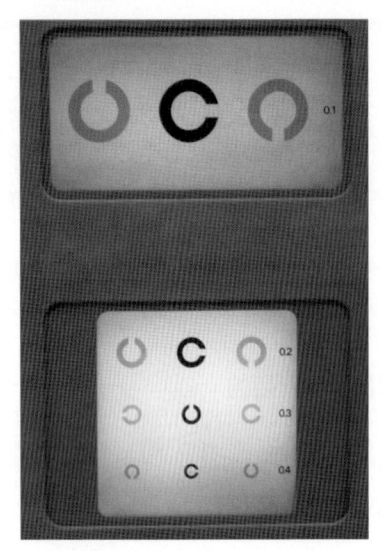

図7 両眼開放視力表（ツインチャート）

(3) 遠見視力を測定する要領で行い，視力値を求める．

検査成績の判定

a．両眼開放視力表使用の場合
右眼用の視標と左眼用の視標がわからなくなる前の視力を両眼開放視力とする．

b．雲霧による方法
片眼ずつ検査した結果を遠見視力検査と同じ方法で判定する．

備考

(1) 偏光板を使用した視力表は，顔が傾くと視標の見え方が変わるので注意する．
(2) 偏光眼鏡の隙間から視標を見ないように確認する．

E 干渉縞視力

縞模様を提示して，かろうじて判別できる縞幅から視力を測定する方法は乳児などの視力検査に用いられ「縞視力 (fringe acuity)」と呼ばれるが，眼外遠方から視標を提示するため，視標は角膜，水晶体での屈折，調節を経て眼内に投映されることになり，測定結果は屈折や透光体の影響を大きく受ける．これに対して縞模様を眼内で作成する，あるいは縞視標を光学節点（瞳孔面）に集光させマクスウェル Maxwell 視の状態で眼内に投映すると，屈折系の影響をほとんど受けずに視力測定が可能である．前者はレーザーの単色性を利用して2本のレーザー光を眼内で交差させて交差点後方に干渉縞を投映する方法であり，レーザー干渉縞視力 (laser interference fringe visual acuity) あるいは単にレーザー視力と呼ばれる．後者は2枚の縞模様を交差させて作成したモアレ干渉縞を眼内に投映する方法であり，モアレ干渉縞視力と呼ばれる．その他，単純な縞模様視標や視力表をMaxwell 視の状態で投映する方法もある．

検査対象・検査目的

干渉縞視力測定では視標である縞模様が眼内で形成される，あるいは Maxwell 視で視標が眼底に投映されるため，眼屈折や調節の影響をほとんど受けることなく視力が測定できる．干渉縞を眼内で作成する方法では2本の光線が入射できる隙間があれば，また Maxwell 視を利用した方法では瞳孔付近に1本の光線が透過する隙間があれば，白内障や透光体混濁があっても眼内に視標を投映することが可能である．したがって，これらの方法を用いることにより複雑な屈折異常の例でも眼鏡やコンタクトレンズを用いることなく視機能を知ることができ，白内障や角膜混濁例でも従来の視力測定法以上に網膜以降の視機能状態（潜在的視力 potential visual acuity）を知ることが可

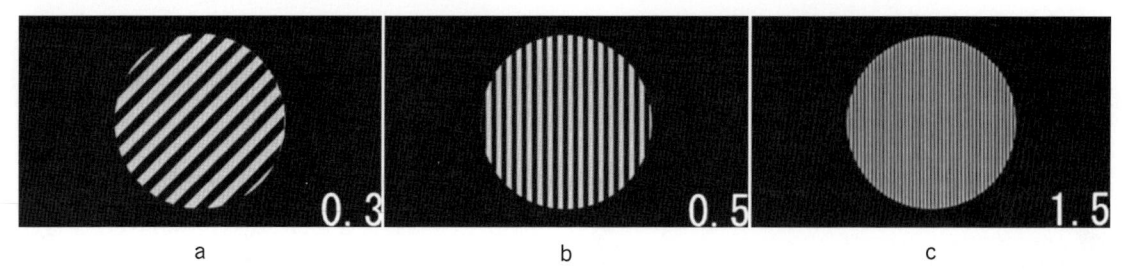

図8 ロトマービソメータの干渉縞視標

能で白内障や角膜移植手術前に術後視力を類推するためにも有用である．

検査法

a．装置

レーザー光線の単色性を利用した装置は現在わが国では発売されていない．現在，モアレ干渉縞を眼底に投映するハーグ・ストレイト(Haag-Streit)社のロトマービソメータが発売されている(図8)．ハーグ・ストレイト社の細隙灯顕微鏡に取り付ける装置で縞幅は視力0～2.5まで連続可変である．縞模様はグリーンとグレーの2種の選択が可能で，網膜面での視標は1.5°，2.5°，3.5°の3種類から選択可能である．縞模様の方向を縦，横，右斜め，左斜めと変えられる．

b．測定

視標を眼底に投映するのに必要な入射瞳孔径は0.1～0.5mm程度であり，散瞳は必ずしも必要ない．しかし，透光体混濁例などでは瞳孔中心部に入光可能な透明部位があるとは限らないため，被検者が最も縞模様が見やすい位置から観察させるためには散瞳したほうが検査が容易である．

最初に，被検者に視標が見えていることを確認する．最も太い縞模様を提示し，次第に縞幅を細くして縞模様の方向を答えさせ，判別できる最も細い縞幅から視力を測定する．全方向を答えられればよいが，入光できる透明部が限られている例では1方向の模様しか答えられない例もある．その場合には1方向でも判読できた値を測定結果としてよいが，数回確認することが大切である．

類似機種

a．ラムダ100レチノメータ(ハイネ社)

手持ち式縞視力測定装置で6段階の赤と黒の縞模様をMaxwell視で眼底に投映する．

b．PAM(Potential Acuity Meter)
(メルコ社)

通常の視力表と類似した数段階の視標を含む画像をMaxwell視で眼底に投映する装置で細隙灯顕微鏡に固定して使用する．

文献

1) 木村 桂，他：2種のレチノメータの白内障術後視力予測に対する有用性．眼紀 48：313-316, 1997
2) Lotmar W：Apparatus for the measurement of retinal visual acuity by moiré fringes. Invest Ophthalmol Vis Sci 19：393-400, 1980
3) Barrett BT, et al：Clinical comparison of three techniques for evaluating visual function behind cataract. Eye 9：722-727, 1995
4) Tharp A, et al：Prospective comparison of the Heine retinometer with the Mentor Guyton-Minkowski potential acuity meter for the assessment of potential visual acuity before cataract surgery. Ophthalmic Surg 25：576-579, 1994

F　コントラスト視力検査

視力は物体の存在や形状を認識する眼の能力であり，通常視力とは2点または2線を分離して

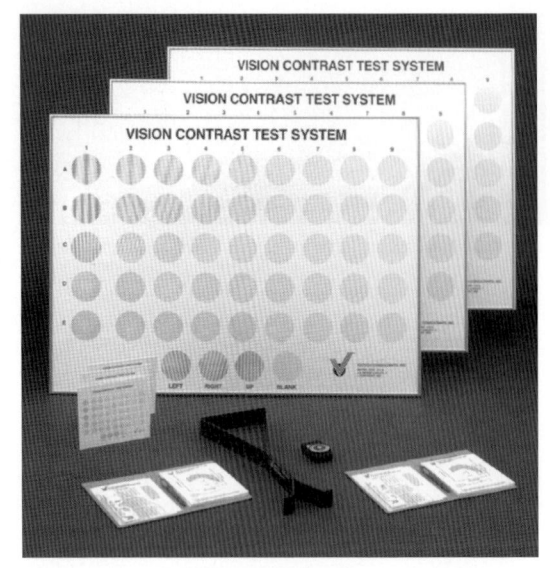

図 9 Vision Contrast Test System の検査指標
指標には円形の正弦波縞視標が横に 9 個(空間周波数), 縦に 5 個(コントラスト感度), 計 45 個配列されている

識別できる能力(最小分離閾)を計測するものである. 現在一般的に行われている視力検査は, 視角1分のLandolt環視標を5mの距離で判別可能な視力を1.0とするとの規定に基づき, 白黒濃淡のはっきりした状況下(コントラスト100%の状況下)で行われている. しかしわれわれが日常生活において見ているものは, 細かいものから大きなものまでいろいろなサイズがあり(空間周波数), また白黒, 濃淡がはっきりした状況よりは, 明暗対比がはっきりしない条件下(低コントラスト)のほうが多いのが現状である. 日常生活における形態覚を定量的に表そうとしたものがコントラスト感度であり, コントラスト視力とは, コントラストを一定にし, 視標の大きさを変化させ測定したものである.

眼科手術の進歩に伴い, quality of vision (QOV)への関心も高まり, 従来の視力検査でとらえることのできない微妙な視機能の変化を測定することが必要になってきている. コントラスト視力検査は通常の視力検査だけでは不十分な形態覚視機能を表現する方法として認知されてきており, より現実の生活に即した視力評価方法と考えられる.

検査対象

光学系の異常(屈折異常, 角膜・水晶体の混濁), 網脈絡膜の異常(黄斑部疾患, 糖尿病網膜症, 網膜剝離, ぶどう膜炎など), 視神経の異常などを含む視力低下をきたす疾患すべてが対象である. しかし微妙な視機能の変化を測定することが目的であるため, 比較的視力良好な症例が対象となる.

検査法(装置)

コントラスト感度の検査は低コントラスト視力, 文字コントラスト感度, 縞視標コントラスト感度などに大別されるが, 近年はコントラスト視力のみを簡易的に測定できる装置から, グレア検査などいくつもの視機能検査が可能な装置が発売されている. 今回はコントラスト視力を測定できるものを中心に数種類について紹介する.

a. Vision Contrast Test System (VCTS)
(ビステック社)

1) 原理および検査方法

遠用と近用の検査標があり, 遠用は検査距離が3mとなっている. 視標には円形の正弦波縞視標が計45個配列されている(図9). 縞視標はコントラスト感度によって9段階に分けられ横に配列されており, 左から右にいくにつれてコントラストが低くなっている. また空間周波数は5段階に分けられ縦に配列されており, 上から下にいくにつれて空間周波数が大きくなっている. 視標の縞は垂直, 右傾斜10°, 左傾斜10°の3種類が不規則に並べられている. 被検者が縞方向を回答し, 測定する. 4種類の空間周波数の縦視標群でそれぞれのコントラスト感度を測定し, 付属の検査用紙に記載する(図10). 検査用紙には正常のコントラスト感度のパターン幅が記入されており, 結果を用紙に記入すると, 正常か異常かが一目でわかるようになっている.

2) 備考

通常の視力表と同様に汚れや変色に注意が必要である. 特にコントラストの低い視標は表面劣化

が検査結果に影響する可能性がある．

b．Contrast Sensitivity Accurate Tester
（CAT-2000：メニコン社）
1）原理と検査方法
卓上型で，測定距離は0.4m近用（補正レンズ追加により1m遠用）である．視標にはLandolt環を使用しており，大きさはlog MAR視力で1.0〜−0.1の12段階（小数視力で0.1〜1.26）に変化し，コントラスト値は5段階（100, 25, 10, 5, 2.5％）に変化する．同装置のコントラストはコントラスト可変方式（図11）で，機械的に変化させている．Landolt環指標のコントラストを印刷の濃淡によって変化させているわけではないため，経年変化による視標への影響が少ない．また視標輝度と背景輝度の平均輝度〔（視標輝度＋背景輝度）/2〕が一定になるように設定（昼間視用：100 cd/m^2，薄暮視用：5 cd/m^2）されており，より正確な測定条件を得ることができる．測定はジョイスティックを用いることにより自動測定が可能であるが，高齢でジョイスティックの操作ができない場合は，手動測定が可能である．周辺グレア検査も可能である．結果は専用用紙に出力される．

2）備考
遠用では眼前にレンズが入っているため，しっかりと眼の位置を設定して測定しないと測定値に

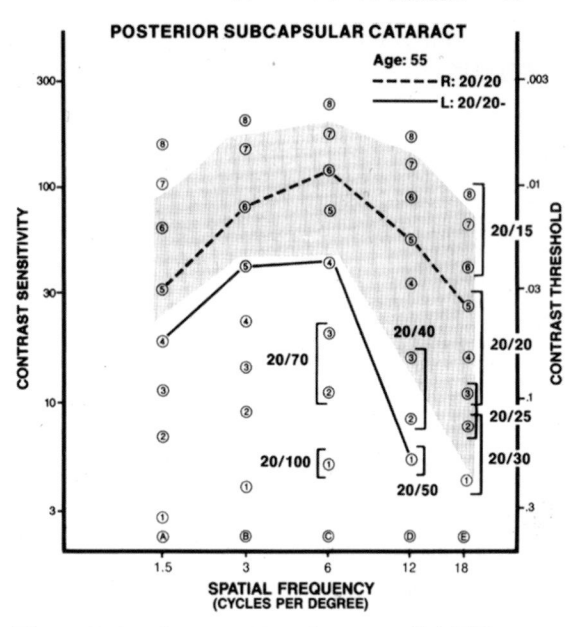

図10　Vision Contrast Test Systemの検査用紙
検査用紙には正常のコントラスト感度のパターン幅が記入されている

影響が出る可能性がある．また薄暮視では，周囲の光が入ると測定値に影響しうるので，厳密に行うのであれば，暗室で暗順応してから測定する方がよい．

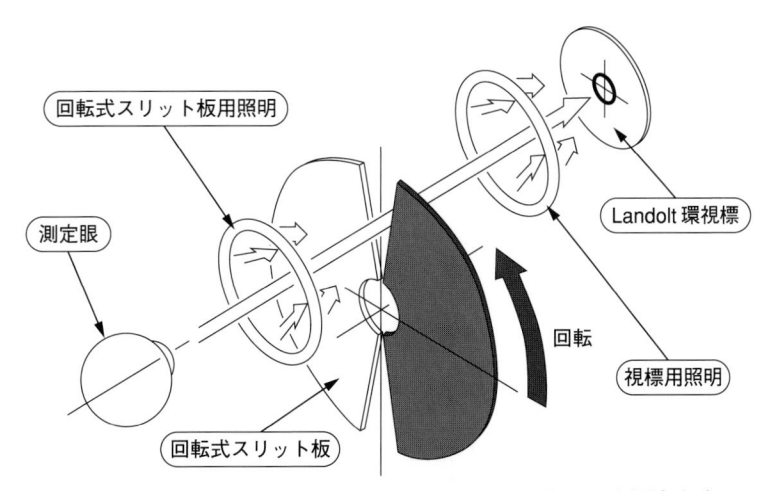

図11　Contrast Sensitivity Accurate Testerのコントラスト可変方式
同じ面積比である白黒の円盤（スリット板）を高速で回転させ，奥のLandolt環視標を見ると，見通せる時間の長さにより，視標のコントラストが変化する

類似機種

a. Multivision Contrast Tester
（MCT 8000® : ビステック社）

卓上型で，周囲の照明の影響を受けにくく，測定距離も 35 cm とコンパクトである．視標には遠用，近用があり，縞視標を使用している．5 種類の空間周波数視標に 7 種類のコントラスト視標を用いて，手動にて測定し，その方向識別で測定している．グレア検査も施行可能であり，中心部と周辺からの照明条件を設定できる．

b. Contrast Glaretester
（CGT-1000® : タカギセイコー社）

卓上型で，測定距離は 35 cm である．視標は多重構造の同心円になっており，外側から暗，明，暗と明るさ（輝度）が変化する．指標の大きさは 6 段階に，コントラストは 12 段階（0.01：最小～0.5：最大）に変化し，その閾値を認知できたかどうかで判定する．測定時間は片眼で約 2 分であり，自動的に閾値が決定するため，測定結果の差が少ない．グレア検査も可能である．

c. Space Saving Chart
（SSC-350® : ニデック社）

卓上型で，測定距離は 0.9 m である．視標は Landolt 環を使用しており，大きさは log MAR 視力用で 2.5～0.04 の 21 段階（小数視力用は 0.04～2.0 の 18 段階）に，コントラストは 3 段階（25，50，100%）に変化し，方向識別で測定を行う．検査は手動または自動で施行される．測定結果は小数または log MAR 視力として表される．一部のモデルでは窓枠側面にグレアランプが配置され，グレア検査も可能である．

d. Contrast Sensitivity Vision
（CSV-1000® : ベクタービジョン社）

測定距離は約 2.5 m で，照明は内部照明型で照度が 85 cd/m² になるように自動的に補正されるため，室内照明の影響を受けにくい．縞視標コントラスト感度，コントラスト 100% および 10% の ETDRS（Early Treatment of Diabetic Retinopathy Study）チャート，文字コントラスト感度など種々の測定チャートを使用することが可能である．測定用のチャートが汚れるとコントラストが変化し，結果に影響するので取り扱いに注意を要する．

e. その他

薄暮時と薄暮時グレア下の文字コントラスト感度を測定することにより夜間視機能を評価できる Mesotest II（オクルス社）など多種ある．

まとめ

近年，角膜屈折矯正手術や超音波白内障手術の進歩に伴い，視力を単に矯正，改善するだけではなく，QOV の向上が重要となってきている．また白内障治療ガイドラインにおいて，「現在，本邦における白内障手術適応の基準は定まっていない．患者の視機能低下の程度を術前検査所見で客観的に判断できることが理想である．また時流とともに，QOV を求められている今日では，以前からの遠見視力の数値のみで適応を判断するには不十分であり，他の視機能検査（コントラスト視力），自覚的な視力障害の把握が重要である」としている．今後，日常生活に即した客観的な視力評価方法としてコントラスト視力は重要になると推測される．

文献

1) 山出新一：眼科臨床における MTF（コントラスト感度）研究の動向．眼紀 42：1542-1553，1991
2) 魚里 博：低コントラスト視力．IOL & RS 15：200-204，2001
3) 小原善隆：厚生科学研究費補助金 21 世紀型医療開拓推進研究事業：EBM 分野，科学的根拠（evidence）に基づく白内障診療ガイドラインの策定に関する研究．平成 13 年度総括・分担研究

G グレア検査

検査対象・検査目的

眼科領域で用いられている「グレア」とは眼光学系の異常によって，視線以外からの光が眩しさを引き起こす現象である．グレア難視(グレア障害)とは，グレアによってコントラスト感度(視覚系のMTF；modulation transfer function)が低下することをさす．グレア検査とはこのグレア難視を評価するための検査で，詳細な視機能評価を必要とする場合(軽度白内障，後発白内障，角膜疾患など，透光体に混濁のある疾患の手術適応の決定，眼内レンズ挿入眼，屈折矯正手術後眼の術後視機能評価など)に行う．標準化された機種はないため，現在使用されている機種の概要を述べる．

検査法

a．チャート式

1）CSV-1000 HGT(ベクタービジョン社，輸入元；中央貿易産業)

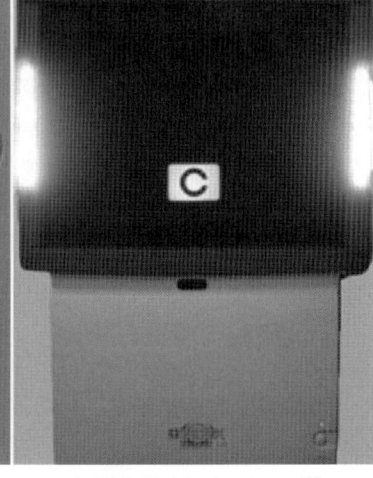

CSV-1000の両脇にハロゲンのグレア光源をつけたもので，CSV-1000の全種類チャート(縞視標，Landolt環視標，低コントラスト視標，ETDRSチャートなど)に対して使用できる．光源は夜間に150フィート(約46m)の距離にある車の2つのヘッドライトの明るさに相当するように調整されている．グレア光源は他の条件にも設定できる(図12-a)．グレア光源の有無による測定結果の違いからグレア難視を判定する．

2）SSC-350 CG(ニデック社)

視力検査用チャート(Landolt環視標)の両脇にグレア光源(15万cd/m^2，車のハイビームが17m先で点灯している状態に相当する)が組み込まれている．CSV-1000 HGTと同様，グレア光源の有無による測定結果の違いからグレア難視を判定する(図12-b)．

3）Miller-Nadler Glare Tester(チトムス社)

スクリーンにLandolt環視標(視力0.05相当)のスライドを投影して行うコントラスト感度検査で，Landolt環と背景とのコントラストは最大

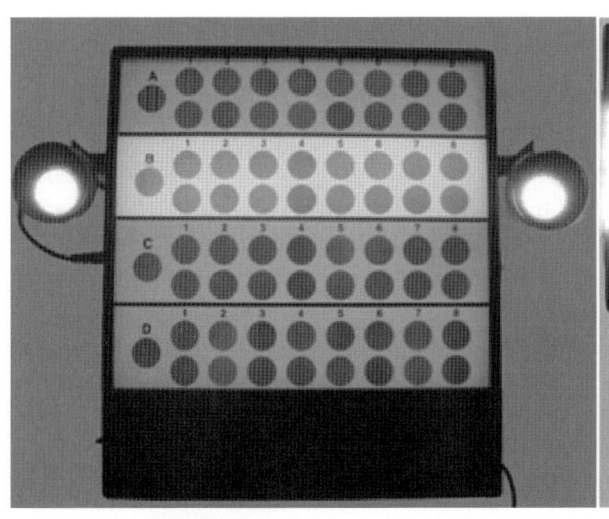

a．CSV-1000 HGT(ベクタービジョン社)　　b．SSC-350 CG(ニデック社)

図12　グレア検査機器(チャート式)

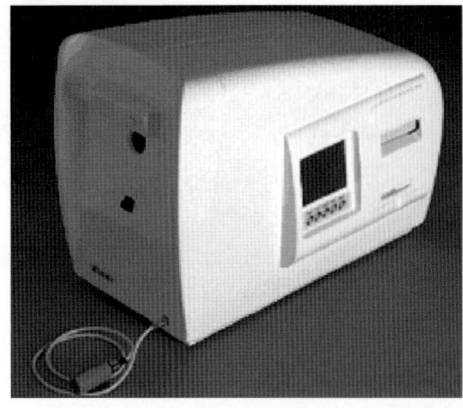

a. CGT-1000(タカギセイコー) 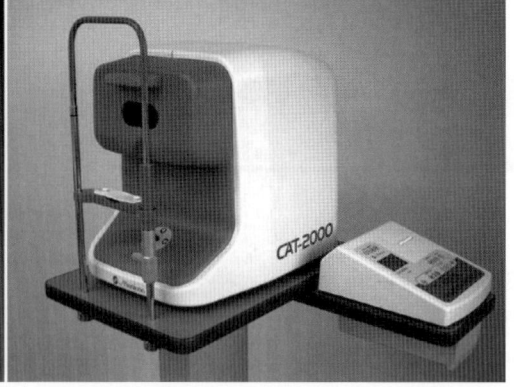 b. CAT-2000(メニコン)

図 13　グレア検査機器（覗き式）

80％から最小2.5％まで調整可能である．マスクスライド（グレア光源を遮断するスライド）の使用により，グレア難視とそれ以外のコントラスト低下を区別することができる．グレア光源は，420フットランベルト（1438.9 cd/m²）で，「晴天の新雪」に相当する明るさである．本邦で普及していたが，現在は発売が中止されている．

b. 覗き式

1）MCT 8000(ビステック社)

縞視標を用いたコントラスト感度検査で，グレア光源は中心1か所と周辺12か所にあり，中心グレアおよび周辺グレアによる影響を測定できる．視標およびグレア光源の輝度はそれぞれ可変である．また，遠方，近方それぞれのコントラスト感度が測定でき，フォトストレステストが可能であるなど，多くの追加機能を有する．両眼測定も可能である．グレア光源の有無による測定結果の違いからグレア難視を判定する．現在は製造中止となっている．

2）CGT-1000(タカギセイコー)

12段階のコントラストをもつ輪状の視標を用いて行う．背景がドーム型であるため，周囲の照度の影響を受けずに遠方，近方それぞれのコントラスト感度測定ができる．自動応答式のため，グレア難視とコントラスト感度との同時測定が短時間で施行できる．グレア光源の明るさは一定である（図13-a）．

3）CAT-2000(メニコン)

Landolt環視標を用いたグレア難視の検査で，CGT-1000と同様に自動測定も可能である．視標のコントラストは5段階で，昼間視（平均輝度100 cd/m²），薄暮視（平均輝度5 cd/m²）の検査とともに，周辺グレア検査（照度200 luxで一定）も可能である．遠用，近用（40 cm）の選択ができ，両眼視の状態でも検査可能である（図13-b）．

c. 手持ち式

1）BAT(Brightness Acuity Tester, マルコ社)

手持ち式の60 mmの半球に均一照明をしたものをグレア光源とし，半球中心の12 mmの覗き穴から視力検査用の視標を見て検査を行う．光源の明るさは3種類；400フットランベルト（1370.4 cd/m²；直射日光のあたるコンクリートの歩道や砂浜），100フットランベルト（342.6 cd/m²；曇天のコンクリートの歩道や砂浜），12フットランベルト（41.1 cd/m²；デパートや教室の蛍光灯の明り）である．

検査成績の判定

CSV-1000 HGTにおいて，専用の検査用紙に各周波数ごとのコントラスト閾値をプロットすると中間周波数にピークをもつ山形の折れ線が得られる．これをグレア光源を使用しないときの結果と比較してグレア難視の有無を判定する（図14）．

G．グレア検査　23

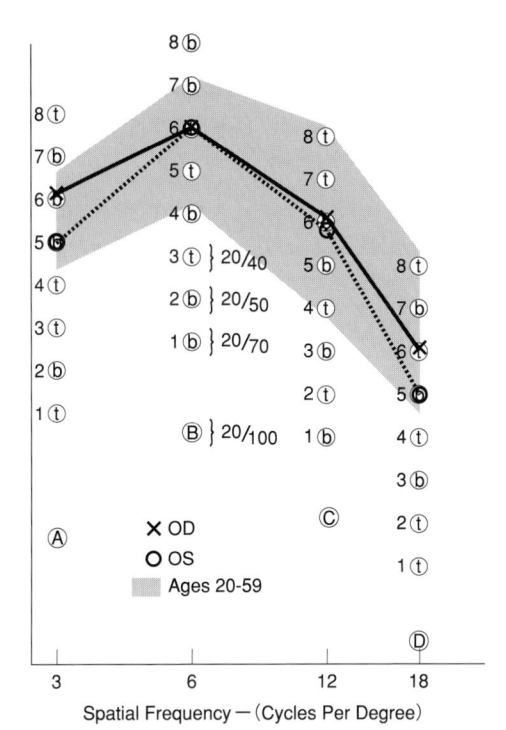

図 14　CSV-1000 HGT 測定結果の例（グレアなし）
グレア光源をつけたときとつけないときでそれぞれ測定し，結果を比較する

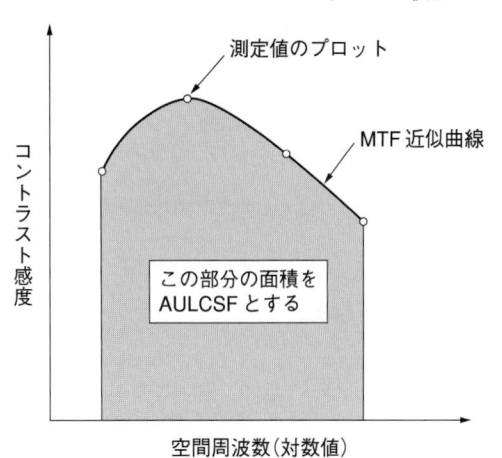

図 15　Area under the log contrast sensitivity function (AULCSF)
（文献1より）

MCT 8000 も同様である．CGT-1000，CAT-2000 では測定結果が自動的にプリントアウトされる．

　測定結果のグラフの横軸（空間周波数）は，右にいくほど（周波数が高くなるほど）提示した視標が小さい（または縞の幅が狭い）ことに相当し，縦軸は上にいくほどコントラスト感度が良好であることを示す．

　概して，低〜中間周波数のコントラスト感度は見え方の質（概形や色情報など），高周波数のコントラスト感度は解像度に関係する．このように周波数により，伝達する視覚情報が異なるので，1つの周波数のみでその眼の特性を代表させることは難しい．しかし臨床評価の目安としては1つの数値で表されるほうが扱いやすい．そこで，1つの数値として定量化する方法として area under the log contrast sensitivity function (AULCSF) が報告されている．AULCSF はそれぞれの周波数におけるコントラスト感度から modulation transfer function (MTF) を3次関数として近似し，その関数を積分してコントラスト感度を定量する方法である（図15）．すなわち，図15 で示される部分の面積を求めて評価の指標とする方法である．この方法を用いれば，グレア光源の有無による AULCSF の差により，グレア難視の有無を1数値で評価できる可能性がある．

　BAT ではグレア光源の有無により視力が向上するか低下するかによりグレア難視を判定する．グレア光源の点灯により視力が低下した場合は，透光体の混濁や歪み（角膜混濁，白内障，硝子体混濁など）によるグレア難視を考える．グレア光源の点灯により視力が上昇した場合は，縮瞳によるピンホール効果の影響であると考えられ，残余屈折異常（不正乱視など）や，周辺部透光体の混濁などが考えられる．SSC-350 CG の結果もグレア光源を有無による比較で同様に解釈できる．

備考

　検査時に使用する眼鏡矯正レンズに傷があるとグレア難視を過大評価するおそれがあるので注意する．

文献

1) Applegate RA, et al：Area under log contrast sensitivity function：A concise method of following changes in visual performance. OSA Tech Dig Series Vis Sci & Its Appl　1：98-101, 1997

H 他覚的視力検査

検査対象・検査目的

　他覚的視力検査は，自覚的視力検査が不可能であるか，あるいは信頼性に乏しいときに行う．例えば，幼児や精神発達障害，心因性視覚障害，詐盲などを対象とする．特に詐盲の場合には，この検査が労災補償や事故補償などの根拠になることもあるので大切な検査である．しかしながら，この検査法は現在においても，眼科医が一般臨床に行う検査法として確立するまでには至っていない．

検査法および検査成績の判定

a．患者の行動観察

　詐盲であると疑った場合には，診察室での患者の行動を観察することで，客観的に視力あるいは視野がどのくらいあるのか，おおよその見当がつく．被検者の眼の動きを観察していて，他者の動きを眼で追うことができれば高度の視力障害はないものと判断できる．また，診察を終了した直後には，緊張がとれるためについスタスタと歩くことや，診察室から遠く離れると白い杖を使わず歩く人もいるので，待合室や廊下での行動を注意して観察することも必要である．高度視覚障害であると偽っていたものがパチンコをしている姿を眼科のスタッフに見られた例もある．自覚的視力と患者の行動が相当しているかを観察することは常に重要なことである．

b．瞳孔反応

　外側膝状体より前方の障害，例えば視神経障害では，対光反射が減弱する．対光反射をみる光源としては，ペンライトではなく単眼倒像鏡のような明るい光を用いたほうがわかりやすい．障害に左右差が存在するときには，relative afferent pupillary defect（RAPD：相対的入力瞳孔反射異常）が患側にみられる．両側同程度の障害ではRAPDが陰性となるが，対光反射は減弱するので，視力との相当性を検討する必要がある．皮質盲では視力障害はあるが，瞳孔反射が保たれる．自覚的視力が悪いにもかかわらず対光反射が正常であるからといって詐病者としてはいけない．

c．視運動眼振誘発法

　眼前で，白黒縦縞模様の視標を水平に動かすと，縦縞模様が見えれば視標の移動方向と逆方向に急速相を持つ視運動眼振が誘発される．

1）巻尺検査

　日常臨床では巻尺を利用すると簡便である．巻尺が出てくるあたりを見させておいて，徐々に巻尺を引き出すと視運動眼振が誘発される．視運動眼振が誘発されないときは，見えていないか，巻尺を見ていないか，あるいは巻尺の目盛り以外，すなわちケースの端などを固視しているときである．自覚的視力を考慮して，幅の広い目立つ目盛りが付いている巻尺を使用することや，シールを巻尺目盛りの上に貼付することで視運動眼振を誘発しやすくすることも試してみるとよい．

2）視運動眼振誘発法による他覚的視力測定

　縦縞視標の幅と検査距離から視角を計算し，視力を推定する方法である．実際には，縦縞視標の幅を変えるか，検査距離を変えて定量的診断を行う．

d．視運動眼振抑制法による他覚的視力測定

　白黒縦縞模様視標の水平移動により視運動眼振が誘発されるが，その中に別の固定視標を提示すると，固定視標を見ることができれば視運動眼振が抑制される現象を利用する．視認できる最小の固定（点）視標は最小視能（点視力）であるが，最小分離能であるLandolt環を用いた自覚的視力とよく相関するといわれている．視運動眼振の有無を肉眼的あるいは電気眼振計を利用して観察し，眼振が抑制されれば固視点が見えていると判断し，他覚的視力を測定する．装置としては，筒井式他覚的視力検査装置（日本点眼薬研究所製）を用

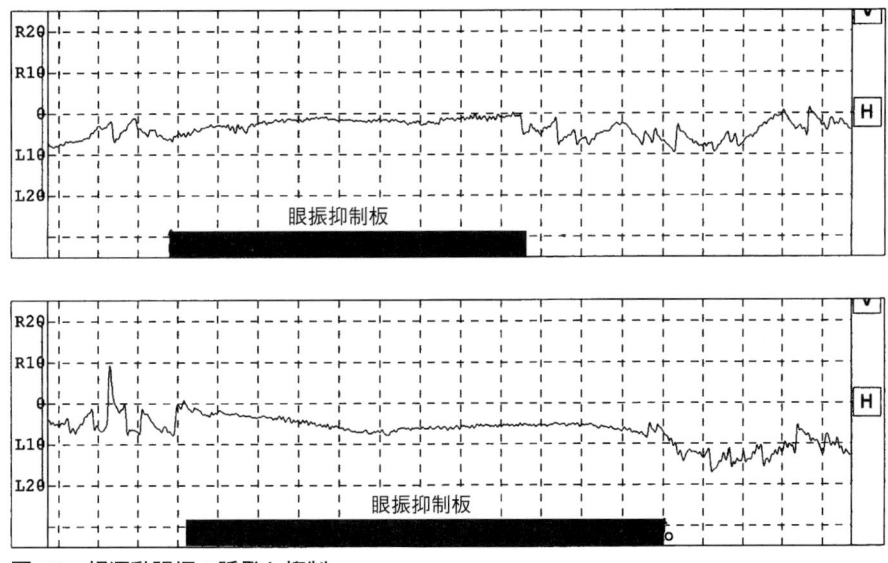

図16 視運動眼振の誘発と抑制

いる．眼振誘発板には白地に9cm間隔で，1.8cm幅の黒縞模様が描かれていて，その中に幼児が関心を示すようなウサギやチューリップなどの絵が書かれている．この板を水平往復運動させ眼振を誘発させる．眼振抑制板には6個の黒点が梅鉢模様に書いてある．種々の大きさの黒点ドットが書かれた眼振抑制板を眼振誘発板の前に重ね入れる．視運動眼振が抑制されれば，黒点ドットが見えたと判断され（図16），それに相当する視力として表すことができる．正常視覚の者あるいは弱視者では，自覚的視力とこの装置を用いた他覚的視力はよい相関を示し，心因性視力障害者の多くは，自覚的視力より他覚的視力が勝っているといわれている．

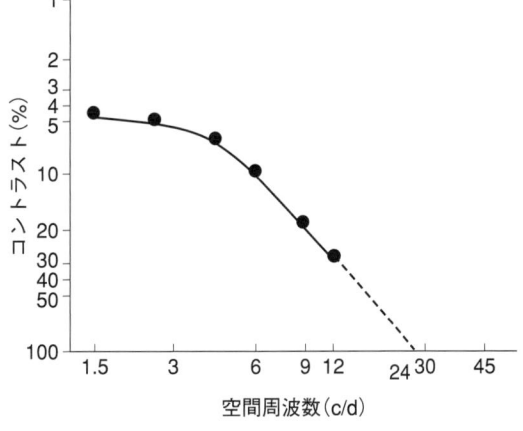

図17 空間周波数に対するコントラスト閾値―補外法
この場合，補外法により100%コントラスト閾値は24c/dになり，他覚的視力は0.8と計算される
（文献2より）

e．**視覚誘発脳波** visual evoked cortical potential (VECP)

視覚誘発脳波測定法は，視覚刺激に対して網膜から後頭葉に至る視路の誘発反応を後頭葉頭皮上の電極より誘導する方法である．VECPには個人差があり，視力測定に応用することは難しいといわれてきた．しかし，現在までに種々の方法，例えば，空間周波数に対するコントラスト閾値を視覚誘発電位（VEP）潜時より求め，補外法より視力を求める方法（図17）やP100振幅から他覚的視力を求める方法が報告されているが，どの方法がよいか確定されていない．以下に，それらの方法を述べる．

1) **steady state VEP位相特性を用いた他覚的視力測定**

調節麻痺剤を使用し，検査距離に合わせ完全屈折矯正を行い，人工瞳孔コンタクトレンズを装着後にVEPを測定する．視角6°，平均輝度100 cd/m^2，反転頻度12 Hzの正弦波変調で，空間的矩形波変調縦縞を提示し，コントラストを0〜40%ま

で変化させる．測定した空間周波数 1.5, 3.0, 4.5, 6.0, 9.0, 12.0 c/d において出現した VEP 波形の最小のコントラスト閾値を求め，補外法により 100％コントラスト閾値を求め，他覚的視力を計算する．自覚的視力と VEP 位相から得られた他覚的視力はよく一致すると報告されている．

2）transient VEP P 100 潜時を用いた他覚的視力測定

調節麻痺剤を使用し，検査距離に合わせ完全屈折矯正を行い，人工瞳孔コンタクトレンズを装着後に VEP を測定する．視角 6°，平均輝度 100 cd/m^2，反転頻度 5 Hz で空間的矩形波変調縦縞を提示し，コントラストを 0〜40％まで変化させる．空間周波数 3, 6, 9, 12, 16 c/d に対する最小のコントラスト閾値を transient VEP P 100 の潜時から求める．VEP による他覚的視力と自覚的視力は相関が高いと報告されている．

3）transient VEP P 100 振幅を用いた他覚的視力測定

網膜神経節 X 細胞を選択的に刺激する方法，つまり，視角 8°，低コントラスト，低頻度反転刺激を用い，パターン視覚誘発電位による P 100 の十分な振幅が出現する最小の空間周波数から他覚的視力を測定する方法である．心因性視力障害児の全例で VEP 視力は，Landolt 環による自覚視力を上回り，詐盲では，VEP 視力と Landolt 環による自覚視力とは明らかな差を認めたと報告されている．

備考

a．視運動眼振抑制法

（1）提示した眼振抑制板の固視視標を約 1 秒以上見ないと眼振の抑制が観察されないので，特に詐盲では注意を要する．

（2）眼振抑制板が汚れていると汚れを固視して，眼振が抑制されてしまう欠点がある．

（3）眼振が抑制されないときには固定視標を見ていないこともある．

（4）測定の際には，必要に応じて「眼球運動の検査である」と，伝えたほうがよい場合がある．

（5）眼振誘発板の縦縞を追視すると追従眼球運動が現れるので，そのときにはぼんやり前を見ているように指示する．

（6）眼振抑制板を入れるときは指示枠を用いて黒点ドットをそれとなく示したほうが抑制されやすい．

b．VECP

（1）他覚的検査といえども被検者の協力が必要である．検査中に視標を見ているかどうか眼の動きなどを観察するため，1人では検査しない．

（2）近距離で定量的他覚的視力検査を行うときには，調節麻痺剤を用いたのち，屈折完全矯正下で人工瞳孔を用いる必要がある．

文献

1) 深井小久子，他：視運動眼振性抑制法による弱視の鑑別診断．眼紀 37：473-476, 1986
2) 入江純二：VEP による他覚的視力測定（第 3 報）．日眼 86：2172-2177, 1982
3) 大野卓治，他：Transient VEP による他覚的視力測定．神経眼科 6：406-410, 1989
4) 波柴礼恵，他：パターン視角誘発電位（PVEP）を用いた視力測定―臨床応用．眼紀 49：321-326, 1998

I 低視力者の視力評価法

検査対象

視力低下をきたすすべての疾患が対象になる．

検査目的

低視力者の視力検査の目的は，現状の視機能の評価，治療効果の判定，疾病の自然経過の評価である．またロービジョンケアでは，患者の残存視機能を評価する目的で行われる．

検査法

a. Low Vision Evaluator (LoVE)

光覚測定装置である Low Vision Evaluator (LoVE) は，手動弁，光覚弁など，視力を数字で表すことが不可能な極低視力の場合，光刺激を用いて視機能を数値化する．LoVE は，白色 light emitting diode (LED) を装着した刺激用ゴーグル，コントロールユニットである本体，患者応答用スイッチ，プリンターから構成されている．被検者は刺激用ゴーグルとヘッドフォンを装着し，刺激光を自覚した場合に応答用スイッチを押す．刺激光は $0.1\,cd/m^2$，$1\,cd/m^2$，$10\,cd/m^2$ の3段階，刺激時間は 0.01 秒，0.03 秒，0.1 秒または 0.1 秒，0.3 秒，1 秒の3段階の組み合わせによる9段階の刺激があり，各刺激は3回ずつランダムに提示される．それぞれの光刺激の前には検査開始を知らせるための信号音がヘッドフォンを通して送られる．検査結果は自動的にプリンターより出力される．

b. ETDRS (Early Treatment Diabetic Retinopathy Study) チャート

小数視力表では視標の配列が等差級数的であるため，0.3 未満では視角の変化が均等でなく，0.1 と 0.2 では視角に2倍の差があり，同じ 0.1 の視力でも 0.2 に近い 0.1，0.09 に近い 0.1 など幅があり，低視力者の視力評価には適さない．経過観察の指標としても適切でない．低視力者の視力評価には等比級数的に視標が変化する logMAR 対応の視力評価が推奨され，代表的な logMAR チャートに ETDRS チャートがある．ETDRS チャートでは通常4mの検査距離を1mで使用すれば小数視力の 0.025 まで測定が可能である．ETDRS チャートは R 表，1 表，2 表からなり，R 表で屈折検査をした後，1 表で右眼，2 表で左眼の検査を行う．

c. MNREAD-J (図 18)

ロービジョンケアでは読書能力など，日常生活に即した視力評価が必要である．すなわち，視力

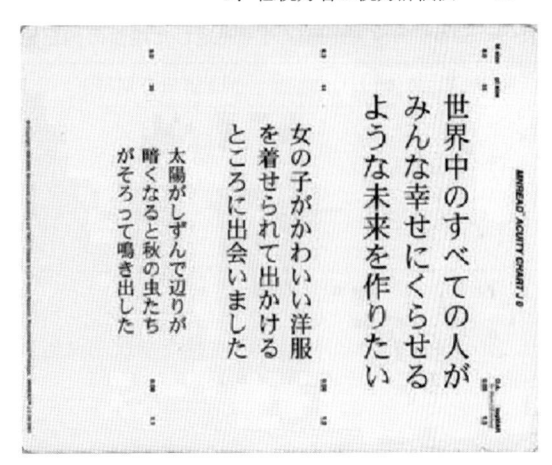

図 18 MNREAD-J

として比較的良好な検査結果が得られても，視力は1つ1つの視標を見分ける力であるため，文字を連続して見分ける読書能力とは異なる．そこで実際に文章を読んでもらい読書能力を直接評価する必要がある．読書評価は読書の困難度をみるだけでなく文字サイズと読書速度の関係から読書に最適な文字サイズを同定し，エイドの選定に役立てることができる．

患者に 30 cm の距離から読書チャートの大きな文字サイズから順にできるだけ速く正確に音読させ，1つの文章を読むのにかかった秒数と誤読文字数を記録する．文章中の1文字も読めなくなる小さな文字サイズの文章まで読ませるようにする．30 cm の検査距離では文字サイズが足りない症例には検査距離を短縮して読んでもらう．その際，検査距離に応じた文字サイズへの補正が必要になる（表2）．各文字サイズにおける読書速度は〔60×(30－読み損じた文字数)/文章を読むのにかかった秒数〕の式に代入して算出する．

d. その他

その他，日常生活に即した視力評価としてコントラスト感度があるが，詳細は他項に譲る（17頁参照）．

表2 30 cmの検査距離以外で測定した場合の補正値

検査距離(cm)	補正値(log MAR)
5	0.78
10	0.48
15	0.3
20	0.18
25	0.08

*補正値＝log(30/実際の測定距離)
20 cmで測定した場合の臨界文字サイズが0.1であった場合，20 cmの検査距離の補正値は＋0.18なので，検査距離補正後の臨界文字サイズは0.1＋0.18＝0.28となる

検査成績の判定

a. Low Vision Evaluator (LoVE)

それぞれの発光条件で，3回の発光に対し2回以上正確に応答した場合を"判別可能"と判定し，0回もしくは1回の応答を"判別不可能"とし，"判別不可能"をLoVEスコア"−1"とする．光刺激前の応答や，光刺激がないのにもかかわらず応答した場合の応答の回数はエラースコアとして記録され，検査の信頼性の指標になる．測定結果は刺激輝度，刺激時間を横軸，各刺激に対する応答回数を縦軸にとった立体棒グラフで示される(図19)．

b. ETDRS

視力は判読できた列のlog MARで表さず，次の列で判読できた文字数に0.02を乗じた値を上乗せする．例えば0.1 log MARの列を5文字すべて判読でき，かつ0.0 log MARの列を3文字判読できた場合，視力は0.1−(3×0.02)＝0.04 log MARになる．

c. MNREAD-J

付属の用紙にあらかじめ計算した各文字サイズにおける読書速度をプロットする(図20)．得られた曲線から読書視力，臨界文字サイズ，最大読書速度を求めることができる．読書視力はかろうじて読み分けることができる視力を指し，正確には1.3−(文章数×0.1)＋(誤読文字数/300)の式にあてはめ，算出する．視力正常眼では読書速度はあ

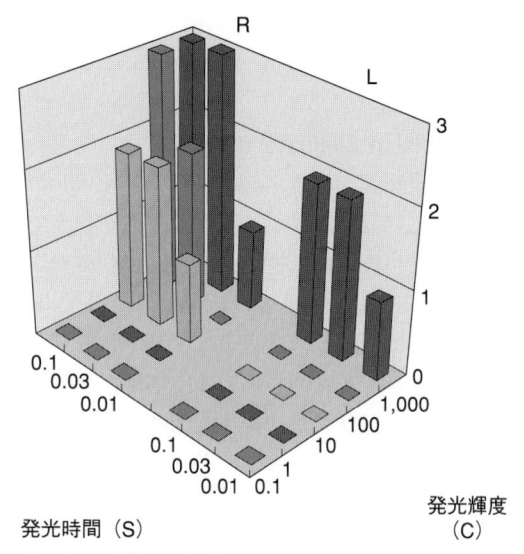

図19 LoVEの結果
両眼光覚弁
LoVEスコア：右眼−9，左眼−13
(東北大学國方彦志先生のご厚意による)

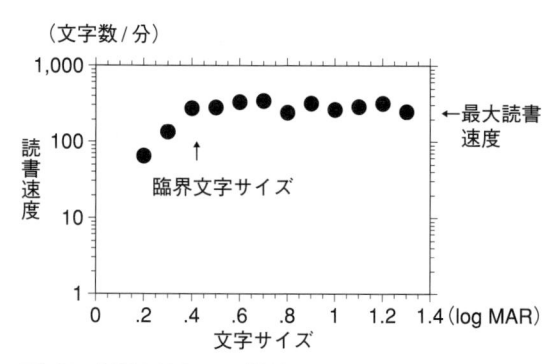

図20 MNREAD-Jの結果

る文字サイズ以上ではほぼ一定になり，その文字サイズを境に文字サイズが小さくなると読書速度が低下する．読書速度が一定になった部の平均読書速度は最大読書速度として算出できる．読書速度が低下する寸前の文字サイズが臨界文字サイズであり，読書に最適な文字サイズとされている．臨界文字サイズはロービジョンエイドの倍率の目安になり，エイド倍率は(臨界文字サイズ÷患者が読みたいと希望する文字サイズ)の式で求めることができる．新聞の場合，MNREAD-Jに併記されたM値がそのまま倍率に一致する．M値は1 mの距離で視角5分のサイズになる大きさを基準にした単位で，30 cmから40 cmの視距離で新

聞を読むのに必要な理論的倍率を表し，$M=10^{(臨界文字サイズのlogMAR-0.4)}$で求められる．MNREAD-JにはM値以外にポイントサイズも併記されている．

備考

MNREAD-Jに関して，以下のような注意事項がある．

(1) チャートが$80\,cd/m^2$以上の輝度に均一に照明されるようにする．実際には机の上で蛍光灯をつけて白い紙に書かれた本を読むのと同じくらいの明るさで行えばよい．

(2) 患者が最初間違って読んだものを読み直した場合は正しく読めたものとみなし，読み直した時間も含めて記録する．

(3) 改行を間違えて読んだ場合，視野に異常がある可能性があるため，特記事項として記録しておく．

類似機種

LoVEの類似品はない．log MAR対応の視力表には荻野-新井式がある．日本語版読書評価用チャートではMNREAD-Jの類似品は市販されていない．

文献

1) 國方彦志，中川陽一，角田雅宏，玉井 信：重度低視力者の視機能評価とその測定機器 Low Vision Evaluatorの開発．日眼会誌 105：161-166, 2001
2) Sloan LL, Brown DJ：Reading cards for selection of optical aids for the partially sighted. Am J Ophthalmol 55：1187-1199, 1963
3) Ferris FL, Kassoff A, Bresnick GH, Bailey IL：New acuity charts for clinical research. Am J Ophthalmol 94：91-96, 1982

III

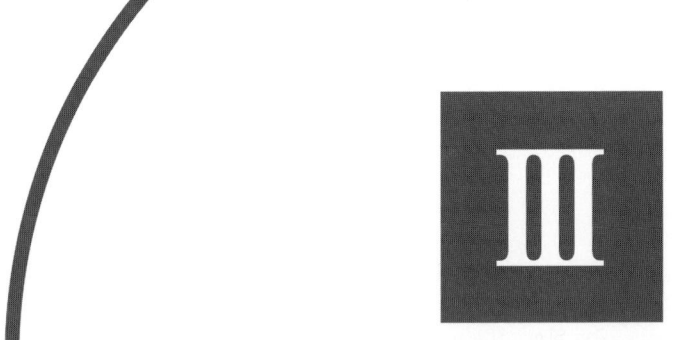

屈折検査

III. 屈折検査

A 屈折検査のフローチャート

屈折検査の手順をフローチャート(図1)に沿って説明する.

① a オートレフラクトメータ可ならば② a オートレフラクトメータで計測する.
　b オートレフラクトメータで計測できない乳幼児には, 患者から離れて計測できる② b フォトレフラクション法(幼児用レフ PR-2000, トプコン)による.
　c PR-2000 が設置されていなければ, ② c レチノスコープで計測する. この段階の検査には, ストリーク式よりも点状検影法(スポット式)が適する.
② a 計測値は, 収集したデータに理論式を当てはめた理論値なので, 機種による計測方法, データ解析方法によって結果が同一とは限らない.
　b エラーが出たときは, 眼底反射画像を見て, その内容が定性的に確かめられる.

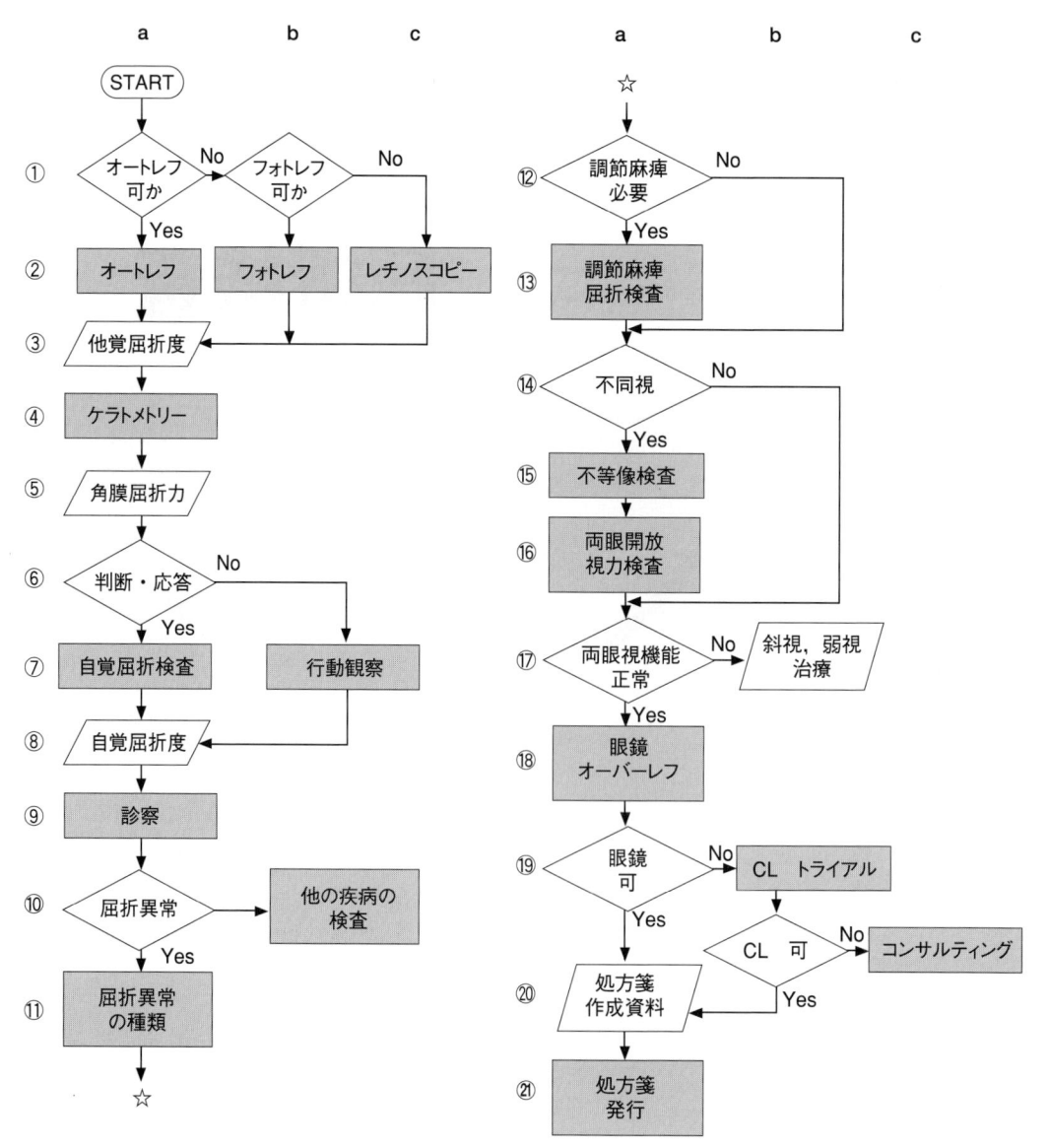

図1 屈折検査のフローチャート

c 光学系全体を定性的に把握できる．
③ 他覚屈折度を得る．
④ ケラトメータ（オフサルモメータとも呼ぶ）で角膜曲率半径，主経線位置を測定する．不正乱視の程度をmire像から定性的に判断する．自動式を用いると，不正乱視の情報が得られないことがある．機種によっては，角膜曲率半径の代わりに角膜屈折力で表示される．
⑤ 角膜乱視と全乱視の差から，眼球光学系の非共軸性がある程度類推できる．
⑥ 通常の自覚屈折検査ができる患者かどうか判断する．
⑦a 検眼レンズセットと視力表および放射線乱視表またはクロスシリンダーを使い，自覚屈折検査をする．
 b 他覚屈折度に基づく検眼レンズを装用し，その前後での行動を比較観察する．
⑧ 自覚屈折度を得る．
⑨ 眼位，眼球運動，簡易視野，瞳孔，中間透光体，眼底を検査する．いわゆる通常のスクリーニング診察である．老視が発現する40歳以降の患者には，調節検査のコースに進ませる．
⑩ 主訴が屈折異常によるものか否かを判断をする．主訴が屈折異常だけによるものか，他の疾病を合併した結果なのか，屈折異常がないかのいずれかである．他の疾病を合併する疑いがあり，必要と判断されれば，その検査のコースに進む．老視が発現する40歳以降の患者で，必要と判断されれば，調節検査のコースに進ませる．
⑪ 屈折異常の種類が判明する．遠視か近視か，乱視を合併するのか否かが判明している．それぞれの分類もされている．
⑫ 調節麻痺屈折検査の必要を判断する．眼位異常が伴っているとき，調節痙攣が疑われるときは行う．
⑬ 調節麻痺屈折検査を行う．
⑭ 不同視があるか判断する．経過観察でよい生理的不同視かどうかの判断になる．不同視があれば，不等像視や，抑制がみられることがある．
⑮ 不等像検査を行う．
⑯ 両眼開放視力検査を行う．片眼遮閉の視力検査では視力がよいが，両眼開放では，抑制の生じていることが少なからずある．
⑰a 両眼視機能が正常か否か判断する．
 b 両眼視機能に異常があれば，斜視，弱視として対応するかどうか，そのコースで判断を求める．
⑱ 検眼レンズを装用し自覚症状を問診し，オーバーレフラクションをする．
⑲ 屈折異常を矯正する必要があるかどうか判断する．続いて，屈折異常を眼鏡で矯正するのが妥当かどうか判断をする．
⑲b コンタクトレンズで矯正するのが妥当かどうか判断をする．同時にコンタクトレンズの種類の選択もここでする．
⑲c 矯正が必要なのに，通常の眼鏡，コンタクトレンズによる矯正がなんらかの理由でできない場合である．屈折矯正手術が選択肢の1つとなる．次善の方法を患者と相談することになる．
⑳ 処方箋を書くのに必要な資料がそろった．
㉑ 処方箋作成

B 他覚屈折検査

1. 検影法

　検影法は熟練を要するが，比較的精度は高く，どのような体位でも行えるため，特に乳幼児の検査に最適である．検影器には使用器具（投影方法）により，①線状検影器（線状検影法），②点状検影器（点状検影法），③鏡面検影器（平面鏡法）がある（図2）．これらの器具は，それぞれ投射可能な光線束の種類が異なる（図2，3）．スリット状の光を投射する線状検影器は，最も広く使用されている検影器で，スリーブの調整により光線束を発散・平行・収束（長収束・短収束）光線に変えることができる（図4）．したがって，この検影器は乱視（特に斜乱視）の検出に優れる．円形の光を投射する点状検影器は，発散光線束のみが得られるため，初心者では使いやすい．平面鏡で反射した光を投射する鏡面検影器は，現在ではあまり用いられていない．

　また，検査目的によって静的検影法と動的検影法がある．静的検影法（図5-a）は検査時の固視目標を遠方に置き，主として屈折検査に用いる．動的検影法（図5-b）は固視目標を近方に置き，主として調節検査に用いる．いずれの器具を用いても，静的・動的検影法が行える．

　さらに静的検影法の中には，検査距離を一定にして検査レンズを変える静止法と，検査レンズをそのままにして検査距離を変える移動法がある．通常は静止法で屈折度を求め，この値の微調整を

a. 線状検影器　　b. 点状検影器　　c. 鏡面検影器

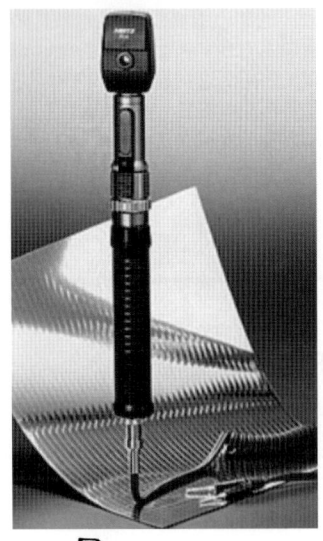

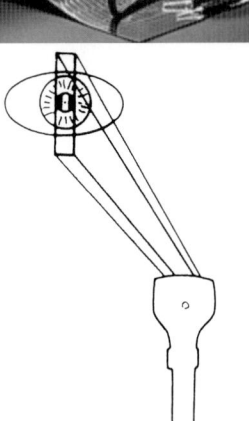

図2　検影器の種類

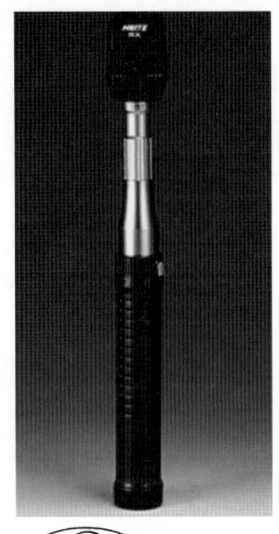

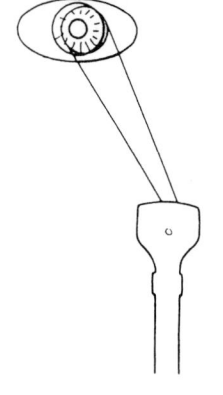

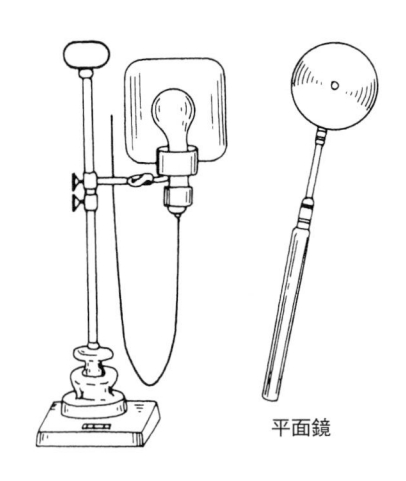

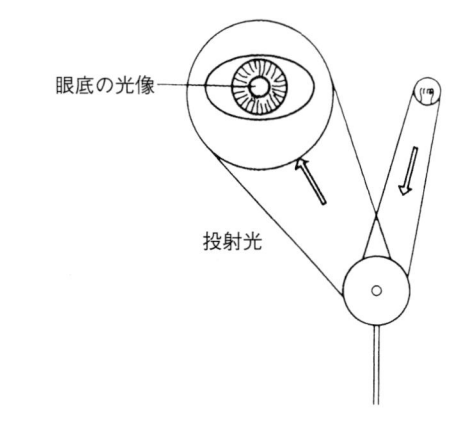

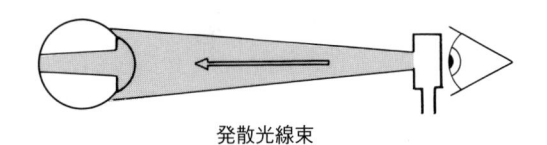

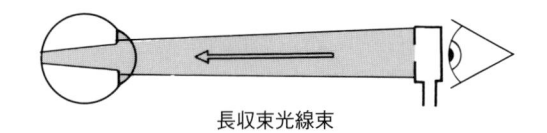

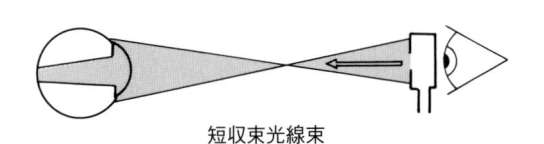

発散光線束

長収束光線束

短収束光線束

図3　投射光線束の種類

したいときに移動法を用いる．

検査対象

眼底反射の得られる被検者．特に乳幼児．

検査目的

屈折度の測定(静的検影法)．調節量の測定(動的検影法)．

検査法

以下は，線状検影器発散光使用時の静的検影法について述べる．

a. 線状検影器各部の名称

b. スリーブの上下と光線束の関係

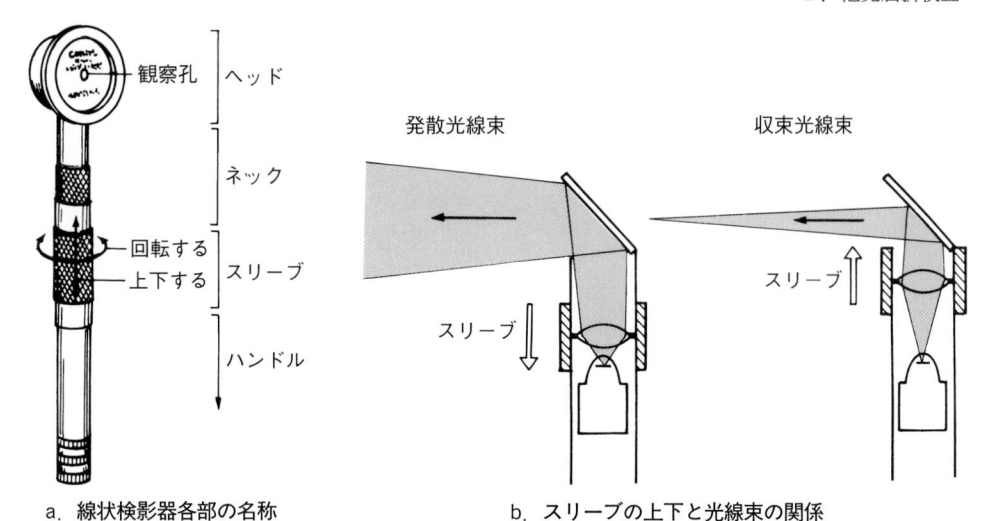

図4 検影器各部名称とスリーブの上下

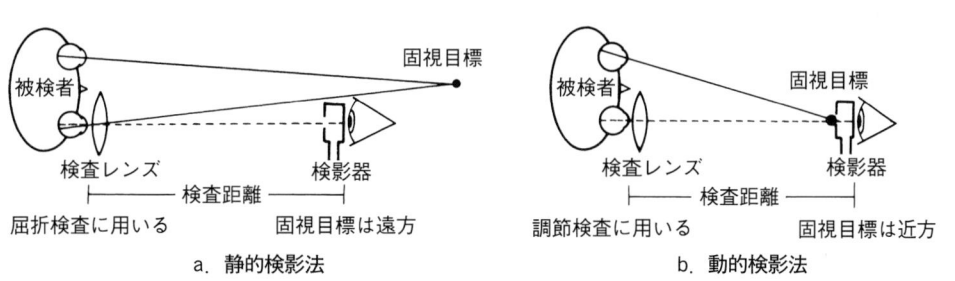

a. 静的検影法

b. 動的検影法

図5 静的検影法と動的検影法

(1) 検影器と板付きレンズを用意し，半暗室で行う（図6）．

(2) 検者と被検者が一定の検査距離をおいて対面する．被検者の視線は，検者の後方に向け，調節の影響を減らす．検者は，被検者の視線をさえぎらぬよう被検眼と同じ眼で検影器をのぞく．つまり，被検者の右眼を測定するときには，検者は右眼で検影器をのぞく（図7）．検査距離は50 cm，67 cm，1 mなどであるが，一般的には50 cmで行う．

(3) 検影器のスリーブを上げて開散光にし，できるだけ検者の眼に近づけて，水平方向に回転させる．この被検者の眼をよぎる光の動きをスキャニングといい，このとき瞳孔内で生じる光影の動きを観察する．この光影の動きには，3種類ある．検影器が動く方向，すなわちスキャニングの方向と光影の動きが同方向の場合を「同行」，スキャニング方向と光影の動きが逆方向の場合を「逆行」

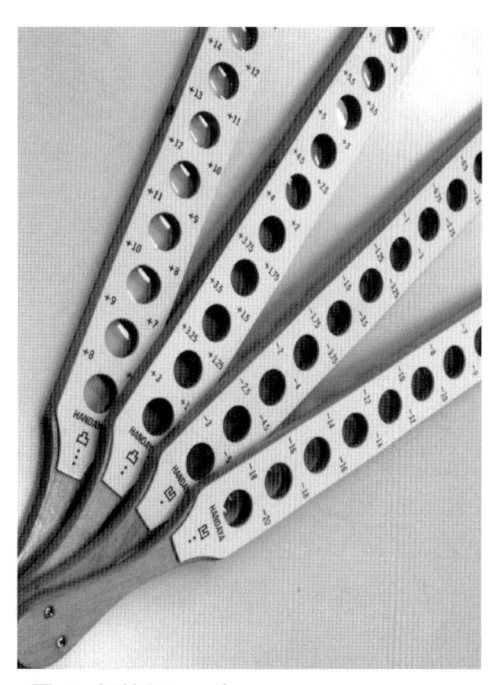

図6 板付きレンズ

という(図8-a, b). また, スキャニングしても光影の動きがない場合を,「中和」という. ここで検査距離を50 cm, 裸眼(板付きレンズなし)でスキャニングしたとすると, 光影の動きと屈折度との関係は, 次のようになる.

同行：−2D未満の近視, 正視, 遠視
中和：−2Dの近視
逆行：−2Dを超える近視

この−2Dは, 検査距離によって変わり, 1/検査距離(m)で決定される. すなわち, 検査距離1 mの場合, −2Dの部分は, −1Dに置き換わる.

(4) 主経線の決定であるが, 被検者に対するスキャニングの角度と光影の動く角度が(同行, 逆行に関係なく)同じならば, この眼経線は主経線である. もし異なった場合, 光影の動いた角度が主経線であり, さらにその主経線と90°隔たった経線が, もう一方の主経線である(図9). したがって, この主経線のいずれかが乱視軸となる.

(5) 次に屈折度の決定であるが. 裸眼のスキャニングにより光影の動き, 主経線を確認した後, 板付きレンズを被検者の眼前12 mmに置き, 板付きレンズのパワーを変えながらスキャニングし, 中和点を探す. 裸眼をスキャニングして同行

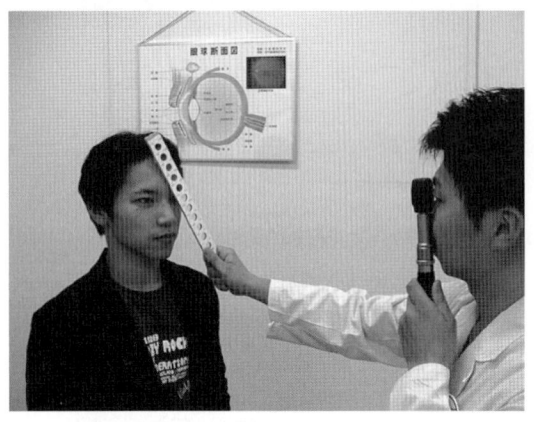

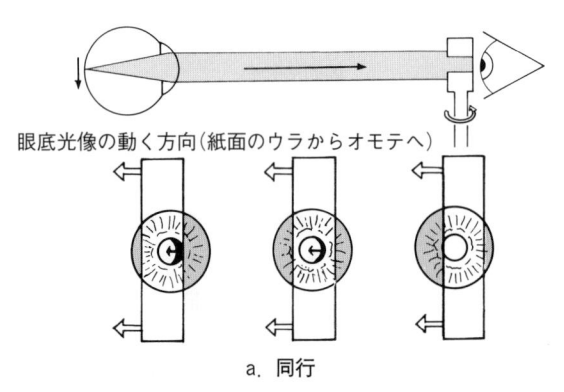

図7 検影法による屈折検査

図8 同行と逆行
a. 同行
b. 逆行

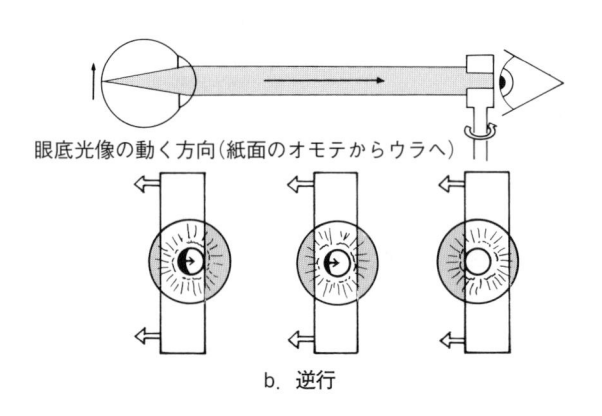

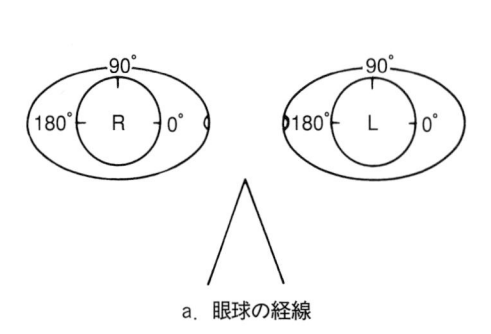

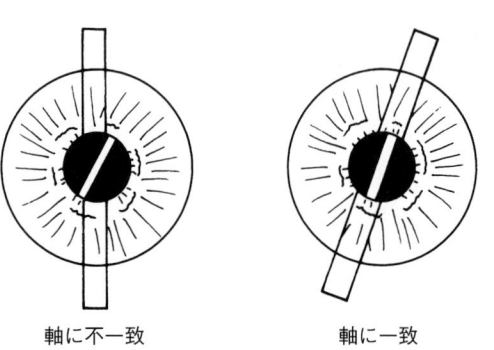

図9 主経線の決定
a. 眼球の経線
b. スリーブの回転と主経線(乱視軸)の決定
軸に不一致　　軸に一致

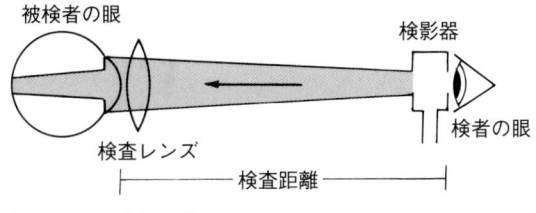

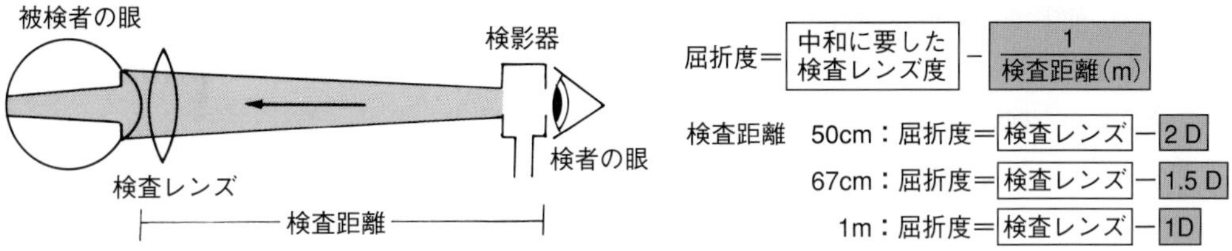

図 10 屈折度の計算

屈折度＝中和に要した検査レンズ度－1/検査距離(m)

検査距離　50cm：屈折度＝検査レンズ－2 D
　　　　　67cm：屈折度＝検査レンズ－1.5 D
　　　　　1m：屈折度＝検査レンズ－1 D

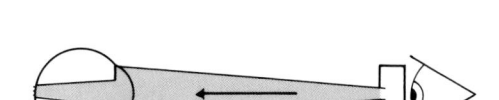

ならば（＋）の球面レンズの度を，逆行のときは（－）の球面レンズの度を，0.5～1.0 D ずつ増していく．このレンズ交換とスキャニングを繰り返し，光影が動かず，同行から逆行へ，あるいは逆行から同行へ変わった移行点が，中和点となる．そして，中和に要したレンズ度数と屈折度の関係は，次のようになる（図10）．

　　屈折度＝中和に要した検査レンズ度数－（1/検査距離 m）

　(6) 一方の主経線の屈折度が測定できたら，スリーブを回し投射光を90°回転させる．また同様にもう一方の主経線の中和点も求める（図11）．

　(7) 上記により主経線ごとに屈折度を求め，換算し，被検者の眼屈折度を決定する．

水平に近い経線をスキャニングするときの回転

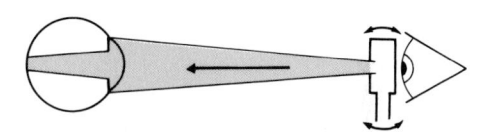

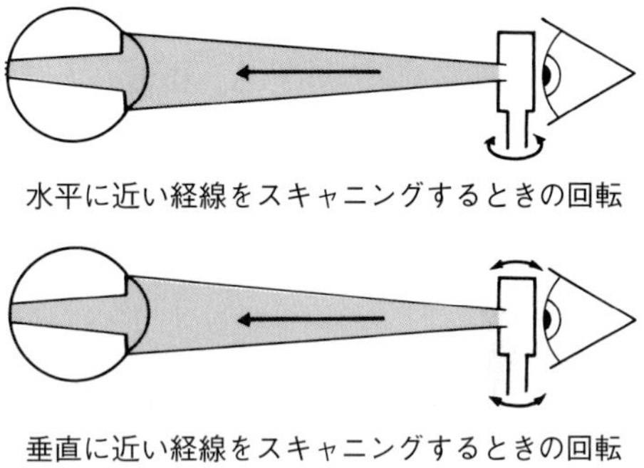

垂直に近い経線をスキャニングするときの回転

図 11　検影器の回転

検査成績の判定

　図10の式で屈折度を求める．結果の記載は，例えば50 cm の検査距離で，中和に要した検査レンズ度が，180°経線で－3 D，90°経線で－5 D ならば，

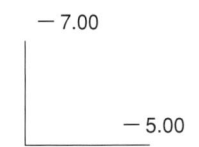

　　－7.00
　　　－5.00

と記載し，S－5.00 D －2.00 D 180°に相当する．例えば180°経線で＋2 D，90°経線で検眼レンズなしならば，

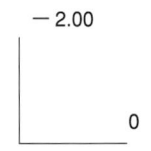

　　－2.00
　　　　0

と記載し，S±0 D C－2.00 D 180°に相当する．30°経線で＋5.5 D，120°経線で＋7 D ならば，

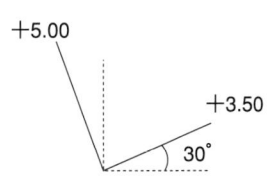

　　＋5.00
　　　　＋3.50
　　　　　30°

と記載し，S＋5.00 D C－1.50 D 120°または，S＋3.50 D C＋1.50 D 30°に相当する．

備考

　(1) 発散光線および長収束光線を，短収束光線に変えて検影法を行うと同行・逆行の動きが逆になるので注意する．

　(2) 検影時検者は，被検者の瞳孔を注視する．これをすることで不必要な光像が検影を障害することを防ぐことができる．

　(3) 屈折度を求めるときは，瞳孔面を完全に投射光で覆った状態で行う．収束光線では瞳孔面を完全に覆っていないため，発散光線で確認する必要がある．

　(4) 短収束光線は強度近視で，長収束光線は強度遠視で用いると投射光の輝度が上がり，見やす

くなる．また，前者では同行→逆行となり光影を判別しやすくなる．

(5) 眼鏡の上から検影法を行うことで眼鏡の過矯正をチェックする方法もある（オーバースキア）．

類似機種

ナイツ，はんだや，ニコン，ウエルチアリン，ハイネ，AOなどの製品がある．機種によってスリーブの上下と得られる光線束の種類が逆のものがあるので注意すること．

文献

1) Saishin M, Mine K, Matuda T, Nakao S, Nagata R : On the theory of retinoscopy. Optik 51：257-271, 1978
2) Saishin M, Mine K, Matuda T, Nakao S, Nagata R : Exact clinical application of retinoscopy. Jpn J Ophthalmol 23：31-37, 1979
3) 山森 昭：検影法の理論及び硝子板検影法．総眼 38：838-839, 1943
4) 西信元嗣：スキヤスコピーの要領．眼科 25：733-739, 1983
5) 西信元嗣：レチノスコープ．眼科器械の使い方，第3版．医学書院，1992
6) 所 敬：検影法．屈折異常とその矯正，第3版．金原出版，1997
7) 魚里 博：小児の屈折検査．眼科診療プラクティス 71：62-68, 文光堂，2001

2. オートレフラクトメータ

検査対象

通常の据え置き型オートレフラクトメータでは，座位が可能で顎台への顔の固定が可能な患者が対象となる．透光体混濁がないことが望ましい．混濁があると測定値が不安定化ないしは測定不能となり，信頼性が落ちる．角膜不正乱視がある場合も測定値が不安定化することがある．測定時，最小瞳孔径以上の瞳孔径が必要で，極端な小瞳孔は測定不能である．各機種に決められた測定時間の間の視標固視が必要なため，眼振が激しい場合は対象とならない．測定可能範囲は各機種で異なるが球面度数で±25 D，円柱度数で最大±18 Dであり，この範囲外は対象外となる．

検査目的

オートレフラクトメータは，他覚的眼屈折度測定を明室下で，容易に，熟練を必要とせず，短時間で行う目的で開発された．被検眼の球面，円柱度数と軸を短時間に精度よく測定できる．測定結果は数値で表示されるとともにプリントアウトされる．被検者への説明用に屈折状態が印字される機種もある．

検査時の特徴

a. 固視標

固視標は，内部視標と外部視標に大別される．内部視標呈示型では，調節を弛緩させるため各社各様の視標（風景やスターバースト）と自動雲霧機構を備えており，機種のうえでは大多数を占める．外部視標呈示型として，トプコン PR-2000，グランド精工 FR-5000, WR-5100 K がある．これらの機種では，両眼開放下の自然視状態において測定可能で，被検者の注意を引きつける任意の外部視標を使用することができ，特に幼児の測定で有用性を発揮する．ただし，遠視は低く測られる可能性がある点を考慮する．

b. 被検者の頭部固定

大多数の据え置き型機種では，被検者が頭部を顎台に載せ，内部視標を固視できることが必要条件となる．乳幼児，身体障害者などで頭部の固定が困難な場合には，乳幼児向けとして開発された顎台への頭部固定が不要な，PR-2000（トプコン），FR-5000（グランド精工），レチノマックス（ニコン）が有用である．

c. 頂間距離の設定

頂間距離は角膜頂点と矯正眼鏡レンズ後面との距離を意味する．通常，頂間距離12 mmの条件で，正視とするのに必要な眼鏡屈折度が表示され

B．他覚屈折検査　39

表1　オートレフラクトメータ性能表

会社名		KR-8100	RM-8000	RM-8000 A	RM-8000 B	PR-2000	ARK-730 A	ARK-30 type R
機種名		トプコン	トプコン	トプコン	トプコン	トプコン	ニデック	ニデック
製造元		トプコン	トプコン	トプコン	トプコン	トプコン	ニデック	ニデック
原理（レンズ測定）		シャイネル	シャイネル	シャイネル	シャイネル	検影式	合致式	3経線位相差方式
測定範囲	球面度数	−25 D〜+22 D	−25 D〜+22 D	−25 D〜+22 D	−25 D〜+22 D	−5 D〜+5 D	−20 D〜+23 D	−20 D〜+22 D
	円柱度数	0〜±8 D	0〜±8 D	0〜±8 D	0〜±8 D	0〜±6 D	0〜±12 D	0〜±12 D
	軸	1〜180°	1〜180°	1〜180°	1〜180°	1〜180°	1〜180°	1〜180°
測定時間（片眼）		0.3 秒程度（可変）	0.3 秒程度（可変）	0.3 秒程度（可変）	0.3 秒程度（可変）	0.15 秒（両眼）	0.3 秒以下	0.2 秒
測定可能最小瞳孔径		2.0 mm	2.0 mm	2.0 mm	2.0 mm	3 mm	φ2.5 mm	φ2.6 mm
調節除去法		自動雲霧	自動雲霧	自動雲霧	自動雲霧	雲霧なし・回定固視	自動雲霧	自動雲霧
視標		固視標内蔵（風景）	固視標内蔵（風景）	固視標内蔵（風景）	固視標内蔵（風景）	固定固視	固視標内蔵（風景）	固視標内蔵（風景）
角膜頂点間距離		0/12/13.75	0/12/13.75	0/12/13.75	0/12/13.75	12	0/10.5/12/13.75/15/16.5	0/10.5/12/13.75/15/16.5
被検者と検者の位置		正面	正面	正面	正面	正面：約 85 cm の遠隔	正面	正面
モニタ		内部	内部	内部	内部	内部	内部	内部
測定値の読み取り		TV モニタ画面表示	TV モニタ画面表示	TV モニタ画面表示	TV モニタ画面表示	TV モニタ画面表示	TV モニタ/LED デジタル表示	LCD モニタ画面表示
瞬目対策		エラー表示再測定	エラー表示再測定	エラー表示再測定	エラー表示再測定	エラー表示再測定	エラー表示再測定	エラー表示再測定
測定値の信頼度表示		有	有	有	有	有	有	有
測定値の代表値表示		プリントアウト方式	プリントアウト方式	プリントアウト方式	プリントアウト方式	プリントアウト方式	プリントアウトのみ	プリントアウトのみ
測定値の平均値表示		無	無	無	無	無	無	無
プリンタ方式		サーマルプリント方式	サーマルプリント方式	サーマルプリント方式	サーマルプリント方式	サーマルプリント方式	サーマルプリント方式	サーマルプリント方式
測定メモリー回数		左右各 10 回	左右各 10 回	左右各 10 回	左右各 10 回	左右各 10 回	左右各 10 回	左右各 10 回
PD測定		可	可	可	可	可	可	不可
コンピュータ接続		可（RS 232 C）	可（RS 232 C）	可（RS 232 C）	可（RS 232 C）	可（RS 232 C）	可（RS 232 C）	可（RS 232 C）
節電機能開始時間		10 分	10 分	10 分	10 分	10 分	OFF, 5, 10, 15 分	OFF, 3 分
大きさ W×L×H（本体）		275×475×450	275×47×450	275×475×450	275×475×450	315×560×460	260×485×456	284×220×216
重さ（本体）		19 kg	19 kg	19 kg	19 kg	25 kg	20.5 kg	3.5 kg
定価（税別）						¥2,800,000	¥2,700,000	¥1,700,000
その他の特徴		ケラトつき 眼底投影状態観察 エラー軽減モードあり（IOL） 屈折状態印字	オートスタート 眼底投影状態観察 エラー軽減モードあり（IOL） 屈折状態印字	オートアライメント 眼底投影状態観察 エラー軽減モードあり（IOL） 屈折状態印字	眼底投影状態観察 エラー軽減モードあり（IOL） 屈折状態印字	小児用レフラクトメータ 両眼同時測定	バーコードリーダー接続可 Eye Care カードシステム 見え方比較機能 IOL 測定モード クイック/IOL 測定モード 屈折状態印字	測定部重量 1 kg SE 値の表示 測定部 140×130×207 クイック/IOL 測定モード 屈折状態印字
備考						現在生産終了		

III. 屈折検査

表 1 続き

会社名	トーメーコーポレーション			グランド精工株式会社			隆祥産業(株)
機種名	RT-6000	RC-4000	TR-4000	GR-2100	GR-3100 K	WR 5100-K	FR-5000
製造元	トーメーコーポレーション	トーメーコーポレーション	トーメーコーポレーション	隆祥産業(株)	隆祥産業(株)	隆祥産業(株)	隆祥産業(株)
原理(レフ測定)	結像式	結像式	結像式	画像解析式	画像解析式	画像解析式	画像解析式
測定範囲 球面度数	−20 D〜+20 D	−20 D〜+20 D	−20 D〜+20 D	−25 D〜+25 D	−25 D+25 D	−22 D〜+22 D	−20 D〜+20 D
円柱度数	0〜±8 D	0〜±8 D	0〜±8 D	0〜±10 D	0〜±10 D	0〜±10 D	0〜±10 D
軸	1〜180°	1〜180°	1〜180°	1〜180°	1〜180°	1〜180°	1〜180°
測定時間(片眼)	0.3 秒	0.3 秒	0.3 秒	0.07 秒	0.07 秒	0.07 秒	0.05 秒
測定可能最小瞳孔径	2.5 mm	2.5 mm	2.5 mm	2.3 mm	2.3 mm	2.3 mm	2.9 mm
調節除去法	自動雲霧	自動雲霧	自動雲霧	自動雲霧	自動雲霧	遠見視,調節池緩用レンズ外部両眼開放固視標(自由選択可)	遠見視,調節池緩用レンズ外部両眼開放固視表(自由選択可)
視標	固定視標内蔵(風景)	固定視標内蔵(風景)	固定視標内蔵(風景)	固定視標内蔵(風景)	固定視標内蔵(風景)		
角膜頂点間距離	0/12/13.5	0/12/13.5	0/12/13.5	0/10/12/13.5/15	0/10/12/13.5/15	0/10/12/13.5/15	0/10/12/13.5/15/16.5
被検者と検者の位置モニタ	正面 内部	正面 内部	正面 内部	正面 内部	正面 内部	斜正面 内部	側面 内部(本体)
測定値の読み取り	LCD カラーモニタ画面表示	TV モニタ画面表示	TV モニタ画面表示	LCD モニタ画面表示	LCD モニタ画面表示	LCD モニタ画面表示	TV モニタ画面表示
瞬目対策	エラー表示再測定	エラー表示再測定	エラー表示再測定	エラー表示再測定	エラー表示再測定	エラー表示再測定	エラー表示再測定
測定値の信頼度表示	有	有	有	無	無	無	無
測定値の代表値表示	プリントアウトのみ	プリントアウトのみ	プリントアウトのみ	プリントアウト/LCD モニタ画面表示	プリントアウト/LCD モニタ画面表示	プリントアウト/LCD 画面表示	プリントアウトのみ
測定値の平均値表示	無	無	無	無	無	無	無
プリンタ方式	サーマルプリント方式	サーマルプリント方式	サーマルプリント方式	オートカッター付サーマルプリント方式	オートカッター付マルチプリント方式	オートカッター付サーマルプリント方式	サーマルプリント方式
測定メモリー回数	左右各 20 回	左右各 20 回	左右各 20 回	左右各 10 回	左右各 10 回	左右各 10 回	左右各 10 回
PD 測定	可	可	可	可	可	可	可
コンピュータ接続	可(LAN/RS 232 C/パラレル)	可(RS 232 C)	可(RS 232 C)	可(RS 232 C)	可(RS 232 C)	可(RS 232 C)	可(RS 232 C)
節電機能開始時間	OFF, 5, 10 分	5, 10 分	5, 10 分	OFF, 3, 5, 10 分	OFF, 3, 5, 10 分	OFF, 3, 5, 10 分	OFF, 3, 5, 10 分
大きさ W×L×H(本体)	307×470×470	307×470×471	307×470×472	250×418×425	250×418×425	327×496×515	306×250×248(本体)
重さ(本体)	22 kg	20 kg	21 kg	15 kg	15 kg	20 kg	5.4 kg 本体 0.65 kg プローブ
定価(税別)	¥2,800,000	¥1,800,000	¥980,000	¥1,480,000	¥2,480,000	¥2,680,000	¥980,000
その他の特徴	グラト測定 ビデオケラトスコープ機能 コンタクトレンズ選択機能 オートショット・オートプリ イメージ機能 トーメーリンク対応	グラト測定 コンタクトレンズ選択機能 トーメーリンク対応	トーメーリンク対応	カラーLCD モニタ SE 値の表示 VIDEO 出力端子 IOL 測定モード 近用 PD 自動算出 オートスタート 調節安静位測定 周辺角膜測定(自動/6.5 mm/4点) 集団検診用データ収集ソフト(オプション)	カラーLCD モニタの表示 SE 値の表示 VIDEO 出力端子 IOL 測定モード 近用 PD 自動算出 オートスタート 調節安静位測定 周辺角膜測定(自動/6.5 mm/4点) 集団検診用データ収集ソフト(オプション)	両眼開放測定 カラーLCD モニタ SE 値の表示 VIDEO 出力端子 IOL 測定モード 近用 PD 自動算出 オートスタート 近点測定(近点視標使用時)	両眼開放測定 ハンディー(手持ち測定) SE 値の表示 VIDEO 出力端子
備考							

表 1 続き

会社名	カールツァイス	キヤノン		東北ライト製作所		ニコン
機種名	HARK 598	RK-5		Speedy-1		Speedy-K
製造元	ハンブリー			東北ライト製作所		東北ライト製作所
原理（レフ測定）	結像式	結像式		検影式		検影式
測定範囲 球面度数	−17 D〜+20 D	−30 D〜+22 D		−18 D〜+23 D		−18 D〜+23 D
円柱度数	0〜±7 D	0〜±10 D		0±12 D		0〜±12 D
軸	1〜180°	1〜180°		1〜180°		1〜180°
測定時間（片眼）	5秒	0.03 秒		0.2 秒		0.2 秒
測定可能最小瞳孔径	2 mm	2.5 mm		2.5 mm		2.5 mm
調節除去法	自動雲霧	自動雲霧		自動雲霧		自動雲霧
視標	固視標内蔵（スターバースト）	固視標内蔵（風景）		固視標内蔵（風景，照度切換有）		固視標内蔵（風景，照度切換有）
角膜頂点間距離	0/10.5/12/13.5/15/16.5	0/12		0/12/13.5/13.75/15/16		0/12/13.5/13.75/15/16
被験者と検者の位置	正面または側面選択	正面		正面		正面
モニタ	内蔵	内蔵		内部		内部
測定値の読み取り	TVモニタ画面表示	TVモニタ画面表示		TVモニタ画面測定		TVモニタ画面測定
瞬目対策	エラー表示再測定	エラー表示再測定		自動再測定		自動再測定
測定値の信頼度表示	有	有（3回以上測定時）		有		有
測定値の代表値表示	無	有		有		有
測定値の平均値表示	サーマルプリント方式	無		無		無
プリンタ方式	1回	サーマルプリント方式		サーマルプリント方式		サーマルプリント方式
PDメモリー回数	不可	左右各10回		左右各8回		左右各8回
PD測定	可（RS 233 C）	可		可		可
コンピュータ接続		可（RS 232 C）		可（RS 232 C）		可（RS 232 C）
節電機能開始時間	5分	1,5分		3分		4分
大きさ W×L×H（本体）	305×406×457	300×525×486		254×480×473		254×480×473
重さ（本体）	22.6 kg	19 kg		17 kg		17 kg
定価（税別）				¥1,200,000		¥2,300,000
その他特徴	オートアライメント アイコン操作 自動追尾 自覚的視力屈折度測定 近見視力 赤緑テスト	徹照像観察 屈折状態印字		オートプリント クイック測定モード レトロモード アイプリント 自覚検眼器リモートビジョンへの赤外線データ通信		オートプリント クイック測定モード レトロモード アイプリント 自覚検眼器リモートビジョンへの赤外線データ通信 自覚検眼機能 ケラト測定機能 ケラトレフ（中心/周辺）連続測定
備考				現在生産終了		現在生産終了

る．この値を0mmに設定すれば，コンタクトレンズ度数を意味することになる（もっとも，この値が処方度数とはならない）．少なくとも，0mmと12mmへの設定変更が可能で，機種によりさらに，5，10，13.5，13.75，15，16.5mmに設定変更できる機種もある．

検査成績の判定

安定したデータが得られればよいが，データがバラつくときには注意を要する．バラつく原因として，①測定中の固視が維持できていない，②瞳孔中心と測定中心がずれている，③調節緩解が不十分，④不均一な透光体混濁の存在，⑤開瞼が不十分で睫毛が測定域にかかっているなどが考えられる．測定中心と瞳孔中心がずれた場合，円柱度数は強めとなり，球面度数は弱めとなる傾向がある．

測定値としては，球面度数はより遠視側の値を，円柱度数はより絶対値の小さい値をとることが望ましい．国産の機種では3回以上測定すると各社各様のアルゴリズムにより代表値が印字される．しかし，測定値がバラついている場合には，代表値だけでなく，全測定値を印字させ，再測定などを検討する必要がある．

備考（検査時の注意事項）

a. 調節の緩解

内部視標固視型の機種では，各社各様の自動雲霧機構が内蔵され，調節の介入を防ぐようになっている．しかし，片眼遮蔽で器械内部をのぞきこむ形になるため，器械近視などの調節の介入を完全に除去することは困難である．遠視，調節力の大きい若年者，眼位異常，調節緊張が疑われる場合には，調節麻痺下屈折検査が必須である．

外部視標固視型では被検者が日常見ている両眼開放下の屈折状態を知ることができる利点がある．しかし，固視目標までの距離に関連した調節刺激が影響を与えるため，正確な屈折状態の把握には前者と同様，調節麻痺下屈折検査が必要になる．

b. 測定時のセンタリング

器械の測定中心を瞳孔中心ときっちり合わせる必要がある．ずれると，測定値の信頼度が落ち，円柱度数は強めとなり球面度数は弱めとなる傾向がある．

c. その他

（1）測定時のピント合わせをきっちりと行う．
（2）眼瞼や睫毛が測定光束内にかからないようにする．そのため，眼瞼の挙上が必要となるが，その際，圧迫することで眼球を歪まさないように注意する．

類似機種

現行の機種の特徴，性能表を表1に示す．角膜曲率半径測定の機能も兼ね備えた機種が増加している．体位を選ばない機種としてFR-5000（グランド精工），レチノマックス（ニコン）があり，乳幼児や寝たままの状態でも測定できる．

文献

1) 所　敬：屈折異常とその矯正，第2版．pp 72-76，金原出版，1992
2) 所　敬：眼科器械の使い方，第3版．pp 35-40，医学書院，1992
3) 平井宏明：眼科学体系．第1巻，加藤桂一郎，他（編），pp 381-398，中山書店，1993
4) 魚里　博：手持ちオートレフラクトメーター・オートレフラクトメーター．眼科 39：1145-1151，1997

3. フォトレフラクタ

検査対象・検査目的

フォトレフラクタの検査対象は，自覚的な屈折検査ができなかったり，従来のオートレフラクトメータでは検査が困難な乳幼児や小児である．特に最近の健診における3歳児は主たる対象である．

フォトレフラクタの主要な目的は，乳幼児や小児の屈折スクリーニングである．屈折異常や不同

B. 他覚屈折検査　43

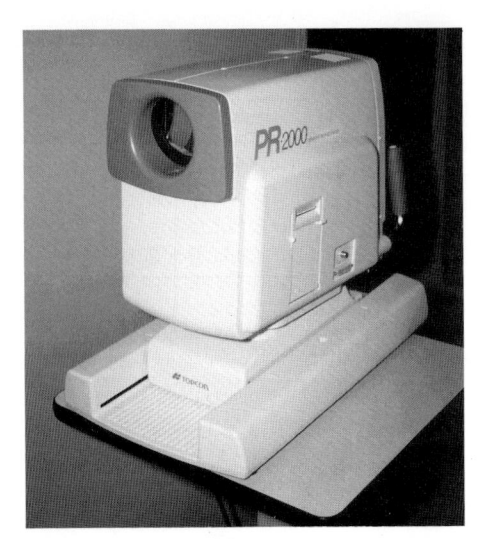

図12　トプコン社製 PR-2000

表2　PR-2000(1100)で得られる情報

- 両眼同時測定
- 遠隔測定
- 明室での検査
- 両眼開放下自然視
- 短時間の測定
- 屈折度(球面,乱視度数,乱視軸)
- 眼位
- 瞳孔間距離(PD)
- 眼透光体
- 網膜反射

視による弱視の発生を予防したり,治療するためにも用いることができ,発育段階の比較的早期に屈折状態を把握するのに適する.

検査方法

トプコン社製のPR-2000(あるいはPR-1000,PR-1100)をもとに説明する(図12).

本装置はカメラでスナップ写真を撮る要領で,乳幼児の前眼部の両眼写真を撮影するものである.測定光には近赤外線を用い,まぶしさを防いだり,縮瞳することを防いでいる.網膜からの反射光の瞳孔面での光量分布を測定することで屈折状態を求めている.

測定時間は1回約0.15秒であり,結果を得るのに約数秒の演算・処理時間が必要である.

屈折度以外にも,瞳孔間距離(PD値),眼位,混濁・網膜の反射特性などの情報が得られる(表2).

乳幼児の場合には,母親か保母の膝の上に座らせるか胸に抱いてもらう.3歳児では所定の位置に起立させるか椅子に座らせ,装置のほうに向かせる.電源スイッチを入れた本体を幼児から約85cm(PR-1100では約1.2m)に位置させて,台上の本体を前後させてモニタ上で焦点合わせを行う.瞳孔または角膜反射像を利用してピントを合わせ,モニタ内の左右の照準枠内に両眼が納まるようにする.検者の左用ハンドルのスイッチボタンを押して,内部視標と注視音を出して装置のほうに向かせて,検者右手の測定ボタンを押す.ほぼ連続的に4回測定を行い,内部視標と注視音のスイッチを切る.次に演算スイッチを押して,数秒後に結果がモニタ上に現れる.結果がよければ次の乳児に移り,エラー表示があれば再測定する.通常,約30〜60秒で1人の検査が完了できる.

検査成績の判定

通常1人の測定で,4回連続的な測定ができ,全部で16フレームの画像を記録している.屈折度は,乱視度が1D未満の軽度の乱視眼では,水平と垂直方向の屈折度のみを表示する(当初のPR-1000の表示方法).しかし乱視度が1Dより大きくなると,従来のオートレフラクトメータと同様にSCA表示(球面,円柱,乱視軸)を行う(図13).

これらの4回の測定データの代表値を平均操作で求めている.

屈折度が測定範囲(−5から+5D)を超えると,二重括弧表示を出し,測定範囲を逸脱していることの情報を呈示する.エラー表示は,4回の測定で再現性が悪かったり,正確な測定ができていないと判断された場合に出される.

測定した後に,プリント(印刷出力)する前にモニタ画面で,測定された各画像や屈折度の確認を行うことができる.各フレームごとに,両眼の画像とその光量分布や水平垂直方向の屈折度の値が表示されているため,これらが正しく再現性よく得られたものかどうか判定できる.結果がよければプリントアウトを行い,悪ければ,直ちに再測

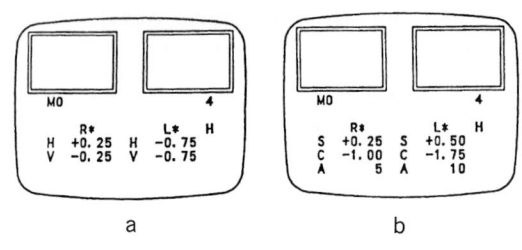

図 13 結果の一例
乱視度1D未満(a)と1D以上(b)の場合

表3 PR-2000(1100)による屈折スクリーニングの判定基準

屈折状態	要精密検査への判定基準
遠視	＋1Dを超えた場合
近視	－3Dを超えた場合
乱視	2Dを超えた場合
不同視	左右差が2Dを超えた場合

定を行うことが望ましい．

PR-2000(1100)による屈折スクリーニングの判定基準を表3に示す．

備考（注意事項）

フォトレフラクタは，乳幼児や小児のオートレフラクタと考えることもできるが，その対象から各種の制約があり，得られた結果から直ちに処方できるものではない．フォトレフラクタはあくまでもスクリーニング装置であることを前提に用いるべきであり，その値を参考にして，後の検影法による精査で最終的な屈折度を決定すべきである．

健診などのスクリーニングでは，調節麻痺薬の使用は制約される場合が多い．精査や外来検査のような場合には，調節麻痺下での測定は有用である．しかしその際に，瞳孔が散瞳しているため，受光素子が光量オーバーで飽和し測定できない場合が多くなる．このような場合には，スイッチボックス内のディプスイッチを調節麻痺モード（MYDをON）に切り替え，ゲインを下げて測定すべきである．通常モードで測定する場合には，MYDをOFFに切り替えて使用しないと，測定エラーが多くなるので注意が必要である．測定範囲が－5Dから＋5Dと狭いため，強度の屈折異常眼では測定できない．しかし，＋5Dを超える遠視眼か，－5Dを超える近視眼かは，通常の場合二重括弧表示の情報が得られれば，有用なデータとして利用できる．

検査距離は，PR-2000では約85cmと短くなった（従来のPR-1100，PR-1000では1.2mであった）．そのため，乳幼児や小児の注視は得られやすくなったが，調節が介入（理論的には約1.2D程度）しやすくなり，近視よりに測定されやすいことは，留意しておくべきである．

類似機種

トプコン社製のフォトレフラクタは，現在小型軽量化が図られた最新のPR-2000が代表機種となっている．以前のものとしてはPR-1100とPR-1000がある．

その他の市販のフォトレフラクタとしては，PVR-1(クレメント・クラーク社，ジャパンフォーカス取り扱い)がある．この機種は，on-axis型のフォトレフラクション法を採用している．屈折度はSCA表示ができるが，ピント合わせの異なる3枚の画像が必要であるため，瞬時には測定ができない．また，ナイツ社製のフォトスクリーナーは，コンパクトであるため，幼児に検査機器への恐怖感を軽減できる(図14，15)．

文献

1) 魚里 博：屈折スクリーニング．あたらしい眼科 10：377-383, 1993
2) 魚里 博：フォトレフラクション法．視覚の科学 13：2-11, 1992
3) 魚里 博：フォトレフラクターPR-1000とその使用経験．あたらしい眼科 7：835-841, 1991
4) Uozato H, et al：The photorefractor PR-1000 for refractive screening of infants, Current Aspects in Ophthalmology, Vol. 1, pp 704-708, Excerpta Medica, Amsterdam, 1992

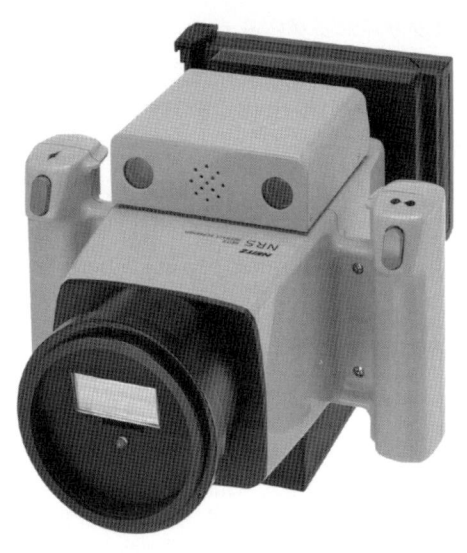

図14　フォトスクリーナー

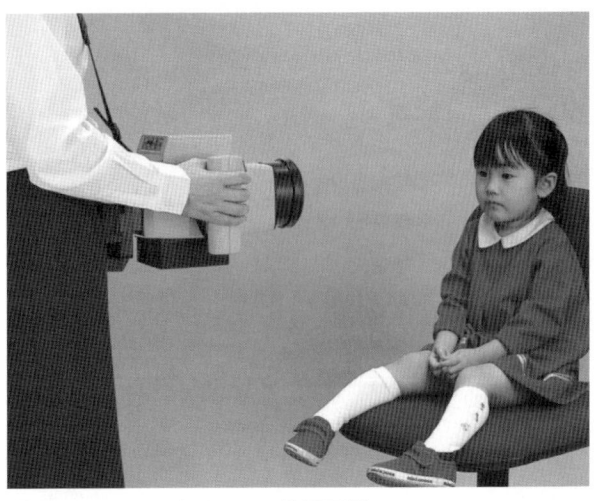

図15　フォトスクリーナー使用風景

4. ポータブルレフラクト (ケラト)メータ

　代表的機種である，手持ちオートレフラクトメータFR-5000(グランド精工)について説明する．

検査対象

　3歳未満の乳幼児，身障者や寝たきり老人などの座位が不能あるいは顎台への顔の固定が困難な患者．手術中の眼屈折度測定(通常の据え置き型オートレフラクトメータ測定対象者は当然含まれる)．

検査目的

　通常の据え置き型オートレフラクトメータでは測定困難または不可能な乳幼児の他覚的眼屈折度測定を目的に開発された．被検眼の球面，円柱度数と軸を短時間に精度よく，両眼開放下での測定が可能である．

検査法

　手持ちオートレフラクトメータFR-5000(グランド精工)は測定部と本体からなり，測定部は650gと軽量で被検者の体位にかかわらず測定できる．測定部にあるRLスイッチにて測定しようとする眼の左右を選ぶ．被検者の眼前に測定部先端のハーフミラー部を近寄せると，本体のテレビモニタ上に被検眼が映る．画面に被検眼がはっきりと映る状態で，レチクルマークと瞳孔を同心とし，瞳孔部に映る角膜反射輝点像(2個)とレチクルマーク内の十字を一致させるように測定部を移動させる．角膜反射輝点像は測定部から角膜に向かい2方向から投射されるスポット状赤外光で生じ，2つの角膜反射像の間隔から測定部と角膜との距離および位置関係が検出され，最適な距離と位置関係にくれば自動的に測定がスタートする．画像取り込みに必要な時間は0.05秒であり，0.5秒後，球面度数，円柱度数，軸が画面に表示されメモリーに保存されるとともに，次の測定が自動的に再スタートする．測定範囲は球面度数±20D，円柱度数±10Dで，最小瞳孔径2.9mmである．

検査成績の判定

両眼開放下で外部遠方視標を用いることができるため，内部視標を用いた通常の据え置き型オートレフラクトメータに比べ器械近視が入りにくい．ただし，乳幼児では調節の緩解が困難なことが多いため，調節麻痺下での測定が必要である．

備考

(1) 被検眼とハーフミラーとの距離(作動距離)はアジャストミラーホルダーを動かすことで変更できる．ホルダーを測定部に押し込むほど作動距離は遠くなる(3 mm から 23 mm まで 5 段階に変更できる)．この距離を被検者の額とミラーホルダーの間に検者の指がちょうど入るようにすると測定部の固定がしやすい．

(2) 調節弛緩を期待してハーフミラー部に雲霧用レンズをセットすることができる．

(3) オートスタート条件の変更が可能．NORMAL モードでは照準が合うことで，SEVERE モード(テレビ画面上に矢印が現れ，照準の遠近を表示)では照準と作動距離が合うことでオートスタートする．手動スタートも可能である．

(4) 乳幼児の測定で開瞼器を使用する場合，角膜形状に影響を与えない開瞼器を用いるなどの工夫が必要である．角膜乱視が持ち込まれ，測定値の信頼性が落ちる可能性がある．

(5) SEVERE モード下で角膜曲率半径測定モード(SET モード)にすることにより角膜曲率半径測定が可能．

(6) 両眼開放で測定できるため，外部視標として幼児が熱中するようなテレビやキャラクター人形を見せるのも一方法である．幼児検診においても，内部処理の高速性と相まって据え置き型レフより迅速に対処できる．

類似機種

乳幼児用の屈折度測定機器として，フォトレフラクション法を用いた PR-2000(トプコン)がある．スクリーニングに適する．レチノマックス(ニコン)は従来型のオートレフラクトメータと同様内部視標固視型で，片眼遮蔽下での測定となる．可搬性に優れるが，検者が接眼部からのぞきつつ測定する必要があるため，体動が多い患者では追従が難しくなる．角膜曲率半径測定用のポータブル機種として KM 500(ニデック)，ハンドオートケラトメータ(日本アルコン)，レチノマックス K プラス 2(ニコン)がある．

文献

1) 平井宏明，魚里　博，西信元嗣：手持ちオートレフラクトメータの開発．日眼　97：752-756, 1993
2) 平井宏明，原　徳子，魚里　博，他：白内障手術中の屈折度測定．眼科手術　5：463-466, 1992
3) 魚里　博：小児の屈折検査．眼科診療プラクティス 71：62-68, 文光堂，2001
4) 魚里　博：手持ちオートレフラクトメーター・オートレフラクトメーター．眼科　39：1145-1151, 1997

5. ケラトメータ

検査対象

座位または立位で顎台に顎を載せられる被検者が対象で，①白内障手術術前，術後，②コンタクトレンズ処方時および定期検査時，③角膜形状異常ないし角膜乱視が疑われる場合，④乱視矯正手術，屈折矯正手術の術前，術後に主として行われる．

検査目的

a. 角膜曲率半径中間値(平均角膜屈折力)の測定

眼内レンズ度数およびコンタクトレンズのベースカーブの決定に使用する．

b. 強主経線，弱主経線の角膜曲率半径(角膜屈折力)の測定

角膜乱視度数および軸を測定することにより，角膜形状異常疾患の角膜乱視の評価，白内障手術の手術計画(乱視中立白内障手術，乱視矯正白内

B. 他覚屈折検査

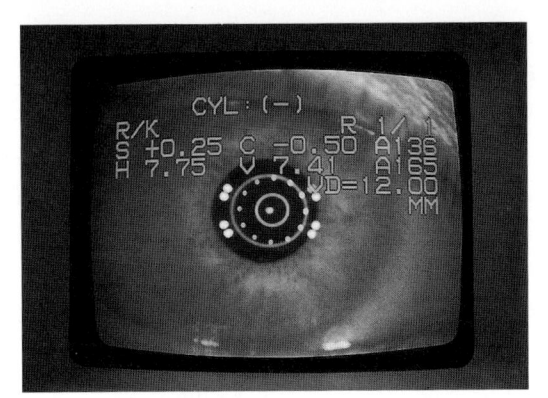

図16 オートケラトメータ(ニデック ARK-900)

障手術)や手術方法の角膜乱視に対する影響の評価,乱視矯正手術や屈折矯正手術の手術計画および手術効果の評価に用いる.

検査法——オートケラトメータ (ニデック ARK-900)による

(1) 被検者の頭部を顎受けと額当てにしっかりと固定し,顎台上下ノブで角膜がモニタで確認できる高さにする.
(2) 被測定眼で視標を固視するように指示する.
(3) ジョイスティックを用いて瞳孔中央にレチクルリングがくるようにし,前後方向に移動させmire像の焦点を合わせる(図16).
(4) スタートボタンで測定が開始されるが,測定値が安定するまで数回測定する.

検査成績の判定

a. 角膜曲率半径と角膜屈折力の換算

角膜全体の屈折率を1.3375と仮定すると,角膜屈折力は次式で角膜曲率半径より換算できる.角膜屈折力(D)=337.5/角膜曲率半径(mm)

b. 正常値

成人の平均角膜屈折力の正常値は43.0±1.5 D,角膜曲率半径で7.85±0.25 mm 程度と覚えておけば便利である.

備考

a. 測定原理

リング状照明が角膜前面で反射して生じるmire像〔Purkinje-Sanson(プルキンエ・サンソン)第1像〕を利用している.角膜中央約3 mmの直交する2方向について,mire像の直径の大小から曲率半径を計算する.

b. 測定時の注意事項

眼内レンズ度数を±0.5 Dの精度で決定するには,角膜屈折力は±0.56 D(曲率半径で±0.10 mm),またハード系コンタクトレンズの処方では±0.28 D(±0.05 mm)の精度で測定する必要がある.正確なピント合わせが精度にかかわる最も重要なポイントである.ほかに固視不良,眼球圧迫や眼瞼挙上,長時間の開瞼,検査前の眼軸長や眼圧の測定も測定誤差をもたらす.

類似機種

マニュアルのケラトメータは,測定方法によりサックリフ型,ハーティンガー型,ジャバル・シェッツ型,リットマン型に分類されるが,わが国ではオートレフケラトメータが普及し,あまり使用されなくなった.国産のオートレフケラトメータの機能は似通っており,どれも使いやすく性能はよい(詳細はオートレフラクトメータの項目を参照のこと).

文献

1) 魚里 博:眼光学の基礎. pp 119-126, 金原出版, 1988
2) 寺田久雄,澤 充:ケラトメーター. 眼科 New Insight, 8. 角膜形状解析 from A to Z(大橋裕一,木下 茂編), pp 22-27, メジカルビュー社, 1996
3) 前田直之:角膜形状の検査. あたらしい眼科 13: 175-181, 1996

6. 角膜トポグラファー

検査対象

角膜トポグラファーを用いた角膜形状解析は，①屈折矯正手術の術前・術後，②角膜の形状異常や乱視が疑われる場合，③コンタクトレンズ処方時および定期検査時，④白内障手術などの術前・術後に行われる．

検査原理・検査目的

ケラトメータのmire像は1本で角膜傍中心のデータしか得られないが，フォトケラトスコープおよびビデオケラトスコープでは複数のmire像を用いることによって広範な部位の角膜形状が評価できる．ケラトメータとの最大の違いは，測定範囲が広いことと，角膜不正乱視の検出が可能な点であり，角膜不正乱視の有無や程度の評価が必要な対象では必須の検査である．

フォトケラトスコープはmire像を写真として記録し，そのパターンから角膜形状を定性的に解析するため，中等度ないし高度の角膜不正乱視に最も威力を発揮する．ビデオケラトスコープは，mire像をビデオカメラにて撮影し，コンピュータがリングの位置を計測して，角膜上数千か所の形状を測定する．結果は測定部位のパワーの大小に応じカラーコードマップとして表示される．円錐角膜の軽症例，コンタクトレンズの角膜形状に与える影響，屈折矯正手術の成績評価等，細隙灯顕微鏡検査では正常に見えるが視機能に影響するような角膜形状異常が疑われる場合に適している．

一方，スリットスキャン式角膜形状測定装置はスリット光を左右から，あるいは回転させてスキャンして角膜前後面の三次元構造を直接測定するもので，角膜前面だけでなく角膜後面の形状や角膜厚の分布も測定できる．

検査法
（ビデオケラトスコープ，TMS-4，トーメー）

(1) 被検者氏名等のデータをキーボードにて入力する．

(2) 被検者の頭部を顎受けと額当てに固定し，顎台調節ノブで角膜がモニタで確認できる高さに合わせる．

(3) 固視灯を固視するように指示し，ジョイスティックを用い，mire像が視野の中央に位置するよう調節する．焦点距離調節用の視標が中央で合致したときに，シャッターボタンを押す．

(4) mire像が正しく自動検出されていることを確認後，カラーコードマップとして表示させ，データを保存する．

角膜形状解析施行時は，固視不良，焦点やセンタリングのずれ，不用意な眼球圧迫や眼瞼挙上に注意して撮影することが重要で，最低2回撮影して再現性を確認することが重要である．

検査成績の判定

a. フォトケラトスコープ

中央のリングの直径が大きいほど曲率半径は大きく，小さいほど曲率半径は小さい．直乱視では，横長の楕円となり不正乱視は不正形を示す．またリング間隔が狭い部位は，角膜は急峻であり，間隔が広い部位は扁平である．サンコンタクトレンズ社製PKS-1000による正常角膜（図17-a），軽度（図17-b），および高度円錐角膜（図17-c）を示す．中央リングの形は正常角膜では正円であるが，軽度円錐角膜では卵型を，高度円錐角膜では不正形を呈している．

b. ビデオケラトスコープ

1) マップの条件設定

よく使用される3種類の角膜のパワーを簡単に説明すると，axial powerは測定点の傾き，instantaneous powerはその部位の曲率を反映し，refractive powerはその部位の結像位置を示している．一般的には，ケラトメータと同じaxial

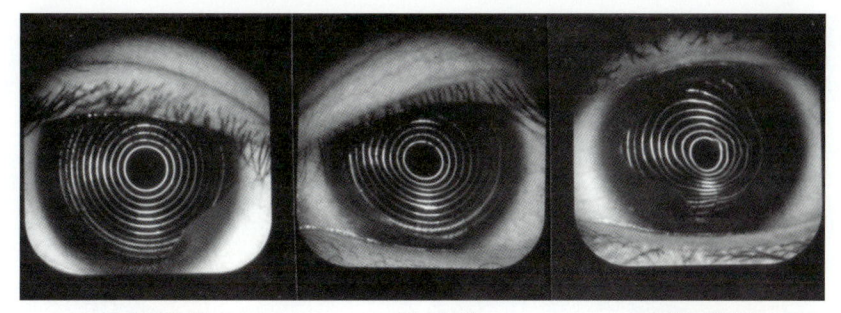

a. 正常角膜　　　　b. 軽度角膜　　　　c. 高度円錐角膜

図17　フォトケラトスコープのmire像

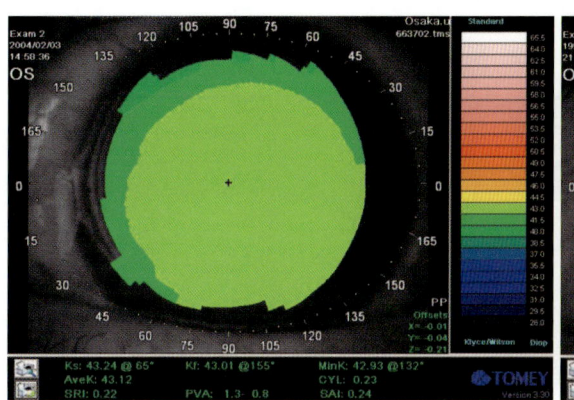

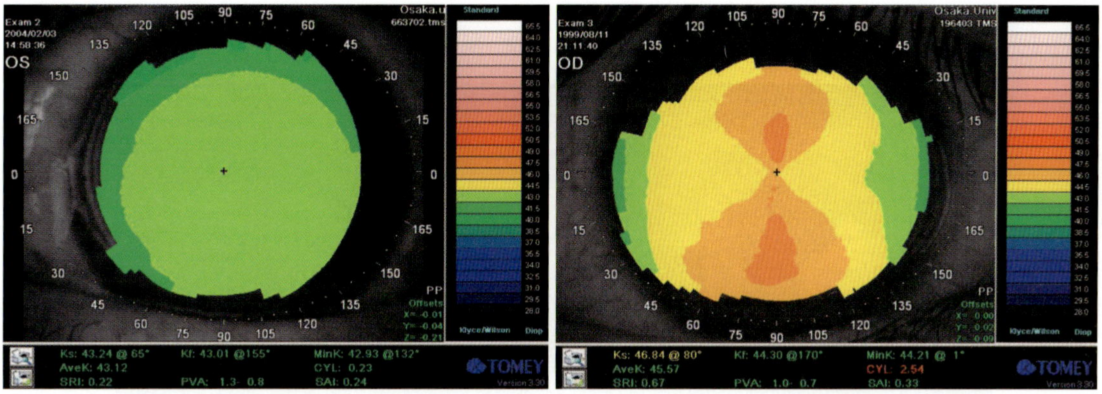

a. 正常　　　　b. 直乱視

図18　ビデオケラトスコープのカラーコードマップ

powerで表示されることが多いが，局所の形状変化にはinstantaneous powerが，光学的特徴を知るにはrefractive powerが適している．

　カラーコードマップでは，角膜パワーの低い部位は寒色で，高い部位は暖色で表示される．パワーの定義やスケールを変えて表示すると，同じ角膜でも時にまったく異なるパターンに見えることがあり，すべてのマップを同じ定義のパワー，スケールで表示させることが大切である．筆者はaxial powerで，1Dないしは1.5Dステップの絶対スケール(色と角膜パワーが1対1対応)を勧めている．この条件だと臨床的に重要な変化はほぼとらえることができ，かつ臨床上問題のないような変化は隠れて便利である．

2) カラーコードマップによる定性的解析

　マップの対称性，非球面性，乱視，異常な屈折力を有する部位の有無，瞳孔の位置等を系統的にチェックする．また左右角膜を比較することも有用である．撮影例(TMS-4, axial power, Klyce/Wilsonスケールの場合)を示すと，乱視のない正常角膜では，上下左右で対称性を有し，かつ同心円状に周辺にいくに従い寒色となる．角膜中央部は緑〜橙の中の1〜2色で，全体として3〜5色程度で表示される(図18-a)．正乱視では対称性のよい蝶ネクタイパターンを示す．直乱視では暖色の蝶ネクタイパターンが垂直(図18-b)に，倒乱視では水平に配列する．円錐角膜では，局所的な急峻化が特徴的で通常下方から耳側にかけて出現し，これにより非対称なパターンとなる(図19-a)．一方，近視に対するLASIK術後では，中央の角膜屈折力は近視の矯正分だけ小さくなり，周辺にいくに従い暖色となる(図19-b)．

3) 定量的解析

　得られたデータを処理することによって矯正視力と相関するSRI(Surface Regularity Index)などの指数で角膜不正乱視の程度を定量化したり，

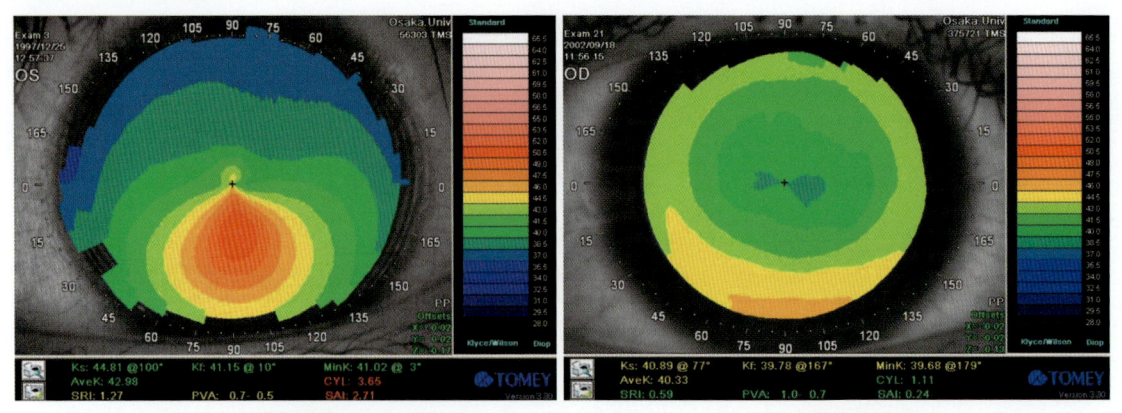

a. 円錐角膜 b. 近視 LASIK 後

図19 ビデオケラトスコープによるカラーコードマップ

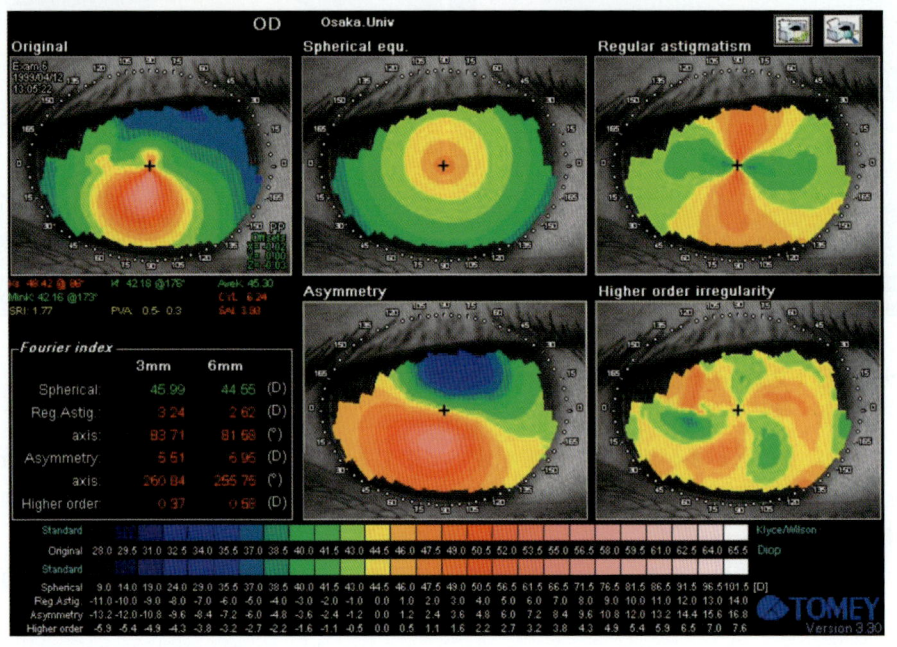

図20 フーリエ解析

フーリエ解析(図20)を用いれば，正乱視と不正乱視を成分ごとに分離して評価することができる．また，円錐角膜の自動診断プログラムは屈折矯正手術希望者のスクリーニングに有用である(図21)．

c. スリットスキャン式角膜トポグラファー
 1) マップの条件設定

本装置では角膜前後面の形状が，高さとしてelevation map で表示される．地図が海面からの高さで表示されるように，elevation map では，測定面に球面に最も近似する球面(best-fit sphere)からの高さの差分が表示され，ビデオケラトスコープの表示と異なる．Orbscan(ボシュロム社)では，Quad map と呼ばれる，角膜前後面のelevation map，角膜前面のパワーマップおよび角膜厚分布の4つを同時に表示するモードが便利で，スケールをそれぞれ10μm, 20μm, 1.0Dおよび20μm ステップに設定する．

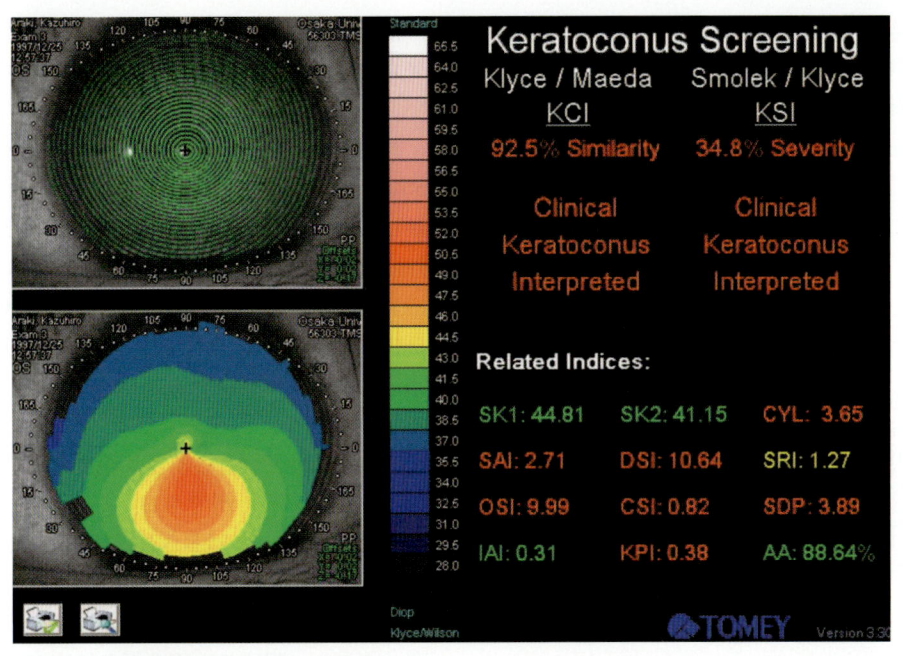

図21　円錐角膜スクリーニングプログラム

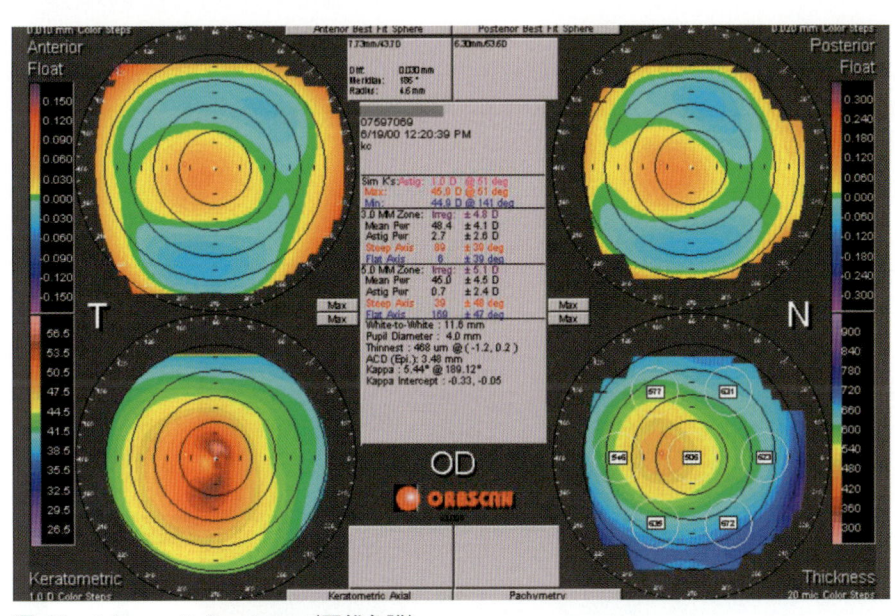

図22　Orbscan & Quad map（円錐角膜）

2）カラーコードマップによる定性的解析

軽度円錐角膜を図22に示すが，角膜前面（左上），後面（右上）の elevation map で頂点が偏心しており，角膜厚（右下）も菲薄化し，最も薄い部位は中央にない．上記スケールで中央3mm以内が4色以上あれば，前面および後面の elevation map は異常である可能性が高い．

類似機種

ビデオケラトスコープとしては，TMS-4以外に Keratograph（Oculus，中央産業），Keratoron（Opticon 2000，JFC セールスプラン）などが，オートレフラクトメータ機能を同時に有する機種

としては，RT-6000（トーメー），PR-7000（サンコンタクトレンズ）があり，スリットスキャン式角膜形状測定装置としてはPentacam（Oculus，中央産業）がある．

文献

1) Klyce SD, Maeda N, Byrd TJ : Corneal Topography. In : The Cornea (Eds, Herbert E, Kaufman, Bruce A. Barron, Marguerite B. McDonald), pp 1055-1075, Butterworth-Heinemann, Boston, 1997
2) Wilson SE, et al : Advances in the analysis of corneal topography. Surv Ophtha Imol 35 : 269-277, 1991

7．波面センサ

検査対象

波面センサを用いた波面収差解析は，①屈折矯正手術術前・術後，②角膜ないし水晶体起因の不正乱視が疑われる場合，③白内障手術術前，術後に行われる．

検査原理・検査目的

波面センサで一般的なものは，Hartmann-Shack型のもので，黄斑部にレーザー光などを投影し，反射した光を二次光源として，その光が眼外に射出したときの波面の歪みを小さなレンズが格子状に並んだレンズレットアレイとCCDカメラで記録するものである．ほかにOPD（optical path difference）型，Tscherning型のものがある．波面センサにより，屈折における眼鏡で矯正可能な成分（球面，円柱）と不正乱視成分を別々に定量的に測定することができる．不正乱視は，Zernike多項式を用いて展開され，球面収差，コマ収差など，成分ごとに分けて表示することができる．レフラクトメータとの最大の違いは，測定範囲が広いことと，眼球の不正乱視の検出が可能な点であり，屈折における不正乱視の有無や程度の評価が必要な対象に対して有用な検査である．また，wavefront-guided LASIKでは本検査によって角膜の切除量が設定される．

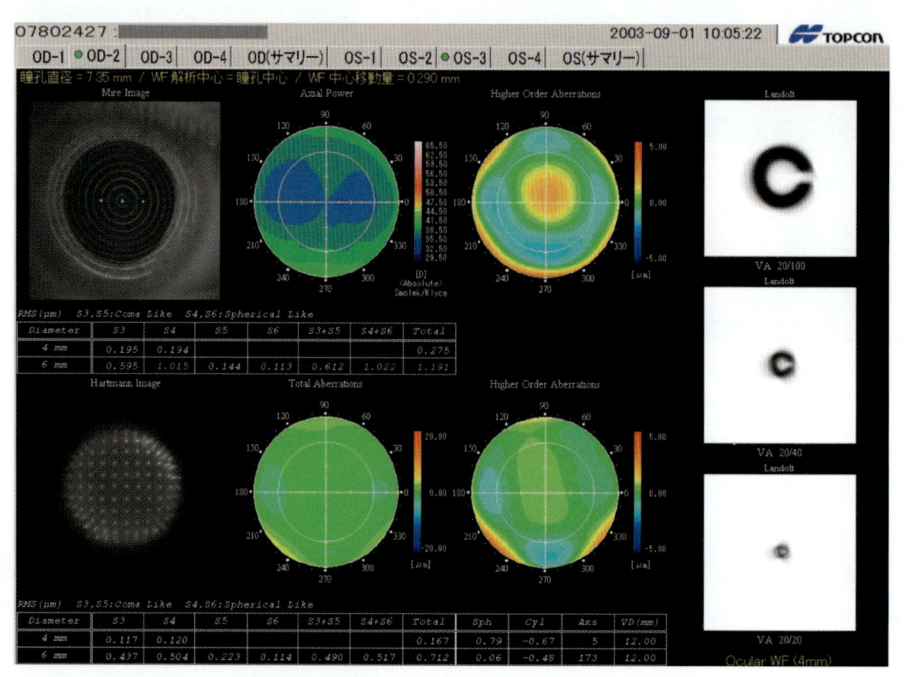

図23　近視LASIK後の波面収差解析

検査法

(Hartmann-Shack 型，KR-9000 PW，トプコン)

(1) 被検者氏名等のデータをキーボードにて入力する．

(2) 被検者の頭部を顎受けと額当てに固定し，顎台調節ノブで前眼部がモニタで確認できる高さに合わせる．

(3) 固視用の画像を固視するように指示し，ジョイスティックを用い，焦点を合わせ，かつ角膜反射が視野の中央に位置するよう調節し，シャッターボタンを押す．

(4) mire 像と Hartmann 像が正しく自動検出されていることを確認後，カラーコードマップとして表示させ，データを保存する．

検査成績の判定

a．撮影例 (Hartmann-Shack 型，KR-9000 PW，トプコン)

本装置では，角膜形状解析と波面収差解析を同時に行うことができる．図23 に近視 LASIK 後の症例を示すが，上段は，左から mire 像，axial power の角膜のカラーコードマップおよび角膜における高次収差のマップである．下段は，左から，Hartmann 像，眼球(屈折)の全収差のマップおよび眼球の高次収差マップである．眼球の全収差マップから，近視は矯正されて正視となっているが，高次収差マップに示されるように若干球面収差が増加していることがわかる．

類似機種

Hartmann-Shack 型としては，ほかに Ladarwave(アルコン)，Zywave(ボシュロム)，Wavescan(VISX) などがあり，OPD 型としては，OPD スキャン(ニデック)，Tscherning 型としては ALLEGRO Analyzer(wavelight) などがある．

文献

1) Maeda N：Wavefront technology and LASIK application. In：LASIK：Fundamentals, Surgical Techniques, and Complications (Eds, Dimitri T. Azar, Douglas D. Koch), pp 139-151, Marcel Dekker, Inc., New York, 2002

C 自覚屈折検査

1．レンズ交換法

検査対象

オートレフラクトメータの普及した現在においても，自覚屈折検査は最終的に，患者の屈折度を評価するパラメータとなる．したがって検査が可能なすべての患者が検査対象となる．

検査目的

a．屈折異常の種類およびその程度の判定

患者の屈折異常が近視か遠視か，また乱視の合併はないかを調べ，さらに屈折異常の程度が軽度か高度かを判定する．

b．眼疾患の有無の判定

矯正視力が 1.0 でない場合，屈折異常以外の眼疾患の存在が示唆される．

c．機能的眼疾患の鑑別

通常の自覚屈折検査で視力 1.0 が得られない場合でも，調節麻痺剤の点眼後 1.0 以上の視力が得られる場合がある．このような場合は調節痙攣などの機能的な疾患の存在が示唆される．またレンズ中和法により視力が向上する場合，心因性視力障害が示唆される．

III. 屈折検査

検査法

自覚屈折検査では，できる限り調節休止時に近い状態で眼の屈折度を決定することが必要である．調節の介入を防ぐ検査法として，雲霧法および調節麻痺下屈折検査法がある．ここでは他覚的屈折検査値を参考にする方法について述べる．

a. 雲霧法

雲霧法は，プラス側のレンズを負荷し，調節しても像が鮮明にならない状態で検査を進める．この状態では調節の介入は原則的になくなる．以下に実際の検査方法について述べる．

1）雲霧のための球面レンズ値の決定

他覚屈折検査の球面レンズ値に，3D程度加えた値から視力検査を開始し，最高の視力が得られる最も低い度数の凹レンズ値，または最も高い度数の凸レンズ値を求める（このとき最小錯乱円は網膜上）．この値に他覚屈折検査の乱視度数の1/2を加え（このとき後焦線が網膜上），さらにこれに1D程度加えた値を雲霧（fogging）のための球面レンズ値とする（このとき後焦線が網膜より前方）．この状態での視力は0.5程度であることが，乱視表での検査を進めるうえで望ましい．

2）乱視軸および度数の決定

1）で決定した球面レンズを装用させ，乱視表の放射線が最も鮮明に見える方向を答えさせる．この方向と直角の方向に凹の円柱レンズの軸を入れる（凹の円柱レンズ挿入により，前焦線と後焦線の距離は縮まり，像は鮮明となる，したがって雲霧法による乱視検査では，もっぱら凹の円柱レンズが使われる）．この状態で乱視表を見てもらい，放射線が一様になるまで度を強める．このときの円柱レンズの軸，および度数が乱視軸および乱視度数となる．

3）球面レンズ値の決定

1）で決定した球面レンズおよび2）で決定した乱視レンズを装用させたうえで視力検査を行い，球面レンズ値を落として，最高の視力が得られる最も低い度数の凹レンズ値または最も高い度数の凸レンズ値を求め，最終的な球面レンズ値とする．これらの操作では，常に調節が関与しない状態で測定が進められる（図24）．

b. 調節麻痺下屈折検査法

遠視の小児の屈折検査時，あるいは成人で他覚的屈折検査値のばらつきが大きく視力が出にくい場合，本法の適応となる．

1）調節麻痺のための点眼薬

調節麻痺のための点眼薬にはアトロピン，シクロペントラート，トロピカミドがあるが，一般に小児で内斜視を伴う場合は1％アトロピン（朝夕1

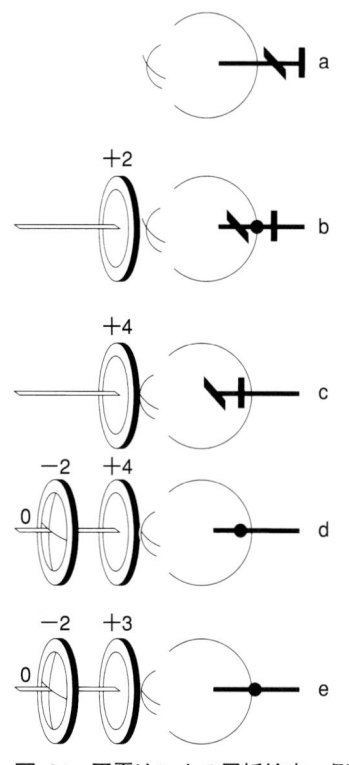

図24 雲霧法による屈折検査の例
オートレフラクトメータにてS＋3.0D＝C−2.0DA×180°と遠視性直乱視が認められた(a)．＋2Dの球面レンズにて最高視力が得られた(b)．乱視度×1/2＋1Dの雲霧を行うため，＋4Dの球面レンズを付加した(c)．乱視表が均等に見えるために，C−2.0Dの円柱レンズを180°方向に挿入する必要があった(d)．
この円柱レンズ挿入にて最高の視力を得るために，球面レンズ値は＋3Dにする必要があった(e)．
以上の操作より，この患者の自覚屈折検査値は他覚的屈折検査値と一致していることが示された

週間)が確実で，内斜視を伴わない小児ではシクロペントラート(5分間隔2回点眼で1時間後)が用いられる．成人の場合はトロピカミドが作用時間の点で選択されることが多い．

2）屈折度の測定

他覚屈折検査値を参考に，基本的には雲霧法と同じ方法で検査を進める．調節麻痺下屈折検査法は，調節の動揺が大きい症例では，調節の安定が得られるので，正確な視力が測定できる．

備考

小児を対象として自覚的検査を行う場合は，字ひとつの視力表を用いることが重要である．特に屈折異常が大きい場合，検眼レンズの後面を，角膜頂点から12 mmの位置に置くことに留意する必要がある．

2. 乱視検査

検査対象

検査器具の発達した現在，自覚的乱視検査は通常の視力検査に組み込まれて行われているため，検査可能なすべての患者が対象となる．注意すべき点は，円柱レンズで矯正可能な乱視(正乱視)か，矯正不可能な乱視(不正乱視)かを見極めることである．このためには他覚屈折検査による全乱視と角膜乱視の値が解離している場合(水晶体乱視の可能性がある)，mire像が非対称の場合(円錐角膜などの角膜疾患が疑われる)などに注意する必要がある．

検査目的

乱視軸と乱視度を決定し，正確な視力測定を行うこと，および眼鏡処方を行うための基礎データを得ることが目的である．

検査方法

乱視検査の方法には，乱視表による方法と，クロスシリンダー法がある．前者は雲霧法を併用し，調節が入らない状態で検査を行う(後焦線が網膜よりやや前)のに対して，後者は適度に調節した状態(最小錯乱円が網膜上)で検査を行う点が異なっている．

a. 乱視表による方法

乱視表には放射状で10°間隔のものと，3本線が30°間隔に並んだものがある(図25)．雲霧した状態で，最も濃く見える方向を聞き，それと直角の方向が乱視軸となる．例えば直乱視では後焦線が垂直方向に存在するため，縦線はぼける方向と線の方向が一致し，濃く見えるのに対して，横線は，ぼける方向と線の方向が直行するため，薄く見える．凹の円柱レンズで矯正する場合，軸を180°方向(線がぼけて見える方向)に入れればよい．乱視表で決定できる角度は10度間隔であり大まかである．より角度を精密に求めるためには，乱視表が回転する，Raubitschek回転式乱視計などを用いる必要がある．乱視度の決定方法は前述した．

b. クロスシリンダーによる方法

クロスシリンダーは，凸の円柱レンズと凹の円柱レンズを，軸を90°ずらして裏向きに張りつけたもので，主として通常円柱レンズの度数が0.5 Dのものが用いられる．円柱レンズの軸と乱視軸が異なった場合，円柱レンズの効果は$R\theta = R \times \sin^2\theta$の式に従って変化する原理(図26)に基づいて考案された検査法である．検査は最小錯乱円が常に網膜上にある状態で行われ，クロスシリンダーを素早く反転する前後での，像の鮮明さ(最小錯乱円の大きさ)を比較することで，乱視軸を決定する(図27)．本法は雲霧を必要としない点，および乱視軸が正確に決められる点が特徴である．

1）検査のための球面レンズ値の決定

他覚的屈折検査の球面レンズ値に，乱視度数の1/2を加えた値を参考に，最良の視力が得られる球面レンズ値を求める(このとき最小錯乱円は網

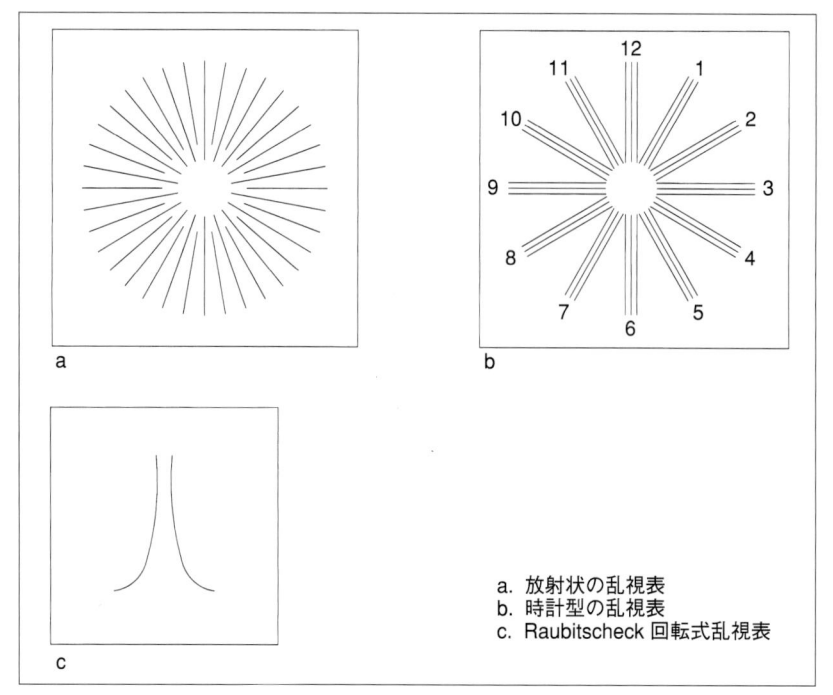

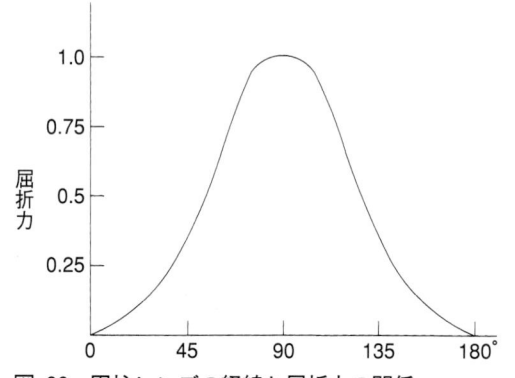

図 25　乱視表の種類
a. 放射状の乱視表
b. 時計型の乱視表
c. Raubitscheck 回転式乱視表

図 26　円柱レンズの経線と屈折力の関係
（保坂明郎：眼科検査法ハンドブック，第1版．p 78 より引用）
軸から $\theta°$ 傾いた経線での屈折度 $R\theta$ は $R\theta = R \times \sin^2\theta$ で表される．ただし R は最大屈折度

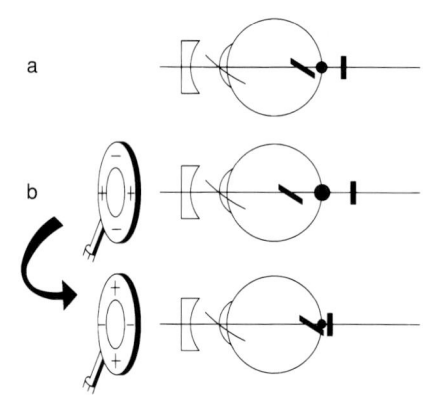

図 27　クロスシリンダー法の原理
a：球面レンズの矯正により最小錯乱円が常に網膜上にある状態で検査を行う
b：クロスシリンダーを反転させることにより最小錯乱円の大きさが変化する

膜上)．

2）乱視軸の決定

他覚的屈折検査で求められた乱視軸の方向に仮補正の円柱レンズ（度数は屈折検査での度数を越えない値）を挿入した後，この軸にクロスシリンダー(CC)の中間軸をセットし，被検者に反転前後の像の鮮明さを比較させる．像の鮮明さが同じならばその軸は正しい．反転により像の鮮明さが異なるならば，仮補正の円柱レンズを，像が鮮明であったほうの CC の(−)軸方向に 5°ずつ回転させ，反転しても像の鮮明さが変わらなくなった角度が，乱視軸となる．

3）乱視度数の決定

仮補正の円柱レンズの軸に CC の(−)軸を合わ

C．自覚屈折検査　57

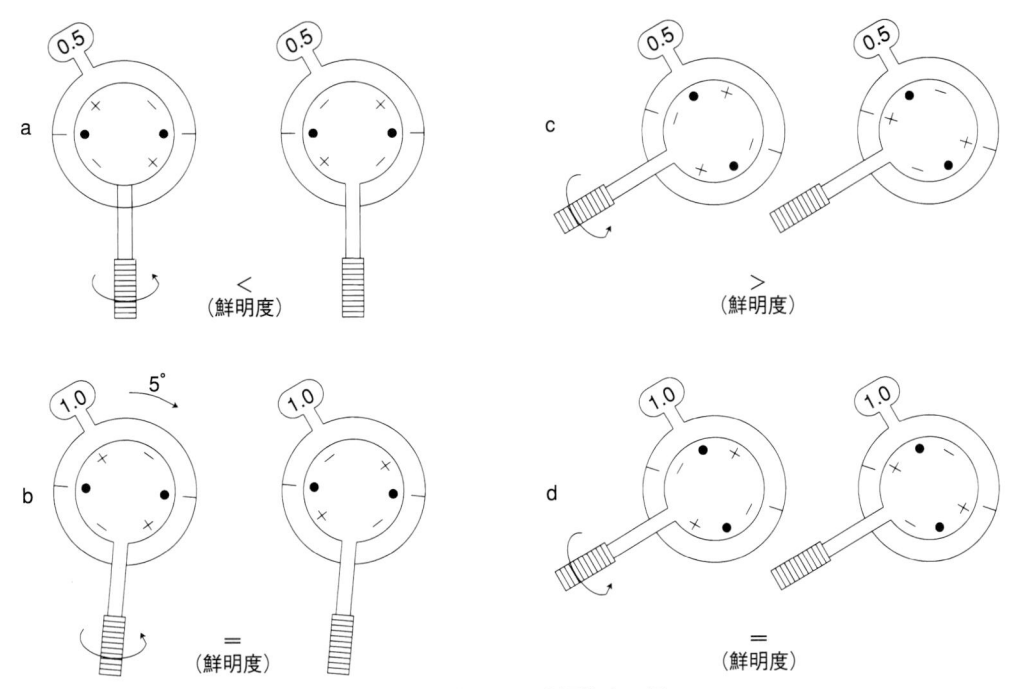

図 28　クロスシリンダー法（0.5 D のレンズ）による乱視検査の例
オートレフラクトメータで S＋0.5 D＝C－1.0 D Ax 170°が得られた場合．仮の補正レンズ C－0.5 D を Ax 180°に入れ CC を反転する（a）．反転後の方が鮮明な場合，円柱レンズの軸を CC の（－）軸方向に 5°回転させ，同様の操作を行う（b）．反転前後の鮮明度が同じなら軸は 175°となる．次に 175°方向に CC の（－）軸を合わせ反転させる（c）．反転前の方が鮮明ならば，補正レンズの度数を C－1.0 D にあげ，同様の操作を行う（d）．反転前後の鮮明度が同じ場合，乱視の度数は 1.0 D となる

せ，反転させて像の鮮明さを聞く．（－）軸を合わせたほうが鮮明であれば，円柱レンズの度数を上げ，反転して見え方が変わらなくなった度数が，乱視度数となる．

4）球面レンズ値の決定

3）で決定した乱視レンズを装用させたうえで視力検査を行い，最高の視力が得られる最も低い度数の凹レンズ値または最も高い度数の凸レンズ値を求め，最終的な球面レンズ値とする（図28）．

検査成績の判定

最終的に矯正レンズが過矯正になっていないかを確認する方法として，二色テスト（赤緑テスト：red-green test）が用いられる．この検査は眼の色収差を利用しており，長波長の赤色光は短波長の緑色光より後方に焦点を結ぶため，近視の場合，黒丸が赤地の上にあるほうが緑地の上にあるよりはっきり見えた場合，低矯正ということになる．

備考

自覚屈折検査において，雲霧法とクロスシリンダー法を比較すると，成人で応答がはっきりしている場合，後者の方が正確に乱視度が決定できる点で優れているが，調節の影響が大きい小児では前者が用いられる場合が多い．

文献

1) Michaels DD：Visual optics and refraction；a clinical approach. 3rd ed., pp 316-334, Mosby, St Louis, 1985
2) 所　敬：屈折異常とその矯正．pp 42-55，金原出版，1988
3) 西信元嗣：眼光学の基礎．pp 43-48，金原出版，1988

3. 眼内レンズ度数計測

検査対象

白内障手術で超音波水晶体乳化吸引術をはじめとする水晶体摘出術と同時に眼内レンズ intraocular lens(IOL)挿入術を行う場合や，白内障手術後，二次的に眼内レンズ挿入術(眼内レンズの入れ替えを含む)を行う患者を対象とする．

検査目的

白内障手術後の屈折状態は手術時に挿入される眼内レンズの度数によって決定される．眼内レンズ度数を角膜屈折力と眼軸長の値などをもとに計算式を用いて算出することにより，患者にとって最も適した屈折状態を得ることを目的として行う．

検査法

a．角膜屈折力(K値)

K値はケラトメータを用いて測定する．眼内レンズ度数計算式のK値は，強主経線と弱主経線の平均値を用いる．角膜前面の曲率をカラーマップで表現するトポグラフィ，角膜の前面屈折力と後面屈折力を別々に計測できるオーブスキャンもある．

備考

(1) 手術眼に角膜混濁や不正乱視がある場合には他眼のK値を用いる場合もある．屈折矯正手術後では，屈折矯正手術前のK値と矯正量を前医に問い合わせるかコンタクトレンズ法を用いる．

(2) 測定値が左右で1D以上の差がある場合，角膜乱視が屈折検査と相関しない場合，角膜屈折力が40D以下や47D以上の場合は注意を要し再検査を行う．

(3) K値の1Dの誤差は眼内レンズ度数の約1Dに相当する．

b．眼軸長

眼軸長測定装置は，専用の超音波Aモード装置が多機種あり，光干渉現象を用いた装置(IOLマスター)もある(**表4**)．ほとんどの機種で眼軸長計測と眼内レンズ度数を算出するための計算式がプログラムされており，度数計算値がディスプレイ画面に表示され，プリンタで記録，保存できる．

表4 超音波眼軸長測定装置一覧表

メーカー名	機種	IOL計算
ソノメッド	バックスキャン300A EZ-Scan A/B 5500	Holladay Hoffer Q Binkhorst RegressionII TheoreticT タイプI：SRK II SRK/T Holladay タイプII：SRK/T Holladay Hoffer Q タイプIII：SRK II SRK/T Binkhorst (3タイプの中から選択)
ニデック	US-1800 i-Scan	SRK SRK II SRK/T Holladay Hoffer Q Binkhorst SRK II SRK/T Holladay Colenbrander/Hoffer
日本アルコン	オクスキャン オクスキャンRxP	SRK II SRK/T Holladay Hoffer Q Binkhorst II SRK II SRK/T Holladay Hoffer Q Haigis Binkhorst II
本多電子	SAL-6000	SRK II SRK/T Holladay Hoffer Q
トーメーコーポレーション	AL-3000 UD-6000	SRK II SRK/T SRK高良 Holladay Haigis optimized Haigis standard SRK II SRK/T SRK高良 Holladay Haigis optimized Haigis standard
オプチコン2000社	ミザール	SRK II Holladay Binkhorst Gernet
カールツァイス	IOLマスター	SRK II SRK/T Holladay Hoffer Q Haigis

C. 自覚屈折検査　59

表5　SRK式

$P = A - 2.5 \times L - 0.9 \times K$
【P：正視化眼内レンズ度数，A：眼内レンズの定数，L：眼軸長，K：角膜屈折力】
$I = P - R \times (0.0875A - 8.55)$
【I：希望屈折を得るための眼内レンズ度数，R：術後希望屈折度】

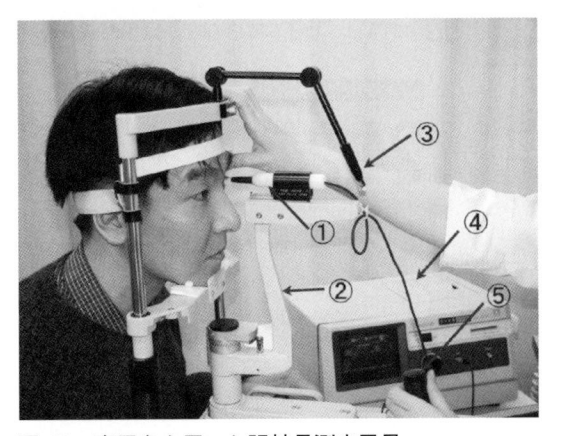

図29　専用台を用いた眼軸長測定風景
①超音波プローブ，②支持アーム，③固視灯，④超音波眼軸装置本体，⑤ジョイスティック

1）検査手順

(1) 検査眼の点眼麻酔を行う（片眼の手術予定であっても，通常左右眼の眼軸長のバランスを考慮するため両眼測定することが望ましい）．

(2) 被検者は仰臥位，または座位にて検査を行う．

(3) 被検者が仰臥位で測定する場合，検者は超音波プローブを手に持って行う．また専用の検査台を用いて座位にて測定する場合，検査台に超音波プローブを装着して行う（図29）．

(4) 固視灯またはペンライトを用いて被検者の非検査眼の固視を誘導し，超音波プローブと検査眼の視軸が一直線上になるようにする．

(5) 眼軸長は1/100 mmまで測定しているため，頭位の固定は重要である．座位で検査を行う場合，測定値を安定させるためにバンドで固定，または介助者によって頭位を安定させる．

(6) 開瞼の際には眼球を圧迫しないよう注意する．

(7) 超音波プローブの過圧に注意しながら角膜頂点に接触させて測定を行う．

2）データ選択時の注意事項

(1) 測定誤差の生じやすい短眼軸眼（22 mm以下）と長眼軸眼（25 mm以上）は，術前の屈折矯正値を参考に決定する．ただし白内障眼の場合には，核白内障による近視化にも注意が必要である．

(2) 非測定眼の視力不良に起因する固視不良または眼振．

(3) 斜視やガンマ角異常眼．

(4) 黄斑部領域に達する網膜剥離あるいは黄斑部疾患を伴うもの．

(5) 左右眼の眼軸長の差が0.3 mm以上の場合（術後ねらった屈折値から約1.0 Dの誤差に相当する）．

(6) 瞳孔領まで及ぶ角膜混濁をきたした疾患

以上の項目に該当する場合には，Bモードなど他の機材の併用，あるいは検者を交代して再度計測を行うなどしてデータの精度を検討する必要がある．

また，眼軸長1 mmの測定誤差は術後屈折値の2〜3 Dに相当するため慎重に選択する必要がある．

実際の超音波眼軸長測定画面を図30〜32に，IOLパワー計算画面を図33に示す．

計算式

眼内レンズ度数計算式には，実際の症例のデータを回帰式により求めた経験式と光学モデルから導いた理論式がある．経験式には，Sanders, Retzlaff, Kraff式（SRK式）とその修正式であるSRK II式やThompson式などがある．理論式にはBinkhorst, Holladay, Colenbrander/Hoffer, SRK/T, Hoffer Q, Holladay IIの各式がある．現在，多く用いられているSRK/T式は第3世代の計算式で，経験式的な手法を用いて修正された理論式である．

a．SRK式（表5）

術前の測定値（眼軸長，角膜屈折力），移植さ

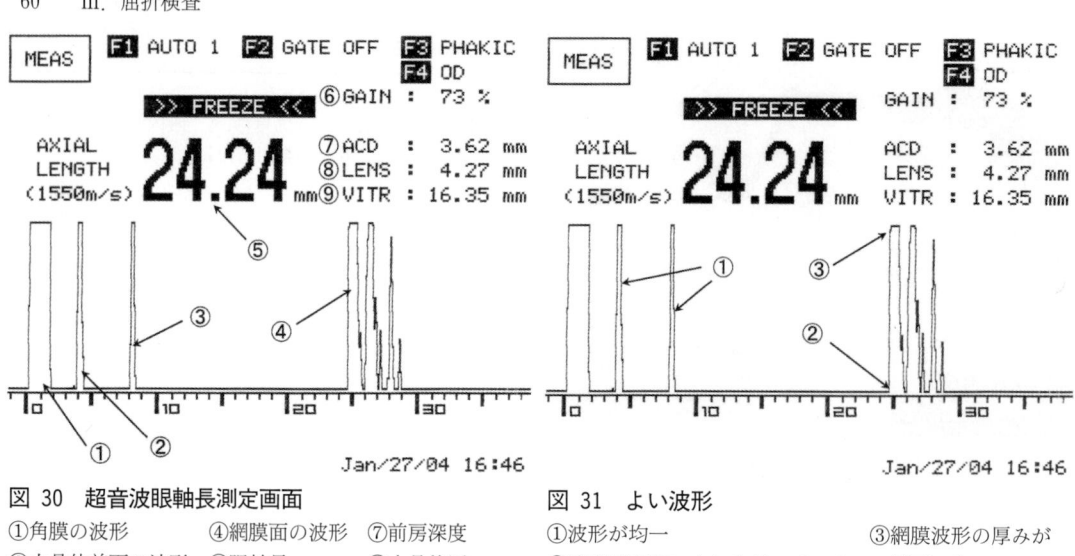

図30 超音波眼軸長測定画面
①角膜の波形　④網膜面の波形　⑦前房深度
②水晶体前面の波形　⑤眼軸長　⑧水晶体厚
③水晶体後面の波形　⑥超音波ゲイン　⑨硝子体厚

図31 よい波形
①波形が均一　③網膜波形の厚みが
②波形が垂直に立ち上がっている　適正である

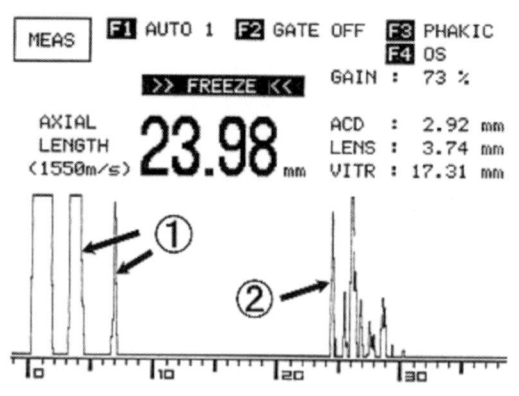

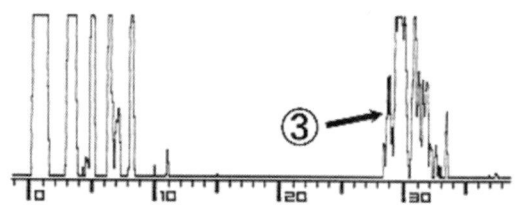

図32 悪い波形
①波形が不均一
②網膜面の波形が弱い
③波形が斜めに立ち上がっている

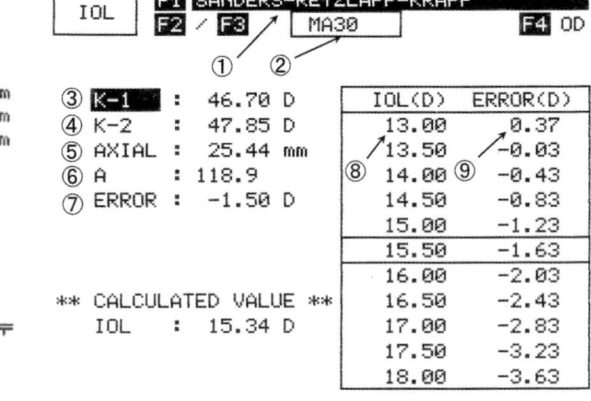

図34 IOLパワー計算画面
①IOLパワー計算式　⑥A定数
②レンズの種類　⑦術後の予想屈折値
③弱主経方向の角膜屈折力　⑧IOL屈折力
④強主経方向の角膜屈折力　⑨術後の予想屈折値
⑤眼軸長

た眼内レンズ度数と術後の実際の屈折値を重回帰法より作成された経験式である．A定数は各メーカーの各レンズタイプによって異なる．症例数の多い普通眼軸長(22.0〜24.5 mm)の範囲で術後の目標屈折を正視または軽度近視とする場合の精度は良好である．これより短眼軸では遠視側に，長眼軸では近視側に誤差を生じる傾向がある．

表6 SRK II式

$P = A - 2.5 \times L - 0.9 \times K + C$

$L < 20$ mm	$c = 3$
20 mm $\leq L < 21$ mm	$c = 2$
21 mm $\leq L < 22$ mm	$c = 1$
22 mm $\leq L < 24.5$ mm	$c = 0$
24.5 mm $\leq L$	$c = -0.5$

$Prd = P - Cr \times R$

【Prd:希望屈折を得るための眼内レンズ度数,Cr:屈折定数で正視化度が14 Dより大きければ Cr=1.25,14 D以下であれば Cr=1.0,R:術後希望屈折度】

表7 SRK/T式

$$IOL_{emme} = \frac{1{,}000 \times n_a \times (n_a \times r - n_c ml \times LOPT)}{(LOPT - ACD) \times (n_a \times r - n_c ml \times ACD)}$$

$L \leq 24.2$, $LCOR = L$
$L > 24.2$, $LCOR = -3.446 + 1.716 \times L - 0.0237 \times L^2$
$IOL_{emme} = $ 正視化度数
$n_a = 1.336$ $n_c = 1.333$ $n_c ml = 0.333$
$r = $ 角膜曲率半径
網膜厚 $= 0.65696 - 0.02029 \times L$(眼軸長実測値)
$LOPT = L + $ 網膜厚
$ACD = $ 角膜厚+offset値(IOL屈折面と虹彩までの距離)
$LCOR = $ 補正眼軸長

表8 Hoffer Q式

$R = Rx/(1 - 0.012 Rx)$
$P = (1336/(A - C - 0.05))$
  $-\{1.336/[(1.336/(K+R)](C+0.05)1000)]\}$
$C = ACD$ $Rx = $ 眼鏡での屈折
Hoffer Q式:Predicted ACD
$ACD = pACD + 0.3(A - 23.5) + (\tan k)^2$
  $+ (0.1 M(23.5 - A)^2\{\tan[0.1(G - A)^2]\} - 0.99166$
$A \leq 23$ のとき $M = +1$ $G = 28$
$A \geq 23$ のとき $M = -1$ $G = 23.5$
$ACD > 6.5$ のとき $ACD = 6.5$
$ACD < 2.5$ のとき $ACD = 2.5$
$pACD = $ personalized ACD

b. SRK II式(表6)

SRK式の短眼軸および長眼軸領域の誤差を眼軸長に応じて補正した式である.短眼軸長領域(22.0 mm未満)の場合は眼軸が1 mm短くなるごとにSRK式で求められた値に1 D加算される.長眼軸長領域(24.5 mm以上)では1律に0.5 Dを減じている.SRK式とは屈折換算値が異なるため,非正視化を目標とした場合に予想より遠視化を起こす傾向があるので注意を要する.

c. SRK/T式(表7)

現在最も多く用いられている計算式である.A定数は経験値としてそのまま使用できる.Hoffer Q式,Holladay式と同様に経験的手法により術後前房深度の予測,網膜厚の眼軸長補正などを行っており,短眼軸眼や長眼軸眼にも対応する理論式である.

d. Hoffer Q式(表8)

Holladay式,SRK/T式と本質的には同様の理論式である.Holladay式と同様の手法で前房深度予測式(Hoffer Q式)を改良し,第2世代Hoffer式と組み合わせ計算する.眼内レンズや術者による修正をパーソナルACD(前房深度)において修正することを勧めている.

備考

(1) 測定結果は両眼のデータを術前視力と比較できるように整理する.決定した眼内レンズを使用するときには,度数をわかりやすく間違いがないよう術者,助手など複数で確認する.

(2) 術後の屈折の設定は術前の屈折,他眼の屈折,患者の希望,年齢などを考慮して行う.

(3) SRK II式はSRK式と屈折換算値が異なるため術後非正視を目標とした場合にやや遠視化する傾向があるので注意を要する.

(4) 普通眼軸長の領域ではどの式を用いてもほぼ満足する結果が得られる.

(5) 誤差を生じやすい短長眼軸では現在においても完全な計算式はないが,SRK/T式,Holladay式,Hoffer Q式,SRK-高良式が比較的良好と思われる.

(6) 第3世代眼内レンズ計算式を含む数種類の計算式を検討し,術者や施設ごとのA定数を補正し術後屈折誤差の減少に努める.

文献

1) Retzlaff JA, Sanders DR, Kraff MC:Intraocular lens implant power calculation A manual for

ophthalmologists & biometrists. SLACK, 1990
2) Hoffer KJ, The Hoffer Q formula : A comparison of theoretic and regression formulas. J Cataract Refract Surg 19 : 700-712, 1993
3) 高良由紀子：眼内レンズ度数計算．白内障外来, pp 126-135, メジカルビュー社, 1998

IV

調節・輻湊検査

A 調節検査

1. 検査対象・検査目的

調節異常をきたす種々の疾患，特に遠視や老視，神経眼科的疾患が疑われるものや，弱視，斜視，また，眼精疲労や近見障害の自覚症状を有するものが検査の対象となる．検査の目的は，調節近点や調節遠点，調節力，調節時間などを測定する．

2. 調節検査のフローチャート

ある物体が網膜上に結像しているときの眼球光学系の状態は，物体までの距離(m)の逆数(diopter, D)で表し，これを眼屈折(1/m, D)と呼ぶ．眼屈折は，遠近にある物体を明視するために変化し，この機能を調節という．極度に調節したときに網膜上に結像する外界の点，つまり明視できる最も近い点である近方側の限界を調節近点という．逆に，無調節状態のときに網膜上に結像する点，つまり明視できる最も遠い点である遠方側の限界を調節遠点という．屈折異常の定義から考えれば，屈折検査は調節遠点の検査をしているといえる．調節遠点の眼屈折値の符号を反転したもの

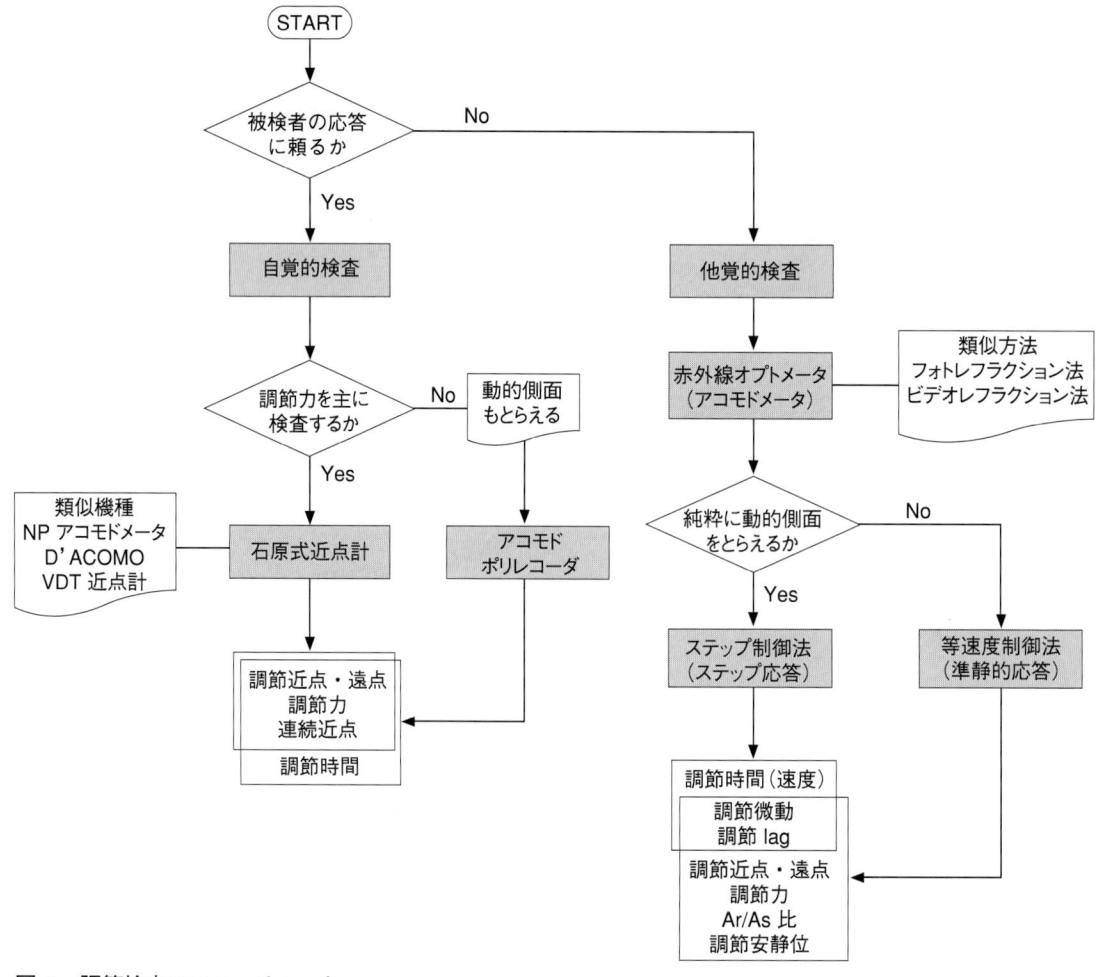

図1 調節検査のフローチャート

が，屈折度である．近点と遠点のそれぞれの眼屈折の差が調節力であり，実際の距離で示した調節可能範囲を調節域という．調節検査は，これらの値を得ることが基本であり，その方法には，被検者の応答に頼る自覚的測定法と，固視目標を注視させるだけの他覚的測定法がある．

自覚的測定法には，石原式近点計による調節最大時の近点・遠点測定による調節力測定やアコモドポリレコーダによる調節緊張・弛緩時間の測定がある．他覚的検査法には，赤外線オプトメータを用いた焦点合わせの動的側面をとらえる方法がある(図1)．

赤外線オプトメータによる検査は，他覚的に数値が得られ精緻な調節検査方法であるが，眼鏡処方を考慮する場合には，自覚的に明視できるか否かという感覚系の問題も重要である．調節異常の判定基準となる調節力年齢曲線が，石原式近点計で測定される方法と同じ方法を用いて測定されていることもあり，調節検査は石原式近点計を用いるのが基本である．

3. 近点計検査(自覚的調節検査)

石原式近点計またはアコモドポリレコーダを用いて，前者では調節力と連続近点距離の測定を行い，後者では調節力と連続近点距離および調節時間の測定を行う．

検査法

a. 石原式近点計を用いる方法

(1) 被検眼の完全矯正レンズを他覚的屈折検査や自覚的レンズ交換法で求める．

(2) 完全矯正レンズを近点計の試験枠に装着し，近点計に付帯するスケールの原点を角膜頂点に合わせる．

(3) 近点距離の測定：40 cm の距離にある固視標が明視できることを確認する．完全矯正下ですでに 40 cm の視標が明視できないとき(調節力が 2.5 D 未満になっている眼，例：老視や調節麻痺など)は，仮想の近点を近点計内に移行させるために，検眼枠に凸球面レンズ(例：+4.00 D)を追加装用，または，完全矯正レンズの球面度数に追加する球面レンズ度数を加える．視標をゆっくり被検眼に近づけ，明視し続けることを指示する．

(4) 固視標の輪郭がボケ始めた点をスケールで読み取る．この位置が調節近点であり，その長さが近点距離(N m)である．数回繰り返し平均をとり，眼屈折に転換する$\{1/N\}(D)$．

(3)で凸球面レンズを追加した場合には，
$\{1/N - (凸球面レンズ度数)\}(D)$．

(5) 遠点距離の決定：完全矯正レンズを装用し，人工的な正視になっているので遠点は必然的に∞である．したがって，眼屈折は $1/\infty = 0\,D$ である．

(6) 調節力の算出：調節力$(D) = ((4)$で得られた眼屈折$) - 0\,D$．

近視度数が $-2.5\,D$ より強い場合には，遠点が 40 cm 以内にあるため，(2) の段階で矯正レンズを装着せずに近点・遠点距離を裸眼で測定できる．

上述の(1)～(3)までの操作の後，近点のみを反復して(10 回)測定すれば，連続近点距離が得られる(負荷近点法)．

b. アコモドポリレコーダを用いる方法

遠方用の固視標(遠方視標)は，40 cm～∞の間に設置し，近方用の固視標(近方視標)は，5～40 cm の距離で使用するように作られている．

(1) 近点・遠点，調節力および連続近点の測定：5～40 cm を移動する近方視標を使用し，石原式近点計での測定操作とまったく同様に行う．石原式と異なる点は，視標が電動で一定の速度で移動し(単位：m/s)，視標に対するボケの自覚を被検者のボタン操作で知る．連続近点の測定は石原式より容易であるが，それぞれの測定値にボケの認知からボタンを押すまでの反応時間が加味される．

(2) 調節時間の測定：完全矯正レンズを装着し，近点と遠点位置を決定した後，近方視標を近点の位置に，遠方視標を遠点の位置に設定する．両視標を5秒間隔で呈示し，明視できるごとにボタンを押す．遠方視標から近方視標へ切り替わった時点から近方視標が明視できボタンを押すまでの時間が調節緊張時間であり，逆に視標の切り替

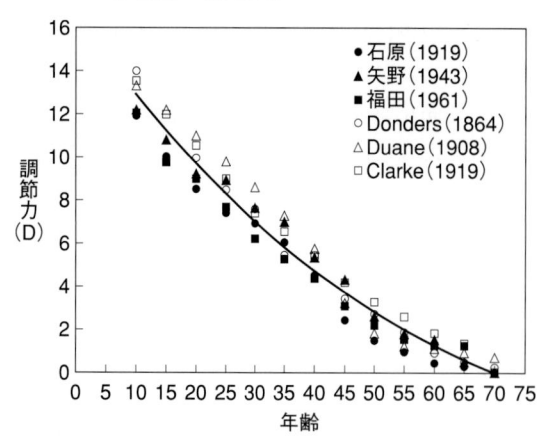

図 2　調節力年齢曲線
実線：回帰曲線，$y=0.002x^2-0.37x+16.5$ ($R^2=0.966$, $p<0.0001$)
（数字）：発表年

わりから遠方視標が明視できボタンを押すまでの時間が調節弛緩時間である．

近点距離が40 cmより遠方にある場合（調節力が2.5 D未満）には，+2.5 D未満（+2.5 D以上のレンズを付加すると遠点も40 cm以内に移行し交互呈示が不可能）で，かつ残存する調節力と付加する凸球面レンズの合計が+2.5 D以上（合計が+2.5 D以上なければ近点が40 cmを越えてしまう）の球面レンズを装着する．

近方視標位置：{1/(残存する調節力+付加する凸球面レンズ度数)}(m)
遠方視標位置：{1/付加する凸球面レンズ度数}(m)

検査成績の判定

調節力が，図2の調節力年齢曲線（石原，矢野，福田，Donders, Duane, Clarkeの測定した各年齢層での平均調節力値から二次回帰したもの）と比較して，年齢相応の値を有している中高年齢者は老視である．年齢相応に必要な調節力を有していない場合は調節不全である．連続近点が，反復するごとに延長する場合は調節衰弱であり（2〜3 cm以内の変化は正常範囲），近点・遠点ともに異常に眼に近接していれば調節痙攣である．調節時間の正常値は，緊張・弛緩時間ともに約1秒くらいである．調節時間が3秒以上かかる場合には調節異常であり，特に調節弛緩時間が遅延している場合には調節緊張症である．

備考

屈折検査は，自覚的レンズ交換法では，通常5 m視力表を基準に行われているので，ここで得られた矯正レンズを使用すると遠点は5 mになるはずである．他覚的屈折検査では，器械近視が混入し矯正レンズ度数が近視寄りになっている可能性もある．そこで，aの(5)遠点距離の決定で以下の方法〔(5)′〕を行って遠点を実測してもよい．

(5)′+4.00 Dの凸球面レンズを追加装用する．固視標をおよそ15 cmの所に置き明視できることを確認し，視標をゆっくり被検眼から遠ざけ，視標の輪郭がボケ始めた点をスケールで読み取る．この位置が+4.00 Dを付加しているときの仮想の調節遠点であり，その長さが遠点距離(F m)である．数回繰り返し平均をとり，眼屈折に転換する．このときの1/F(D)は，+4.00 Dの球面レンズを装用したときの眼屈折であるので，実際の眼屈折は，{1/F−(+4.00)}(D)である．

すべての検査距離の起点は，理論的には，本来眼球光学系の主点をとるべきであるが，主点の実測は困難である．Gullstrandの模型眼では，主点位置は角膜頂点から後方わずか1.348 mmにあり，角膜頂点を起点としても問題ない．

類似機種

連続近点計KOWA NPアコモドメータ（興和オプチメド）とVDT近点計（トーメー），D'ACOMO（ワック）がある．いずれも石原式近点計と同様の操作で近点・遠点と調節力を得るが，固視標の移動が電動式であり，前二者の移動速度の単位はm/sで後者はD/sである．

4. 他覚的調節検査

赤外線オプトメータ（例：アコモドメータAA-2000, ニデック）を用いて調節の動特性を定量化す

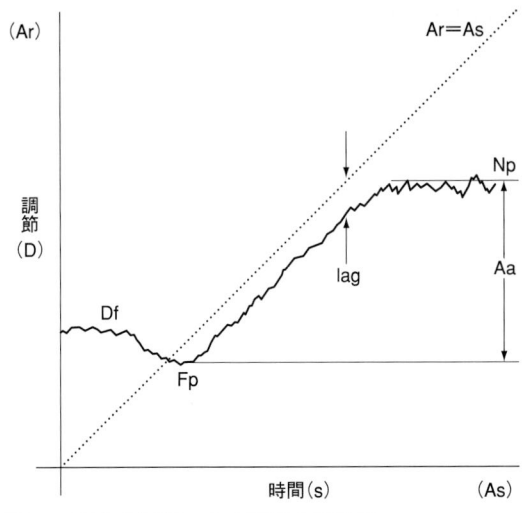

図3 等速度制御による調節応答波形
点線：固視標の位置，Ar：調節応答量，As：調節刺激量（時間×0.2 D/s），Fp：調節遠点，Np：調節近点，Aa：調節力，Df：調節安静位（dark focus），lag：調節のlag，Ar/As比：Fp近傍の変曲点からNp近傍の変曲点を結ぶ範囲の一次回帰直線の傾き

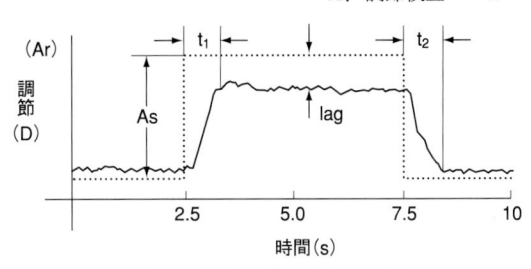

図4 ステップ制御による調節応答波形
点線：固視目標の位置，As：調節刺激量（移動幅），t_1：調節緊張時間，t_2：調節弛緩時間，lag：調節のlag

る．この測定器は，調節刺激としてオートレフラクトメータ内に固視標が設定され，固視標の移動に対する屈折度の変化を順次計測し，符号を反転して眼屈折の変化を波形として記録する．

固視標の呈示方法によって2種類の検査がある．固視標を∞から近方まで等速度（0.2 D/s）で移動させる等速度制御法と，近方視標と遠方視標とを交互に呈示するステップ制御法である．前者の方法で，調節近点・遠点，調節力，調節のlag，調節安静位，与えた調節刺激量 accommodative stimulus (As) に対する調節応答量 accommodative response (Ar) の比Ar/Asが定量化できる．後者からは，調節時間（速度）や調節のlagが定量化される．

検査法

a．等速度制御法

(1) 他覚的屈折度を測定する．

(2) 屈折度から約10 D遠方（遠視側）に固視標の位置を設定する．固視標の移動速度は，0.2 D/sとし，年齢に照らして予測される調節力（図2）より多めに（約5 D）固視標の移動幅，つまり調節刺激量（As）を決定する．両者の値は，強い雲霧下（bright empty fieldに相当）での調節状態，つまり調節安静位を測定することを目的としている．

(3) 測定開始時は，雲霧状態にあり視標は明視できないが，視標が前方に移動し，遠点位置に近づくにつれて視標の輪郭が認識され始める．視標の前方移動が進み近点位置を通りすぎて再びボケ像に変わるまで，明視し続けることを指示する．

(4) 図3に示すような準静的応答が記録される．縦軸は調節応答量（Ar）で，横軸は時間軸であるが，調節刺激量（As）に換算するには，時間(s)×0.2 D/sとする．

b．ステップ制御法

(1) 等速度制御法で得られた検査結果から，近点・遠点の位置を読み取る．

(2) 遠点またはそれより少し近方を基準位置として遠方視標を設定し，近点またはそれより少し遠方に近方視標を設定する．両者のDの差がステップの移動幅，つまり調節刺激となる．通常，呈示時間は5秒が，呈示回数は遠方・近方視標それぞれ5回ずつが用いられる．

(3) 視標の切り替わりに合わせて，素早く明視することを指示する．

(4) 図4に示すような調節ステップ応答が記録される．

検査成績の判定

固視標の等速度制御法で得られた記録からは，調節近点・遠点(D)と調節力(D)，調節安静位(D)，調節のlag(D)が定量化され，応答波形の傾

きを求めれば，Ar/As 比となる（図3）．調節ステップ応答波形からは，調節緊張・弛緩時間(s) と調節の lag(D) が定量化され，応答した調節量を調節時間で割れば，それぞれ調節緊張速度と調節弛緩速度(D/s) が計算される（図4）．両図とも周波数を 0.5〜2.0 Hz，振幅を 0.1〜0.3 D とする小さな揺れを観察できるが，これを調節微動という．

備考

赤外線オプトメータで測定された調節力は，自覚的に測定された調節力に比べておよそ 2 D 低値となる．これは，特に瞳孔のピンホール効果や角膜の球面収差，網膜の情報処理能などによる偽調節が自覚的方法では加味されるが，他覚的方法では混入しないためと考えられている．調節の lag は，一般に 0.5〜1.0 D といわれていることから，ステップ制御法で調節刺激量（移動幅）を 1 D より少なくすると，調節が正常であっても，調節ステップ応答が得られない場合もある．

類似機種

調節の測定結果は，結局は屈折度の符号を反転させた値であるので，ハーフミラーを使用して固視標を設定できれば，他機種のオートレフラクトメータで調節の静特性は測定可能である．また，眼底からの反射光の光量分布から屈折度を測る方法にフォトレフラクション法があるが，この方法を進展させて眼底からの反射光量分布を連続的に画像処理して，調節を測定するビデオレフラクション法での結果も最近散見される．

文献

1) 加藤静一：調節．大塚 任，鹿野信一（編）：臨床眼科全書，第 1 巻．p279，金原出版，1976
2) Iwasaki T, Tawara A：Effects of viewing distance on accommodative and pupillary responses following a three-dimensional task. Ophthalmic and Physiological Optics 22：113-118, 2002
3) Ukai K, Kato Y：The use of video refraction to measure the dynamic properties of the near triad in observers of a 3-D display. Ophthalmic and Physiological Optics 22：385-388, 2002

B 輻湊検査

1. 輻湊検査のフローチャート（図5）

① 屈折検査

他覚的屈折検査を行い，矯正視力検査で屈折異常を完全矯正する．特に小児では調節麻痺剤を使用しての屈折検査が重要である．

② 眼位検査

屈折の完全矯正下に正面視の遠見，近見眼位をプリズムおおい試験で測定する．大型弱視鏡があれば各方向での眼位が測定できる．

③ 眼球運動検査

9 方向への眼球運動および滑動性，衝動性運動をチェックし，あわせて眼振などの異常眼球運動の有無を検査する．

④ 両眼視機能検査

チトマス・ステレオテスト Titmus stereoscopic test，TNO ステレオテスト，Bagolini 線条レンズテスト，大型弱視鏡などを用いて立体視，同時視，融像について検査をする．

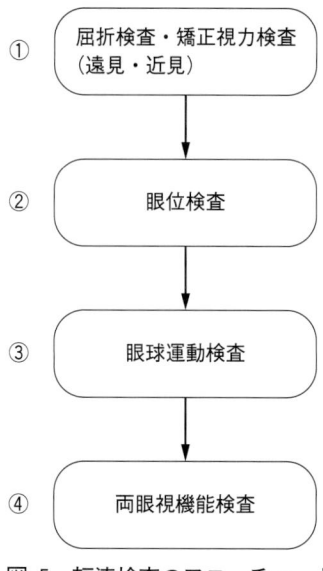

図 5 輻湊検査のフローチャート

2. 輻湊異常の症候と検査プラン

a. 輻湊の4要素

輻湊とは眼前に近づいてくる視標を両眼で単一視するためにみられる，両眼が相対的に逆方向(内転方向)に動く非共同運動である．輻湊運動の詳細な解析は EOG を用いて行われているが，近年ステップ刺激を用いて衝動性眼球運動との関係が注目されている．輻湊には緊張性輻湊，調節性輻湊，融像性輻湊および近接性輻湊の4つの要素があり，ここでは臨床的に特に重要な項目を記載する．

緊張性輻湊とは外斜位置にある解剖学的安静位から遠方視での融像除去眼位(無限遠へ両眼が平行になる眼位)にさせる輻湊であり，現在まで有効な検査方法がない．

融像性輻湊は，両眼の網膜像の位置ずれ(retinal disparity)を補正するために起こる輻湊であり，プリズムや大型弱視鏡を用いて測定される．

調節性輻湊は調節刺激(像のボケ，retinal blur)に伴って輻湊が惹起され，AC/A 比を測定することで調節刺激に対する輻湊量として表される．

近接性輻湊は視標の近接刺激(proximity)で起こる輻湊運動であり，AC/A 比を測定する際の遠近眼位法(heterophoria 法)の値と調節勾配法(gradient 法)の値の差の要因と考えられている．

b. 症候(輻湊異常)：輻湊障害(不全と麻痺)と輻湊痙攣(過剰)

輻湊不全は輻湊近点の延長としてみられ，近方視での複視と眼精疲労を訴える．多くは機能的異常が原因である．加齢による融像機能の低下や不適当な屈折矯正によることが多く，強度遠視眼の場合や老視のために初めて近用眼鏡を装用した場合には調節努力が減弱し，調節性輻湊が弱くなるためといわれている．また長時間の近業，特にVDT作業を行う場合にストレスを伴うと融像力が低下して輻湊不全が出現しやすいといわれている．交通外傷などによる頭頸部外傷症候群・後遺症ではしばしば調節障害を伴って輻湊不全がみられる．繰り返して輻湊をさせると輻湊近点が延長する輻湊衰弱となることが多い．これらには融像力の低下がみられる場合があり，視能訓練により融像が改善されると輻湊不全も改善される．器質的疾患はまれだが，頭頂葉梗塞で立体視・融像が障害されるために輻湊不全が出現することがある．輻湊麻痺とは核上性の器質性病変に伴う輻湊障害のことであり，眼球の内転障害はないにもかかわらず輻湊ができない状態であり，垂直注視麻痺を伴う疾患(Parkinson病，進行性核上性麻痺など)にみられる．また Parinaud 症候群・中脳水道症候群では，下方からの輻湊刺激では輻湊が起こらず，やや上方から視標を近づけると特異的な輻湊後退眼振がみられる．

輻湊痙攣では近見刺激がなくなった後も輻湊位が解除できず，調節痙攣と縮瞳(近見反応)を伴う．若年者に多く，頭痛，眼痛を伴い，遠方視での複視を訴える．片眼ずつでは外転制限はみられないが，両眼での眼球運動をさせると両側の外転制限があるように見えるのが特徴である．機能的障害といわれ，自然治癒傾向があるが調節麻痺剤，適正な眼鏡装用で自覚症状が改善する．まれではあるが，視床梗塞，後頭蓋窩の器質的疾患でもみられることに注意する．

これらの輻湊障害の有無はまず輻湊近点を検査することから始まる．輻湊近点とは輻湊のすべての要素が最大限に働いた状態である．輻湊近点に異常がある場合には，これらのどの要素の異常かを見ておく必要があり，臨床的には特に調節性輻湊と融像性輻湊の検査が重要である．

3. 輻湊近点 near point convergence 検査

検査目的

輻湊障害の検出．

検査対象

(1) 近方視で複視または眼精疲労を訴える場合．

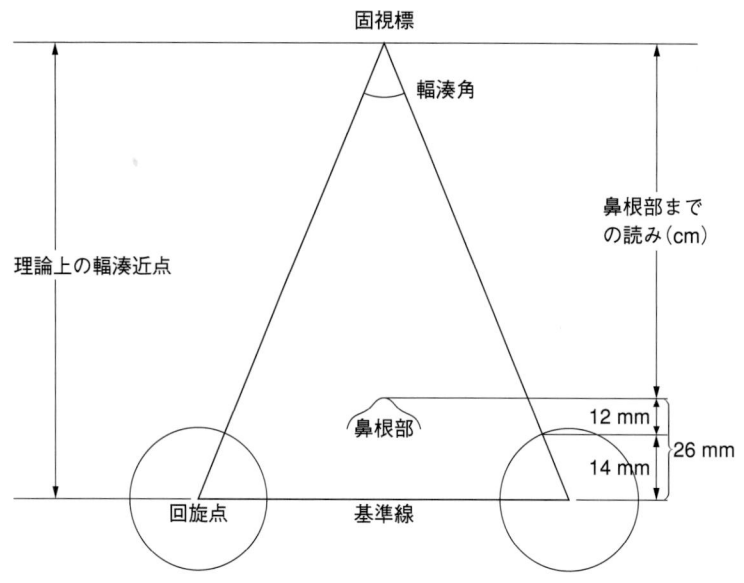

図6 輻湊近点の測定
臨床的には鼻根部からの距離を測定する．理論的には回旋点を結んだ基準線からの距離であり，前者に26 mm加算した値となる

(2) 固視距離により斜視角が変動する斜視・斜位．

検査方法(図6)

被検者から40〜50 cm離れた顔の正面，やや下方から正中線上を鼻根部に向けて視標をゆっくりと近づけ，両眼で追視を指示する．近見視力を矯正した状態で行う．臨床的には輻湊近点は，視標を近づけていき，一眼が外方にはずれる点までの鼻根部からの距離を用いる．視標には指，ペン，指人形などを用い，それらの尖端を固視してもらう．視標の尖端から被検者の注意が離れないように言葉をかけたり，視標を指で示したり，被検者自身の指を用いて行うとよい．垂直注視麻痺を伴う患者では視標を水平よりもやや上方から近づけて輻湊後退眼振の有無をみることが責任部位を診断するうえで極めて重要である．

正常では6〜8 cmであり，年齢には無関係といわれている．幼児では鼻根部まで追視可能な場合があり，「to the nose」と記載しておく．

検査成績の判定

輻湊近点が10 cm以上であれば異常と判定する．

4．融像性輻湊

網膜像のずれ(retinal disparity)を是正するために惹起される輻湊運動であり，視差ずれを刺激として輻湊を測定する方法である．

検査目的

融像力低下による輻湊障害の検出．

検査対象

(1) 近方視で複視または眼精疲労を訴える場合．
(2) 長時間のVDT作業者の複視を伴う眼精疲労．
(3) 頭頸部外傷症候群・後遺症．
(4) 固視距離により斜視角が変動する斜視・斜位．

検査方法

a. プリズムによる融像幅の測定

通常5mに固視標を設定し，片眼の眼前に基底外方のプリズムを置く．最初は，複視を自覚するが，融像性輻湊により両眼単一視ができるようになる．次第にプリズム度数を増強すると両眼単一視ができなくなる（break point）．このときのプリズム度数を比較融像輻湊の限界点という．次にプリズムを基底内方に置き，開散方向を同様に調べ，複視を自覚する時点のプリズム度数を比較融像開散の限界点という．2つの限界点の間が比較融像幅で正位の人の正常値はおおよそ－10～＋30△である（－は開散側，＋は輻湊側を示す）．

b. 大型弱視鏡による融像幅の測定

まず，異質図形を用いて自覚的斜視角を測定し，次に融像用の同質図形を用いてノブを輻湊方向あるいは開散方向に動かす．この場合に複視が現れる角度（break point）をそれぞれ輻湊方向，開散方向で求め，その間が輻湊幅となる．正常では－5°～＋15°といわれている．

5. 調節性輻湊対調節比（AC/A比）

調節性輻湊は単位調節量あたりの輻湊量を示し，調節性輻湊対調節比 accommodative convergence-accommodation ratio（AC/A比）として表現される．正常値は4±2△/Dである．AC/A比を測定するには臨床的に調節勾配法と遠近眼位法とがある．

検査目的

輻湊障害の検査として重要．多くは斜視の検査として用いられる．

検査対象

内斜視，間欠性外斜視．

検査方法

a. 調節勾配法（gradient法）

完全矯正下で5mの距離に視標を固定する．両眼の眼前に凹レンズを挿入し，調節刺激とし，そのレンズの度数を漸増し，眼位を交代プリズム遮閉試験で定量する方法である．AC/A比は，このようにして得られた各調節刺激量に対しての輻湊量をグラフ上にプロットしてその直線部分の傾きから求めたり，パソコンで回帰分析させて回帰直線の傾きから求めたりすることができる．いずれも負荷レンズは被検者の調節幅を越えないものを用いる．

簡便法としては両眼に－3.0Dレンズを負荷し，負荷後眼位をΔ_2，負荷前眼位をΔ_1とするとき以下の式で求められる．

AC/A比＝$(\Delta_2-\Delta_1)/3$

b. 遠位勾配法（heterophoria法）

完全矯正下で5mの遠見眼位を交代プリズム遮閉テストで測定し，33cmの近見眼位を同様に測定するとAC/A比は次の式で求められる．

AC/A＝瞳孔間距離(cm)＋〔近見眼位（△n）－遠見眼位（△f）〕/3

例：PD＝6cm，△n＝4△，△f＝1△とすると
AC/A＝6＋(4－1)/3＝7（△/D）となる．

この方法では近接性輻湊が近見時にかかると考えられ，AC/A比はgradient法より大きな値となる．AC/A比の測定には前者を用いることが勧められる．

文献

1) 大平明彦：ステップ刺激による輻輳・開散運動と衝動性眼球運動．神経眼科 10：213-219, 1993
2) Ohtsuka K, Maekawa H, Takeda M, Ueda N, Chiba S：Accommodation and convergence insufficiency with left middle cerebral artery occlusion. Am J Ophthalmol 106：60-64, 1988
3) 吉澤豊久：輻輳と斜視．神経眼科 10：234-236, 1993
4) 粟屋 忍：弱視・斜視診療における検査総論．眼科 26：1379-1388, 1984

V

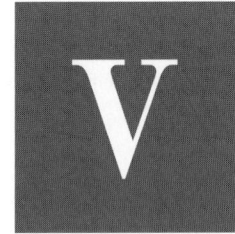

眼位・眼球運動検査

A 眼位検査のフローチャート

　両眼視の基本となる眼位は，両眼の相対的関係をさし，非麻痺性の共同性斜視や核下性の障害による麻痺性斜視では片眼がどちらかに偏位する．偏位の方向によって水平，上下，回旋偏位に分類される．

　眼位の検査には定性・定量検査に加えて視診も重要な要件となるので，頭位や眼瞼の状態も必ずチェックする．

a. 偽斜視 pseudostrabismus

　斜視がないのに斜視のように見えるものを偽斜視という．偽斜視の原因としては，眼角贅皮 epicanthus，顔面の非対称，大きなカッパ角（⇒78頁，眼位定量検査の項参照）などが挙げられる．特に眼角贅皮の場合は，内眼角が不明瞭になり斜視と誤診されやすいので注意する．カッパ角（臨床上はガンマ角で代用される）は瞳孔中心線と視軸（視線）の入射瞳の中心における狭角をさし，カッパ角が大きな場合や，黄斑偏位でカッパ角が大きく出る場合も斜視と混同されるので注意を要す．偽斜視と真性の眼位異常の鑑別には，遮閉試験 cover test，遮閉-遮閉除去試験 cover-uncover test を利用する．

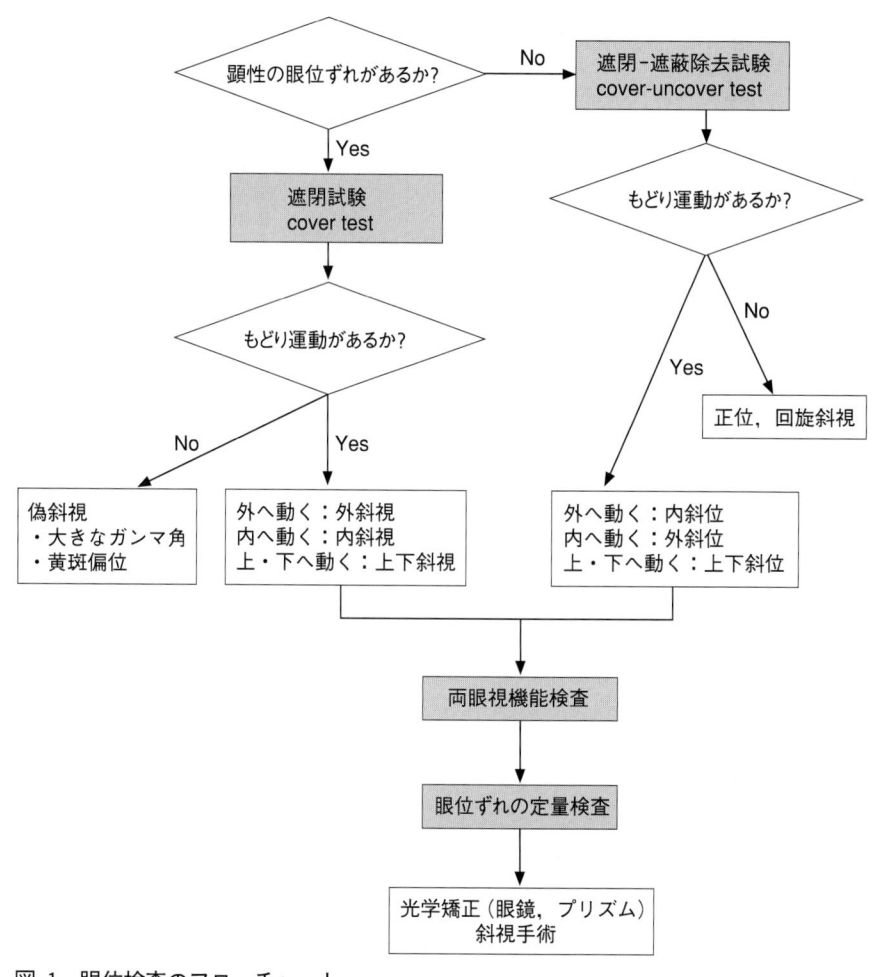

図1　眼位検査のフローチャート

b. 偽眼瞼下垂 pseudoblepharoptosis

眼瞼下垂がないのに下垂が存在するように見えるものを偽眼瞼下垂という．偽眼瞼下垂の原因には下斜視が挙げられる．眼瞼は眼球の下転に伴って下垂するので，下斜視の程度が大きくなると正面位であっても眼瞼が下垂し，真性の眼瞼下垂と混同されるので注意する．真性の下垂と鑑別するには，患眼で固視させたときの下垂の状態をチェックする．偽眼瞼下垂では下垂は消失する．

c. 頭位

麻痺性斜視や先天眼振にみられる頭位異常も眼位検査における重要なチェックポイントとなる．麻痺性斜視では，原則として麻痺筋の主作用方向へ頭を回転させ両眼単一視を維持するような頭位をとるので，眼位が頭位に影響を受けないように頭を正面に固定した状態で眼位を検査する．

B 眼位定性検査（遮閉試験）

検査対象・検査目的

遮閉試験（おおい試験）とは，片眼を遮閉して単眼のみで固視させたときの眼の動きや遮閉を取ったときの両眼の動きを観察することにより眼位ずれの有無を確認し，ずれが存在すれば顕性か潜伏性か，またそのタイプ（内・外斜視，上・下斜視）を，さらには片眼性か交代性かを定性的に判定することができる，シンプルではあるが重要な検査法である．この検査法は客観的で被検者からの応答をほとんど必要としないため，乳幼児をはじめとするすべての年齢層が検査対象となる．ただし，中心窩で対象物を持続して固視する必要があるため，その協力が得られない，視標を固視できるだけの十分な視力がない，偏心固視または網膜対応異常などの症例などでは，おのずと限界はある．

検査法と検査成績の判定

検査は以下の手順で行っていく．

a. 遮閉試験 cover test

（1）両眼で指標を注視させる．図2のように左眼を遮閉して，右眼の動きを観察する．もし右眼が動けば，もともと右眼では指標を固視していなかったわけであり，右眼の斜視（顕性の眼位ずれ）と判定する．もし左眼を遮閉しても右眼が動かなければ，右眼の顕性の眼位ずれはないと判定する．ただし，右眼に偏心固視を伴う微小斜視が存在する場合には，右眼で固視できないために眼球運動が起こらなかった可能性もあるので，注意が必要である．

（2）左右どちらを遮閉しても他眼が動かない場合は，正位であるか斜位（潜伏性の眼位ずれ）であると判断し，次のステップへ進む．

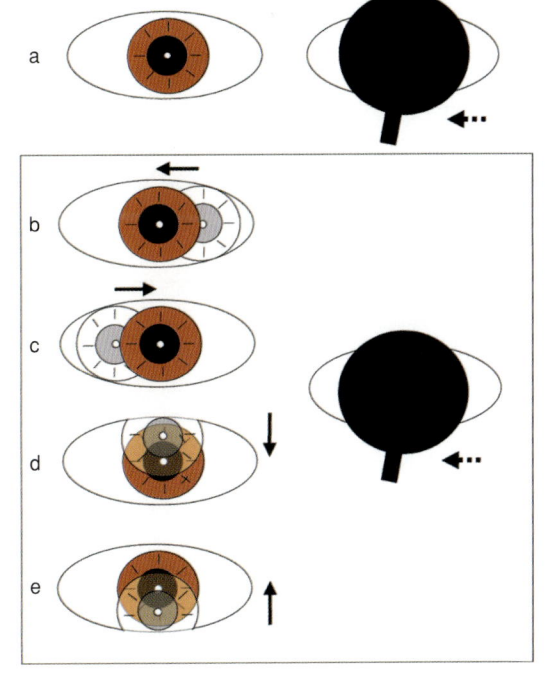

図2 遮閉試験
左眼を遮閉したときの右眼の動きを示す．a：不動．正位または斜位，b：外方に動く．内斜視，c：内方に動く．外斜視，d：下方に動く．上斜視，e：上方に動く．下斜視

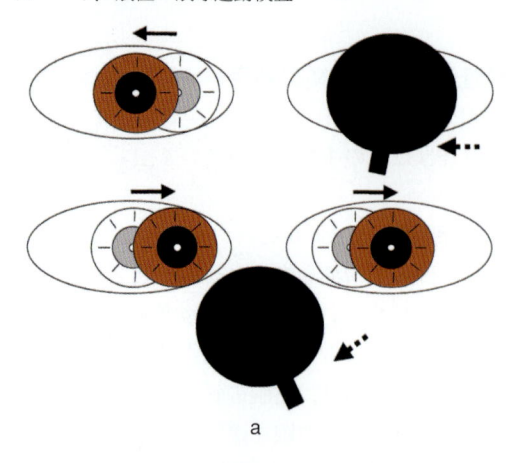

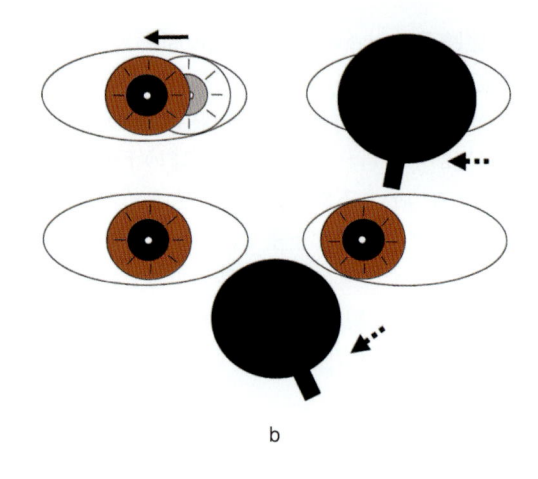

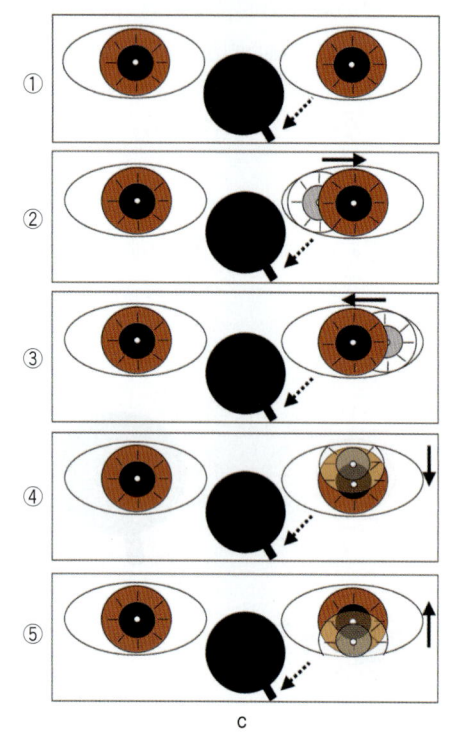

図 3　遮閉-遮閉除去試験
a：片眼性の斜視(交代視が不能)の場合
b：交代性の斜視の場合
c：左眼を遮閉し，遮閉を取り除いたときの左眼の動きを示す
①不動：各眼ともなら正位，②外方に動く：内斜位，③内方に動く：外斜位，④下方に動く：上斜位，⑤上方に動く：下斜位

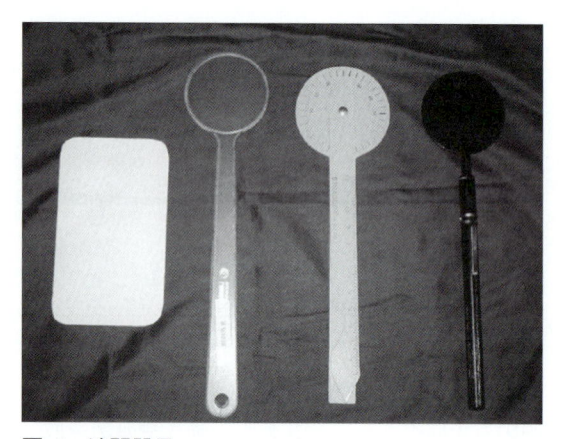

図 4　遮閉器具

b. 遮閉-遮閉除去試験 cover-uncover test

　この試験の目的は 2 点ある．(1)斜視が存在すれば交代性か片眼性かを区別する．(2)正位か遮閉眼に斜位(潜在的偏位)があるのかを確認する．

　(1) 左眼を遮閉(cover)して右眼の斜視がわかった場合，次に左眼の遮閉を取り除いて(uncover)右眼の動きを観察する．すぐに右眼が，左眼を遮閉する前の眼位に戻り，左眼で固視するようになれば，片眼性の斜視と判定する(図 3-a では右眼の内斜視と判定)．その場合，斜視眼が弱視である可能性を念頭におき，弱視治療を考慮すべきである．左眼の遮閉を取っても，右眼固視の状態が持続していれば交代性の斜視(で一般的に弱視はなし)と判定する(図 3-b)．

　(2) 左右どちらを遮閉しても他眼が動かない場合には，遮閉を取り除いたとき(uncover)の眼の動きを観察する．どちらの眼も動かなければ正位である．斜位(潜在的偏位)があれば遮閉を取り除いたときに融像が働いて正位を保とうとするが，そのよせ運動の向きで斜位のタイプを判定する(図 3-c)．

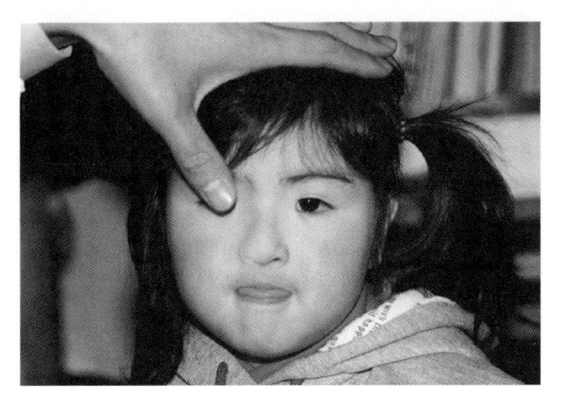

図5 親指による遮閉

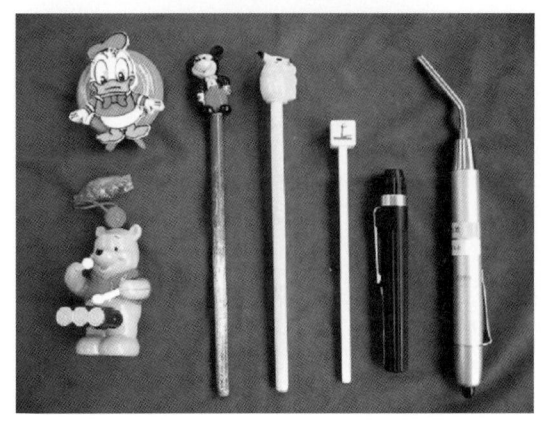

図6 注視目標

c. 交代遮閉試験 alternate cover test

一眼ずつ交互に2秒間ずつ遮閉し，両眼視を壊した状態を保ちながら，遮閉を取り除いたほうの眼の動きを観察する．斜位（潜伏性の眼位ずれ）を含めた最大の眼位ずれを引き出すことができる．どちらの眼も交代遮閉試験で動きがなければ正位と判定する．

備考

(1) 遮閉器具は図4のように専用の器具を用いてもよいし，適当な大きさの厚紙（当科では12×7 cm）で代用してもかまわない．乳幼児の場合には親指をoccluderの代わりとし，残りの指で頭を固定しながら検査を行ってもよい（図5）．

(2) 注視目標は，一般的には遠見5mの距離に設置した光点などの非調節視標がよいが，検査に協力の得られない乳幼児などでは，視覚的・聴覚的に興味を持たせて注視を促すために，近見33 cmの距離にアニメのキャラクターなどを呈示して検査を進める（図6）．また筆者らは録画した幼児番組を小型の液晶ビデオモニタ（カシオ社製，model：VM-50）で見せる方法も実践している．

付記

a. 角膜反射法（ヒルシュベルグ試験）Hirschberg test, corneal light reflex test（⇒78頁参照）

眼位異常を疑う症例や偽斜視との鑑別が必要な症例などに用いられる，簡便な他覚的斜視角定量検査の1つである．視力不良のため固視が困難でプリズムを用いた定量ができない症例や，検査自体に協力の得られない乳幼児に対しては，斜視角を測定する唯一の方法ともいえる．

1）検査法

被検者の眼前33 cmの位置にペンライトの点光源を置き，固視させる．乳幼児の場合は点滅したりライトをたたいて音を出したりして光源を注視させるように努める．斜視眼での角膜反射像（Purkinje第1像）の，瞳孔中心からのずれからおよその斜視角を定量する．

2）評価法

目測により，角膜反射像が瞳孔縁のときは15°，瞳孔縁と角膜輪部の間のときは30°，角膜輪部のときは45°とする．

3）写真解析

より客観的なデータを求める場合には，写真撮影に基づく計測方法もあるので供覧する．カメラの対物レンズの中心部に直径約4 mmの白色のマークを貼付して調節視標としておく．次に，図7のように額部に置いたスケールとともにフラッシュ光撮影を行いパーソナルコンピュータに取り込んだのち，画像解析ソフトを用いて固視眼と斜視眼各々の瞳孔の重心（入射瞳の中心）から角膜反射像までの距離（斜視眼であれば$|X_0-X_1|$，固視眼であれば$|X_0'-X_1'|$）の和を算出し，その値をHirschberg比（12.3°/mm，21△/mm）で換算して斜視角を求める．この方法は検者によるバイアスが入る余地がなく，客観的なデータを蓄積で

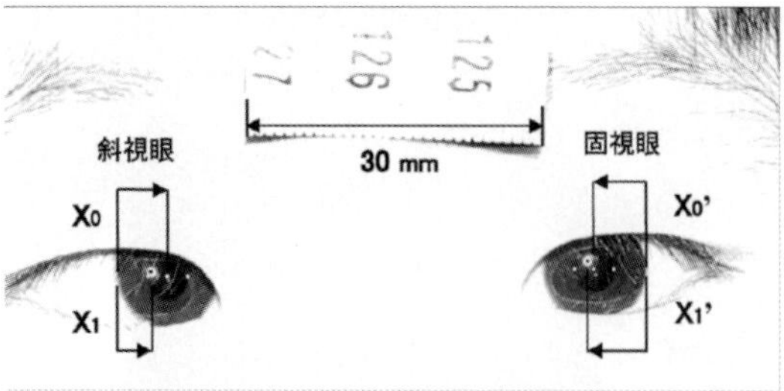

図7 眼位写真による斜視角の定量法
角膜反射像（Purkinje第1像）を利用した方法である。角膜反射像，耳側角膜輪部，3時と9時の瞳孔縁，瞳孔の重心に画像状でマーキングを行う

きるメリットがある反面，協力の得られにくい症例ではやはり無力であること，リアルタイムに結果を得られないこと，また瞳孔領と虹彩のコントラストが低いときや入射瞳が眼瞼や睫毛にさえぎられているときには画像処理が困難であることなどの問題点もある．

b．**遮閉試験** occlusion test, patch test

開散過多型 divergence excess type の外斜視は，遠見時の斜視角が近見時より 15△以上大きい外斜視と定義されている．しかしながら Burian らは，真性の開散過多型は少数例であり，幼少時期から根づいている強固な近接性融像による代償機転が働くために近見の眼位ずれが隠される，いわゆる見かけの開散過多型が大多数を占めていると述べており，その鑑別法として遮閉試験（occlusion test, patch test）を紹介している．片眼に1時間連続した遮閉を行って（優位眼，非優位眼のどちらを遮閉しても結果には差はない），融像を除去しておく．ほんのわずかでも両眼視の機会を与えてしまうと融像性輻湊が働いて，近見時の外斜偏位を隠してしまうので，アイパッチを除去する前に必ず他眼を遮閉器具で覆っておくことが重要である．それからアイパッチを除去して，すばやく交代遮閉試験を行う．その結果，近見時の眼位が，遠見時と同程度あるいはそれ以上に増大すれば見かけ上の開散過多型，不変であれば真性の開散過多型と判定する．

類似機種

角膜反射法を利用した簡便な眼位の定量検査法として，市販の赤外オートレフラクトメータの PR-1100（トプコン社製）を用いた方法もある．屈折値とともに，画面の下段に入射瞳の中心から角膜反射像のずれがミリ単位（小数点1桁）まで表示されるので，その値を Hirschberg 比で換算して斜視角を定量することができる．

文献

1) Riddell PM, Hainline L, Abramov I：Calibration of the Hirschberg test in infantile esotropia. Invest Ophthalmol Vis Sci 35：538-543, 1994
2) 長谷部聡：乳児内斜視の検査法．眼科 37：563-571, 1995
3) von Noorden GK, Campos EC：Binocular vision and ocular motility. 6th ed. pp 361-362, CV Mosby, St. Louis, 2002

C 眼位定量検査

1．ヒルシュベルグ試験 Hirschberg test

検査対象・検査目的

検査への協力が得られにくい症例，特に乳児に用いられる．大まかな眼位を知ることができるが，この検査だけで眼位ずれがないと断定したり，手術量を決定することは勧められない．原則的に遮閉試験，遮閉-遮閉除去試験と組み合わせて行う．

検査法

被検者の眼前約 33 cm にペンライトを示し，固視を促す．できるだけペンライトのすぐ後方か

C．眼位定量検査　79

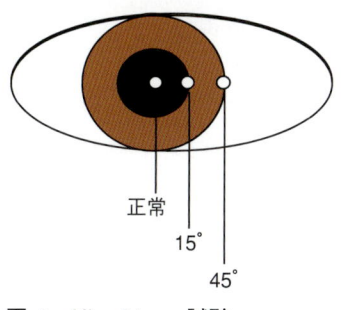

図8　Hirschberg試験

ら，角膜上で光が反射する位置を観察する．

検査成績の判定

両眼の瞳孔の中心で反射していれば正位，瞳孔中心より内側であれば外斜視，外側であれば内斜視と判定する．しかし，最も大切な観察ポイントは，左右対称な位置で角膜反射が得られるかどうかである．両眼ともに瞳孔中心からわずかにはずれても，それが左右対称であれば正常と考える．従来1mmの角膜反射のずれは7°すなわち15プリズムに相当すると考えられていた．瞳孔径3.5mmの場合，瞳孔縁は瞳孔中心から2mmと考えて15°，あるいは30プリズムと判断する(図8)．しかし，さらに詳細な検討では1mm＝12.7°(21.7プリズム)であると報告されている．またこの値は角膜曲率半径や入射光の位置の変化に伴って変わる．

備考

角膜反射の位置で眼位を決めるため，視線が瞳孔中心を通らない場合には斜視と判断される．また，黄斑偏位のときも視線が瞳孔中心を通らず見かけ上は斜視と診断される．

カッパ角：瞳孔中心線と視軸(視線)のなす角で，臨床上ガンマ角に代用される．陽性カッパ角では外斜視，陰性カッパ角では内斜視のようにみえる．黄斑部は解剖学的な中心より耳側にあるため，黄斑部と目標を結ぶ線は瞳孔中心を通らずやや鼻側を通るはずで，5°鼻側偏位は正常である．カッパ角異常の代表的なものは，未熟児網膜症で

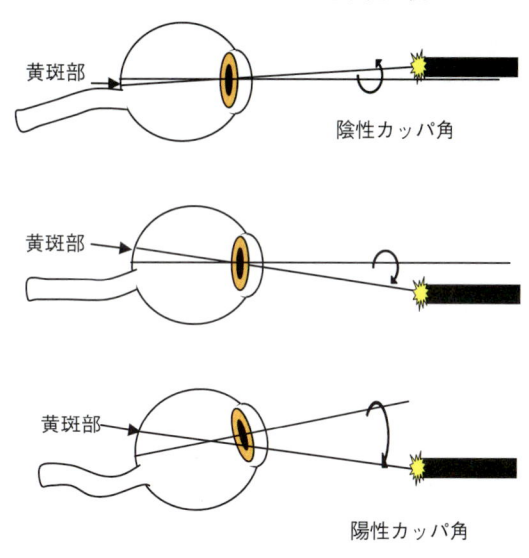

図9　カッパ角

図10　Brückner試験

黄斑が耳側に牽引されている場合で，陽性カッパ角が大きく，見かけ上外斜視となる(図9)．

類似検査

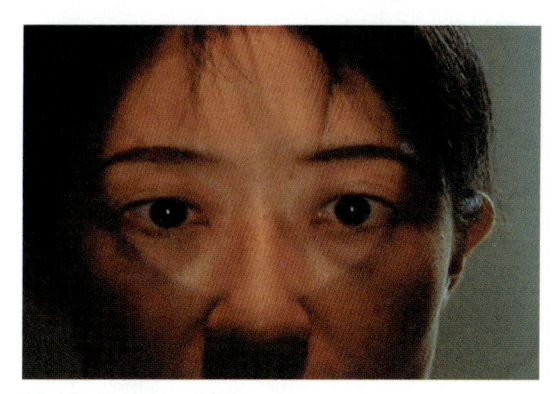

a．Brückner試験

Brückner試験は直像鏡を用いて被検者の瞳孔からの反射を観察する方法で，乳児など眼位検査に協力できない症例で有用である．被検者から50cmほど離れた所から，直像鏡の光が両眼同時に入るようにのぞく．斜視があったり，著しい不同視があると，瞳孔からの反射が異なる．定量性はないが，乳幼児の眼位・屈折のスクリーニングとして用いられる(図10)．

写真やビデオ画像に基づく Hirschberg 試験が行われている．

文献

1) 長谷部聡：眼位検査の基礎と進歩．あたらしい眼科 18：1105-1110, 2001
2) 丸尾敏夫，粟屋　忍（編）：斜視の検査，視能矯正学，第2版．金原出版，1998
3) Hasebe S, Ohtsuki H, Tadokoro Y, et al：The reliability of a video-enhanced Hirschberg test under clinical conditions. Invest Ophthalmol Vis Sci　36：2678-2685, 1995

2. クリムスキプリズム試験
Krimsky prism test

検査対象・検査目的

プリズムと光源を組み合わせて行う方法である．Hirschberg 試験では角膜反射の位置からおよその斜視角を判断するが，本法ではプリズムで斜視角を判定する．固視眼の前にプリズムを置き，非固視眼が Hering の法則で動いたときに反射が瞳孔中心にくるときを測定するので，斜視眼で固視ができないような症例や，検査に非協力的な乳幼児が対象となる．逆に，斜視眼の前にプリズムを置いて，プリズムを通した角膜反射が瞳孔中心にくるときのプリズム度数を求める方法もある．しかし，実際にはプリズムを通して角膜反射を観察することは困難なため，固視眼の前にプリズムを置くことが多い．しかし，固視眼の前にプリズムを置くと，固視眼は正面で目標を固視しなくなる．したがって，むき眼位によって斜視角の変わる麻痺性の斜視や機械的な運動制限のある斜視では，斜視眼の前にプリズムを置いて，角膜反射が中央にくるために必要なプリズム度数を測定する必要がある．一眼が失明しているような場合には，他に斜視角を定量する方法がないため，重要な検査方法である．

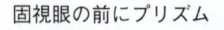

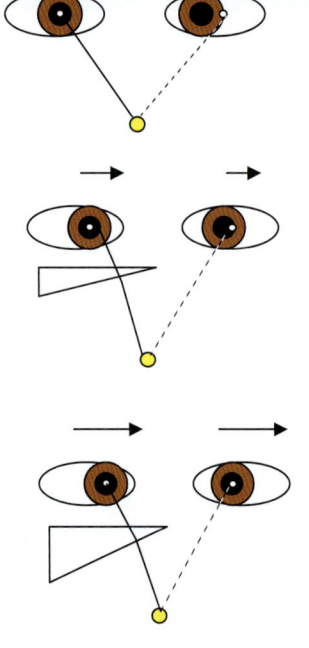

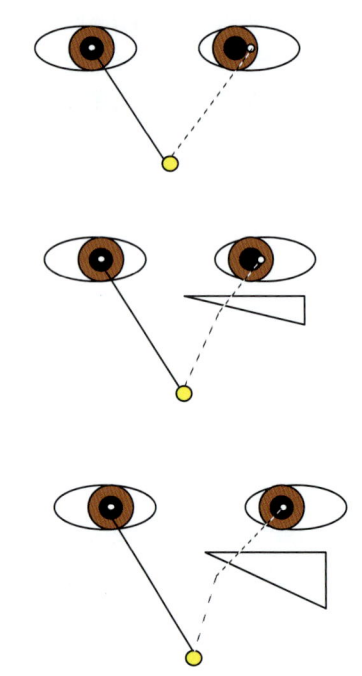

図 11　Krimsky 試験

検査法

 固視眼でどの距離でもよいので，光源を固視させ，非固視眼正面から角膜反射の位置を観察する．プリズムを固視眼の前に置き，プリズム度数を上げたり下げたりしながら非固視眼の角膜反射を観察する．角膜反射が瞳孔中心にきたときのプリズム度数を記録する(図11)．
 斜視眼の前にプリズムを置いてもよいが観察がしにくい．

検査成績の判定

 Hirschberg試験と同様に瞳孔の中心が必ずしも視軸と一致しないために，誤差を生じることがある．また，瞳孔中心の判定も検者によってばらつく．

備考

 Hirschberg試験やKrimsky試験を行う際に，注意しておかなくてはならないことは，これらの検査で用いている視標が点光源という非調節視標だということである．調節視標を点光源のすぐ近くに持って固視させることもできる．調節性内斜視は，点光源では眼位が良好であるのに，小さな絵視標のように，調節を促すような視標を用いると初めて内斜視になることがある．

類似検査

 Maddox正切尺による他覚的斜視角検査．

3. プリズム遮閉試験(プリズムおおい試験) prism cover test

検査対象・検査目的

 斜視がある場合，顕性斜視角を測定するために

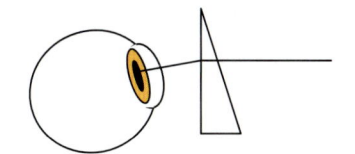

図 12 プリズムの持ち方

前額面保持

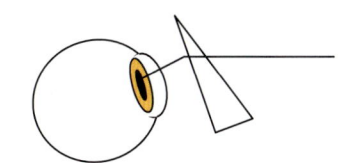

プレンティスポジション

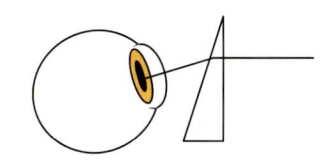

最小偏位角

行う．

検査法

 角プリズム，プリズムバーなどを用いる．プリズムの平らな面を被検者側に向けるか，検者側に向けるかは，プリズムの製造元によって異なるので，確認が必要である．一般的には被検者の顔に平行になるようにプリズムを保持する．プリズムは持ち方によって，光の入射角が変わり，それに伴ってフレ角も変わってくる．一般にガラス製のプリズムはprentice positionに，プラスチック製のプリズムはfrontal positionに較正されている．異なった持ち方をしても，20プリズム以内では誤差が無視できる程度であるが，それ以上の大きな角度になると注意が必要である．また，アメリカ製のプリズム(Gulden社)はfrontal positionで較正されている(図12)．
 斜視角が大きくて，プリズムの範囲を超えるときに，プリズムを重ねると，眼位を正確に測定することはできない．その場合には左右に分けて測定する．ただし，水平と上下の斜視角をプリズムを重ねて測定することは可能である．遠見眼位を測定するときの視標には，明るい点光源などが望

ましく，途中に視界を妨げるものがないようにする．近見眼位を計るときは，点光源だけでなく，小さな文字や絵など調節を必要とする目標も使うことが必要である．

両眼開放の状態でまず，定性的に眼位を測定する．引き続き，プリズムを固視眼の前に置き，固視眼を遮閉したときに，他眼が動かなくなるプリズム度数を求める．麻痺性斜視では固視眼が変わると，斜視角が変わるので，両眼それぞれ測定する必要がある．

検査成績の判定

プリズム遮閉試験では，顕性の斜視の部分だけを測定することになり，斜位は含まれない．したがって，最大斜視角を引き出すには，交代プリズム遮閉試験が必要である．

文献
1) 矢ヶ崎悌司, 他：視能矯正用プリズムバーの種類と保持方法による測定誤差．眼科臨床医報 90：1323-1328, 1996

4. プリズム順応試験 prism adaptation test

検査対象

内斜視，外斜視，上下斜視など，手術を前提とする症例．

検査目的

手術適応，術量の決定に用いる．

検査法

遠方視，近方視における斜視角を交代プリズム遮閉試験で定量する．遠見，近見の斜視角に差がなければ，斜視角を中和するプリズム度数を両眼に等分して装用する（図13）．検査距離で斜視角に差がみられる場合は，内斜視では斜視角の大きいほうの外斜視，上下斜視では斜視角の小さいほうの斜視角を基準にそれを中和するプリズム度数を両眼に等分して装用する．

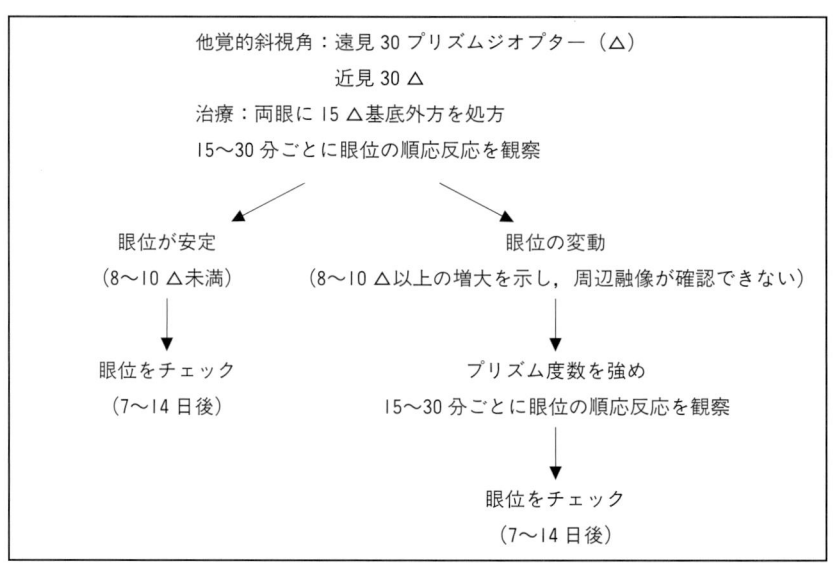

他覚的斜視角：遠見 30 プリズムジオプター（△）
　　　　　　近見 30 △
治療：両眼に 15 △基底外方を処方
15～30 分ごとに眼位の順応反応を観察

　　　↙　　　　　　　　　　↘
眼位が安定　　　　　　　　眼位の変動
（8～10 △未満）　　　（8～10 △以上の増大を示し，周辺融像が確認できない）
　　↓　　　　　　　　　　　　↓
眼位をチェック　　　　　プリズム度数を強め
（7～14 日後）　　　15～30 分ごとに眼位の順応反応を観察
　　　　　　　　　　　　　　↓
　　　　　　　　　　　　眼位をチェック
　　　　　　　　　　　　（7～14 日後）

図 13　内斜視のプリズム順応試験（例）（文献 1 を一部改変）

検査法の判定

a. 内斜視

プリズム装用後は15〜30分ごとに約1.5〜2時間をかけて，交代プリズム遮閉試験で斜視角をチェックする．斜視角が10プリズムジオプトリー（△）未満でBagolini線条レンズ検査で周辺融像による両眼単一視が確認できれば，装用プリズムを7〜14日間連続して装用させ，斜視角に変化がみられない場合は，装用プリズムの度数を基準に術量を決定する．斜視角が10△を超えて増大する場合は，増大した斜視角を中和するプリズムを加える．15〜30分後に眼位をチェックし，斜視角が10△未満でBagolini線条レンズ検査で周辺融像による両眼単一視が確認できれば，7〜14日程度連続して装用させ，その後斜視角を再チェックする．斜視角に変化がみられなければ，装用のプリズム度数を基準に術量を決定する．

b. 外斜視

内斜視に準じて行う．斜視角50△を超えると，プリズム装用後に複視（背理性）が自覚される場合が少なくない．斜視角を中和したプリズムを連続して7〜14日装用させる．複視が意識されなくなり，距離感もつかめるようになった時点で手術を考慮する．術量は装用プリズム度数を基準とする．

備考（注意事項）

内斜視では強固な網膜対応異常を基盤とした周辺融像が原因で，プリズム順応が難しい症例がある．このような症例ではプリズム度数を強めるたびに，斜視角が増大するので順応試験の適応外とする．

文献

1) Aust W, Welge-Lüssen L : Konservative Schielbehandlung. Theorie und Praxis der modernen Schielbehandlung, Bücherei des Augenarztes Heft 99 : 268-282, Enke, Stuttgart, 1984
2) 大月　洋，田所康徳，長谷部聡：上下斜視・眼筋麻痺の治療．pp 57-65, 金原出版, 1994

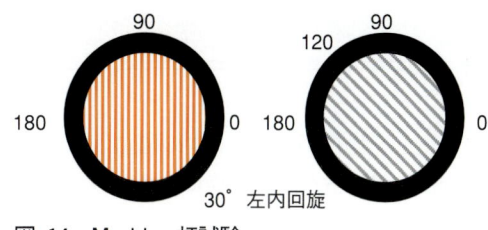

図14　Maddox杆試験

5. マドックス杆試験 Maddox rod test

検査対象・検査目的

回旋偏位を測定する方法である．上下斜視の症例や，水平，上下の眼位ずれが少ないのに複視の訴えが強い場合には，回旋複視を疑って行う必要がある．この検査方法では左右眼を完全に分離し，共通の背景を与えないため，最大の回旋偏位を測定することができる．

検査法

Maddox杆を眼鏡枠に入れて用いる．赤のMaddox杆を視力のよいほう，あるいは優位眼に置き，白のMaddox杆を視力が悪いか非優位眼に置くとよい．Maddox杆の縞が縦になるように入れて，ペンライトの光を見せると，横に光の線条が見える．赤と白の線条が平行になっていれば回旋偏位はないことになる．もし，2本の線条が傾いて見える場合には，レンズを眼鏡枠の中で回転させて，平行になる位置を求める．平行になったときの，眼鏡枠に示された角度が回旋偏位となる．

検査成績の判定

もし，レンズの縦縞が内方に回旋したところで，平行に見えると答えれば内方偏位，外方に回旋したところで平行に見えると答えれば，外方偏位となる（図14）．

備考

もし，上下斜視がなく，1本の線のように見える場合は，どちらかの眼鏡枠に2-3プリズムジオプターのレンズをベースアップかダウンに入れて，2本の線条を分離するとよい．

類似検査

回旋偏位を調べる方法としては，大型弱視鏡や，Bagolini線条レンズ検査がある．

D 単眼性眼位検査

眼位には両眼性と単眼性があり，単眼性眼位は眼球の運動生理の基本的概念である．

1. 眼球軸・視軸の検査

眼の各種の軸と角について，まずその定義を述べる．その概念図を図15に示す．

眼の各種の軸

a. 視軸（視線）

視軸は固視点と眼の第1節点を結ぶ線，あるいは眼の中心窩と固視点を結び眼の節点を通る線と定義される．節点はレンズ系の理論的光学中心で，第1節点に向かって入射する光線は，第2節点から入射光線と平行な方向に射出する．薄いレンズでは第1節点と第2節点は1点に重なるが，レンズ系の前後で媒質の屈折率が違う眼球では重ならず，Gullstrand模型眼では角膜頂点からそれぞれ7.078 mm，7.332 mmにある．そのため，固視点と第1節点を結ぶ線（物体空間での視軸）と第2節点と中心窩を結ぶ線（像空間での視軸）とは1本の線ではなく，互いに平行する2本の線になる．ただし，その差は0.254 mmで1本の直線と近似できる．視軸を規定する節点の位置，中心窩の位置の同定は極めて困難であり，眼が非共軸光学系であるため，視軸の他覚的測定は一般に不可能である．

b. 注視線

注視線は眼球回旋点と固視点を結ぶ線で定義される．眼球回旋点は角膜頂点から後方13.0 mmにあると仮定されるが，厳密に眼球は1点で回転しているわけではないため，回旋点の決定は不可能で，臨床的意義はあまりない．

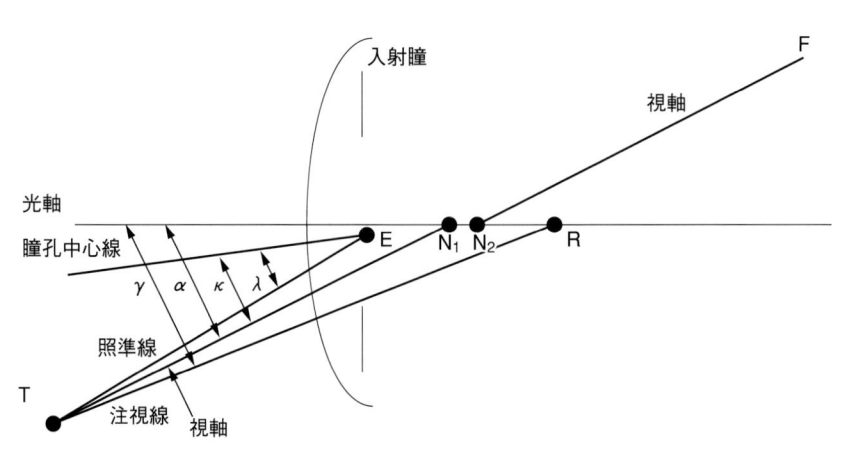

図15 眼の各種の軸と角の概念図
T：固視点，E：入射瞳中心，N_1：第1節点，N_2：第2節点，R：回旋点，F：中心窩

c．照準線

照準線は眼の入射瞳中心と固視点を結ぶ線で定義される．入射瞳は角膜の屈折によって生じる実瞳孔の見かけの像である．固視点から入射瞳の中心を通って眼に入る光線は，射出瞳の中心を通って中心窩に達する．入射瞳の位置における照準線と視軸の距離は平均 0.14 mm とされる．

d．光軸

光軸はすべての光学系の曲率中心を通る線，あるいはこの線に最も近似する線と定義される．ただし，角膜，水晶体の光軸は共軸ではないため，厳密に規定されない．

e．瞳孔中心線

瞳孔中心線は眼の入射瞳中心を通り角膜表面に垂直な線で定義される．検者が光源の真後から注意深く観察し，角膜反射像を被検者の瞳孔中心に位置させることで決定可能である．

f．眼軸

眼軸は眼の前極と後極とを結ぶ線と定義される．

眼の各種の角

a．アルファ角

アルファ角は視軸と光軸とのなす角で定義される．視軸，光軸の臨床的決定は不可能に近く，アルファ角の測定も不可能に近い．あくまでも眼の生理的斜視角の概念上のものと考えるべきとされる．Ophthalmophakometer を使用して測定することもある．

b．ガンマ角

ガンマ角は光軸と注視線とのなす角で定義される．光軸，注視線も測定困難であるため，臨床的に定義上のガンマ角を求めることは不可能である．

c．カッパ角

カッパ角は視軸と瞳孔中心線とのなす角で定義される．測定困難な視軸を含んでいるため，正確には求められない．

d．ラムダ角

ラムダ角は照準線と瞳孔中心線とのなす角で定義される．測定可能な照準線と瞳孔中心線のなす角であり，唯一測定可能な角であるが，臨床的に従来から用いられているガンマ角，カッパ角との相違は極めて小さいとされる．

検査対象・検査目的

両眼開放下で角膜反射の位置を見て，おおよその眼位を観察するが，その際，両眼の角膜反射がほぼ瞳孔中心で，両眼とも対称的な位置にあり，両眼ともよく縮瞳していれば，正位である．角膜反射が瞳孔中心から少しずれていても，両眼左右対称な位置で，縮瞳して眼底からの反帰光線がみられなければ正位であり，この場合，ガンマ角異常の可能性がある．

検査法

眼の角の定義から，厳密には眼科臨床で測定可能なものはラムダ角のみで，カッパ角やガンマ角よりも優先して用いるべきであるとされるが，ここでは従来，臨床的に用いられているガンマ角の検査について述べる．測定には大型弱視鏡を用いるのが一般的である．大型弱視鏡の一方だけを点灯し，ガンマ角測定用のスライドを用いる（図16）．検査眼で中心の0の点を固視させ，角膜反射の位置を観察する．必要に応じて他眼を遮閉する．

検査成績の判定

0の点を見ているときの角膜反射の位置を観察し，瞳孔中心であればガンマ角の異常はない．角膜反射の位置が，瞳孔中心より耳側にずれていれば陰性（−），鼻側にずれていれば陽性（＋）ガンマ角異常があると判定する．正常者では＋3°〜＋6°（平均で＋4°〜＋5°）である．屈折異常があると，近

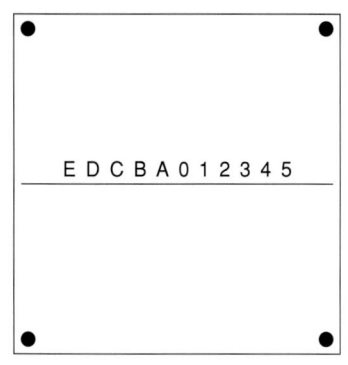

図16 ガンマ角測定用のスライド

視眼では小さく，遠視眼では大きくなることがある．異常の角度は，スライド視標のそれぞれの点を固視させて，角膜反射の位置が瞳孔中心にきた点をもって判定する．1とAの点は1度，2とBは2度となっている．

備考

正しく検査するためには，角膜反射の位置を正面から確認する必要があるが，通常の大型弱視鏡では鏡筒が邪魔になって困難であるため，正面に可能なかぎり近い上方から観察するのがよい．検査に際しては，固視状態をあらかじめ検査しておくこと，黄斑偏位や眼底異常を見逃さないことに注意が必要である．また，眼球を動かしながら検査するため，斜視によっては両眼開放下では片眼の動きが悪いことがあるので，その場合は被検眼を遮閉しておくとよい．

類似機種

ガンマ角が大きすぎて大型弱視鏡で測定できない場合は，Maddox 正切尺を用いる．正切尺の1m前に立たせ，一眼を遮閉する．検者は患者の下方から角膜反射の位置を観察する．中央の光点を見たときの角膜反射の位置，正切尺の数字を被検眼で追わせて，角膜反射の位置が瞳孔中心にきたときに固視していた正切尺の下の数値がガンマ角となる．

文献

1) Atchison DA, Smith J：Optics of the human eye. pp 30-38, Butterworth-Heinemann, Oxford, 2000
2) 山本裕子：ガンマ角の測定法．斜視・弱視の診断検査法，第2版．pp 90-91, 医学書院, 1986
3) 渡辺好政：単眼性眼位検査.視能矯正 理論と実際，増補第3版．pp 239-247, 金原出版, 1978
4) 魚里 博：眼球光学．西信元嗣(編)：眼光学の基礎．pp 119-130, 金原出版, 1978

2. 固視状態の検査

弱視の診断において，固視状態を正しく知ることは治療の可能性, 予後を知るうえで重要である．

検査対象・検査目的

固視の精密検査を要する対象は固視異常が認められ，健眼遮閉では中心固視を得ることが困難と考えられる年齢(4歳以上)の症例である．これにより，固視訓練の必要性と可能性を知ることができる．一方, 角膜反射と遮閉・遮閉除去の検査で固視不良が疑われても，3歳以下の小児であれば，特別な訓練を必要とせず，健眼遮閉だけでも中心固視を獲得することが多く, また検査の信頼性も低いため，精密検査は一般に必要でない．矯正視力検査ができる年齢で，視力0.3以上得られている症例も特別な固視訓練を要することはない．

検査法

広く用いられているのは，ビズスコープ(ナイツ, オキュラス)を用いる方法である．ビズスコープは固視検査専用に作られた直像検眼鏡である．検眼鏡の中に固視目標となる視標が組み込まれている．視標は星, 同心円などがあり，中心の星の大きさは1度, 同心円は1/2度の幅になっている．

a. 能動的検査

患眼との比較のため，両眼とも散瞳する．一眼ずつ遮閉して被検眼の眼底を見る．できるだけ暗い光，グリーンフィルタなどを入れて羞明を減ら

す．初めは固視目標を入れないで，検眼鏡の光の中心を見るように指示し，眼底のどの部位を向けてくるか確認する．次いで，固視目標の星などの図形を見せて，その中心をしっかり見るように指示する．投影されている固視目標が中心窩の部分にあれば中心固視をしていることになり，中心窩以外を常に向けてくれば，その部分が固視点となる．固視点の位置はビズスコープの中にある目盛りを用いて測定する．

b. 受動的検査

検者が被検者の中心窩に他動的に固視視標を重ね合わせ，被検者にとって視標が見えるかどうか，中心と思う位置と同じかどうか聞く．偏心固視の眼では中心窩に視標を重ねることは困難であるが，慣れてくると中心暗点の有無の検査が可能．通常の検査とあわせて補助的に用いる．

検査成績の判定

a. 固視状態の分類（図17）

固視状態は中心窩で固視しているか否かで中心固視と偏心固視に分けられる．中心固視にも中心固視が良好なもの（中心窩を向けて安定している）と中心固視が不安定なもの（中心窩を向けてくることもあるが，健眼に比較して動揺する）を判断する．中心固視不良のものには，偏心固視と固視不定がある．偏心固視には，傍中心窩固視，傍黄斑固視，周辺固視がある．固視点が定まらない場合は固視不定とする．

ここで，抑制や器質的変化のために，中心窩以外の点で固視しているが，能動的検査で星を見るように指示すると，星が中心窩に向くような動きがみられ，次いで元の位置に戻ることがある．この状態が偏心視である．偏心視では中心窩の視方向は正常で，固視点では正面と感じないため，例えば，中心窩の耳側で固視している患者に星を固視点にあて，その位置を聞くと，見ようとする鼻側に星があるという．これに対して偏心固視の場合はちょうどまっすぐ前にあると答え，偏心視のように中心窩に向こうとする動きはみられない．

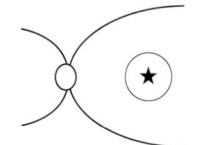

図17 固視状態の分類

中心窩固視　中心固視良好　　傍中心窩固視

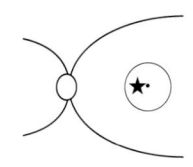

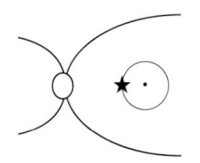

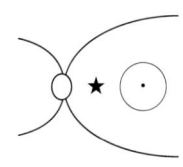

傍黄斑固視　　周辺固視

備考

ビズスコープで中心小窩そのものを観察することは困難で，通常は中心窩の反射を判断の基準としている．したがって，傍中心窩固視の判定には慎重を要する．斜視のない高度遠視性弱視では中心固視を傍中心窩固視と判定しないようにする．眼振のような中心窩を中心に動く動揺を固視不良と誤らないようにする．検査には被検者の協力が不可欠であるため，羞明を感じさせない光量で行うこと，健眼の固視状態と比較することで信頼性が上がる．

固視の自覚的検査法

固視の自覚的検査には，視野を測定してMariotte盲点の位置から固視点を推定する方法，オイチスコープ（オキュラス）の黒丸を中心窩に他動的に合わせ，周囲に残像を作り，壁の固視目標とのずれを検査する方法，内視現象であるHaidinger brushesを利用したコージナトールを用いる方法がある．

類似機種

ビズスコープと同様の機種に固視訓練用のユーティスコープ（ナイツ），オイチスコープがある．一般的な直像検眼鏡にも固視用の図形が入るよう

になっている．

また，眼底カメラ本体に内部固視視標を入れて，写真として記録することもある．走査レーザー検眼鏡（ローデンストック）の微小視野計測の固視標を使えば，眼底を直視下に，また固視の動的な状況が記録できる．

文献
1) 山本裕子：固視の精密検査．斜視・弱視の診断検査法，第 2 版．pp 46-51, 医学書院，1986
2) 稲富昭太：ビズスコープ．市川 宏，他（編）：眼科器械の使い方，第 2 版．pp 212-215, 医学書院，1982
3) 渡辺好政：単眼性眼位検査．視能矯正 理論と実際，増補第 3 版．pp 239-247, 金原出版，1978

E 眼球運動検査

1. 眼球運動検査のフローチャート

a. 診察室での検査

眼球運動検査の基本は問診と視診にある．麻痺性斜視など，非共同性斜視に分類されるものは，はっきりとした眼球運動障害がみられるが，共同性斜視に分類させる斜視であっても，下斜筋過動症や A, V-パターンなど眼球運動のバランスの異常がみられることが多く，入念に眼球運動の検査を行うべきである．

まず問診では，複視の有無，その性状（両眼性か，片眼性か，注視方向や視距離によって複視の見え方に差があるかどうか）を尋ねる．

次に，視診（角膜反射法）または遮閉試験により，正面位で眼位ずれがみられるかどうか調べる．眼球運動神経麻痺では，筋張力のバランス変化により，正面位で眼位ずれを認めることが多い．

次に，9 方向眼位で，各注視方向において，両眼共同運動（むき運動，両眼開放下で眼の動き）と単眼運動（ひき運動，片眼ずつ遮閉させての眼の動き）を調べ，眼球運動制限や異常眼球運動の種類を診断する．必要ならば，遮閉試験，両眼離反運動（よせ運動）の検査（輻湊近点），頭部傾斜試験などを行う．

さらに核上性眼球運動障害が疑われる場合は，2 点交互注視（ペンの先端など）させて衝動性眼球運動を，さらに視標を滑らかに動かしてこれに対する追従運動をみて，滑動性追従運動を検査する．

b. 検査室での検査

検査室での検査は，大きく他覚的検査法と自覚的検査法に分けられる（図 18）．いずれも，先に挙げた問診や視診で得られた情報を確認し，斜視手術の術量決定や治療効果の判定に必要な定量的情報を得ることが主な目的である．

ここでは，先天性，また経過の長い斜視や眼球運動障害症例では，眼位ずれに伴う複視を防ぐために，感覚的な適応（網膜対応異常や斜視眼の抑制）が生じることに注意する．一般的に，自覚的検査法は，他覚的検査法に比較してより鋭敏な検査法である．しかし，感覚的異常を伴う症例では，被検者が視標を認知することが困難な場合が多く，自覚的検査は適用できない．

c. 外眼筋の機械的制限による眼球運動障害

吹き抜け骨折，甲状腺眼症，強膜バックリング術後斜視など機械的制限による眼球運動障害は，病歴や画像診断により診断できることが多い．しかし，眼球運動障害が機械的制限によるものか作動筋の麻痺によるものかを直接鑑別するうえで，牽引試験 forced duction test が必要になる．

d. 核上性眼球運動障害

眼球運動神経核（動眼神経核，外転神経核，滑車神経核）より中枢側の病変では，末梢神経麻痺にみられるように筋選択性の眼球運動障害を示すのではなく，眼球運動方向選択性に眼球運動障害が起こることが多い．したがって，核上性眼球運動障害（眼振を含む）では，眼位ずれや複視を認めない症例も少ない．

しかし核上性眼球運動障害では，詳細に眼球運

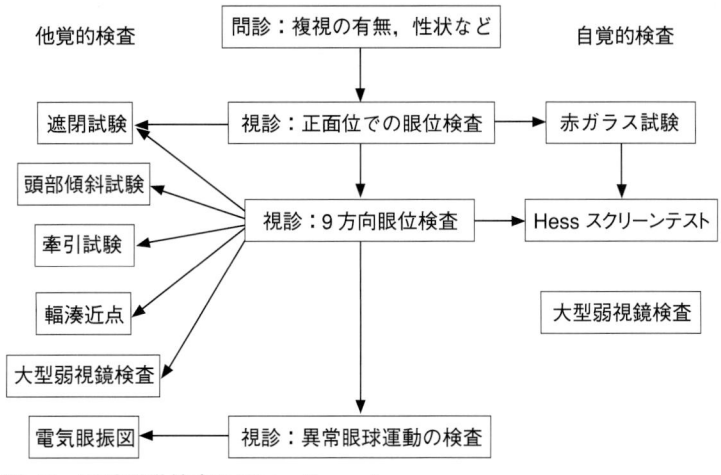

図 18 眼球運動検査のフローチャート

表 1 眼球運動の種類

両眼共同運動(version)：両眼が同一方向に運動する
衝動性眼球運動(saccade)
滑動性追従運動(smooth pursuit)
視運動性眼反射(optokinetic nystagmus；OKN)
前庭動眼反射(vestibulo-ocular reflex；VOR)
両眼離反運動(vergence)：両眼が相反する方向に運動する
輻湊運動(convergence)
開散運動(divergence)

動を調べると，両眼性に，衝動性眼球運動の推尺異常や階段状の滑動性追従運動を認めることが多く(表1)，中枢神経系内で責任病巣を推定するうえで役立つ．動的な眼球運動障害を記録するために，電気眼振図 electronystagmogram が用いられる．

末梢性の眼球運動障害では，罹患筋が関与するすべての両眼共同運動と両眼離反運動に共通して異常が現れるのに対し，核上性眼球運動障害では，両眼共同運動の種類や方向によって選択的に異常が現れるのが特徴である．

2. 9方向眼位(⇒ 96頁参照)

検査対象・検査目的

斜視，眼球運動障害，複視や頭位異常を示す患者．9方向眼位とは，第1眼位である正面視，第2眼位である右側方視，左側方視，上方視，下方視，第3眼位である右上方，左上方，右下方，左下方視のあわせて9つの診断的眼位をいう．各注視方向において，両眼の眼位のずれ(両眼共同運動)や眼窩内での眼球の位置(単眼運動)をみる．これにより，眼球運動の制限や過動，異常眼球運動の有無を調べる．

検査法

検者は被検者に正対し，適当な視標(指先，ペンライト，玩具など)を各注視方向に掲げ，被検者に注視させる．正面位での眼位を確認後，第2，第3眼位における眼位を調べる．検査は必ず，片眼遮閉下および両眼開放下で行い，前者で片眼ごとの運動制限(単眼運動)，後者では両眼間の眼球運動の協調性(両眼共同運動)を調べる．

検査成績の判定

正常可動範囲(単眼運動)を図19に示す．ただし高齢者では，加齢現象として，両眼の上転運動が若干制限されることに注意する．

各外眼筋の主な作用方向との関連(図20)で，眼球運動制限や異常眼球運動の原因筋を推定し，その程度とともにカルテに結果を記入する．

側方視では，強角膜輪部が内眼角または外眼角に接するまで動く(矢印で示す)．上方視，下方視では，内眼角と外眼角を結ぶ水平線(破線で示す)を越えるまで眼球が動く．これに達しない場合は，眼球運動制限があると考える．

軽度の眼球運動制限や過動は，単眼運動の検査のみでは見逃されることが多く，また両眼共同運動のみでは，異常が眼球運動制限なのか，非共同性斜視によるものか判断できない場合がある．図21，22に，主な両眼共同運動の異常を示した．

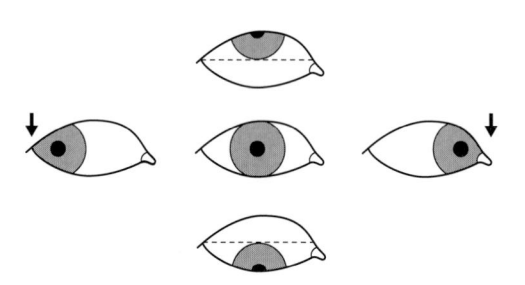

図19　眼球の正常可動域(単眼運動：片眼遮閉下で調べる)

備考

両眼共同運動検査では，周辺視をさせるほど両眼間の眼位ずれは明瞭になることが多いため，患者が視標を正しく注視しているかどうか確認しながら，なるべく大きく視標を動かすとよい．

文献

1) Lee RJ, Zee DS：Neurology of eye movements, 3 rd ed. Oxford University Press, New York, 1999

3. 赤ガラス試験 red glass test

検査対象・検査目的

斜視，眼球運動障害，複視や頭位異常を示す患者．赤ガラス(赤フィルタ)を片眼に装用させ両眼分離したうえで，自覚的に正切尺により眼位ずれの向きや大きさを測定する．

この検査では，斜視と斜位の区別はできない．また正切尺の制約上，20△(約10°)を越える大きな眼位ずれは検査できない．

検査法

被検者を，中心に点光源を備える正切尺の5m前方に座らせ，片眼に赤ガラスを装用させる．赤

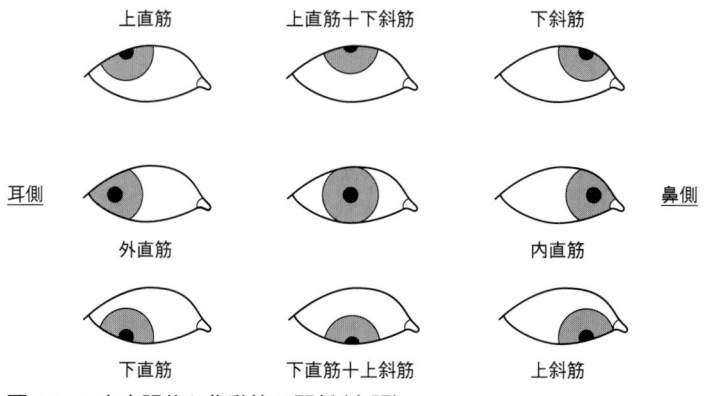

図20　9方向眼位と作動筋の関係(右眼)

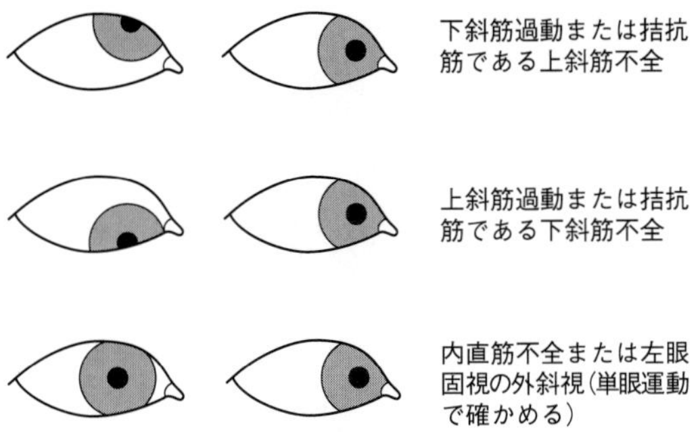

図21 内転位での両眼共同運動，過動，不全の見かた（右眼が患眼の場合）

（右列・上から）
下斜筋過動または拮抗筋である上斜筋不全
上斜筋過動または拮抗筋である下斜筋不全
内直筋不全または左眼固視の外斜視（単眼運動で確かめる）

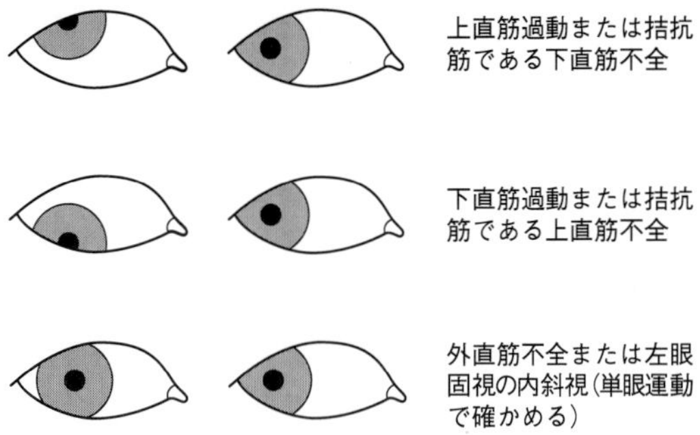

図22 外転位での両眼共同運動，過動，不全の見かた（右眼が患眼の場合）

上直筋過動または拮抗筋である下直筋不全
下直筋過動または拮抗筋である上直筋不全
外直筋不全または左眼固視の内斜視（単眼運動で確かめる）

同側性（内斜偏位）4.5°

交差性（外斜偏位）6.0°
＋下方偏位 4.0°

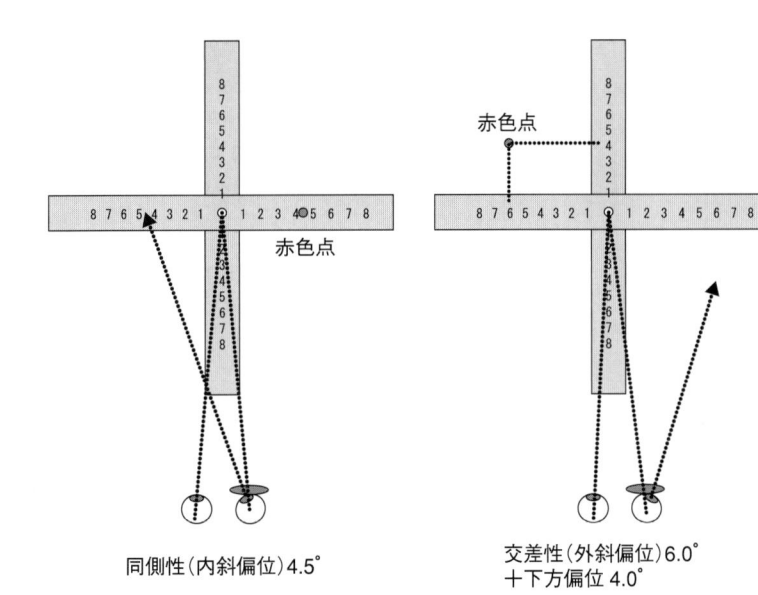

図23 赤ガラス試験の例（右眼に赤フィルタ装用）
矢印はそれぞれの視線の方向を示す．赤色点は眼位ずれの反対方向へ偏位して知覚される

ガラスを装用した片眼では，中央の光源が赤色点となって知覚される．

検査成績の判定（図23）

まず，点光源（固視眼の注視方向）を基準として，赤色点（反対眼の注視方向）のずれの向きを調べる．正位であれば赤色点は光源に重なる．光源の位置に対して赤色点が赤ガラスを装用した眼と同側にずれて見える場合を同側性偏位と呼び，内斜偏位があることを示す．赤色点が赤ガラスを装用した眼と反対側にずれて見える場合を交差性偏位と呼び，外斜偏位があることを示している．さらに，赤色点のずれが光源より上方ならば下方偏位，下方ならば上方偏位である（赤い点のずれの方向に対して，常に反対方向に偏位があると記憶するとよい．

次に，被検者に赤色点の位置を正切尺上に記した数値で読み取ってもらう．この数値が眼位ずれの大きさ（°）を示している．

備考

(1) この検査は自覚的検査であり，網膜対応異

常や片眼抑制など感覚的異常がみられる患者では，検査が困難であったり，遮閉試験など他覚的検査とは異なった結果が得られる．

(2) 赤ガラスの濃度によって両眼分離の程度が変わり，斜位症例では，融像性輻湊運動の代償作用のため，異なる結果が得られる場合もある．

(3) 比較的若い被検者では，調節性輻湊により，赤色点が左右に動揺してみえる．この場合は，「なるべく目をリラックスした状態」で，およその位置を答えさせる．

(4) 赤色 Maddox 杆を使用しても，赤ガラス試験と同様の検査が可能である．Maddox 杆は，複数の赤色円柱レンズが一方向に配列したもので，これを通して光源を見ると，円柱の配列と直角方向に赤色線条が見える．Maddox 杆を片眼に装着させ，正切尺上の点光源と赤色線条のずれを答えさせる．Maddox 杆の配列を，予想される眼位ずれと同一方向に合わせて（水平方向の眼位ずれを調べる場合は水平方向へ，垂直方向の眼位ずれを調べる場合は垂直方向に，眼鏡枠に挿入して）使用する．

4. Hess 赤緑試験

検査対象・検査目的

斜視，眼球運動障害，複視や頭位異常を示す患者．

赤緑フィルタにより，両眼の融像を分離し，各注視方向において眼位ずれを測定することにより，眼球運動制限や過動を定量する．

斜視と斜位の鑑別はできない．自覚的検査であるため，網膜対応異常や片眼抑制のある症例では検査できない．

検査法（図 24）

Hess チャート・プロジェクタ（はんだや）を用いた場合を示す．被検者の頭部を顎台とヘッドバンドで固定する．被検者の眼前 1.4 m 前方の白色

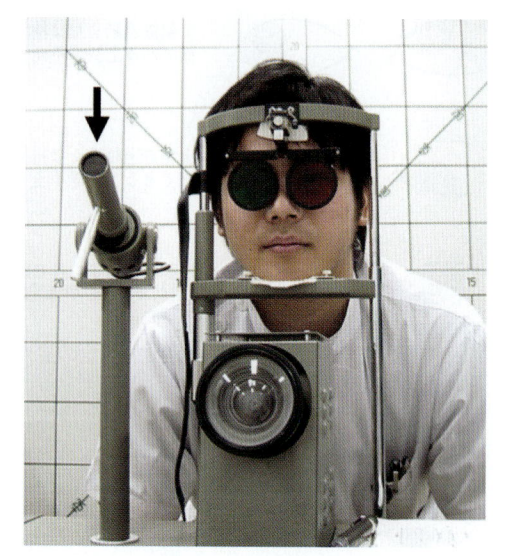

図 24　Hess チャート・プロジェクタ（はんだや）による眼球運動検査
テーブル上のプロジェクタでスクリーンに赤色グリッドパターン（図 25）を投影する．指示器（矢印）を動かして，緑色の矢印をグリッドパターン上の各測定点に順に合致させる．測定は暗室で，眼前の赤緑フィルタを付け替えながら 2 回行う

スクリーンに，赤色のグリッドパターンを投影する．グリッドパターンの中心点が，被検者の正面位（眼の高さ）に一致するよう，プロジェクタの高さや角度を調整する．被検者の眼前に赤と緑のフィルタを置く．

1 つのグリッド（幅×高さ）は，被検者の眼の位置から視角 5°に相当し，正面位を基準として 15°，30°の離れた位置に，やや大きな丸または菱形で測定点が表示されている．暗室下で被検者は，検者の指示に従って，測定点を順に注視する．各測定点ごとに被検者は，右手で緑の矢印を投影できる指示器を持ち，矢印が測定点に感覚的に重なり合うよう，指示器の方向を調整する．通常は，正面位および正面位を中心とする±15°の測定点，合計 9 か所の測定点について検査を行うが，必要に応じて±30°の測定点についても検査を行う．

検者はグリッド上で，被検者の示した矢印の位置を読み取り，記録用紙（Hess チャート）に記入し，各ポイントを線で結ぶ．赤フィルタを置いた片眼は，赤のグリッドパターンは見えるが，緑の矢印は見えない．緑フィルタを置いた片眼は，緑

の矢印は見えるが，赤のグリッドパターンは見えない．つまり，赤フィルタを置いた眼が，測定点を注視する，つまり固視眼になり，測定点と緑の矢印の位置ずれが，各測定点における反対眼の眼位ずれに相当する．矢印の方向とグリッドの線を合わせるように指示することもよい．これにより回旋偏位も検査できる．

一通り検査がすんだら，固視眼を変えて，つまり赤，緑フィルタの方向を変えて，同様に検査を行う．

検査成績の判定（図25）

注視方向によって眼位ずれの大きさが変化しない斜視または斜位（共同性斜視）では，いずれの眼で固視しても，眼位ずれの大きさは一定である．したがって，Hessチャートは左右同じ大きさで，対称的なパターンを示す．

一方，注視方向によって眼位ずれの大きさが変化する麻痺性斜視（非共同性斜視）では，Heringの等神経支配の法則により，麻痺眼固視における眼位ずれ（第2偏位）は，健眼固視における眼位ずれ（第1偏位）より大きくなる．このため，Hessチャートは左右大きさが異なり，かつ非対称のパターンを示す．判定の順序を次に示す．

(1) 正面位での眼位ずれをみる．正面位では，外斜偏位か，内斜偏位か，上下偏位か，さらにその程度（°）をみる．

(2) 固視眼によって，Hessチャートに差があるかどうか見る．パターンの大きさに差があり，左右非対称であれば，非共同性斜視と判定する．

(3) 眼球運動制限について見る場合は，より小さいHessチャートに注目する．検査用紙上の測定点と記録された矢印の位置のずれが，最大になる注視方向を調べ，各外眼筋の作用方向との関連から原因筋を推定する（図20）．

備考

(1) 両眼性の眼球運動障害の場合，Hessチャートのみでは正しく診断できない．9方向眼位（単眼運動）や回旋偏位などを参考にしながら，総合的に判定する．

(2) Hess赤緑試験の原理は，赤緑フィルタで両眼分離することにある．このため検査は必ず暗室下で行う必要があり，被検者がグリッドパターンと矢印以外のものが見えない状況である必要がある．これは投影式でない，類似機種を用いる場合も同様である．

(3) 若年者では調節性輻湊の影響が介入しやすく，矢印の位置が不安定になりやすい．したがって，垂直偏位に比べ，水平偏位の測定の再現性はやや劣る傾向がある．

(4) 第2，第3眼位における測定では，頭部運動が生じることがある（特に±30°の場合）．また上斜筋麻痺の多くは，頭部傾斜によって上下偏位が変動する．再現性のよい検査結果を得るには，検査中，被検者の頭位が動揺しないよう注意する．

類似機種

Hess赤緑試験に回旋偏位の測定を組み込んだものに，Lancaster赤緑テストがある．原理はほぼ同じ．

5. 牽引試験（ひっぱり試験）forced duction test

検査対象・検査目的

眼球運動制限が，作動筋の麻痺によるものか，あるいは拮抗筋の伸展障害によるものかを鑑別する．

検査法（図26）

(1) 患者を仰臥位に寝かせ，点眼麻酔を十分行う．開瞼器をかけるか，検者の指で開瞼させる．

(2) 眼球運動制限のある注視方向を注視させる．

(3) 2本（または1本）有鉤鑷子で，輪部結膜と上強膜組織を確実に把握し，注視を命じた方向に眼球を回転させる（鑷子で眼球をわずかに持ち上

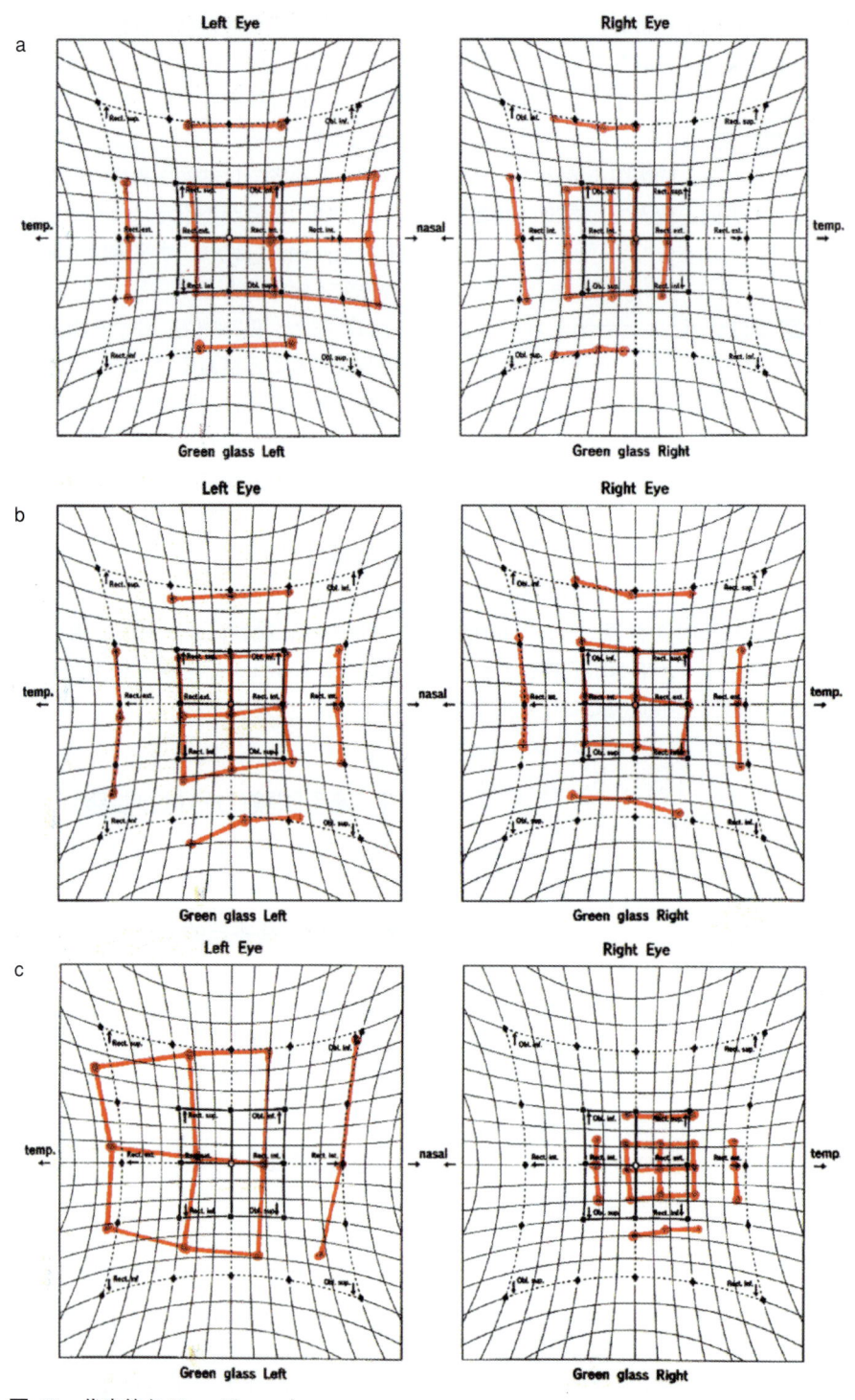

図 25 代表的な Hess チャート
a：右眼の外転神経麻痺，b：右眼の滑車神経麻痺，c：右眼の動眼神経麻痺の一例．赤線が緑色矢印の位置（非固視眼の注視方向）を示す

げるように把握するのがコツである）．

検査成績の判定

抵抗がなく，眼球運動の可動域（図 19）まで楽に回転すれば，拮抗筋の伸展障害はなく，作動筋の麻痺による眼球運動制限であると判断する．逆に抵抗があり，十分な回転がみられなかったり，回転力を加えた際に眼球が陥凹する傾向がみられれば，拮抗筋の伸展障害による眼球運動制限と判断する．

全身麻酔下では，検査はより容易である．局所麻酔下で検査協力の得られにくい患者では，斜視手術の直前に全身麻酔下で検査を行い，最終的な手術方針を決定する場合も少なくない．

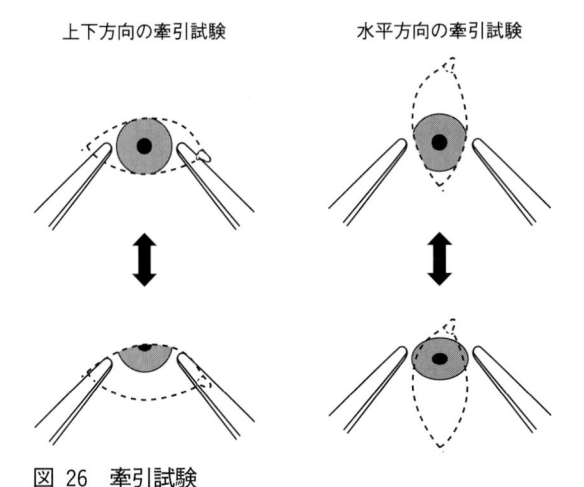

備考

斜筋に対して牽引試験も行うことができる（図 27）．上斜筋に関しては，筋の欠損や低形成の診断に，下斜筋に関しては，下斜筋後転術で手術効果の確認に用いられる．

文献

1) Plager DA：Traction testing in superior oblique palsy. J Pediart Ophthalmol Strabismus 27：136-140, 1990
2) Guyton DL：Exaggerated traction test for oblique muscles. Ophthalmology 88：1035-1040, 1981

図 26　牽引試験

6．注視野検査

検査対象・検査目的

斜視，眼球運動障害，複視や頭位異常を示す患者．

検査には単眼性注視野と両眼性注視野の 2 種類がある．このうち単眼性注視野は，眼球の可動範

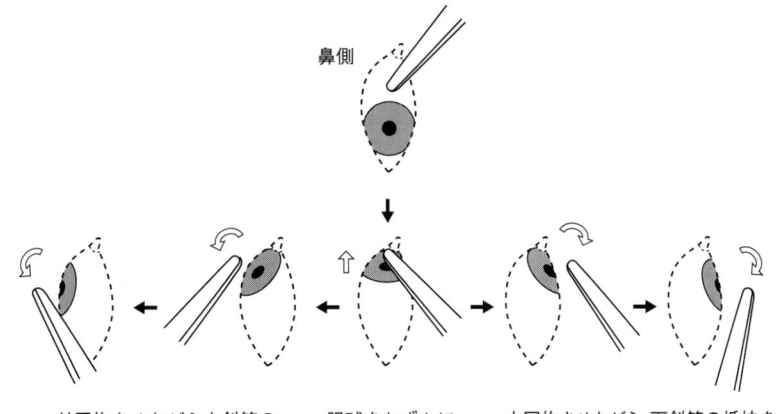

図 27　斜筋に対する牽引試験（右眼の場合）

囲(単眼運動)を定量する検査法である．両眼性注視野は，複視のみられる注視方向(または両眼単一融像視野)を定量する検査法である．

検査法

現在市販の検査装置はないが，ここでは一般的に利用しやすいGoldmann視野計を応用した検査法を述べる．

a．単眼性注視野

頭部を額台とヘッドバンドで固定，被検眼が視野計の中央にくるよう額台の位置を調整する．検眼の屈折異常を矯正し他眼は遮閉する．視標は最も暗くて小さい視標を用い，視野計の"中心から周辺に向かって"ゆっくり移動させる．被検者に視標の動きに合わせて"追視"させる．眼球の稼動範囲を超えると網膜上で視標のイメージは中心窩を外れるため，視標を視認できなくなるので，視標が視認できなくなったときに合図をさせる．各測定点を結んだ範囲を被検眼の可動域とみなす．

b．両眼性注視野

頭部を額台とヘッドバンドで固定，屈折異常を矯正し，両眼の"中央部"が視野計の中央にくるよう額台の位置を調整する．視標は明視しやすいもの(例えばⅤ1)を用い，まず両眼単一視可能な注視方向を求める．この方向を中心として，視標を各方向に移動させ，被検者は視標を両眼で追視しながら，複視が自覚されたときに合図させる．各計測点を結んだ範囲が両眼単一融像視野である．

検査成績の判定

動的量的視野計を用いた近距離での両眼性視野検査では，調節性輻湊の影響によりデータの再現性が十分でない場合がある．両眼にBagolini線状レンズを装用させ，交差する線条を確認しながら検査を行うと，より確実に複視の有無を検出しやすい．

備考

単眼性注視野の正常域には個体差があり，また再現性が得られにくいことから，視診による9方向眼位検査に比較してメリットが少ない．

非共同性斜視の場合，治療目的はなるべく広い注視野で両眼単一視を確立させることである．したがって両眼性注視野は，非共同性斜視の治療効果の判定に欠かせない検査である．しかし，市販の検査装置や一定の検査条件は確立されておらず，施設ごとに動的量的視野計などを利用して，検査を行っているのが現状である．

F　9方向眼位

検査対象・検査目的

9方向眼位とは，第1眼位(正面視)，第2眼位(上方，下方，右方，左方視)および第3眼位(右上方，右下方，左上方，左下方視)の計9方向における眼球の相対的な位値関係を示すものである．単眼(ひき)・両眼共同(むき)運動機能を評価する基本的な視診法である．共同性斜視の患者や，麻痺性斜視などの非共同性斜視をはじめ，注視麻痺や眼球振盪などの眼球運動障害を有する患者が対象となる．診断的両眼共同眼位とも呼ばれるように，各眼における眼球運動制限や過動・遅動(不全)がどの両眼共同眼位で認められるかを判定し，またその程度を評価することが目的である．日々の診療の中で9方向眼位写真を撮影し記録しておけば，初診時からの経過観察に後々役立つばかりでなく，斜視手術の適応のある症例では筋の選択や，術後の評価などにおいても有益な情報をもたらしてくれる．

検査法(図28)

患者の眼前から30〜50 cm程度の距離に注視目標(適当な視標,ペンライトなど)を呈示し,顔を動かさずに可能な限り視標を眼で追ってもらうよう説明してから,各方向に動かして検査を行う.乳幼児や小児に対しては,興味を引きそうなアニメのキャラクター(音の出るものであればなおよい)などを視標として用いる.周辺視しようとするときに頭位をまっすぐに保持できない場合は,介助者に背後から押さえてもらうようにする.両眼共同運動で眼球運動制限や過動症が疑われたときには,非検査眼を患者自身または介助者が手掌で遮閉するかガーゼなどで遮閉した後に,単眼運動を見てその有無を確認する.下方視および,(内眼角部の上眼瞼の形状や内眼角贅皮などで)内方視の眼位の判定が困難な場合は,検者または介助者が眼瞼を十分引き上げたり,内眼角部の皮膚をつまんだりする工夫は必要である.

検査成績の判定

単眼運動の可動域の限界の目安は,成書によると,①外転(外ひき)は角膜の外縁が外眼角に達するまで,②内転(内ひき)は瞳孔の内縁が上下涙点を結ぶ線に一致するまで,③上転(上ひき)は角膜の下縁が外眼角,内眼角を結ぶ瞼裂線に達するまで,④下転(下ひき)は角膜の上縁が外眼角,内眼角を結ぶ瞼裂線に達するまでとされている.

眼球運動制限については,**表2-a**のgrade分類を参考とする.

斜筋の過動・遅動症については,45°内転時における眼球の過動・遅動(不全)の範囲を,上は水平から30°,下は水平から30°までとして,**表2-b**のように約7°間隔で−4 underaction〜+4 overactionまでの9スケールに分類する方法もあるので参照されたい.

表2 眼球運動制限および斜筋の過動・遅動の程度分類

a. 眼球運動制限のgrade分類

grade	単眼運動の目安
0	正常
−1	正中を越えて可動域の75%まで動く
−2	正中を越えて可動域の50%まで動く
−3	正中を越えて可動域の25%まで動く
−4	正中を越えて動かない
−5	正中から反対側にシフトしたまま動かない

b. 斜筋のみの過動・遅動のgrade分類

grade	単眼運動の目安
+4	28° 過動
+3	21° 過動
+2	14° 過動
+1	7° 過動
0	過動・遅動なし
−1	7° 遅動
−2	14° 遅動
−3	21° 遅動
−4	28° 遅動

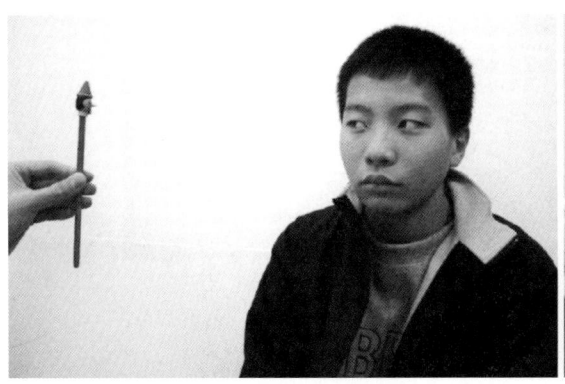

a. 両眼共同(むき)運動検査 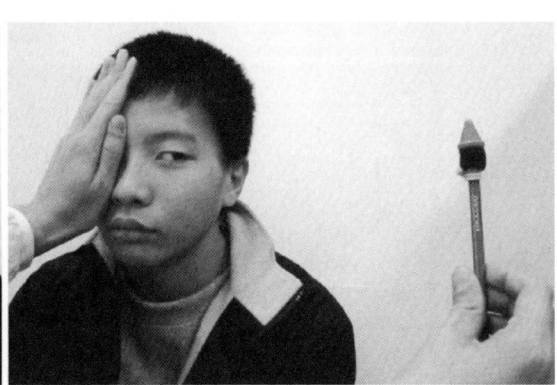　　　　b. 単眼(ひき)運動検査

図28　9方向眼位検査

また，眼球運動制限や過動・遅動(不全)を判定するうえでは，各両眼共同眼位において，どの外眼筋が主に作用しているかを確認しながら進めることが重要である．図29のように内転と外転の際にはそれぞれ内直筋(MR)と外直筋(LR)のみが関与するだけだが，上転，下転の際にはそれぞれ上直筋(SR)と下斜筋(IO)，下直筋(IR)と上斜筋(SO)が関与している．したがって，眼球運動制限がみられた場合でも，外転位と内転位のどちらで強いかを確認して障害のある筋を絞り込んでいく．

視診により眼球運動制限および斜筋の過動・遅動(不全)が存在していれば，上記のステップにて障害のある筋を同定してgradeを評価した後に，図30に示すような方法で記載する．

備考

(1) 麻痺性斜視の場合，健眼で固視したときの眼位を第1眼位，麻痺眼で固視したときの眼位を第2眼位という．麻痺眼で固視した場合，麻痺に打ち勝つための運動系の信号はHeringの法則により健眼の共同筋にも送られて，結果的に第1眼位よりも大きいずれを引き起こすことがある．したがって，両眼共同運動の結果のみでの先入観にとらわれることなく，遮閉試験も併用して固視眼を確認することと，必ず単眼運動も確認して見かけ上の眼球運動制限を見誤らないように注意する．

(2) 麻痺性の斜視では，頭位異常をきたすことがある(例えば，筋の作用方向に顔を向けて麻痺眼で固視しようとする，上斜筋麻痺のように健側に斜頸した代償頭位をとるなど)．その場合は頭位を矯正して検査する必要があるが，逆にそれが診断の一助となることもあるので注意深い観察が大切である．

(3) 複視の自覚はあるが，わずかな眼球運動制限を肉眼で判定することが困難な症例もある．その場合は，Hessスクリーンテストを行い，定性・定量的に評価する．

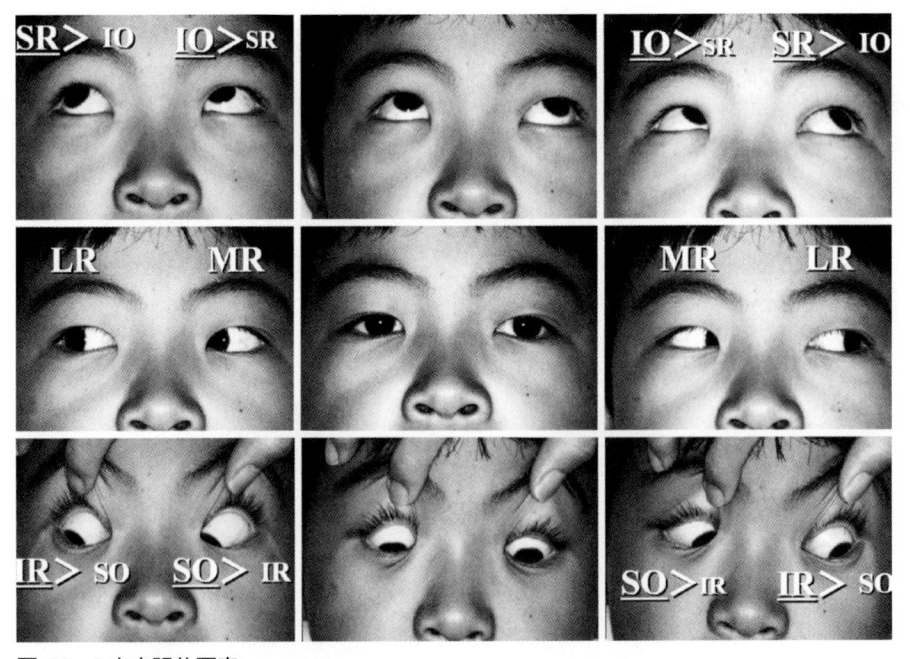

図 29　9方向眼位写真
各両眼共同眼位で作用する外眼筋を示している．2つの筋が関与する場合には，どちらの作用が強いかを大小関係で表している

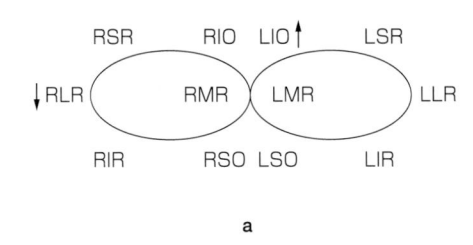

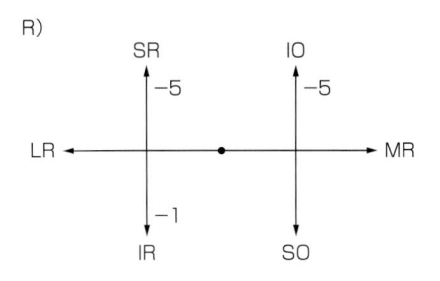

図 30 眼球運動制限および斜筋の過動・遅動の記載方法
a：両眼共同眼位の記載方法
　　遅動(不全)を↓，過動を↑で記載する
b：眼球運動制限の記載方法(2 種類)
　　上段：右眼眼窩吹き抜け骨折の例
　　　　　右眼の著明な上転制限と下直筋の運動(不全)を認める
　　下段：左眼先天性上斜筋麻痺の例
　　　　　上斜筋の遅動(不全)と下斜筋の過動を認める

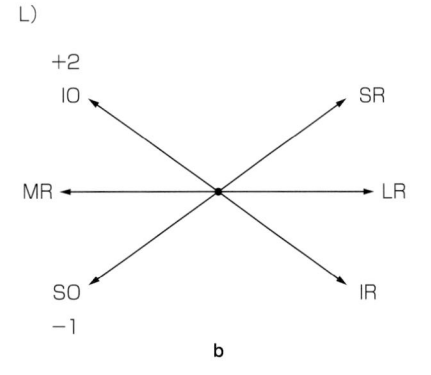

文献

1) 渡辺好政：眼球運動の検査．弓削経一(編)：視能矯正，増補第 3 版．pp 247-253，金原出版，1978
2) Min BM, Park JH, et al：Comparison of inferior oblique muscle weakening by anterior transposition or myectomy：a prospective study of 20 cases. Br J Ophthalmol 83：206-208, 1999

G 頭位の計測

検査対象・検査目的

斜視，眼球運動障害(眼振を含む)，複視や頭位異常を示す症例．

大角度の頭位異常に対しては，斜視手術などの治療が必要になる．治療の適応や治療効果を判定する目的で，頭位計測を行う．

検査法

まず，患者が診察室に入室してきた瞬間の頭位を観察することが基本である．次に，両眼開放下で，正面に置いた視標を"楽なように自然に"ながめさせ，頭位を観察する．また，字ひとつ視力表を用いて視力検査をしながら(視覚的な負荷を与えながら)，頭位を観察する．

必要ならばアイパッチで片眼を遮閉し，片眼遮閉下で頭位が変化するかどうか調べる．非共同性斜視における代償性頭位異常では，単眼視することで複視が消失するため，頭位異常は正常化するか改善する．主に小児で，整形外科的な頸性斜頸と鑑別する場合に有用である．

検査成績の判定

①顔のまわし(face turn)，②頭部傾斜(head tilt)，③顎上げ，顎下げ(chin elevation, chin depression)の 3 つの成分に分類したうえで，図 31 のように，頭位異常の角度(°)を測定する．分度器や写真撮影により，さらに詳細に頭位計測を行う場合もある．

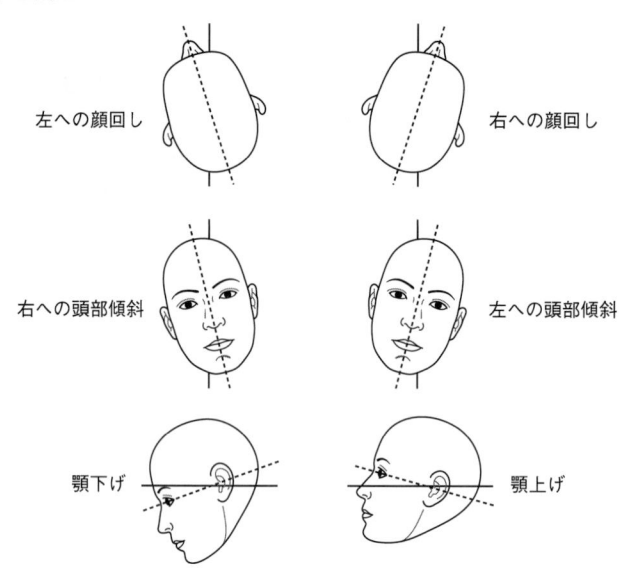

図 31　頭位異常の 3 要素
頭位異常の程度は実線と破線のなす角度で表される（°）．それぞれ約 20°の頭位異常を図示した

表 3　頭位異常成分と代表疾患の関係

顔のまわし	外転神経麻痺，Duane 症候群，Brown 症候群，先天眼振，先天性内斜視（cross fixation），注視麻痺
頭部傾斜	上斜筋麻痺，交代性上斜位，skew deviation（ocular tilt reaction）
顎の上げ下げ	両眼性滑車神経麻痺，general fibrosis syndrome，眼瞼下垂

異なる成分の頭位異常を同時に示す症例や，経時的に頭位異常が変動する症例も少なくない

　眼球運動障害の特徴を参考にしながら，頭位異常の原因を検討する．代表的な頭位異常と疾患の関係を表 3 に示す．

備考

　代償性頭位異常が生じる原因は，① 中心固視を得るため頭部運動が眼球運動を補助する場合（注視麻痺，general fibrosis syndrome など）．② 複視を避け両眼単一融像視を得るため，頭部運動により注視方向を両眼単一融像視野内へ移動させる場合（眼球運動神経麻痺）．③ 注視方向によって眼振の振幅や周波数が変動する症例では，頭部運動により注視方向を静止位（null zone）へ移動させることで，網膜像の安定と視力改善を図る場合（先天眼振）がある．これら眼球運動障害以外にも，眼瞼下垂や，未矯正の乱視（光学的頭位異常でも頭位異常）などで頭位異常がみられることがある．

　頭位測定にあたっては，なるべく被検者が頭位を正そうと意識させない工夫が必要である．意識することによって，頭位異常は容易に隠される．したがって，特に小児では家庭でリラックスした状況，例えば，テレビを見ているときの頭位をスナップ撮影してもらうと参考になる．

H　外眼筋の画像検査

検査対象・検査目的

　MRI は組織間コントラストの高い，高解像度の画像が得られるため，外眼筋とその周囲結合組織の撮像に適している．眼窩骨折の骨所見の描出

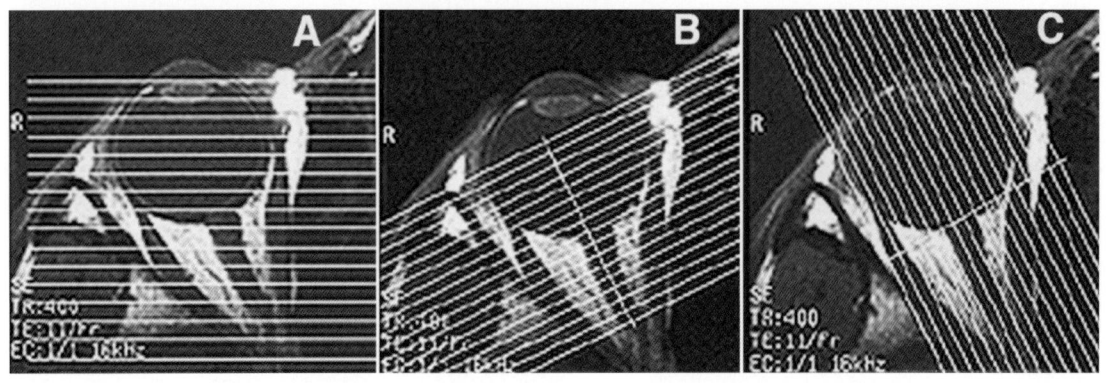

図 32 眼窩 MRI 断面像
A. 冠状断
B. Quasicoronal：解剖学的眼窩軸と直交する冠状断
C. Quasisagittal：解剖学的眼窩軸に平行な矢状断

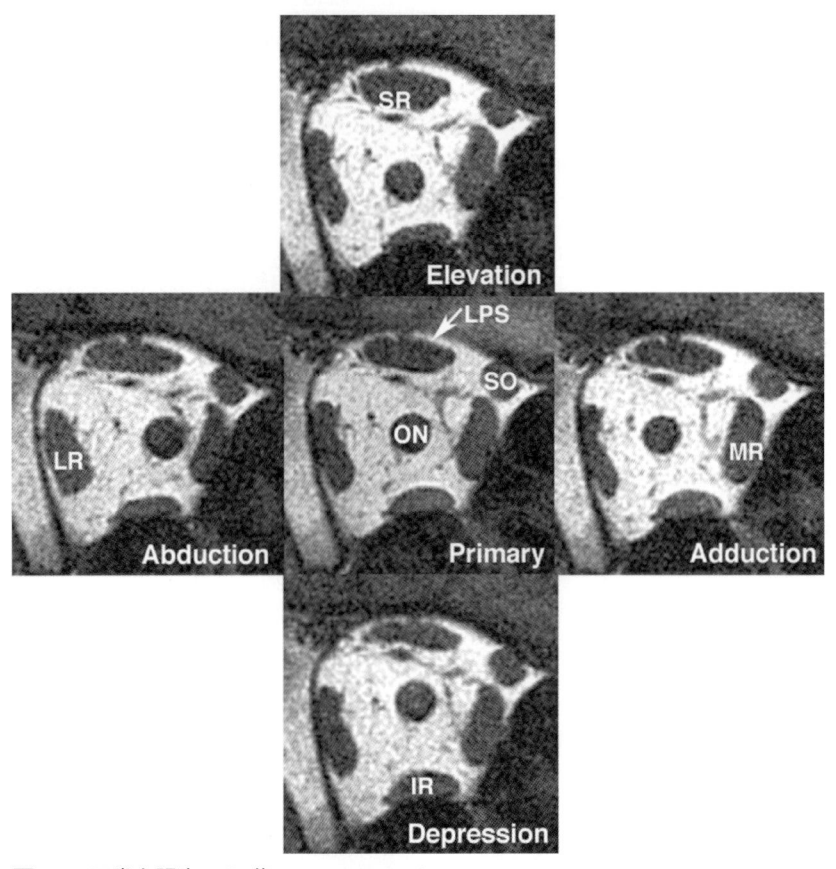

図 33 正常右眼窩 MRI 像：quasicoronal
それぞれの単眼運動で，各外眼筋の収縮・弛緩が観察される
IR：下直筋，LPS：眼瞼挙筋，LR：外直筋，MR：内直筋，ON：視神経，SO：上斜筋，SR：上直筋

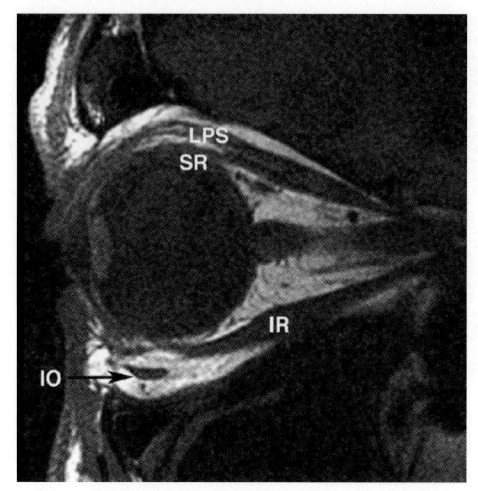

図 34　正常左眼窩 MRI 像：quasisagittal
IO：下斜筋，IR：下直筋，LPS：眼瞼挙筋，SR：上直筋

図 35　右眼上斜筋麻痺の眼窩 MRI 像：quasicoronal
左上斜筋と比較して右上斜筋は萎縮を認める．正常上斜筋(a)では上方視から下方視への視線の変化によって筋の断面積の変化(筋収縮)を認める．麻痺筋(b)では明らかな変化を認めない

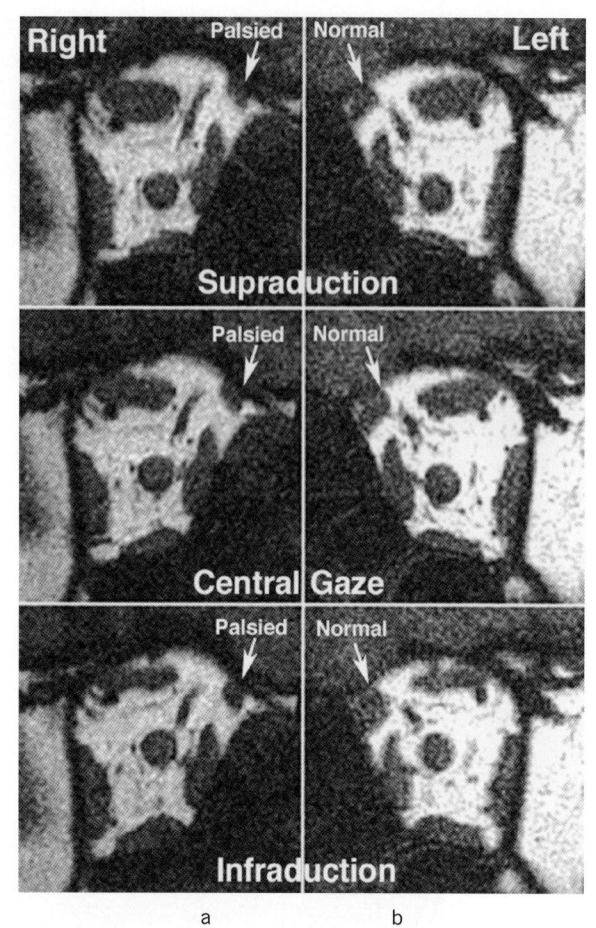

表 4　眼窩 MRI 撮像パラメータ (General Electric Medical Systems Signa Horizon 1.5 T with Dual 3" Phased Array Surface Coils)

Plane	Thick (mm)	TR (msec)	TE (msec)	NEX	FOV (cm)	Matrix Size	Image Planes	Acquisition Time (sec)
Axial	3	400	11	1	12 × 12	256 × 256	13	109
Coronal	3	417	14	1	12 × 12	256 × 256	17	180
Quasicoronal	2	400	13	2	8 × 8	256 × 256	17	211
Quasisagittal	2	400	13	2	8 × 8	256 × 256	17	211

Thick：スライス厚，FOV (field of view)：撮像領域，TE (echo time)：エコー時間，TR (repetition time)：繰り返し時間，NEX (number of excitation)：平均加算回数，Matrix size：マトリックスサイズ，Acquisition time：撮像時間

図 36　右眼外神経麻痺の眼窩 MRI 像：quasicoronal
麻痺眼の外直筋は，健眼の外直筋と比較して筋断面積が小さく萎縮が認められる

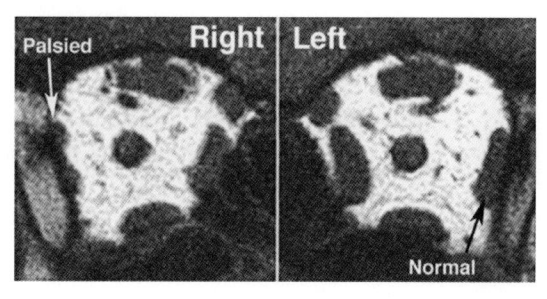

にはCTがMRIよりも有用であるが，骨折に伴う結合組織や外眼筋の嵌頓の描出にはMRIが有用である．

非共同性斜視の外眼筋の形態や機能の異常が疑われる症例を対象としたMRI検査を解説する．

検査法

眼窩MRI検査では，サーフェイスコイルを使用する．高S/N(signal-to-noise ratio)となり，高分解能で眼窩内を観察することができる．眼球運動でアーチファクトが強く出るため，撮像中は固視視標を注視させることによりこの問題を回避する．可能な限り撮像中の瞬目を減らすように指示する．

3インチのサーフェイスコイルを2個同時に使用すれば両側眼窩が同時に撮像できる(片側眼窩のみの撮像も可能)．サーフェイスコイルが1個だけの場合は，片側ずつ撮像する．

水平断を基本に冠状断および矢状断を撮像する．眼窩冠状断撮影(図32-A)は外眼筋の観察に有用であるが，外眼筋の形態観察は，眼窩の開口部の横径の中点と視神経管を結ぶいわゆる"解剖学的眼窩軸"と直交する冠状断(quasicoronal, 図32-B)と"解剖学的眼窩軸"に平行な面(視神経の走行にほぼ平行)で撮像する矢状断(quasisagittal, 図32-C)が適している．Quasicoronalでは，各直筋の走行に対してほぼ直行する断面像が得られるため，直筋および上斜筋の形態的・機能的評価に有用である(図33, 35, 36)．Quasisagittalでは，下斜筋の起始部から下直筋との交叉部まで，筋の走行に対して直行する断面像が得られるので，下斜筋の評価に有用である．外眼筋の作用方向とその逆方向のむき眼位をとらせたときの外眼筋の断面積の変化から収縮性を評価する(図33, 35)．

外眼筋と周囲結合組織の観察には，T1強調画像が適している．症例に応じてT2強調画像や造影(Gd-DTPA静注後)T1強調画像を併用する．2個の3インチのサーフェイスコイルを使用する撮像条件を表4に示す．

検査成績の判定

正常眼窩MRI像(quasicoronal, quasisagittal)を図33, 34に示す．図33では，図中央の正面視での外眼筋の形態を基準とすると，単眼運動で断面積が変化しており，外眼筋の収縮・弛緩の状態が観察できる．

外眼筋に付着するプリーの不安定性や異所性が斜視の1つの原因とされているので，4直筋の位置や，眼位変化に伴う筋の位置変化にも，注意を払って読影する．

麻痺筋の萎縮を認める右眼上斜筋麻痺と右眼外神経麻痺の眼窩MRI冠状断(図35, 36)を示す．

備考

観察するポイントを十分に説明して撮像条件などの設定を，放射線科医や技師のアドバイスを受けることが大切である．できれば検査に立ち会う．撮像条件や観察方向の変更が可能となり，最小撮像時間で最大の情報を得ることができる．

撮像時間がCTに比べて長く，体内に金属がある場合は用いられないことが欠点である．

文献

1) Demer JL, Miller JM : Orbital imaging in strabismus surgery. In : Rosenbaum AL, Santiago AP, eds. Clinical Strabismus Management : Principles and Surgical Techniques. pp 84-98, WB Saunders, Philadelphia, 1999

VI

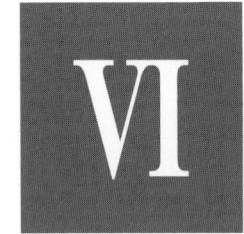

両眼視機能検査

A 両眼視機能検査のフローチャート

響する．したがって，両眼視機能検査の対象は弱視および両眼の視力障害や不等像が大きいとき，および斜視の診断と治療経過の中で行われる．その目的は日常の視覚が両眼を1つのまとまりとして使われているかどうか，その程度を評価することにある．

検査対象・検査目的

両眼視機能の成立には視力，不等像や眼位が影

両眼視機能検査の手順

図1のフローチャートに従って説明する．検査

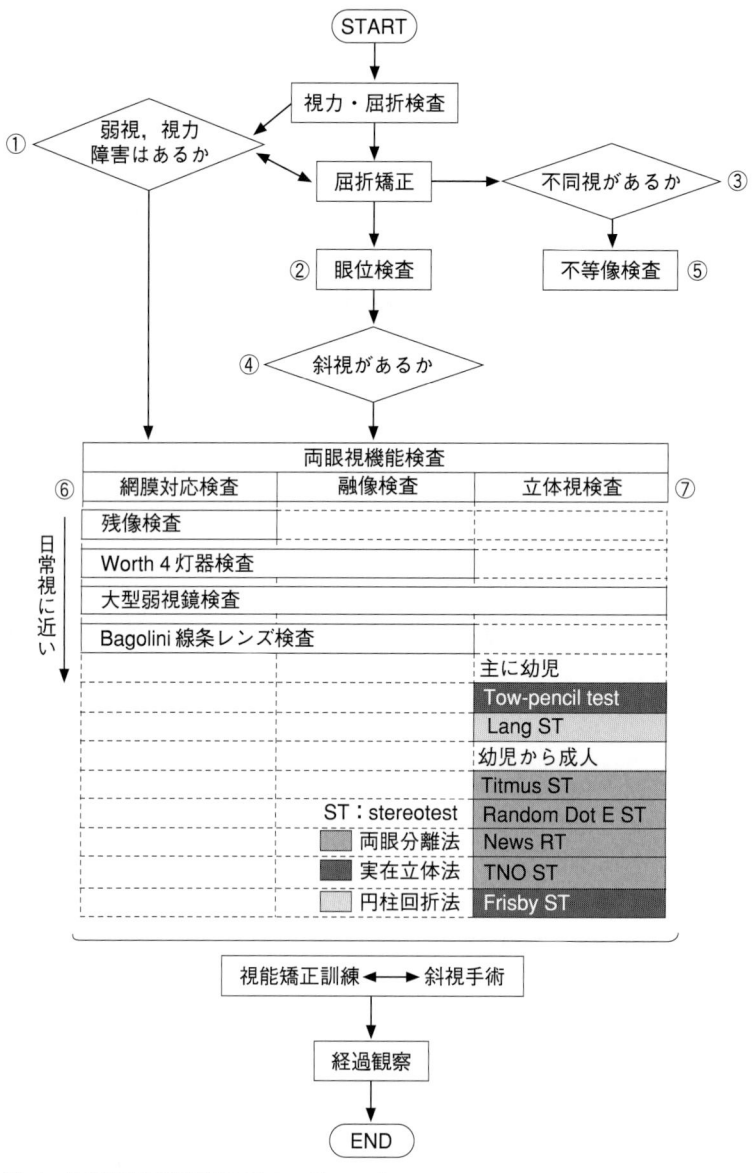

図1 両眼視機能検査のフローチャート

の流れとしては，まず視力および屈折検査によって，屈折異常があれば必ず屈折矯正をする．両眼視機能成立に関与する，①弱視，両眼ともに視力障害があるか，②眼位異常があるか，そして，③不同視・不等像視がないか，を確認しておく必要がある．④大型弱視鏡検査は斜視があってもすべての両眼視機能検査ができる．しかし，これが利用できない5歳未満の幼児などには別の方法を選択する．ことに網膜対応，立体視の検査にはそれぞれ独自の検査法がある．⑤不等像検査で約7％以上の不等像があれば両眼視機能は成立しないといわれている．

　目的である両眼視機能として，⑥網膜対応検査では日常視とかけ離れているものから日常視に近い検査があり，さらに両眼分離度の異なるものを組み合わせて異常対応の深さ（程度）が判定できる．いずれにおいても，抑制や対応欠如の状態も判断できる．⑦立体視検査は極めて多くの検査法があり，ここに記載されているのは一般的なものだけである．チャートでは臨床に即してだいたい2歳以上の幼児から成人に至る広い年齢層に用いられる検査法と，主として幼児に利用しやすい方法に便宜上分けているが，検査の原理から分ける方法，定性的か定量的かなども考慮し，それぞれを組み合わせた総合的な判断が必要である．両眼分離法でも偏光眼鏡を用いるか赤緑眼鏡を用いるか，図形あるいはドットを用いたものなど相違がある．

B 大型弱視鏡検査

検査対象・検査目的

　弱視および斜視，眼球運動障害を対象に，主に両眼機能検査および訓練に用いる．

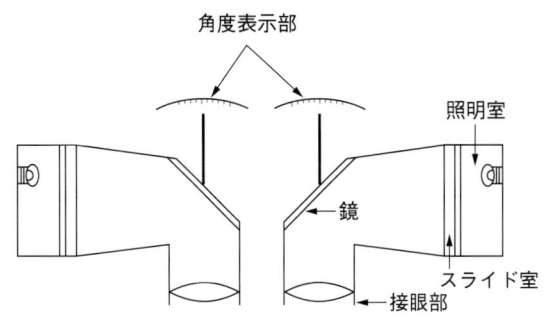

図2 大型弱視鏡の基本構造
（文献2より）

機構

a．構造上の特徴

　ここでは，クレメント・クラーク社製シノプトフォア2002型について説明する．

　(1) 基本的な構造を示す（**図2**）．鏡筒部は，スライド室，照明室，鏡，接眼部で構成される．

　(2) 接眼部には，+6.5Dの凸レンズが組み込まれており，光学的に無限遠に視標を位置させる構造になっている．しかし，のぞき込んで検査をするので，器械近視による調節因子の介入や近接性輻湊が生じやすい．

　(3) 左右眼は鏡筒により分離されており，日常視からかけ離れた条件の検査である．

　(4) 鏡筒は，水平，垂直，回旋方向に自由に動かすことができ，斜視角，むき眼位の測定に有用である．また，鏡筒を動かして視標を中心窩視方向あるいは任意の網膜上に投影することができ，両眼視機能の検査および訓練に有用である．

b．視標用スライド

1）使用目的による分類
・同時視用：異質図形
・融像用：チェックマークのある同質図形
・立体視用：視差のある同質図形
・その他（ガンマ角検査用，残像検査用）

2）大きさによる分類
・中心窩用（F）1°
・黄斑部用（M）3°
・傍黄斑部用（P）10°

検査法

a. 検査前の準備
1）器械の設定
（1）光学台と椅子の高さを被検者に合わせる．
（2）顎台を調節し，接眼部と眼の高さを合わせる．
（3）あらかじめ測定した瞳孔間距離にスケールを設定する．
（4）額当てを調整する．角膜反射や眼球運動を観察しやすくするため，角膜前面と接眼部の距離を 12～20 mm に設定する．
（5）屈折矯正をする．レンズホルダーを接眼部に取り付け，レンズを装用する．レンズは1枚しか入らないので，乱視がある場合は等価球面値とする．

2）被検者への説明
自覚的応答による検査であり，正確に判定するためには十分な説明を行う必要がある．使用するスライドを被検者に呈示し，左右眼の視標が合致した場合，抑制のある場合，交差した場合の見え方について説明する．

b. 検査法
1）他覚的斜視角の測定
他覚的斜視角 objective angle(OA) の測定には，角膜反射を用いる方法と点滅法がある．角膜反射を用いる方法は，片眼の視力障害および偏心固視を伴う弱視が対象である．点滅法は，両眼中心窩固視が条件である．顕性斜視角の測定には片眼点滅法，全斜視角の測定には交互点滅法を行う．スライドは，見える限り最小サイズの異質図形を用いる．

a）角膜反射を用いる方法
（1）固視眼の目盛りを0°にセットし，固視眼の鏡筒にスライドを入れる．
（2）非固視眼の角膜反射を観察する．
（3）非固視眼のアームと上下ノブを動かし，角膜反射を瞳孔中心に合わせ角度を求める．角膜反射で求めた斜視角にはガンマ角異常が含まれるので留意する．

b）片眼点滅法
（1）固視眼の目盛りを0°にセットし，両眼の鏡筒にスライドを入れる．
（2）固視眼の視標を固視させる．その視標が消えたら他眼の視標を固視するよう，見方を説明する．
（3）固視眼を消灯する．そのとき他眼の整復運動を観察する．
（4）非固視眼のアームと上下ノブを動かして整復運動を中和させる．

c）交互点滅法
（1）固視眼の目盛りを0°にセットし，両眼の鏡筒にスライドを入れる．
（2）点灯したほうの視標を見るよう説明する．
（3）確実に固視ができる速度で交互点滅をする．
（4）整復運動を観察する．非固視眼のアームと上下ノブを動かして整復運動を中和させる．
（5）非共同性斜視では，固視眼を替えて測定する．

d）記載方法
水平斜視角は，0°より内方では(＋)の符号，外方では(－)の符号で表示する．
垂直斜視角は，R/L，L/R で示す．
［記載例］OA　－10°R/L 3°

2）同時視の測定
同時視 simultaneous perception(SP) とは，大型弱視鏡検査に用いる用語で，左右眼に映った異なる像を脳で同時に重ね合わせて見る機能を意味する．同時視の可能な位置が，自覚的斜視角 subjective angle(SA) である．スライドは異質図形を用いる．

a）測定手順（図3, 4）
（1）固視眼を0°にセットし，視標の見え方を聞く．他眼のアーム，上下ノブ，回旋ノブを動かして水平，垂直，回旋ずれが合致するかどうか，一眼に抑制がかかっていないか調べる．
（2）合致感がある場合，同時視（＋）と判定し，その位置を SA とする．
（3）スライドの大きさを変えて，同時視の程度や抑制の大きさを調べる．
（4）合致感がない場合，視標の呈示方法を変化

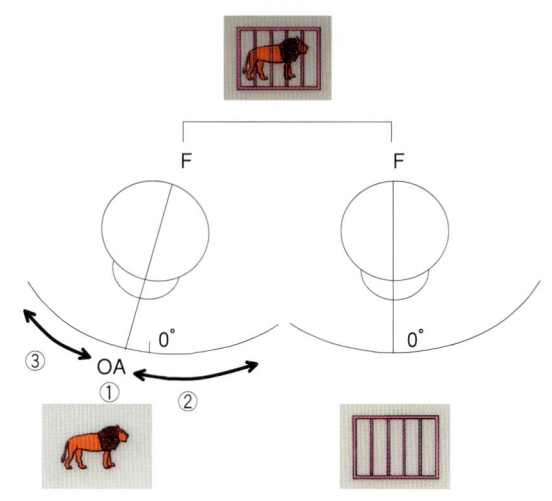

図3 視標の局在感(正常対応の場合)
①同時視，②交差性，③同側性

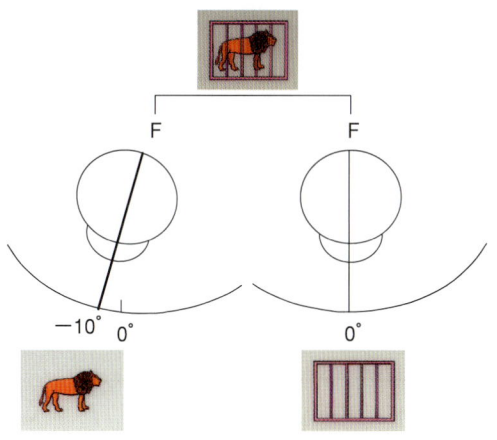

a. 同時視(＋)の場合

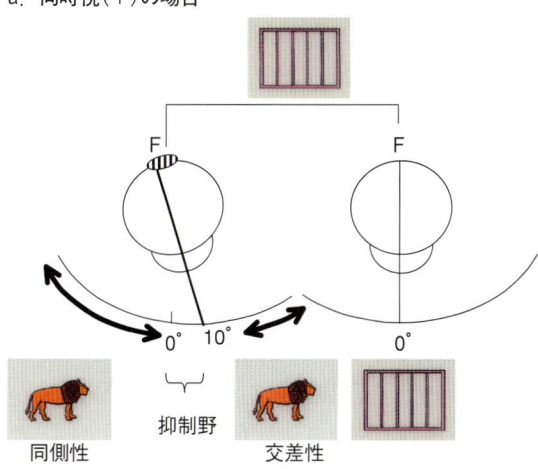

b. 同時視(－)の場合
0°〜＋10°右眼抑制，交差感あり
図4 同時視の測定

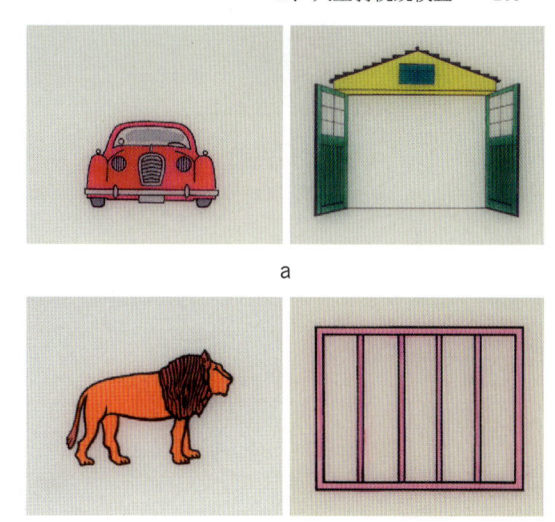

図5 同時視用スライドの種類
a：車庫の中は中空であり，視野闘争が起こりにくい
b：柵とライオンが重なり，視野闘争が起こりやすい

させて，再度確認する．例えば光量を変化させたり，点滅刺激を加える．また，抑制がかかっていると思われる範囲でアームを素早く動かしてみる．合致感がまったくない場合は同時視(－)，合致感が不安定な場合は同時視(±)と判定する．

(5) 同時視(－)の場合，自覚的に視標が左右に交差して感じられる(同側性から交差性へ，交差性から同側性へ変わる)位置を求める．まったく交差して感じられない場合，交差感なしと判断する．

b) スライドによる難易度(図5)

例えば，「ライオン」と「おり」のように入れ物が中空でないものは，健常人でも生理的抑制のため視野闘争が起こりやすい．「車」と「車庫」のように，入れ物のほうが中空のものは視野闘争が起こりにくい．また視標サイズが小さいものほど，難易度が高い．

c) 記載方法

水平，垂直斜視角の記載は，OAと同様である．回旋斜視角は，内回旋をINT，外回旋をEXTで示す．

［記載例］SA ＋10°R/L 3° INT 3° SPP(＋) SMP(±) SFP(－)

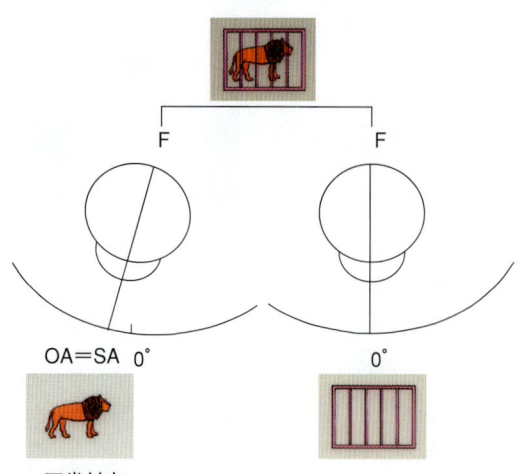

a. 正常対応
OA＝SA

b. 調和性異常対応
OA≠SA（0°）

図6　網膜対応の判定

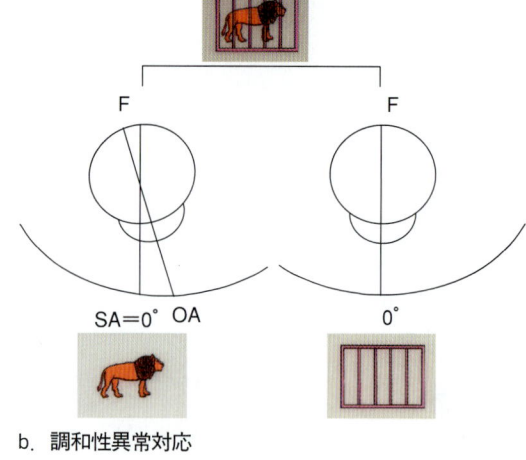

3）網膜対応の判定

両眼中心窩に投影された像が合致するかどうか，つまり両眼中心窩が共通の視方向をもつかどうかを判定する．OAとSAとを比較して，OA＝SAであれば，正常対応である．OA≠SAの場合，異常対応が疑われる．ただしその差が1〜2°の場合，誤差範囲かどうかの確認をする必要がある．

a）SAの位置での反応

SAの位置で固視眼を消灯して，整復運動がみられれば異常対応である．同時視（−）の場合，非固視眼の視標が交差する位置とOAとを比較する．交差感がない場合は，対応欠如である．

b）OAの位置での反応

OAの位置で左右眼スライドの自覚的な位置関係を聞く．OAの位置で合致感がなければ，異常対応である．

c）異常角による判定（図6）

OA≠SAの場合，OAとSAの差は異常角を表す．SAが0°付近にあり，OAが異常角に等しくなれば調和性異常対応である．それ以外は不調和性異常対応である．

d）異常対応の深さの判定

異常対応の場合，その深さを検出する．道づれ領の抑制および一眼中心窩と他眼非対応点の対応関係を弱めるため，振動刺激を加えたり照明を自動交互点滅にして合致感の有無を聞く．刺激後にOAで合致感が現れれば，異常対応は浅いと判定する．

4）融像の検査

融像 fusion は，感覚融像と運動融像に分けられる．感覚融像は，左右眼に映った像を重ね合わせて両眼単一視する機能である．運動融像は，感覚融像を維持するように眼位を整える機能である．大型弱視鏡では，鏡筒を外よせ，内よせ（あるいは上下，回旋）させて，融像の限界点を求めることにより，融像幅の測定ができる．

スライドはチェックマークのある同質図形を用いる．

a）感覚融像の測定

（1）SA（＝OAの場合）を二等分して，左右眼の目盛りをセットする．

（2）視標が1つに見える場合，チェックマークの有無で融像状態を判定する．チェックマークがあれば融像（＋），なければ融像（−），薄いかまたはついたり消えたりしていれば融像（±）である．抑制眼も確認する．

（3）安定した融像かどうかは，しばらく（60秒間ほど）視標を見つめさせて確認する．

（4）スライドのサイズを変えて測定し，融像の程度を調べる．

b）運動融像の測定（図7）

（1）SA（感覚融像の得られた位置）を融像の基

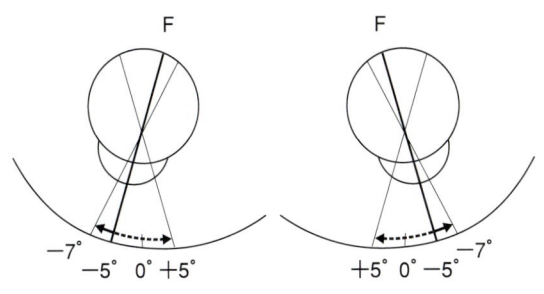

図7 融像幅の測定
SA −10°の場合，基点を右眼−5°，左眼−5°に合わせて測定する
→：開散側，--→：輻湊側

点とする．OA を基点としたときは，斜位を代償していた融像性輻湊も含む融像幅になる．
　(2) 鏡筒固定ロックで鏡筒をロックする．
　(3) 開散側から測定する．輻湊開散ノブを少しずつ開散側へ回す．
　(4) 視標が2つに見えたり，チェックマークが消える位置を求める．これが開散側の融像の限界点である．
　(5) ノブを輻湊側に戻し，再び融像できたことを確認する．
　(6) 続いて輻湊側の測定をする．輻湊開散ノブを輻湊側へ回す．開散側と同様に，融像の限界点を求める．
　(7) 融像幅は，輻湊側と開散側それぞれについて，基点から限界点までの目盛りを両眼とも加算して求める．
　(8) 上下方向，回旋方向の融像幅については，必要に応じて行う．
　(9) 検査中，両眼単一視できているかどうかの判断として，被検者の応答だけでなく眼球運動の観察も行わなければならない．

　c）記載方法
　［記載例］
　　Fusion R 　−5° P(+)
　　　　　 L 　−5° M(+) 　div. 4°〜conv. 20°
　　　　　　　　 F(−)
これは融像の基点を右眼−5°，左眼−5°として測定した場合の結果である．
スライドサイズは傍黄斑部用(P)と黄斑部用(M)で感覚融像が可能であり，黄斑部用スライド

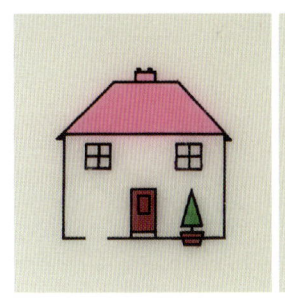

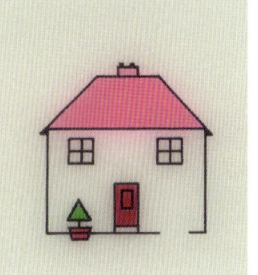

a．内部にある

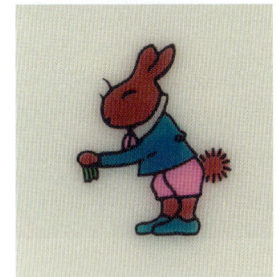

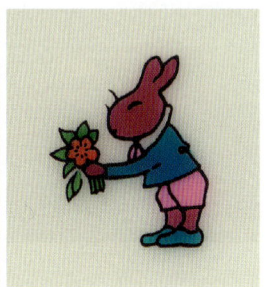

b．接している

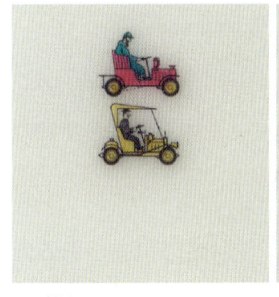

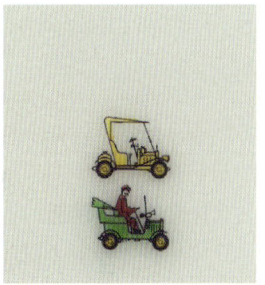

c．離れている
図8 融像用スライドのチェックマークの位置
a＞b＞c の順に抑制がかかりやすい

で輻湊幅を測定して，開散側4°〜輻湊側20°であった場合とする．
輻湊側をプラス値，開散側をマイナス値で表示する場合もある．

　d）正常値
輻湊側20°〜25°，開散側4°〜6°，上下方向1°〜2°，回旋方向6°〜10°である．

　e）スライドによる難易度（図8）
視標の図形やチェックマークの位置によって，抑制のかかりやすさが異なるため，スライドの選択に注意が必要である．
抑制のかかりにくい視標は融像部分が大きい，単純な形，はっきりした色のものである．
チェックマークの位置では，融像部分から離れ

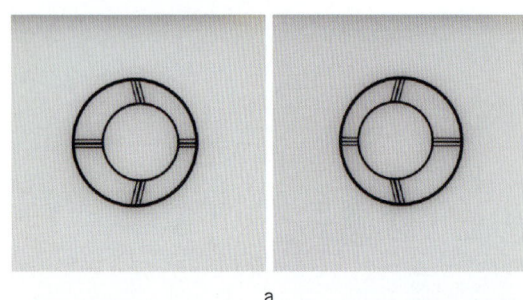

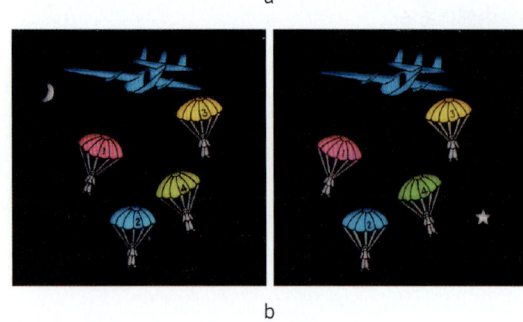

図9 立体視用スライドの種類
a：背景が白い（easy）
b：背景が黒く比較物が多い（high grade）

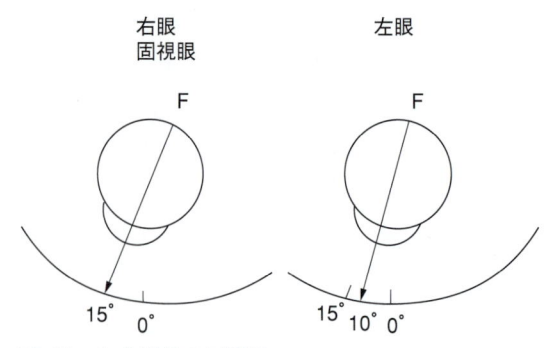

図10 むき眼位の斜視角
右眼を固視眼として、15°右むき眼位を測定する場合、左眼は原点より5°外方に偏位しており、斜視角は−5°となる

ている、接している、内部にあるものの順に抑制がかかりにくい。

5）立体視の検査

立体視（stereopsis）は、左右眼の視差のある像が融像されて生じる、最も高度な視機能である。

a）測定手順

（1）左右眼の目盛りをSAに合わせる。
（2）チェックマークの有無により、融像ができていることを確認する。
（3）スライドは、単純な図形より呈示し、難易度を考慮して測定する。
単純な図形は、例えばバケツのように遠近の比較対象が少なく、背景が白色のものである。遠近の比較対象が多く、背景が黒色のものは、難易度が高い（図9）。
（4）左右のスライドを入れ換えて応答を確認する。

b）記載方法

難易度の低い視標のみ立体視が可能であった場合「easy」、中程度の場合「moderate」、高い場合「high grade」と判定する。スライドの番号を記載する場合もある。

［記載例］Stereopsis-high grade（＋）

6）むき眼位検査

むき眼位検査は、主に非共同性斜視および眼球運動障害に行う。

むき眼位は、正面視、水平と垂直各15°の第2眼位および第3眼位である（Hess赤緑試験の結果と比較しやすい）。例えば、AV現象の検出には正面視と垂直第2眼位との3方向、眼球運動障害の原因筋の検出には9方向の測定をする。各15°のむき眼位で斜視角が著明でない場合、20°のむき眼位で測定する。

a）測定手順

（1）斜視角は、自覚的または他覚的に測定する。回旋偏位を伴い、同時視が安定している場合、SAで検出する。正常対応でなく、同時視が不安定な場合、OAで検出する。
（2）固視眼のアームをむき眼位にセットする。
（3）むき眼位を原点とし、非固視眼の目盛りを読む。斜視角は原点から内方を（＋）、外方を（−）で表示する（図10）。
（4）眼球運動障害の場合は、固視眼を替えて測定し、第1偏位と第2偏位を求める。

b）記載方法

（1）被検者に対面するように記載する。
（2）固視眼およびSAかOAか、むき眼位の角度、用いたスライドの種類を記載する。

［記載例］図11

c）留意点

（1）回旋偏位のある場合、回旋偏位測定用スライドを用いる。

C. 立体視検査　113

SA R Fix				L Fix			回旋偏位測定用スライド
+4° R/L2° EXT3°	+4° R/L2° EXT1°	+3° R/L2° EXT1°		+5° R/L2° EXT2°	+5° R/L2° EXT1°	+3° R/L2° EXT1°	上方視15°
+5° R/L3° EXT5°	+4° R/L4° EXT5°	+4° R/L4° EXT5°		+5° R/L2° EXT5°	+4° R/L3° EXT5°	+4° R/L3° EXT4°	
+9° R/L4° EXT11°	+9° R/L6° EXT9°	+9° R/L6° EXT9°		+7° R/L3° EXT10°	+6° R/L5° EXT9°	+6° R/L6° EXT9°	下方視15°
右方視15°	0°	左方視15°		右方視15°	0°	左方視15°	

図11　9方向眼位の記載例
右眼上斜筋麻痺例．各欄上から順に，水平斜視角，垂直斜視角，回旋斜視角を示す

(2) 各むき眼位での回旋，垂直偏位の測定は，0°に戻してから開始する．
(3) 頭位異常に留意する．

類似機種

(1) シノプトメータ(オクルス社)：大角度の斜視角および大きな幅の眼球運動を測定できる．
(2) シノプチスコープ(イナミ社)：ハーフミラーを用いて，日常視下で測定できる．
(3) ファンダスハプロスコープ(コーナン社)：両眼視成立時の視標が投影された眼底像を観察することができる．
(4) 位相差ハプロスコープ(メーラー社)：電動回転セクタにより両眼分離される．
背景用プロジェクターにより日常視に近い状態で検査が可能である．

文献

1) 深井小久子：斜視検査—両眼視機能と網膜対応検査．神眼　20：95-102, 2003
2) 久保喜美：大型弱視鏡．丸尾敏夫，他(編)：眼科検査法ハンドブック，第3版．pp 107-116, 医学書院, 1999
3) 小倉洋子：大型弱視鏡．あたらしい眼科　13：203-210, 1996

C　立体視検査

検査対象・検査目的

　立体視は，両眼視機能の中で最も高度な機能であり，斜視および弱視の程度や治療効果の判定に用いる．また斜視を有する場合に限らず，視力低下が日常視に及ぼす影響の評価，屈折矯正度数や矯正方法の選択，視能障害のスクリーニングとして広く用いられる．

検査法

　立体視検査は両眼分離をして行い，視標の視差量によって定量する．両眼分離の方法は，偏光眼鏡や赤緑眼鏡などがある．眼鏡を装用せず，実在立体視標や円柱回折格子の光の屈折により両眼分離をする方法もある．
　立体視検査は，両眼分離の方法や視標の図形により結果が異なる．両眼視機能の程度を評価するためには，日常視に近い条件の検査と日常視よりかけ離れた検査とを組み合わせて行うのが望ましい．
　以下に，各種検査について述べる．

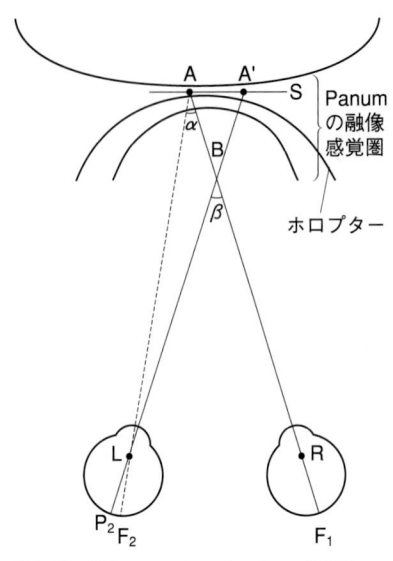

図 12 Titmus stereotests の原理
R, L：各眼の回旋点，F_1, F_2：各眼中心窩
S：検査表面，A：右眼でのみ見える視標
A'：左眼でのみ見える視標
Panum の融像感覚圏内の固視ずれは，融像される．図の場合，視標 A と A' が融像され，∠F_2LP_2 が視差となり点 B に浮き出て見える（文献 3 より）

a. Titmus stereotests

1）原理（図 12）

偏光眼鏡により両眼を分離する．検査表の画面は偏光フィルタと同調している．視標には交差性の視差がつけられており，融像により立体視できる．

検査表は 2 面の書籍型で，視標の図は solid pattern であり，ハエと輪，動物が描かれている．

2）検査方法と判定

(1) 検査距離 40 cm，正面視になるように検査表を呈示する．

(2) 屈折矯正のうえ，偏光眼鏡を装用させる．

(3) fly test を行う．視差は 3,000 秒である．ハエの羽をつかませる．画面より 3～5 cm 上の所でつかむ動作をすれば立体視（+），画面に触れるようであれば（−）と判定する．次に抑制の検査として，下方の R と L の文字視標が同時に見えているか問う．R と L が同時に見えていれば抑制なし，どちらか見えない，または見えにくいほうがあればそちらが抑制眼である．

(4) animals test を行う．縦 3 列 A～C に 5 種類ずつの動物が並ぶ．A から順に，どの動物が浮き出て見えるか問う．A の視差は 400 秒，B は 200 秒，C は 100 秒である．

(5) circles test を行う．輪が 4 個 1 組になり 9 組並べられている．このうち 1 個の輪に視差がつけられており，1 組目から順に，浮き出て見える輪はどれか問う．

1 組目の視差が最も大きく 800 秒，順に視差が小さくなり 40 秒まである．

正答した組までの視差量で判定する．正常値は 60 秒以下である．

(6) 検査中の眼位を確認する．

(7) 記載例：TST　fly（+）animal（2/3）circle（6/9）

3）留意点

(1) 3 歳頃から検査がほぼ可能となる．

(2) solid pattern のため，抑制がある場合でも単眼視の手がかりにより立体視ありと判定されうる．検査表の上下を逆に呈示したときに浮き出して見えないことを確認したり，circles test の輪が浮き出すのでなく，左右にずれていないかどうか確認が必要である．

4）類似機種

Stereo Reindeer Test（ジャパンフォーカス社）：視標の図はシカと輪である．

b. random dot E stereotest

1）原理

偏光眼鏡と 2 枚の random dot stereogram のカードを用いる．

2 枚のうち 1 枚には視差のついた E 文字が書かれており，1 枚は視差がない．検査距離を 50 cm～5 m まで変化させ，距離に応じて 504～50 秒まで定量できる．

2）検査方法と判定

(1) 検査前に E 文字の見え方を説明しておく．

(2) 屈折矯正のうえ，偏光眼鏡を装用させる．

(3) 検査距離を決定し，2 枚のカードを呈示する．

(4) 2 枚のうち，どちらに E 文字が浮き出して見えるか聞く．カードを左右入れ換えて 2～3 回繰り返し，再現性を確認する．

(5) 検査距離を離していき，定量化する．

3）留意点

(1) 長所は，random dot pattern のため単眼視の手がかりがないこと，二者択一のため答えやすいことである．短所は，視標が日常視から離れていること，幼児にとって距離を離すと集中力に欠ける場合があることである．

(2) スクリーニングとしては，検査距離 50 cm で正答できない場合，異常と判定する．

正常成人では，2 m 距離で視差 126 秒まで見分けることができる．

c．New stereotests (Awaya)
1）原理

赤緑眼鏡で両眼分離し，視標は赤褐色と黄緑色で視差をつけ描かれている．3 表からなる書籍型で，第 1 表は蝶，第 2 表と 3 表は升目，トランプのマークが描かれている．

2）検査方法と判定

(1) 検査距離は 40 cm である．

(2) 右眼に赤レンズ，左眼に緑レンズの眼鏡を装用させる．

(3) 第 1 表の蝶は定性用で，触角 4,120 秒，前羽 3,350 秒，後羽尾 770 秒の視差がつけられている．浮き出している順に答えられれば，立体視ありと判定する．曖昧な応答であれば下方の○×マークで抑制の検査を行う．

(4) 第 2 表，3 表は定量用で，前者は交差性視差で浮き出して見え，後者は同側性視差で沈んで見える．視差はいずれも 800～40 秒であるが，被検者によって見やすさが異なる．

d．TNO stereotest
1）原理

赤緑眼鏡と赤緑の random dot stereogram を用いる．書籍型で 7 枚のプレートからなり，プレート I～III はスクリーニング用，IV は抑制検査用，V～VII は定量用に分かれている．

2）検査方法と判定

(1) 右眼に緑レンズ，左眼に赤レンズの眼鏡を装用させる．

(2) 検査距離 40 cm で正面視になるように検査表を呈示する．

(3) スクリーニング検査：各プレートには，単眼視でも見える図形のほかに，I には蝶が 1 つ，II には大きさの違う 2 つの円，III には 4 種類の図形が描かれている．各視差は 33 分で，正答すれば立体視ありと判定する．

(4) 抑制検査：横 1 列に 3 つの円が描かれている．赤レンズ装用眼で左側の円 2 つ，緑レンズ装用眼で右側の円 2 つが見える．抑制がなく両眼視していれば，3 つ見える．

(5) 定量検査：1 枚のプレートが 4 つの正方形に区切られており，それぞれに切れ目のある円が隠れている．切れ目の方向を答えさせる．視差量は 480～15 秒であり，正常値は 120 秒以下である．

3）留意点

赤緑眼鏡と random dot pattern の組み合わせは，視差の認知が難しく低成績となりやすい．本検査で良好な成績の場合は，高度な両眼視機能を有すると判定できる．

e．Frisby stereotest
1）原理（図 13）

実在立体視標を用いる．検査表は透明なプラスチックプレートで，視標はくさび型の random pattern により 4 個の正方形をなしている．このうち 1 つの正方形の中央は円形に型抜かれ，プレート後面の同じ位置に印刷されており，これが視差となる．視差量はプレートの厚さと検査距離から算出する．プレートは厚さ 6, 3, 1.5 mm の 3 枚からなる．

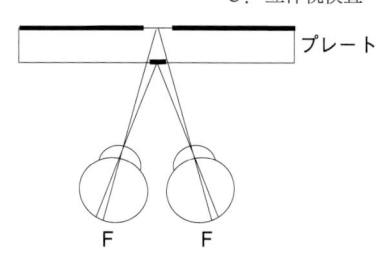

図 13 Frisby stereotest の原理
―――：図形の印刷部分
プレートの前後に印刷されている．プレートの厚さと瞳孔間距離，検査距離が視差となる

右眼　左眼

レンチキュラレンズ
図形
L R L R L R

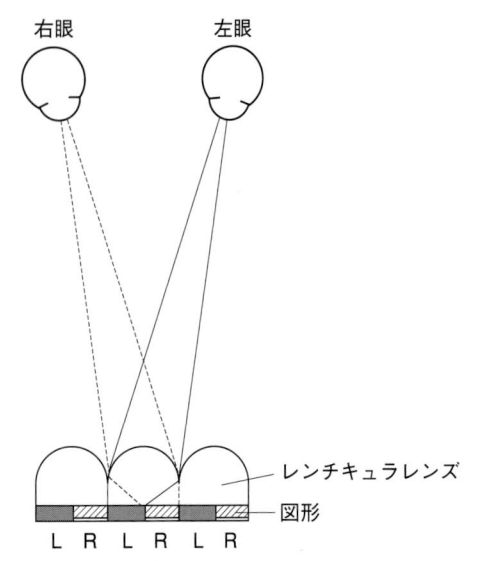

図 14 Lang stereotest の原理
斜線の部分は右眼でのみ見え，黒塗りは左眼でのみ見える（文献 3 より）

$$視差 = \frac{1 \text{ラジアン} \times (瞳孔間距離 \times プレートの厚さ)}{プラスチックの屈折率 \times 検査距離^2}$$

ただし，1 ラジアン＝206264.81 秒，プラスチックの屈折率＝1.49 とする．

2）検査方法と判定
(1) 正面に検査表を呈示する．背景は白がよい．
(2) 検査距離は 30～80 cm まで測定できる．
(3) 厚いプレートから呈示し，近距離より測定する．
(4) 円の位置を答えさせる．
(5) プレートを回転させて円の位置を変えたり，円が浮き出すかまたは沈んで見えるかを聞き，応答を確認する．
(6) 正答できた最も薄いプレートと最も遠い距離を求め，換算表から視差量（瞳孔間距離＝65 mm で算出）を判定する．

f．Lang stereotest（図 14）
1）原理
円柱回折格子を用いて左右眼を分離している．検査プレートの表面がレンチキュラレンズ（プラスチックの細い半円柱レンズ）で，その下に図形が貼られている．図形は，random dot stereogram で視差のついたネコ，星，車が隠されており，レンズと図形は，同じ周期をもつよう並べられている．

2）検査方法と判定
(1) 検査距離は 40 cm である．正面視で前額面位置に検査プレートを呈示する．
(2) 何がどこに見えるか聞く．
(3) 視差量は，ネコ 1,200 秒，星 600 秒，車 500 秒である．

3）留意点
(1) 3 歳未満でも検査可能である．
(2) 定量性に乏しいが，眼鏡を嫌がる幼児にも行いやすい．
(3) プレートを傾けると図形の位置がわかるため留意が必要である．
(4) 定量性の向上した Lang stereotest II がある．

g．two-pencil test
1）原理と方法
幼児に対する，2 本の鉛筆を用いた定性的検査法である．被検者と検者が互いに 1 本の鉛筆を持つ．検者は被検者の眼の高さで鉛筆を垂直に保持し，被検者にその上に鉛筆を重ねさせる．両眼開放下と片眼遮閉下での反応を比較する．両眼開放下で陽性反応（鉛筆を重ねることが可能）であれば，立体視ありと判断する．顕性斜視にもかかわらず，陽性反応であれば異常な両眼視を疑う．

文献
1) 深井小久子：斜視検査—両眼視機能と網膜対応検査．神眼　20：95-102, 2003
2) 久保喜美：立体視検査．丸尾敏夫，他(編)：眼科検査法ハンドブック，第 3 版．pp 117-121, 医学書院，1999
3) 岩田美雪，粟屋　忍：ステレオテスト．久保田伸枝(編)：眼科 Mook 31. pp 93-102, 金原出版，1987

D　Worth 4灯器検査

検査対象・検査目的

検査対象は斜視および弱視がある症例であり，融像の有無，抑制の有無と程度，網膜対応の状態を調べることができる．検査距離を連続的に変えて，網膜上に投影される視標の視角を変化させることができることから，抑制暗点の大きさや周辺融像の検出に有用である．

両眼分離は赤緑眼鏡によるため，日常視からかけ離れた検査である．

検査法

(1) 検査前に，屈折検査により屈折矯正を行う．また眼位検査を行い，斜視角，斜視眼などを確認しておく．
(2) 見え方と答え方について説明をする．
(3) 検査は暗室または半暗室で行う．
(4) 検査距離は30cmと5mである．必要に応じて距離を変える．
(5) 赤緑眼鏡を装用させる．
(6) 赤灯と緑灯の数とその位置関係について見え方を聞く．
(7) 眼位を確認する．
(8) 複視および抑制があれば，プリズムを用いて融像の状態と網膜対応の状態を評価する．

検査成績の判定

視標の見え方と眼位により融像と網膜対応の判定を行う(図15)．

a．融像の状態

4灯(赤色1つ，緑色2つ，赤色〜緑色混同1つ)の場合，融像の状態である．このとき，顕性斜視がなければ正常融像，顕性斜視があれば異常融像である．

5灯(赤色2つ，緑色3つ)の場合，複視の状態を示す．このときプリズムにより複視が中和できるかどうか確認する．また，融像が不可能な場合，複視の方向性が逆転(例えば同側性から交差性へまたは交差性から同側性へ)するかどうか確認する．

2灯または3灯の場合，抑制の状態を示す．

見え方 右眼に赤，左眼に緑レンズ装用	眼位	複視の中和	融像の状態	網膜対応
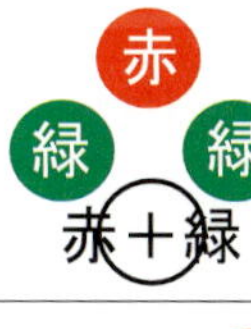 4灯	顕性斜視なし	—	融像	正常対応
	顕性斜視	—	異常融像	調和性異常対応
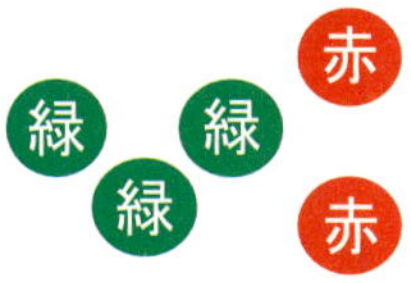 5灯	例）内斜視	複像間距離＝斜視角	融像の基礎あり	正常対応
		複像間距離≠斜視角		不調和性異常対応
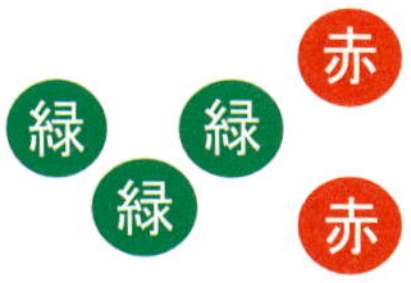 2灯または3灯	例）内斜視		片眼抑制	

図15　Worth 4灯器検査の判定

b．網膜対応の評価

融像が可能な状態のときの眼位により評価する．顕性斜視がなければ正常対応，顕性斜視があれば異常対応である．

複視のパターンを示す場合，複視が中和または交差したプリズム度数（複像間距離）を求め，プリズム遮閉試験による斜視角と比較して行う．複像間距離＝斜視角であれば正常反応，複像間距離≠斜視角であれば異常対応である．

c．抑制暗点の検出

検査距離を変えることで，網膜上に投影される視標の視角が変化する．5 m の視角は 1°50′，30 cm の視角は 28°にあたる．これにより周辺融像の有無，抑制暗点の広がりを調べることができる．

備考

(1) 検査の結果は，被検者の理解力により大きく影響を受ける．数が数えられる被検者であれば検査はほぼ可能であるが，検査の前に，灯の色と数および灯の位置について答え方の説明を十分に行う必要がある．小児の場合，見え方を書いてもらうか，見え方のパターンを示すとよい．

(2) 赤緑眼鏡は，正しく補色の関係になっているものを用いる．正しくない場合，赤レンズで緑灯が，緑レンズで赤灯が見えることがある．

(3) 検査室の暗さは灯が見やすく，しかも眼位の確認ができる程度がよい．両眼分離効果は暗いほど強まる．

(4) 検査中の眼位は，判定に大きく影響を及ぼす．特に検査距離によって眼位が変化する例では，常に確認が必要である．すばやい交代固視をしていないかについても観察する．

(5) 緑レンズを装用したほうが，赤レンズより抑制がかかりやすい．検査中と日常視下とで抑制の状態が異なる場合，赤緑眼鏡の左右を換えて再度確認をする．

類似機種

Berens 3 色テスト：Worth 4 灯器検査を簡便にしたもの．視標は赤色の人形，緑色の象，白色の丸であり，小児に親しみやすい．

文献

1) 久保喜美：Worth 4 灯器検査．丸尾敏夫，他（編）：眼科検査法ハンドブック，第 3 版．pp 121-123，医学書院，1999
2) 矢ヶ崎悌司：両眼視機能検査の実際．臨眼 44：1547-1551，1990

E 残像検査法

検査対象・検査目的

両眼が中心窩固視の斜視で，両眼の中心窩に別々の残像を与え，網膜対応の状態を検査する．両眼の中心窩を中心に縦と横の残像を作成することにより，網膜対応の状態が検査できる．網膜対応検査の中でも日常視から離れた検査法である．また，残像の認知は，特に小児ではなかなか困難なことが多い．

検査法

名大式電気残像検査器（はんだや）は，内部にストロボ発光装置を備えた箱型の手持ち検査器である（図 16）．

検査距離（近見）を合わせ，非優位眼を遮閉する．検査器を水平に保持し，優位眼で検査器中央の固視標を固視させて水平残像を作成する．次に優位眼を遮閉して，検査器を垂直に保持し，同様に非優位眼で垂直残像を作成する．残像が認知しやすいように部屋の照明を点滅し，残像が見えるかどうかを尋ねる．暗い時間を長くして，明るい時間を短くするほうが，残像の認知が容易である．開瞼でも閉瞼でも，明るいときでも暗いときでも，残像が見やすい状態で，垂直と水平の残像

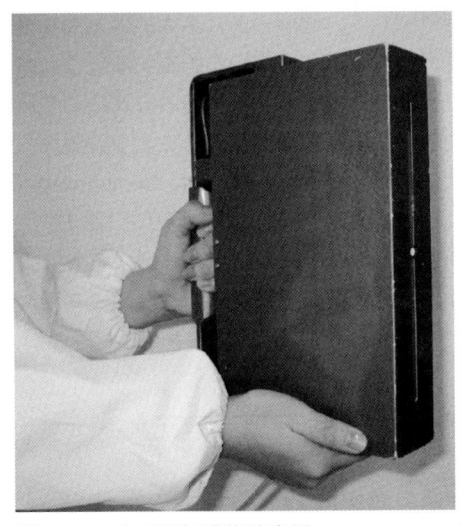

図16　名大式電気残像検査器

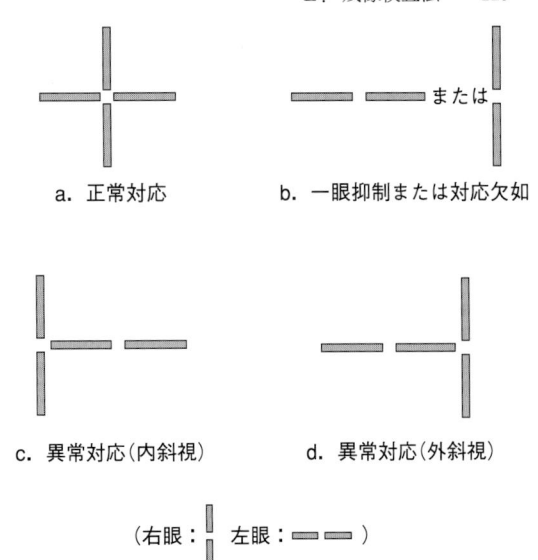

図17　残像の見え方
a. 正常対応
b. 一眼抑制または対応欠如
c. 異常対応（内斜視）
d. 異常対応（外斜視）
（右眼： ｜　左眼： ━ ━ ━）

がどのような位置関係に見えているかを陽性残像（閉瞼時，暗室）と陰性残像（開瞼時，明室）で確認する．残像が消えたことを確かめて，左右眼を変えて検査する．

検査成績の判定

各眼の中心窩に作られた残像は，正常対応で視空間における両中心窩の位置が同じと感じられていれば，常に重なって見える．したがって残像が十字になっていれば，斜視の状態にかかわらず正常対応である（図17-a）．どちらか片眼の残像しか見えない場合は，一眼の抑制または対応欠如が考えられる（図17-b），内斜視で図17-c，外斜視で図17-dのように見えれば，異常対応である．

一部が重なっていて正しく十字になっていない場合は，わずかな異常角であるといわれるが，この量的判断は困難である．

備考

(1) 片眼ずつ交互にしか残像がみられない（単眼視しかできない）被検者に，残像の位置関係を無理に尋ねても，正確な答えはできない．このような単眼視の場合は，対応欠如と判断する．こうした例では，術後複視に悩まされることは少ない．

(2) 両眼の残像の関係を説明できない人には，単眼で2本の残像を作成してみせ，交差した状態を理解させることも試みてよい．ただし，その場合は斜めに交差させたり，単眼で作った残像が完全に消えてから，両眼での検査をするなどの注意が必要である．

(3) ストロボ発光の残像作成装置は，被検者の一瞬の視線のずれで中心窩以外の部位に残像を作る可能性があるので，固視標を固視するよう注意を促すことが大切である．また，閃光を与えたときの固視の動揺が検査結果に大きく影響して，微小角の異常のような結果に出ることもある．固視の持続が不十分な被検者に検査を行っても，得られる答えの信頼性は低い．

(4) 斜視眼の残像は消えやすいため，固視眼または視力のよい眼を先に残像を作成するほうが，認知しやすい．

(5) 残像の認知が難しい場合は，部屋の照明を点滅したり，被検者に瞬きをしてもらい残像を惹起させる．

(6) 部屋は暗室または半暗室にして行う．

(7) 検査前に中心窩固視の確認および優位眼・非優位眼の確認をしておく．

(8) 大型弱視鏡の残像検査用スライドを用いて，検査を行うことも可能である．

類似機種

残像検査用棒電灯(はんだや)，Hering-Bielschowsky 残像検査．

F 残像ひきとり試験

検査対象・検査目的

一眼に残像を作成して，その眼をふさぎ，他眼を開けて眼前のスクリーンを見せると，その開放しているほうの眼で残像が見えるように感じられる．この現象を残像のひきとりという．片眼に垂直残像を与え，他眼で Haidinger brushes (H. b.) を見せ，各眼の中心窩の対応を検査する．弱視眼の固視が不良の場合，健眼に垂直残像を与え，弱視眼で H. b. を見せて，両者の位置関係で対応を検査する．

検査法

健眼に残像，弱視眼に H. b. を用いる．まず弱視眼を遮閉して，健眼の前に名大式電気残像検査器を垂直に置き，その中心を固視するように命じ，垂直残像を作成する．次に健眼を遮閉して弱視眼を開放し，垂直残像が見えることを確認する．この状態で残像が見えれば，次に Coordinator (オクルス社)の H. b. を弱視眼で見せる(図 18)．残像と H. b. の両者が同時に見えれば，その位置関係を尋ねる．大型弱視鏡を用いた残像検査用スライドと内蔵された H. b. の装置を用いてもよい．

検査成績の判定

両眼の像が図 19-a のように重なって見えれば，正常対応である．それ以外で健眼のみの単眼視の状態(図 19-b)，または残像の中心と H. b. との位置がずれて感じれば(図 19-c, d)，異常対応である．

備考

斜視で両眼視機能の不良の人では，両眼に見える残像の位置関係を説明することは容易なことではない．さらに一眼が偏心固視の弱視の場合には，固視不良のまま，両眼の関係を調べることはほとんど不可能であり，無理に答えを強要すると，実際とは異なった結果を出してしまうことがある．

H. b. は黄斑部の Henle 層(中心窩を取り囲ん

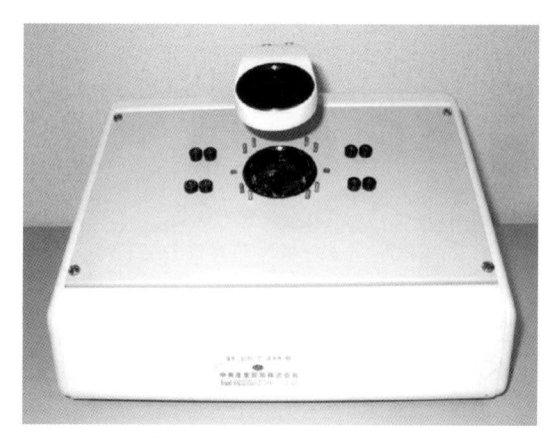

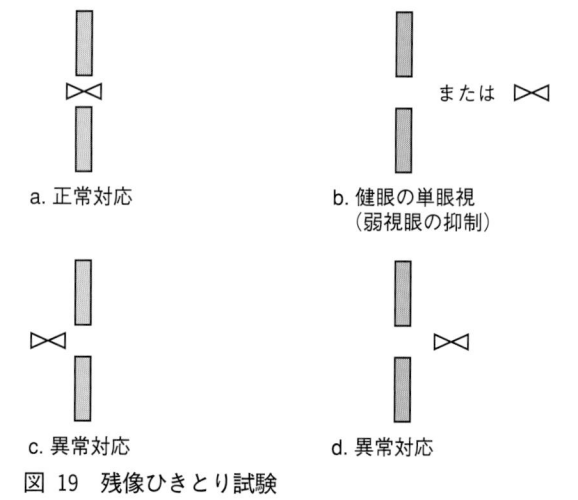

図 18　Coordinator

図 19　残像ひきとり試験

でいる)の神経線維の放射状走行による複屈折に関する内視現象で，このH.b.を認知した位置を中心窩の位置と判断する．

類似機種

棒電灯検査器(はんだや)，Coordinator(はんだや)

文献

1) 山本裕子：残像検査法．残像ひきとり試験．丸尾敏夫，他(編)：眼科検査法ハンドブック，第3版．pp 123-125, 医学書院，2001
2) 佐藤美保，他：両眼視機能検査．久保田伸枝，他(編)：眼科診療プラクティス86，眼科医と視能訓練士のためのスキルアップ特大号，pp 54-57, 文光堂，2002
3) 金谷まり子：日常視を重視した，簡単な器械を使用しての両眼視機能検査法．川村 緑，他(編)：視能矯正マニュアル，改訂版．pp 146-160, メディカル葵出版，2003

G バゴリーニ Bagolini 線条レンズ法

検査対象・検査目的

日常視に近い状態で両眼視機能検査ができる．線条と光源がどのように見えるかで対応状態を見るが，検査中の被検者の眼位により判定は異なる．検査距離を変化(眼前30 cmと5 m)させることができ，実施は簡単である．4歳以上の被検者に検査が可能である．

検査法

Bagolini線条眼鏡(レンズ)は1対の平面レンズ(一眼に45°，他眼に135°)に細かい平行線の傷をつけたものである．このレンズを通してペンライトの光源を見ると，レンズの線と直角方向に1

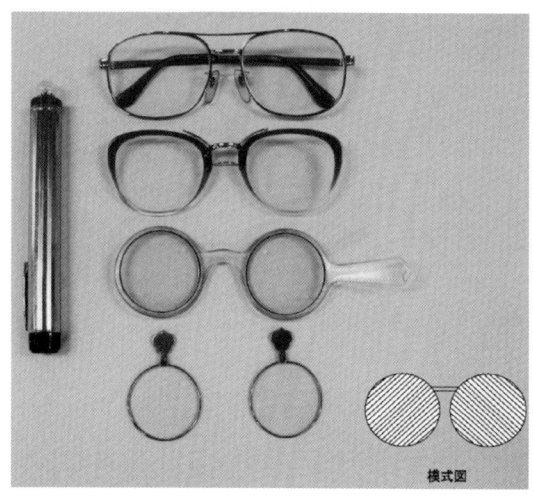

図20 Bagolini線条レンズとペンライト

本の線条が光源から発して見える．各眼前に装用するレンズの線の方向を変化することにより各眼の網膜像を区別することが可能である．線条レンズは，枠入り，前掛け(クリップオン)，内掛け，テスト枠入りのものおよび専用ペンライトがある(図20)(ワールドオプティカルカレッジ製)．

検査成績の判定

得られた検査結果は，そのときの眼位によって判定が異なるので，検査中の眼位に注意する必要がある．眼位を検査するには，遮閉-遮閉除去試験がよい．Bagolini線条眼鏡(レンズ)を装用した状態で遮閉試験を試みる．

(1) 1つの光源から2本の光の線条が出て，光源で交差している場合(図21-a)：顕性斜視がなければ正常対応，顕性斜視があれば，調和性異常対応が疑われる．交代視してこのように答えることもあるので注意が必要である．

(2) 1つの光源から1本の線条だけが見えると答える場合(図21-b)：線条の見えていないほうの眼の抑制または交代視単眼視(他眼の抑制)．この場合は，片眼を短く遮閉-遮閉除去をして，簡単に抑制がとれるかどうかをみる．

(3) 2本の線条のどちらか一方が薄い場合(図21-c)：斜視あるいは弱視があれば斜視あるいは弱視眼に弱い抑制がある．

(4) 2本の線条が交差する付近の一方の線条が

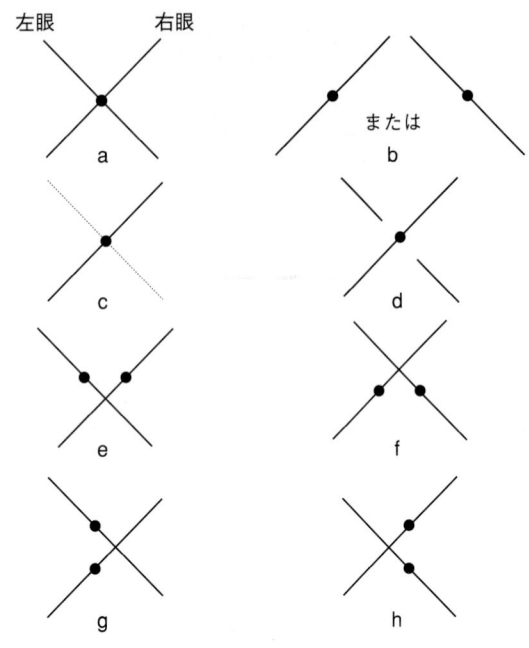

図21 線条の見え方
右眼に右上から左下への線条，左眼に左上から右下への線条が見える

消えている場合(図21-d)：斜視があれば右眼中心窩抑制があり，正常対応である．斜視がなければ右眼の道づれ領に抑制暗点があり，調和性異常対応の可能性がある．

(5) 2本の線条が交差する点より上方に，光源が見えると答える場合(図21-e)：このとき眼位が内斜視であり，プリズムで眼位が中和できれば正常対応であるが融像していない．このとき眼位が内斜視でなければ，異常対応の可能性がある．

(6) 2本の線条が交差する点より下方に，光源が見えると答える場合(図21-f)：このとき眼位が外斜視であり，プリズムで眼位が中和できれば正常対応であるが融像していない．このとき眼位が外斜視でなければ，異常対応の可能性がある．

(7) 2本の線条が交差する点の左または右に上下に光源が見えると答える場合(図21-g, h)：このとき眼位が右(左)眼上斜視であれば正常対応であるが融像していない．

備考

(1) 検査前に検査の目的，見え方と答え方の説明を行う．また，屈折異常は矯正しておき，線条を明視できるようにしておく．

(2) 本検査は，日常視に近いものであるだけに，それを壊すような条件を避ける．

(3) 検査距離(近見・遠見)に合わせて点光源を呈示する．検者は被検者と光源との間に対座し，線条の見え方を尋ねる．被検者の視野に，他の光源が入らないように注意する．

(4) 被検者がどのように見えるか答えた，まさにその瞬間の眼位を遮閉-遮閉除去試験で眼位検査を行い，他覚的に確認することが重要である．また，交代固視を観察する．左右眼の見え方を確認し，再度両眼の見え方を確認する．

(5) 本検査は，被検者によって答え方が多様である．答えを誘導するような質問をしないよう注意する．小児では，正確に表現することが困難な場合がある．あらかじめ，想定できる結果を表示しておいて，どれに近いかを答えさせるとよい．

(6) 異常対応を疑うときにはプリズムを装用させて，そのプリズム度数によって答えが変化するかどうか検討してみることもよい．一般に対応欠如の場合には，プリズムの装用で光の線条の位置がその角度通りには変化しない．

類似機種

Bagoliniレンズ(はんだや)

文献

1) 山本裕子：Bagolini線条レンズ法．丸尾敏夫，他(編)：眼科検査法ハンドブック，第3版．pp 125-127, 医学書院，2001
2) 金谷まり子：日常視を重視した，簡単な器械を使用しての両眼視機能検査法．川村緑，他(編)：視能矯正マニュアル，改訂版．pp 146-160, メディカル葵出版，2003
3) Bagolini B, Capobianco NM：Subjective space in comitant squint. Am J Ophthalmol 59：430-442, 1965

H 不等像検査

不等像とは，両眼で物を見たとき，左右各眼に見える像の大きさや形の相違をいう．この状態をAmesとLancasterが，ギリシャ語からaniseikoniaと命名した．不等像視はその訳語である．不等像視ではごくわずかな像の差を問題とするので，光学方面で用いているような倍率では表現しないで，一眼の像が他眼の像に対して何％大きいかというように％で表現する．

検査対象・検査目的

検査対象は不等像視が疑われる症例である．特に，片眼無水晶体眼，遠視性不同視，近視性不同視のように各眼の網膜に結像する網膜像（retinal imageまたはoptical image）が主体となるが，さらには視覚中枢において認知され，視空間に投影される像（ocular image）が異なる症例が対象となる．

不等像視は5～7％以上になると，両眼融像が障害され立体視が失われる．不等像視は，不同視が軸性の不同視か屈折性の不同視かによって異なる．すなわち，不等像視は軸性不同視では通常の眼鏡矯正では少なく，コンタクトレンズによる矯正で大きい．逆に，屈折性不同視では眼鏡矯正で大きく，コンタクトレンズによる矯正では小さい．日常臨床においては，不同視が軸性か屈折性かは簡単に検査できないため，眼鏡矯正およびコンタクトレンズ矯正に際して，不等像視を検査することが大切である．

検査法

New Aniseikonia Tests（Awaya）（図22）の検査表は，右側に緑色，左側に赤褐色の1対の半円図形が5mmの間隔をあけて互いに向き合って印刷されている．間隙の中央には両眼の融像を促

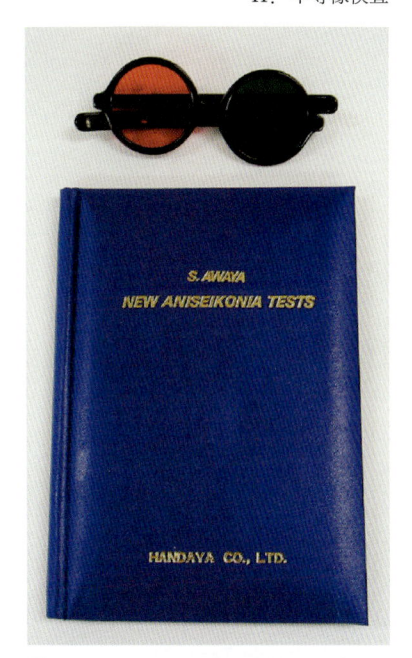

図22 New Aniseikonia Tests（Awaya）

すための十字視標が付されている．この図形をKenko R-60の赤フィルタとKenko G-530の緑フィルタを用いた赤緑眼鏡を通してみると，赤フィルタを装用した眼には緑半円のみが，緑フィルタを装用した眼には赤褐色の半円のみが見え，両半円図形が各眼に分離して見えるように作られている．No.0の図は両半円ともに直径が4.0cmで同じ大きさであり，No.1からNo.24までの緑の半円が赤褐色の半円に比べてそれぞれ1％から24％まで順次小さくなっている（図23）．また，No.1'からNo.24'まで1％から24％まで緑半円が順次大きくなっている（図24）．

検査距離40cmで，通常屈折異常のより大きいほうの眼に赤フィルタ，屈折異常の小さいほうに緑フィルタを装用して検査する．両方の半円が同じ大きさに見えたNoの数字が不等像視の値を示すように作られている．

赤緑眼鏡を装用させて，まずNo.0の両半円を見せる．被検者が両半円とも同じ大きさに見えると答えた場合，不等像視はない（0％）ことを意味する．もし，被検者が緑半円のほうが大きく見えると答えれば，No.1，No.2と順次見せて，緑と赤褐色の半円が同じ大きさに見える図のNoを求める．例えば，No.6の図で緑と赤褐色の半円が同

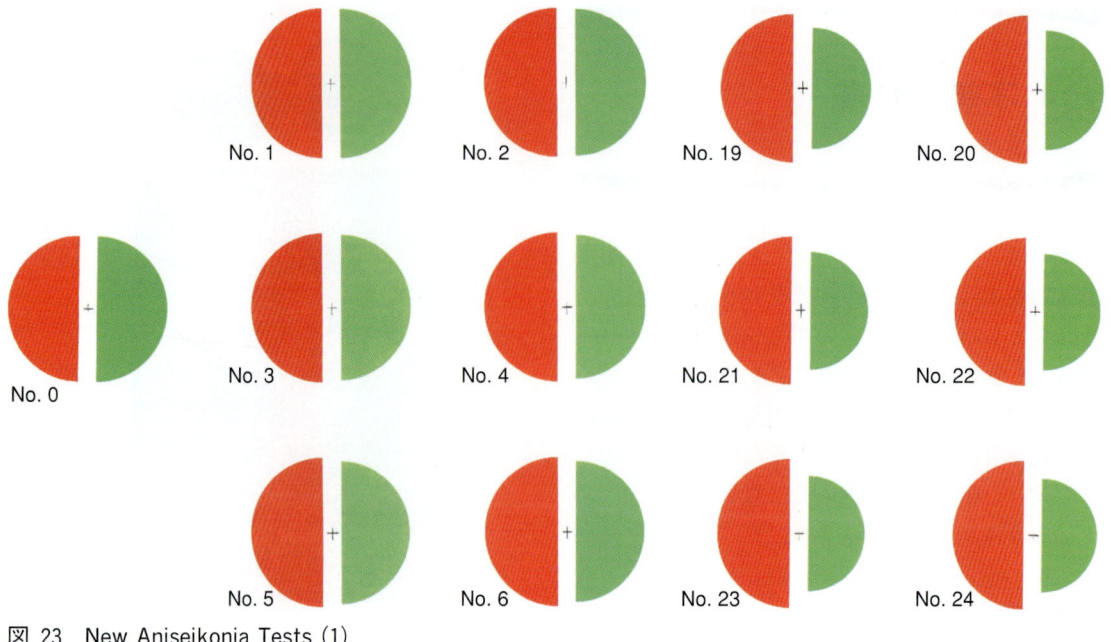

図 23 New Aniseikonia Tests (1)
右の縁半円が小さくなる図(一部)

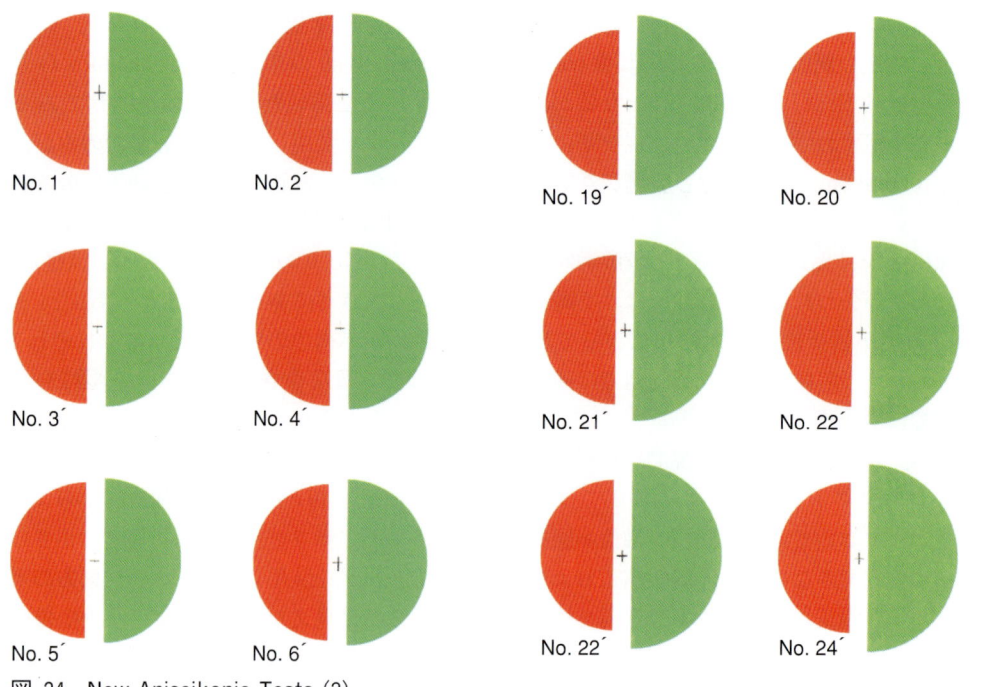

図 24 New Aniseikonia Tests (2)
右の縁半円が大きくなる図(一部)

じ大きさに見えると答えた場合は，6％の不等像視があると判定して，+6％の不等像視があると記載する．

また，逆に No.0 の両半円を見せたとき，緑半円のほうが小さく見えると答えれば，No.1′, No.2′ と順次各図を見せて，両半円が同じ大きさに見える図 No を求める．例えば，No.8′ 図で両半円が同じ大きさに見えたとすれば，−8％の不等像

視があると判定する．

備考

(1) 各眼の屈折状態が不明なときは，どちらの眼に赤フィルタを装用してもよい．この検査表は，赤フィルタ装用眼の他眼に対する不等像視を測定するものである．また，複雑な器械を用いないで簡便に不等像視を測定できる検査表である．

(2) New Aniseikonia Tests では，両半円の中央に両眼に見える黒の十字視標があり，両眼の融像が維持しやすくされているが，時に外斜位や上下斜位などのため，両半円が左右や上下に離れていたり，一眼が抑制されたりする場合もある．このようなときには，プリズムを用いて，両半円像を正しい位置に近づけると検査しやすい．

(3) 本検査表は眼鏡や試験枠を装用して検査することが多いが，このような場合は赤緑眼鏡を外側に装用することが大切である．これは，赤緑フィルタは角膜からの距離が変わっても不等像視には影響を及ぼさないが，度の入った矯正レンズは，角膜からの距離が変化すると網膜像の大きさに強い影響を与えるからである．

(4) 本検査表では，前述のように屈折異常のより大きいほうの眼に大きさの変わる緑半円が，より正常に近いほうの眼に 4.0 cm 直径の赤褐色の半円が見えるようにして検査することが必要である．

(5) New Aniseikonia Tests では，屈折異常の強いほうの眼に赤フィルタを装用させて，検査をすることになっているが，+4.00 D の右眼と−4.00 D の左眼の場合にはどちらの屈折異常が大きいか判断できない．不等像の取扱規約に従えば，常に大きく見えているほうの眼の像を何％拡大したら等しい大きさになるかで表示しているので，マイナス表示は存在しない．この検査では，マイナス表示が用いられているが，New Aniseikonia Tests で右+8％および左−8％という不等像視は不等像取扱規約ではそれぞれ R 8.7％および R 8.0％と記載され，プラスマイナスで表示し

たときの相対比は同一ではない．

(6) 不等像を他の測定装置と比較検討するときには，以上のような注意が必要である．すなわち，R 1.0％と表示したときには，右眼像を 1.0％だけ大きくすれば，左眼像と等しくなることを意味している．しかし，New Aniseikonia Tests で示す R+1.0％とは，右眼に 1.0％縮小させた図形を見せたときに同じ大きさに感じていることを意味している．

(7) もし，右眼に赤フィルタ，左眼に緑フィルタを装用させたとき，No.8 の図形で 2 つの半円が同じ大きさに感じた場合には，8％縮小した直径 3.68 cm 緑半円を直径 4.0 cm の赤褐色半円と同じ大きさに感じているので，緑半円を 8.696％拡大したときに，他眼と同じ大きさに感じていることになり，不等像取扱規約に従えば，R 8.696％と表示しなければならない．このように New Aniseikonia Tests では拡大率を縮小した図形の割合で示してあることに注意が必要である．

類似機種

不等像視の代表的な検査には，New Aniseikonia Tests のほかにポラテスト，位相差ハプロスコープ，ビノキュラーセパを用いる方法がある．ビノキュラーセパ（田川電気研究所）は，斜視角，立体視，同時視，融像，回旋偏位および不等像視の測定が可能である．投影式のため，斜視などがあっても測定が可能である．また，本検査の利点は，投影像を第三者にも見せることができ，被検者やその家族にも検査の内容や結果を説明しやすい．

文献

1) 粟屋　忍：不等像検査（New Aniseikonia Tests）．丸尾敏夫，他（編）：眼科検査法ハンドブック，第3版．pp 128-131, 医学書院，2001
2) 粟屋　忍，他：新しい不等像視検査法"New Aniseikonia Tests"の開発とその臨床応用について．日眼 86：217-222, 1982
3) 細田　淳，他：イメージスプリッタによる不等像視検査．眼臨　92(6)：780-783, 1998

VII

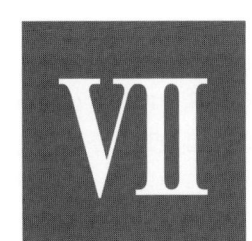

光覚検査

光覚とは光を感じる感覚・機能のことである．光覚の測定には，光が見えたと感じる最小の光の強度(エネルギー)が用いられ，この値は閾値(threshold)と呼ばれ，閾値の逆数は感度(sensitivity)と定義される．光覚の閾値は刺激の内容(大きさ，色，呈示時間)，順応状態，刺激される網膜部位などさまざまな要素によって変化することが知られている．

光覚の測定にはさまざまな検査方法があるが，長時間暗順応させた後に絶対閾値を測定する方法と，最初に明順応させておいて，その後暗所において光覚閾値の時間経過を測定する方法の2つが代表的である．一般臨床では後者が用いられることが多く，これは暗順応検査と呼ばれている．本項ではこの暗順応検査について，その検査法と結果の判定法について述べる．さらに詳細な光覚検査法とその原理については他の成書を参照されたい(文献1，2など)．

検査対象・検査目的

どのような網膜疾患に用いてもよいが，杆体機能あるいは錐体機能が広範囲に障害される網膜疾患に使用されることが多い．

(1) 進行性夜盲性疾患：網膜色素変性，白点状網膜炎など．

(2) 停止性夜盲疾患：小口病，白点状眼底，先天停止夜盲など．

(3) その他の夜盲性疾患：ビタミンA欠乏性夜盲など．

(4) 昼盲性疾患：錐体ジストロフィ，全色盲など．

検査法

ここでは一般に広く用いられているGoldmann-Weekersの暗順応計の検査法について述べる．装置の設置場所は完全な暗室でなければならない．

(1) 台と椅子の高さを調節する．患者には検査法について十分に説明し，ドーム上に光が呈示される場所をあらかじめ示しておくとよい．他眼はアイパッチで遮蔽する．

(2) 顎台に頭部を載せ，明順応のスイッチを入れて約10分間明順応する．

(3) その後明順応のスイッチを消し，測定を開始する．光(白の縞模様)が少しでも見えたところでボタンを押してもらう．

(4) Kohlrauschの屈曲点をきれいにとらえるためには，最初の10分間を30秒間隔くらいの細かなプロットにするとよい．その後は1～3分の長めの間隔とする．さらに小口病のように検査時間が長くなることが予想される場合では30分後は10～20分ごとの測定とする．

検査成績の判定

図1に正常者から記録された代表的な暗順応曲線を示す．正常者では暗順応を開始してから5分の間に光覚閾値は急速に下降し，10分程度でいったんプラトーに達する(錐体暗順応最終閾値)．その後さらに閾値は指数関数的に低下し，40分くらいで最終飽和点に達する(杆体暗順応最終閾値)．最初の急速相は一次曲線といわれ錐体の暗順応過程を反映し，それに続く緩徐な曲線は二次曲線といわれ杆体の暗順応過程を反映する．この2つの曲線の交点はKohlrauschの屈曲点(rod-cone break)と呼ばれている．

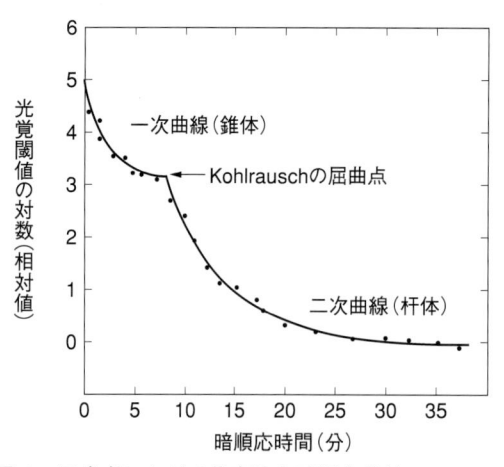

図1 正常者における代表的な暗順応曲線
最初の急速相は一次曲線といわれ，錐体の暗順応過程を反映する．その後の緩徐な曲線は二次曲線といわれ，杆体の暗順応過程を反映する

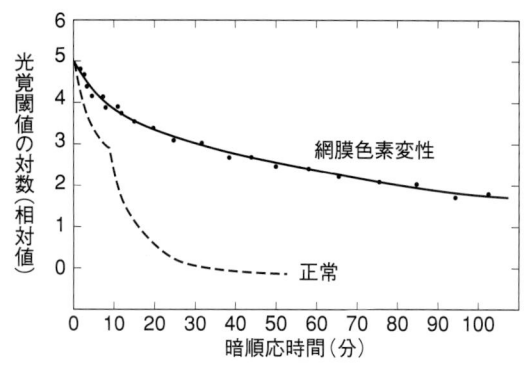

図2 網膜色素変性患者における暗順応曲線（黒丸）
最終閾値は上昇しており，飽和点に達するまでの時間が延長している．Rod-cone break も不明瞭である．破線は正常者の暗順応曲線

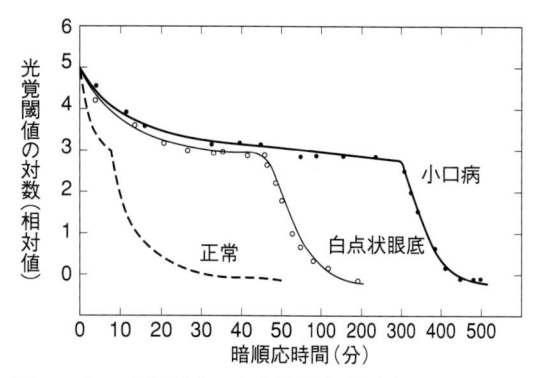

図3 小口病（黒丸）と白点状眼底（白丸）における暗順応曲線
両者とも暗順応の遅延を認めるが，その程度は小口病で特に強い．最終的には両疾患ともほぼ正常に近い値に達する

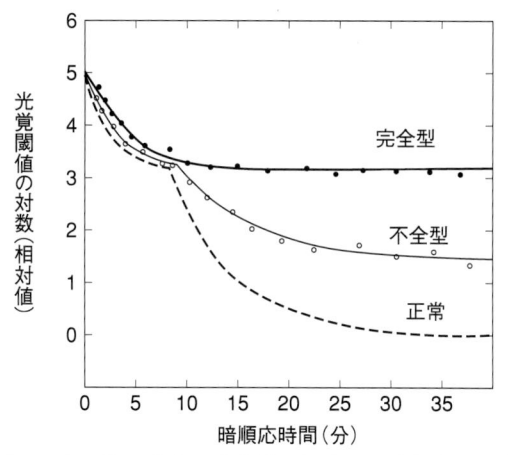

図4 先天停止夜盲の完全型と不全型の暗順応用曲線
完全型一次曲線のみとなる．不全型では rod-cone break が認められるが，最終閾値は正常より高い

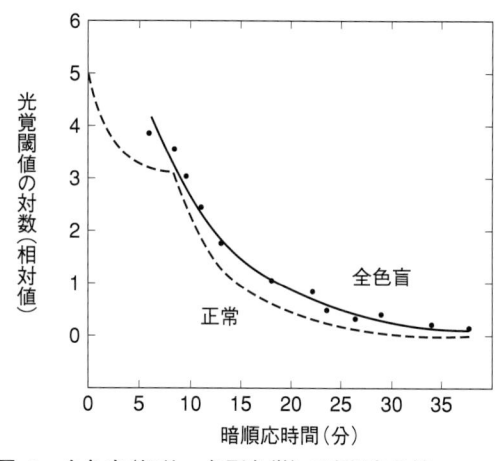

図5 全色盲（杆体一色型色覚）の暗順応曲線
測定開始後しばらくは測定不能であった．二次曲線のみが認められる

　図2～5にさまざまな網膜疾患における暗順応曲線を示す．網膜色素変性では杆体機能から障害されるため，その初期では一次曲線は比較的保たれ，二次曲線の最終閾値が上昇する．また杆体暗順応が飽和点に達するまでの時間も延長する．進行期の網膜色素変性では rod-cone break が不明瞭となることが多い（図2）．

　小口病の暗順応曲線は非常に特徴的である．一次曲線（錐体暗順応）がプラトーに達した後，その状態が長時間（2～6時間）続き，その後二次曲線（杆体暗順応）が出現し，最終閾値に達するまでに5～10時間あるいはそれ以上を要する．白点状眼底の暗順応過程もやはり遅延するが，その程度は小口病より軽く，2～3時間で最終閾値に達することが多い（図3）．

　先天停止夜盲の完全型では杆体機能が完全に障害されており，一次曲線のみとなる．一方，先天停止夜盲の不全型では rod-cone break が認められるが，最終閾値は正常のそれより1～2 log 高い値をとる（図4）．

　錐体機能が障害される錐体ジストロフィや全色盲（杆体一色型色覚）では，錐体機能の著しい障害のために暗順応開始直後しばらくは閾値が測定不能となることが多い．これらの疾患では一般的に一次曲線が認められず，緩やかな二次曲線（杆体暗順応）のみが記録される（図5）．

備考

(1) 本検査では暗所において長時間にわたって患者の協力が必要であり，患者の疲労や負担も大きい．検査前に十分な説明をしておくことが重要である．

(2) 電気生理学的検査や他の自覚的視機能検査が発達した現在，暗順応検査が臨床に使用される機会は少なくなってきている．しかしながら本検査は暗順応の時間経過を詳細に評価することができる唯一の検査として今なお重要である．

機種

現在世界で最も普及し，唯一入手可能であったGoldmann-Weekers型暗順応計(ハーグ・ストレイト)が最近生産中止となった．これによって暗順応検査装置を入手することが現在困難な状況となっている．

文献

1) 大庭紀雄：光覚・暗順応検査．遺伝性眼底疾患．pp 57-67, 金原出版, 1987
2) 飯島裕幸：光覚．眼科学体系1(眼科診断学・眼機能)，pp 334-344, 中山書店, 1996
3) Alexander KR, Fishman GA：Prolonged dark adaptation in retinitis pigmentosa. Br J Ophthalmol 68：561-569, 1984

VIII

色覚検査

A 色覚検査のフローチャート

色覚異常は先天色覚異常と後天色覚異常とに大別される．先天色覚異常は遺伝による錐体視物質の異常を，後天色覚異常はそれ以外の原因によるすべての色覚障害をいい，原疾患が先天性の場合も後天色覚異常に含まれる．

1．色覚異常の特徴

日本眼科学会は，2005年，色覚に関する用語を大幅に変更した（表1・章末付記）．

先天色覚異常の場合，2色覚では，正常色覚では明らかに異なる2つ以上の色が非常に似かよって見える．このような混同色は国際照明委員会（Commission Internationale de l'Eclairage；CIE）の xy 色度図上では混同色軌跡で表される．特に白色光と区別できない色光の波長を中性点といい，1型2色覚では495 nm，2型2色覚では500 nm 付近にある．また，1型2色覚では長波長側の視感度が低い．各種色覚検査のほとんどはこれらの特性を利用している．

表 1 色覚異常の型と程度（カッコ内は従来の用語）

A．先天色覚異常
　1．1色覚(1色型色覚，全色盲)
　　1) 杆体1色覚(杆体1色型色覚)
　　2) 錐体1色覚(錐体1色型色覚)
　2．2色覚(2色型色覚)
　　1) 1型2色覚(第1色盲)
　　2) 2型2色覚(第2色盲)
　　3) 3型2色覚(第3色盲)
　3．異常3色覚(異常3色型色覚)
　　1) 1型3色覚(第1色弱)
　　2) 2型3色覚(第2色弱)
　　3) 3型3色覚(第3色弱)
B．後天色覚異常
　1．後天赤緑色覚異常
　2．後天青黄色覚異常
　3．後天1色覚(後天全色盲)

後天色覚異常は網脈絡膜疾患や視神経疾患，緑内障，大脳性疾患などによって起こり，先天色覚異常と異なって，本人が色覚の変化を自覚することが多い．左右眼で障害の程度が異なるので，検査は片眼ずつ行う．また，原疾患により色覚以外の視機能障害が付随する．青黄色覚異常と赤緑色覚異常とに分類されるが，通常，程度の差はあれ両者が合併しており，単独で現れることはない．

2．色覚検査の検査対象と目的

先天色覚異常では色の誤りに気づいたり，進学や就職にあたって診断書を求められたときなどに眼科を受診する．学校での定期健康診断や雇入時健康診断で色覚検査が行われる機会は大幅に減少したが，色誤認の多い小児や微妙な色識別が必要な職種では特に検査の需要が多く，色覚異常の検出，異常型と程度を判定するために色覚検査が行われる．

後天色覚異常では，本人が色覚の変化に気づいたときや原疾患の診断の補助，疾患の経過，予後，治癒を判定する場合に色覚検査が行われる．

3．色覚検査の流れ

先天色覚異常と後天色覚異常とで理論も方法も異なるため，そのどちらであるか常に考えながら検査を進める(図1)．

B 仮性同色表

検査対象・検査目的

先天色覚異常に対しては，その検出が主目的で

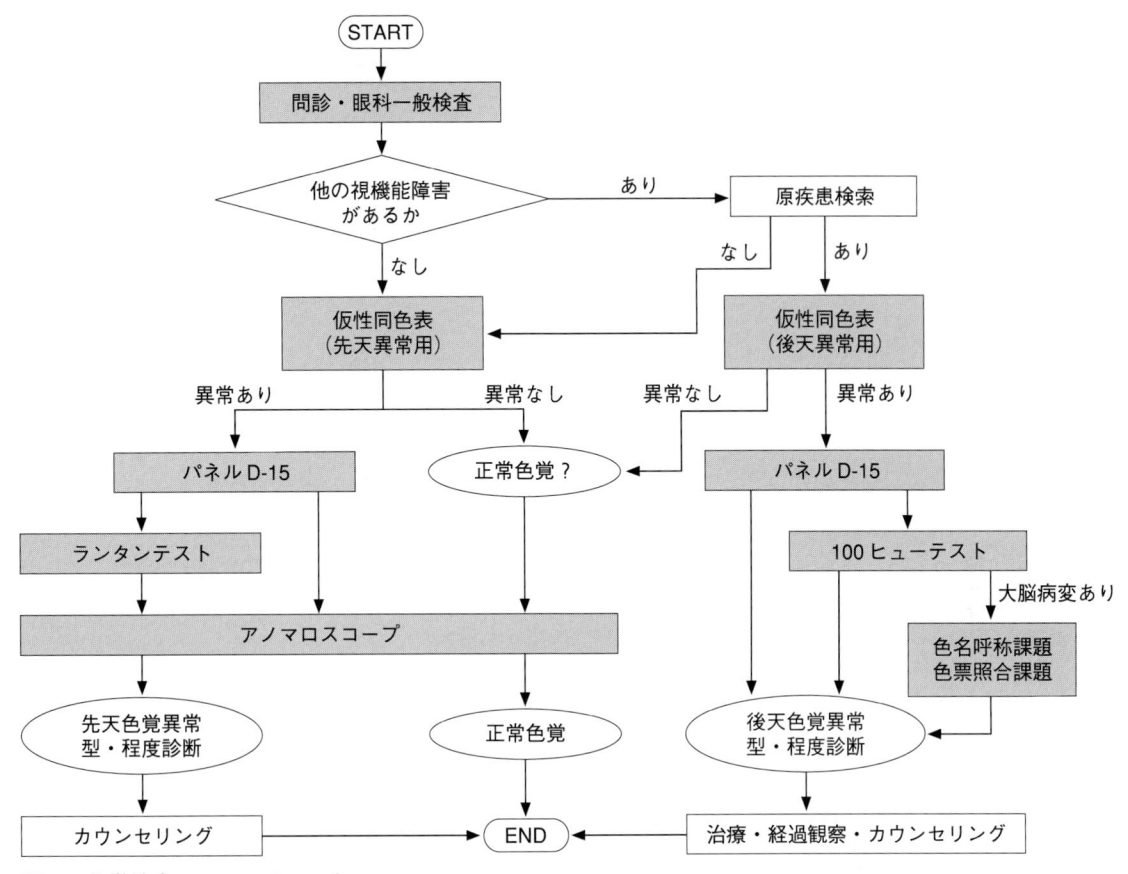

図1 色覚検査のフローチャート

あり，異常型と程度の判定は参考程度である．後天色覚異常では，眼疾患等に伴う色覚障害の検出を目的とする．

検査法と検査成績の判定

検査条件や検査方法は解説書等に記載されている．特に，検査距離と検査時間，照明条件が重要である．北向きの窓から45°に入る明るい昼間の光での検査が望ましいが，人工光源では自然昼光になるべく近い色を選ぶ．厳密な検査用には，色温度6,500ケルビンのD65光源蛍光灯(20W/40W，東芝)が市販されている．検査表は日光による褪色を防ぐため，ふだんは閉じておき，表面を指などで触れないよう注意し，定期的に新しく購入，交換する．

屈折異常がある場合は矯正が必要である．高齢者には検査距離に合わせた眼鏡等を装用させる．

a. 先天色覚異常に適した仮性同色表

1) 石原色覚検査表(はんだや)

国際版38表，国際版24表，学校用色覚異常検査表，幼児用など，数種類あるが，なかでも国際版38表の優れた検出能力は海外でも高く評価され続けており，発刊に際しては，毎年品質を吟味，改訂されている．先天色覚異常者には全く読めない表が多く，被検者が不快感を感じることがあるので配慮を要する．

数字表と曲線表とがあるが，通常は数字表を用いる．国際版38表の場合，①正常色覚者も色覚異常者も読めるデモンストレーション表(1類：第1表)，②正常色覚者と色覚異常者では異なる文字を読む表(2類：第2〜5表，3類：第6〜9表，図2)，③正常色覚者のみが読める表(4類：第10〜13表，5類：第14〜17表)，④色覚異常者のみが読める表(6類：第18〜21表)，⑤1型色覚と2型色覚とを分類する表(7類：第22〜25表)から

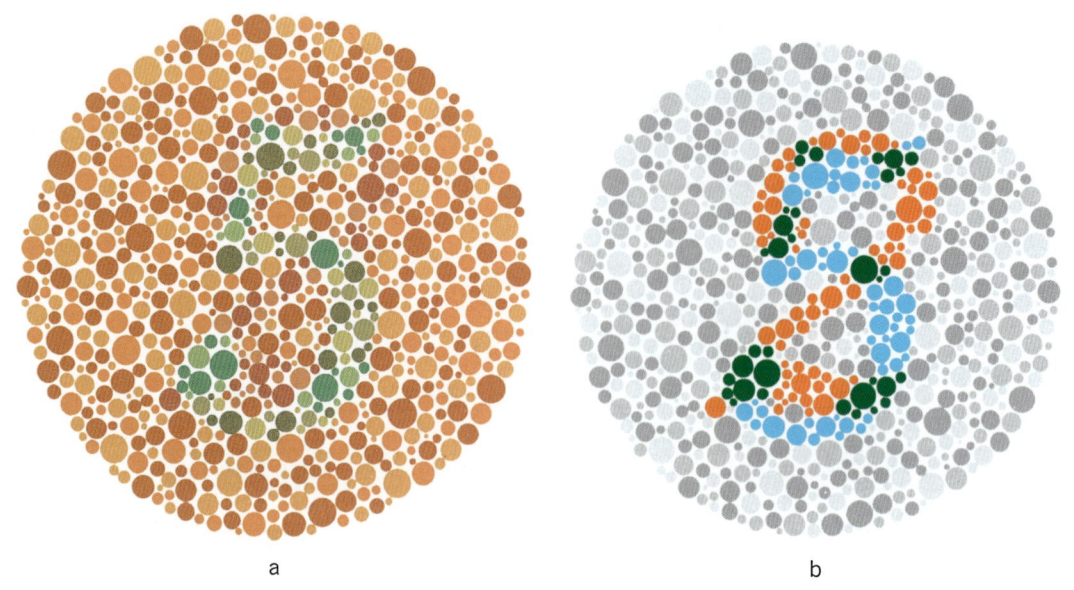

図 2　石原色覚検査表国際版 38 表（ⓒ一新会）の第 6 表
　a：正常色覚では 5 と読み，色覚異常では 2 と読みやすく作られている
　b：同表の数字部分のみ強調した

なっている．曲線表は文字が読めない場合に用いられ，表面を傷つけないよう，筆などでなぞらせる．検査表は 75 cm の距離で 3 秒以内に読ませる．

第 1〜21 表のうち，誤読 4 表以下を「正常」，8 表以上を「異常」，5〜7 表の場合は「異常の疑い」と判定する．④の表で，読めない場合は「正読」である．⑤の分類表は，石原自身も「あまり正確ではないが，全然何もないよりはあったほうがよかろうと思ってつけてある」と述べているほどの精度であり，特に 1 型 3 色覚を 2 型色覚と誤って判定される頻度が高いため，参考程度とする．

古い解説では，第 1 表以外全く読めない場合を「全色盲および全色弱」としていたが，この記述は誤りである．1994 年以降発行の石原色覚検査表では解説が改訂され，全色盲や全色弱についての記載は削除された．石原色覚検査表での判定は異常の有無のみにとどめるべきで，型や程度の診断をしてはならない．

2）標準色覚検査表第 1 部先天異常用（SPP-1）（医学書院）

検出表と分類表があり，色覚異常者にもなんらかの数字が読める表が多いので精神的負担が軽い点で優れている．記録用紙の，被検者が読んだ数字を，2 つの数字の両方を読んだ場合にはどちらかはっきり読めるほうを○で囲む．検出表 10 表のうち，正常の答えが 8 表以上の場合に正常色覚とする．判定方法は記録用紙に明記されている（図 3）．

b．後天色覚異常に適した仮性同色表

1）標準色覚検査表第 2 部後天異常用（SPP-2）（医学書院）

青黄異常検出用に重点をおいた仮性同色表であるが，青黄異常検出表，赤緑異常検出表，杆体視検出表が混在している．記録用紙に，正しく読んだ数字に○，誤読または読めない数字に×，2 つの数字が両方読めた場合は見やすいほうに◎をつける．

BY 印の数字が読めない場合は青黄異常，RG 印の数字が読めない場合は赤緑異常，S 印の数字が読めない場合は杆体視と判定する．

備考

先天色覚異常では，検査への精神的ストレスが大きい場合や，検者や親などの顔色をうかがって答えを決める場合がしばしばある．付添人を遠ざ

先天異常用 記録用紙

No. _____

氏名 _____ 男・女 ___歳　　　年　月　日
　　　　　　　　検査者 _____

検出表

表番号	正常	第一・第二異常
5	3	⑧
6	2	⑨
7	4	読めない
8	7	④
9	8	⑦
10	4	3
11	2	④
12	7	5
13	8	読めない
14	3	⑥
計	0	8

分類表

表番号	第一異常	第二異常
15	8	③
16	5	7
17	4	⑧
18	9	4
19	3	⑤
計	0	3

判定

正常
第一異常
㊁第二異常
その他

注 1) 表番号1から4はデモンストレーション表である．
　 2) 被検者が読んだ数字に○印をつける．
　 3) 二つの数字が読める場合はどちらかはっきり読める方に○印をつける．
　 4) 各欄の○印の数を合計し，正常の答が8以上ならば正常とする．
　 5) 第一異常の欄；第二異常の欄の○印の多い方に分類する．

〔医学書院発行　標準色覚検査表　第1部　先天異常用　付録〕

図3　標準色覚検査表第1部先天異常用の記録用紙記載例

け，優しく，しかし淡々と検査を進め，正答や結果を記した記録用紙は被検者から見えないようにする．検査の内容がほかの外来受診者に聞こえないよう，特に配慮の必要がある．また，就職試験や免許資格取得にあたって，石原色覚検査表をすべて暗記して臨む受検者を時に見かけるが，そのような場合に備えて表の呈示順を変えておくのも一法である．

後天色覚異常では，原疾患により中心視野の虫食い状視野欠損などがあると，検査表の数字を認識できないことがある．検査にはやや時間をかけてよく，検査表を見やすい位置に動かしたり近づけたりしてもよい．

色覚検査表が全く読めない場合には，視力障害や視野障害，大脳性色覚異常などによる視覚情報処理障害，心因性視覚障害や検査時の精神的動揺

も考えなければならない．

他の仮性同色表

『新色覚異常検査表』（新大熊表，はんだや）はLandolt環類似の図形を用いており，小さな点の集合で形作られる数字などを理解することが困難な幼児にも比較的容易に検査ができる．表の構成は石原色覚検査表と同様である．

『東京医科大学式色覚検査表』（TMC表，村上色彩技術研究所）は異常型と程度の分類が明記されているため安直に使用されがちであるが，結果の信頼性はやや低い．

『標準色覚検査表第3部検診用』（SPP-3，医学書院）はSPP-1とSPP-2を合わせたダイジェスト版で，集団健診でのスクリーニングなどに用いられる．

文献

1) 石原　忍：石原色盲検査表の長所と短所．臨眼 10：393，1956
2) 岡島　修：色覚検査．眼科　43：417-421，2001

C 色相配列検査

検査対象・検査目的

Farnsworth dichotomous test panel D-15（パネルD-15，JFCセールスプラン）は異常型と程度の分類に用いられる．先天色覚異常では日常生活や職務遂行上の支障の程度を反映しやすいとされる．後天色覚異常では検出と型分類に用いられる．

Farnsworth-Munsell 100 hue test（100ヒューテスト，JFCセールスプラン）は色識別能力を測定する．先天色覚異常では特に色識別能力を問われる職種の場合に，後天色覚異常では障害の程度や，疾患の増悪・軽快による色覚障害の推移を定量的に判定する場合に用いられる．

いずれも2色覚の混同色を利用した検査法である．

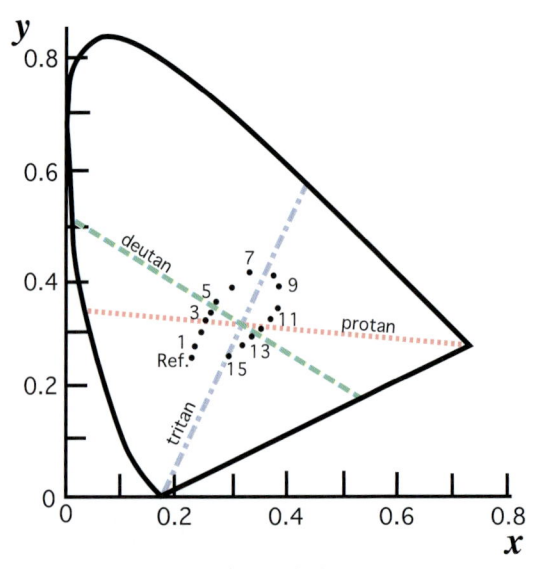

図4　パネルD-15の色票の色度
　　failの場合は2色覚の混同色軌跡に平行な横断線を生じる

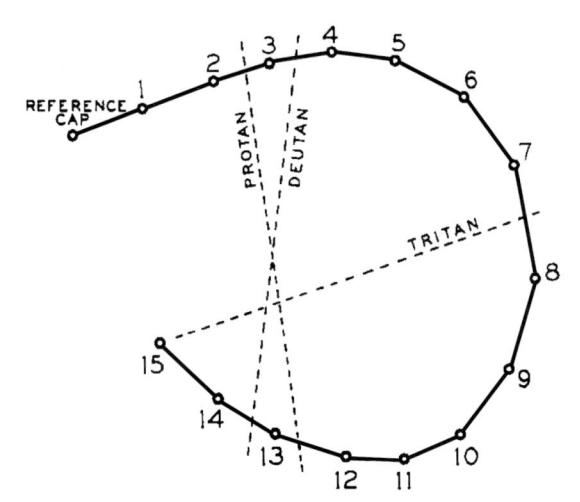

a. pass (no error)

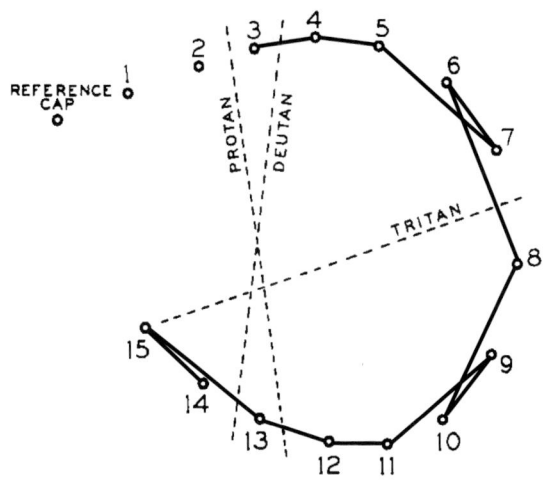

b. pass (minor error)
これも pass と判定する

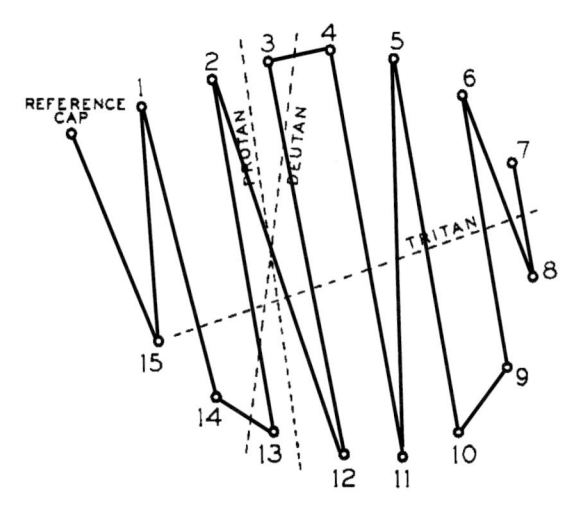

c. fail (protan)

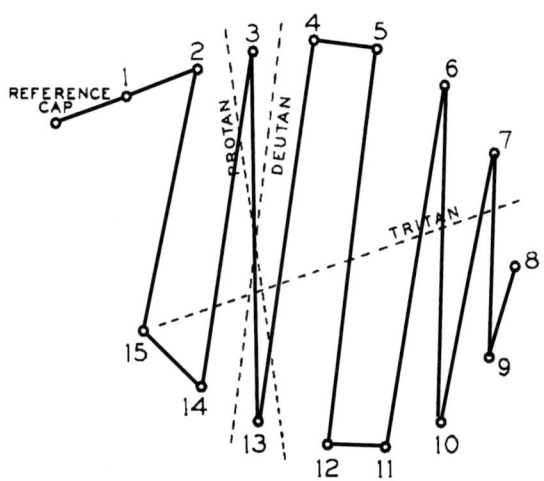

d. fail (deutan)

図5 パネル D-15 の種々のパターン

検査法と検査成績の判定

1) パネル D-15

箱の中に色キャップが1つ固定されている．机の上に順不同に置かれた15個の色キャップを，固定キャップから似ている順に選んで箱の中に並べさせる．背景は無彩色とする．並べ終わったら箱を裏返し，キャップの裏側に記された番号の並び順に，記録用紙に記された図形のキャップ番号をつないで記録する．

正常色覚ではおおむね色票番号1から15の順に並べる．これらの色票の色度図上での位置を図4に記す．2色覚ではおおむね各々の混同色軌跡に平行な横断線を生じる．判定は，記録用紙に記載された型別の傾きに平行な横断線が2本以上認められたかどうかで決定する（図5-a～e）．横断線が1本のみのときなど，判定が難しい場合には再検査を行う．異常3色覚の多くはパスするが，一部はフェイルし，これを強度とする．2色覚と異常3色覚の強度を合わせて強度色覚異常と分類される．杆体1色覚では，deutan 軸と tritan 軸の中間である，scotopic 軸を呈する（図5-f）．

後天色覚異常の場合，青黄異常では横断線が

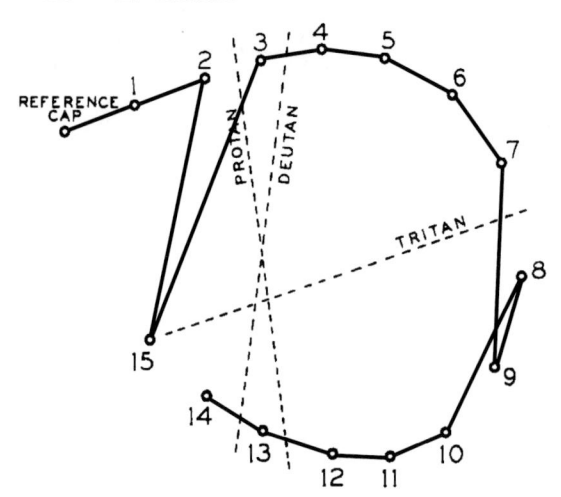

e. fail(deutan)
いずれかの軸に平行な線が2本以上認められれば fail である

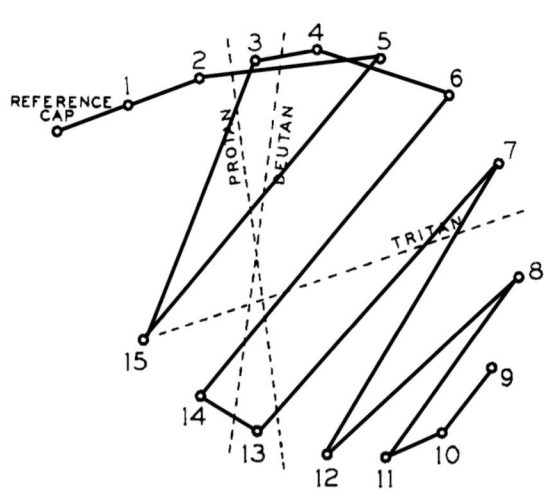

f. 杆体1色覚
scotopic 軸を示している

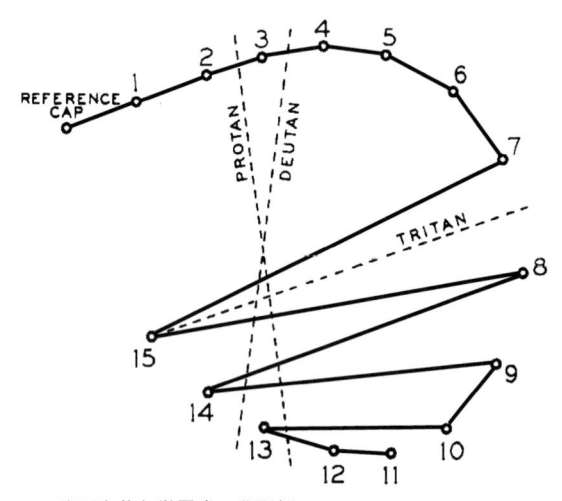

g. 後天青黄色覚異常の典型例
tritan 軸に平行な線が往復している

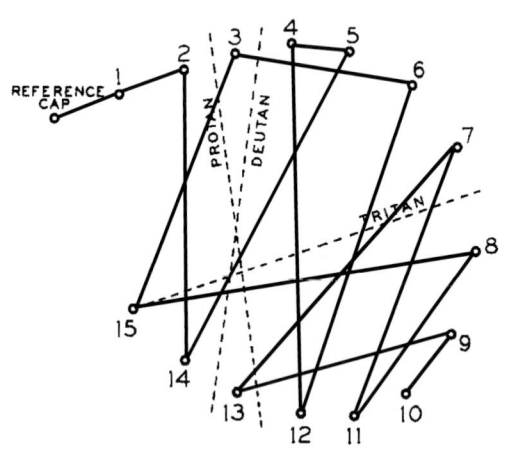

h. 後天色覚異常進行例
青黄異常と赤緑異常が混在している

図5 続き

tritan 軸に平行にみられる(図5-g). 赤緑異常が加わると全色盲様になり, scotopic 軸に平行な横断線が現れる(図5-h).

2) 100 ヒューテスト

パネル D-15 と類似のカラーキャップが85個あって, 4つの箱に収められている. それぞれの箱の両端に固定キャップがあり, 箱ごとに同様の検査を行う.

記録用紙のキャップ番号の上に実際に並べた順に記入し, 隣同士のキャップ番号の差をとり, さらに隣り合った差の和がエラースコア(偏差点)で

ある. この結果をスコアシートにプロットする. その際, 本来の Farnsworth 法ではエラースコアをキャップ順に並べ替えるが, 煩雑であるためエラースコアをそのまま並べた順に記載する Kinnear 法も便宜的に用いられる(図6). その結果, 1型色覚ではキャップ番号 19(yellow)と 65(bluish purple)付近に, 2型色覚では 15(reddish yellow)と 59(purplish blue)付近に, 3型色覚では 1(red)と 46(blue-green)付近に最も大きな山を生じる(図7). 色票の色度を図8に記す. 各々の混同色軌跡と接する付近の色票番号では色識別能力

```
 4  1 85 3  8  7  6  2  ……… 被検者が配列した色票番号
85  1  2  3  4  5  6  7  ……… スコアシートに記された色票番号
 3  1  3  5  1  1  4     ……… 被検者が配列した隣の色票番号との差
 4  4  8  6  2  5        ……… 差の和（エラースコア）
```

a. スコアシートに印刷された色票番号の上に，実際に並べた色票順を記録し，その隣り合った色票番号の差の和を算出する．色票番号 85 は 0 として計算する

b. Farnsworth 法によるプロット

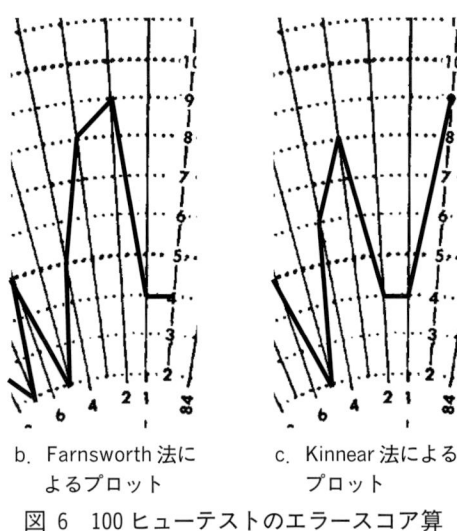

c. Kinnear 法によるプロット

図 6　100 ヒューテストのエラースコア算出とスコアシートへのプロット

が低くエラースコアが大きい．

　総偏差点(total error score；TES)は各エラースコアから 2 を引いた数の合計で，色識別能力の評価時に参考値として，後天色覚異常では疾患経過を評価する際の資料として用いられる．総偏差点の正常限界値は年齢層によって異なり，20 歳代で最も小さく報告によって 50〜90，50 歳代では 160 前後である．

備考

　照明条件が重要である．仮性同色表の場合と同様，標準 D 光源あるいは自然昼光を心がけ，300 lx 以上とする．また，被検者が色票裏のキャップ番号を盗み見ることがしばしばあるので注意が必要である．

類似機種

　パネル D-15 類似で低彩度の色票を用いた desaturated 15 hue test や 40 色の色票からなる 40 hue test などがある．4 種類の彩度と無彩色の色票による new color test は現在入手不可能である．

文献

1) Farnsworth D：The Farnsworth-Munsell 100-hue and dichotomous test for color vision. J Opt Soc Am　33：568-578, 1943

D　ランタンテスト

　船舶・鉄道・航空など運輸関係の適性検査として開発され，先天色覚異常の程度判定を目的に使用されることがある．赤・黄・緑の色光が 2 つずつ同時に点灯し，その色名を答えさせる．わが国では市川式ランタンが長く用いられてきたが，現

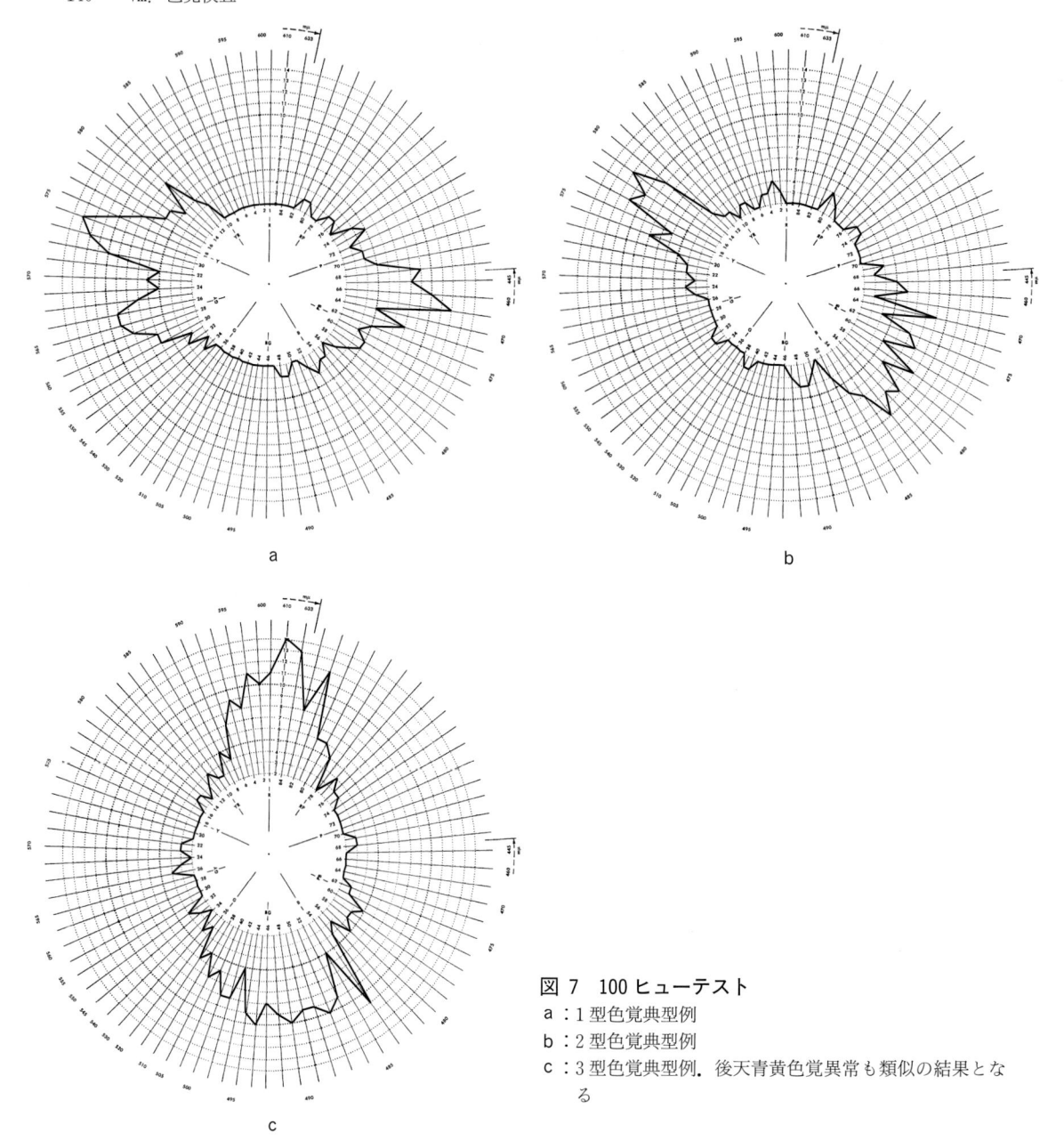

図 7 100 ヒューテスト
a：1 型色覚典型例
b：2 型色覚典型例
c：3 型色覚典型例．後天青黄色覚異常も類似の結果となる

在は製造が中止されている．代わって JFC ランタンテストが販売されているが，ほとんど普及していない．

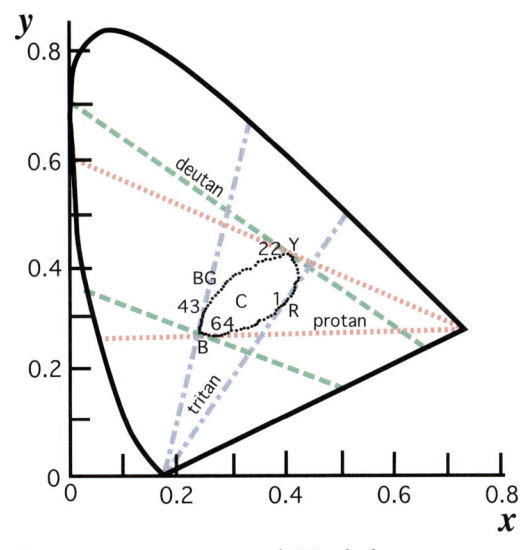

図 8 100 ヒューテストの色票の色度
エラースコアは 2 色覚の混同色軌跡に接する付近の色票で大きい

E アノマロスコープ

検査対象・検査目的

先天色覚異常の診断を目的としており，赤と緑の混色，および黄の明度変化による等色（色合わせ）によって異常の型と程度の判定を行う．

検査法

Rayleigh 等色を検査する．シュミット・ヘンシュ社製の Nagel anomaloscope I の信頼性が高く，長く使用されてきたが，製造が中止され，入手も修理も不可能である．現在ではナイツ社の Neitz anomaloscope OT-II が Rayleigh 等色を求めるための入手可能な唯一の機種である．

接眼部からのぞくと，上下に二分された円形の色光指標が提示されている．混色ノブを回転させると，上半分の色光が混色目盛り 0 では純色の緑 (546 nm)，混色目盛り 73 では純色の赤 (671 nm)，その間は目盛りに応じて両者の混色された色が提示される．円形視標の視角は 2°10′，輝度は 2〜5 cd/m² である．下半分の色光は黄 (589 nm) で，単色ノブを回転させると明暗が変化する．単色目盛り 0 では暗くて何も見えず，目盛りを増やすと次第に明るくなる．単色目盛りは 87 までである．

検査に先だって，前面の明順応板で明順応させ，その後適宜目盛りを調節して等色域を求める．

被検者が正常色覚の場合は，混色目盛り 40 付近で，上半分の色が下半分の黄とほぼ等しい色相となり，単色目盛り 15 前後で明度も似てくる．ここで混色ノブと単色ノブを調節して，上半分，下半分の色と明るさが全く同一に見える点を求める．このような状態にすることを「等色させる」といい，そのときの混色目盛り，単色目盛りの値が等色値である．長く見ていると等色域が拡大するので，1 回の提示時間は 3 秒以内にとどめ，そのつど明順応野を用いて 5 秒以上明順応させる．このようにして求めたのが絶対等色で，通常の診断に用いる．長い時間円形視標を注視させて求めた比較等色は色覚減弱の診断などに用いる．

色覚異常者の場合も，まず正常等色域付近で円形視野をのぞかせ，その応答に応じて混色ノブと単色ノブを調節させて等色域を求める．

図9 アノマロスコープ検査結果

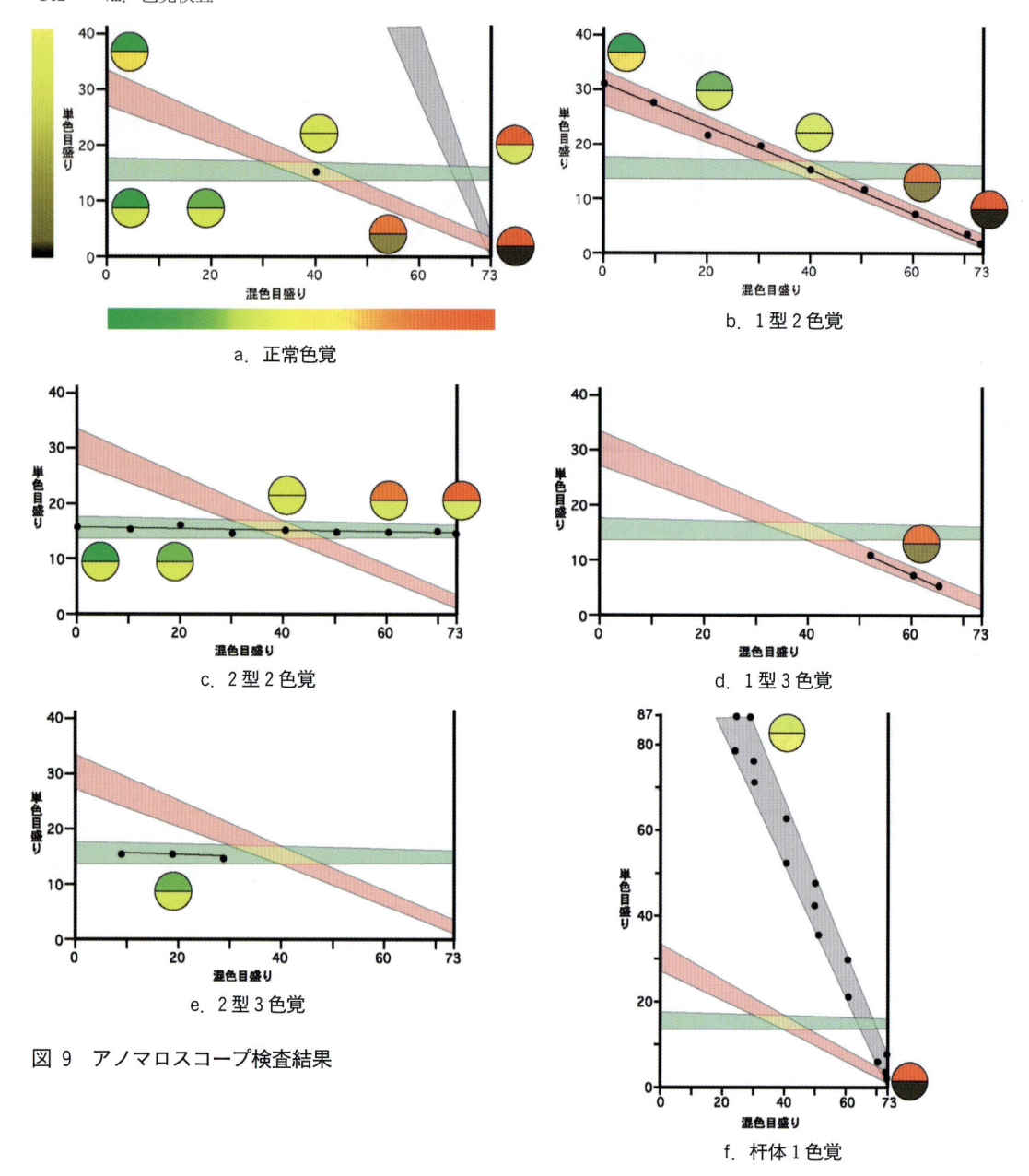

a. 正常色覚
b. 1型2色覚
c. 2型2色覚
d. 1型3色覚
e. 2型3色覚
f. 杆体1色覚

　正確な等色域を求めるためには，ノブの操作は原則として検者が行い，被検者には観察させるのみとする．しかし小児の場合などでは，検者が混色ノブを回転させ，被検者に単色ノブを回転させる方法もやむをえないことがある．検査には熟練を要する．

　長期間使用や汚れなどによる光学特性の変化のため，個々の器械により目盛り値がずれることが多く，器械ごとに正常色覚の等色値を定期的に実測により決定しておく必要がある．異なる器械間や長期間の結果の比較には異常比を用いなければならない．異常比は以下のように算出される．

$$異常比 (A.Q.) = \frac{73-a'}{a'} : \frac{73-a}{a}$$

　　a：正常色覚者が等色したときの混色値
　　a'：被検者が等色したときの混色値

　Neitz anomaloscope OT-IIには異常比の自動計算が組み込まれているので，正常等色を設定し

表 2　3色覚の Heinsius 診断基準

分類名	異常比(A.Q.)
正常3色覚	0.8〜1.18
準正常3色覚	0.6〜1.3
（黄斑色素異常を含む）	色素過剰　1.18〜1.3
	脱色素　　0.8〜0.6(等色幅6目盛り未満)
色覚減弱	
a）弁色能低下症	0.6〜1.75　等色幅6目盛り以上
b）色覚疲労症	0.7〜1.3　比較等色範囲の異常拡大
微度色覚異常	
a）1型	0.8〜0.5(単色ネジの異常あり)
b）2型	1.8〜3.6
c）色素色型(弁色能低下症)	0.7〜1.3
異常3色覚	
a）1型3色覚	0.6〜0.2
b）2型3色覚	1.8〜17.0
極度色弱	
a）極度1型3色覚	完全型　　1.0〜0
	不完全型　1）0.5〜0
	2）1.0〜0.2
b）極度2型3色覚	完全型　　1.0〜∞
	不完全型　1）1.8〜∞
	2）17.0〜1.0

ておけば簡便である．フィルタ等が劣化しやすいため，現在，ナイツ社では2年に1度の点検を推奨している．

検査成績の判定(図9)

正常等色は混色目盛り40，単色目盛り15付近である．正常等色付近で等色すれば，正常色覚あるいは2色覚，極度異常3色覚のいずれかであり，正常色覚は仮性同色表など他の検査法により判定は容易である．2色覚は混色の全域で等色が成立する．等色する単色目盛りの値は1型2色覚では混色目盛り0のとき30前後，混色目盛り73のときは4前後とされているが Neitz anomaloscope OT-II では1.5前後で等色する場合もある．2型2色覚では，混色目盛り0から73までおおむね15前後で等色する．正常範囲の等色がなければほとんどは異常3色覚であるが，アノマロスコープでのみ判定されるいくつかのバリエーションがある(表2)．杆体1色覚では1型2色覚よりはるかに急峻な傾きの直線となる．

類似機種

IF-2アノマロスコープ(トーメー)では Moreland 等色により青黄異常の検出が可能である．

文献

1) 太田安雄，清水金郎：色覚と色覚異常，これだけは知っておきたい理論と実際. pp 134-142, 金原出版, 1999

F　カウンセリング用検査

先天色覚異常者は色の誤りに気づきにくく，学業や職業上で支障をきたすこともある．進路指導や職業適性を考える際には，日常生活上の色誤認や職務上の困難などを予測し克服のための対策を

従来の各種色覚検査は診断用に作られており，受診者の色誤認の実態についての情報がほとんどないが，『先天色覚異常の方のための色の確認表』(医学書院)は，どのように色を誤るか，色覚異常者自身が確認し，結果に納得しやすいように工夫されているため，カウンセリングの際の資料に用いられる．

文献

1) 中村かおる，岡島　修，西尾佳晃，他：色誤認の実態を反映する新しい色覚検査の試み．臨床眼科 55(4)：641-645, 2001

付記：用語改訂について

従来から「色盲」という語は色をまったく解さないかのような誤解を招きやすく，社会的不利益を受ける一因ともなるため，先天色覚異常者本人や家族などが大きな精神的負担を感じることが多く，新聞や報道などでもいわゆる差別用語として避けられている．しかし，眼科学術用語には，これまで，「色盲」はないものの，「第1色盲」「第2色盲」が存在していた．

今回の改訂は，日本眼科学会が「色盲」という用語の完全な削除を求める当事者グループの要請を受け，色覚研究者らの意見を参考に，用語委員会で数年間検討を重ねた結果実現したものである．

なお，マスコミでは，「色覚異常」も避けられ，代わって「色覚障害」を用いていることが多いようであるが，この「障害」という語にはハンディキャップを有する意味合いがさらに強く，当事者にも不評である．総称としての「色覚異常」は，いくつかの代替案を含めた議論の末に，残されることになった．

IX

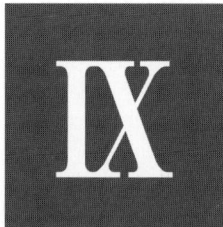

視野検査

A 視野検査のフローチャート

視野異常はあらゆる部位の視覚路の障害で出現しうるが，視野検査は，網膜，視神経，頭蓋内視覚路，視中枢の異常を診断するうえで不可欠な検査法で，病態診断，障害部位の診断，病状の経過観察に有益な情報を与えてくれる．

1. 検査法の選択(図1)

視野検査の中で，対座法，ゴールドマン視野計 Goldmann perimeter(GP)による動的視野検査，自動視野計による静的視野検査が一般的な方法として普及している．

① 対座法は機器を要せず外来ブースでも簡便にできる方法で，光覚弁や手動弁のような視力が極度に悪いとき，座位が取れず，ベッドサイドで行わざるを得ないときなどに必要な方法である．finger-counting method や comparison method がある．

② GP は検者が検査の最中に患者の状態によって臨機応変に対応しやすいので，視野検査の理解が不十分な場合(小児，高齢者など)によい．

③ GP は中心視野消失や大きな中心暗点のための視力不良時，固視不良時に適している．GP はこのような利点がある反面，10°以内の傍中心暗点の正確な評価が難しい，検者の熟練を要するなどの欠点がある．

④ 自動視野計は，視力良好のときの中心近傍の感度低下(傍中心暗点)がわかりやすく，緑内障初期の検出に威力を発揮する．そのためのプログラムも充実しており，経時変化の客観的な評価もしやすい．さらに，経線に一致した視野異常を同定しやすい，検者の技量に影響されにくい，という長所がある．ただし，結果の解釈には信頼性を考慮する必要があり，再検査が要求される場合がある．

検査法には，スクリーニング検査と精密な閾値検査がある．スクリーニングテストは短時間ででき，初回時，閾値検査が難しい小児や高齢者で有用である．しかし，最近は閾値テストでも短時間でできるプログラム(SITA-Fast など)があるので，選択する機会が減ってきた．自動視野計で最も普及している Humphrey 視野計のプログラムでいえば，スクリーニングテストには，中心80点，中心76点，Armaly 中心などがあり，閾値テストには，全点閾値(中心30-2，中心24-2)，FASTPAC，SITA-Standard，SITA-Fast がある．

⑤ GP は周辺部異常の検出や頭蓋内疾患での局在診断や広がりの判定にまさり，特に後頭葉病変の評価に優れている．

2. 視野検査に影響を及ぼす因子

年齢，中心視力，固視の状態，屈折，角膜や中間透光体の混濁，瞼裂幅，奥目や鼻高の顔貌，瞳孔径，慣れと学習効果，疲労やいねむり，眼鏡枠，不適切に設定された輝度，心因性の問題などが視野結果に影響する．屈折異常は屈折暗点をきたし，縮瞳はすべてのイソプタの全体狭窄，散瞳は V/4 の拡大と中心イソプタの縮小をきたす．また，自動視野計では，それ固有のプログラムによるアーチファクトも念頭におく必要がある．

心因性による機能性視野異常には，視覚路の神経線維の走行では説明がつかない視野異常(GP によるらせん状視野や星形視野，自動視野計による水玉様視野欠損)や，視野検査法の理論に合わない結果(tangent screen による管状視野)が出たときに疑う．その他，求心性狭窄，輪状暗点，Mariotte 盲点の遠心性拡大や移動，単眼性の耳側半盲，自動視野計で全く押さない(すべて0 dB)ための真っ黒のグレースケールなどが心因性視野異常でみられる．

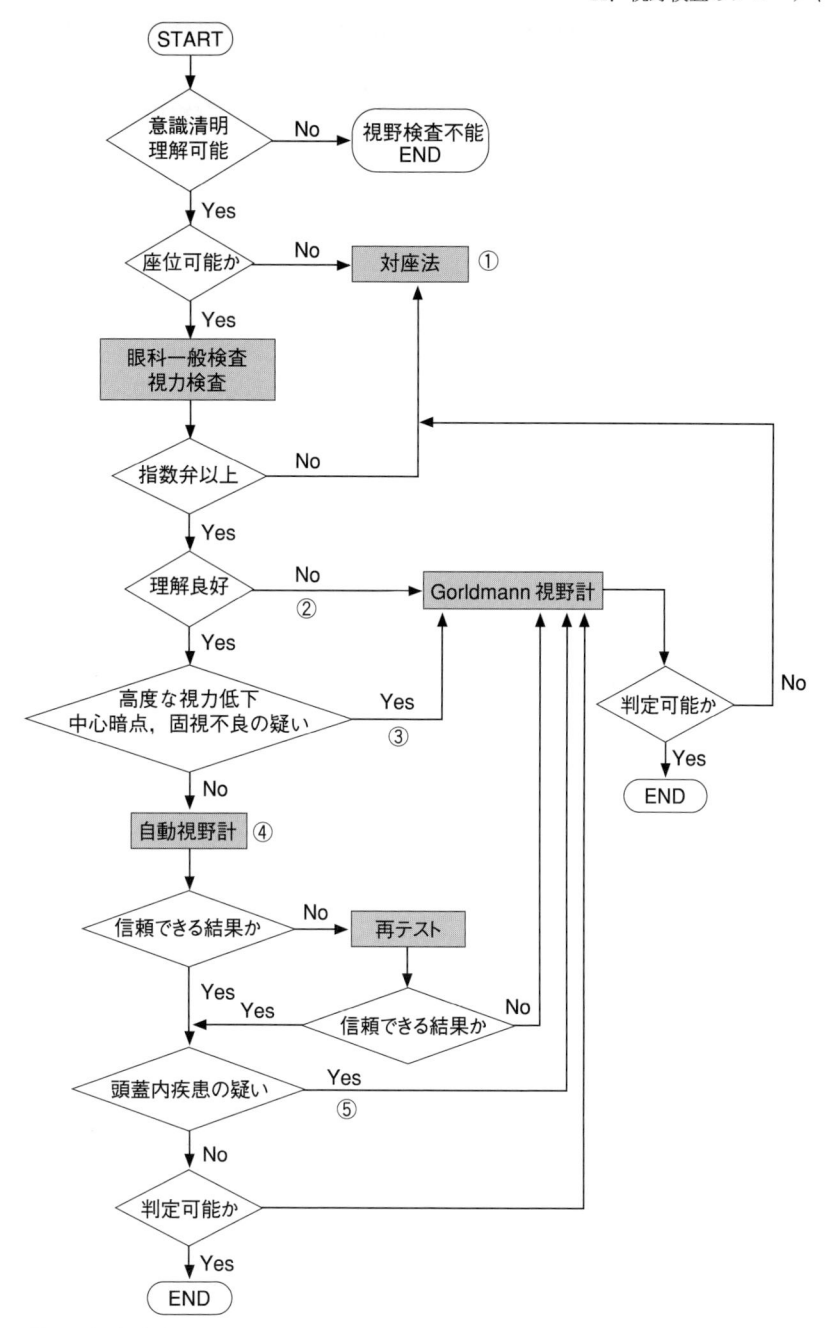

図1 視力検査のフローチャート（丸数字は本文参照）

3. 視野測定結果の解釈

視野異常は，両眼性か片眼性か，形状（同名半盲など），大きさ，深さ，自覚症状の有無，急激な発症かに注意を払い解釈していく．加えて，以下のチェックポイントが大事である．

a. 経線（子午線）との一致

水平経線との一致は，視神経乳頭部，マイア係蹄 Meyer loop，後頭葉の病変に特徴的である．緑内障に代表される視神経乳頭病変による視野異常は，片眼性もしくは両側性で，網膜縫線 raphe に起因して水平経線との一致は鼻側のみに生じる．Meyer 係蹄の病変では，両側同名性，非調和

性で，耳側も水平経線に一致した視野異常となる．後頭葉では，両側同名性，調和性である．

垂直経線との一致は，視交叉よりも後方の病変を示唆する所見で，垂直経線を越えない視野異常が特徴である．

b．内部イソプタ優位の沈下

緑内障の傍中心暗点が一般的であるが，下垂体腺腫の初期や後頭葉での同名半盲性暗点のような頭蓋内疾患の場合もあるので注意を要する．

c．視野欠損の辺縁

イソプタの間隔が狭く，急峻な辺縁(steep)を持つ視野異常は，陳旧性，虚血性，神経線維の障害でみられ，イソプタの間隔が広く，緩やかな辺縁(sloping)の視野異常は，急性期，活動性，浮腫でみられるといわれている．

d．左右の半盲の形が一致

同名半盲において，大きな不一致は非調和性，左右不一致性(incongruous)同名半盲として，視交叉後方視覚路の前方部位，すなわち，視索，外側膝状体，視放線前方の病変を示す．対して，左右の視野が似ているとき，その視野異常は調和性，もしくは左右一致性(congruous)であるといい，後頭葉病変を疑う．ただし，調和性の診断的価値は，部分同名半盲のときのみで，完全な同名半盲では，たとえ調和性でも後頭葉とは限らない．

文献

1) Anderson DR, Patella VM：Automated Static Perimetry, 2nd ed. Mosby, St Louis, 1999
2) Wong AMF, Sharpe JA：A comparison of tangent screen, Goldmann, and Humphrey perimetry in the detection and localization of occipital lesions. Ophthalmology 107：527-544, 2000
3) Wall M, Johnson CA, Kutzko KE, Nguyen R, Brito C, Keltner JL：Long-and short-term variability of automated perimetry results in patients with optic neuritis and healthy subjects. Arch Ophthalmol 116：53-61, 1998

B Goldmann 視野計

検査対象・検査目的

視野検査はあらゆる視覚路障害が対象となり，網膜，視神経，頭蓋内視覚路の病態診断，障害部位の診断に有用である．

ゴールドマン視野計 Goldmann perimeter (GP)は歴史があり，世界中で最も普及している視野計で，動的量的視野検査を行う機器である．視力不良・固視不良時，周辺部異常が疑われるとき，頭蓋内病変の局在診断や広がりの判定をするとき，GP は自動視野計より優れている．

検査法

a．設営と較正

(1) 部屋の照明がドーム内に直接当たらないところで，水準器で水平に固定する．
(2) V/4 e 視標で輝度計によって視標輝度最大を 1,000 asb＝0.7(ドームの反射率)×1,430 lux* に合わせる．
(3) ドーム内の背景輝度を 31.5 asb にする．
(4) 視標輝度と背景輝度の較正は毎回もしくは毎朝行う．

b．患者の体勢と準備

(1) 暗室で数分間の順応後に開始する．その間に準備と説明をしておく．
(2) 楽な姿勢で検査ができるように高さを調節する．
(3) 検査は正常側もしくは視力のよいほう，症状が軽度のほうから始め，慣れてもらう．
(4) ガーゼで片眼を遮閉する．このとき，検査眼にガーゼがかからないように注意する．
(5) 閉瞼が障害されない程度に上眼瞼が影響しないようにテープで上げておく．

表1 Goldmann視野計(GP)とHumphrey視野計(HFA)の視標の比較

視標	GP 輝度単位(asb)	log unit	dB	HFA 視標III(dB)
I/1e	3.15	2.5	25	35
II/1e, I/2e	10	2	20	30
III/1e, I/3e	31.5	1.5	15	25
III/2e, I/4e	100	1	10	20
III/3e	315	0.5	5	15
III/4e	1,000	0	0	10

(6) 30°以内の内部イソプタの検出では，必要に応じて近方視力を矯正する．ただし，周辺視野ではフレームが邪魔になるので外しておく．屈折異常・乱視による屈折暗点が疑われたら矯正してみる．

(7) 開始後は固視をモニタして，適度に瞬目もさせ，休みを入れながら行う．

c．検査の実際

1）視標の選択

イソプタが等間隔になるような視標の輝度と大きさを組み合わせる．輝度は以下のNDフィルタを組み合わせて減衰させる．

 粗フィルタ＝0.5 log unit*(5 dB*)間隔：1，2，3，4

 密フィルタ＝0.1 log unit(1 dB)間隔：a，b，c，d，e

視標の大きさは0(1/16)，I(1/4)，II(1)，III(4)，IV(16)，V(64)で選ぶ．( )内の単位はmm²である．一般には，V/4e，I/4e，I/3e，I/2e，I/1eの5本でイソプタを検出する．

参考までに，GP各視標の輝度とハンフリー自動視野計Humphrey field analyser(HFA)の視標との比較を表1に示す．ただし，HFAの最高視標輝度はGPの10倍である．

2）視標の呈示法

(1) V/4から始め，8方向で行う．

(2) 1秒あたり5°のスピードで求心性に動かし，見えたらブザーを押してもらう．

(3) 中心に近づいたらやや遅く3°ぐらいの移動スピードにする．

(4) 経線に一致する視野異常は経線に垂直の方向で経線を挟むように視標を動かす(後述)(図2)．

検査成績の判定

a．緑内障

緑内障の特徴的な視野には以下のものがある．

(1) Bjerrum暗点：Bjerrum領域の傍中心孤立暗点で，緑内障早期の特徴的な暗点である．比較暗点が多い．

(2) Seidel暗点：Mariotte盲点に連なる暗点であるが，現在は緑内障に特徴的ではないと解釈されている．

(3) 弓状暗点：孤立暗点が進行し融合したもの．

(4) 鼻側階段 nasal step：早期の特徴的な所見である．

(5) 鼻側穿破 nasal break through：弓状暗点と鼻側周辺部の視野欠損部が連続してできた絶対暗点である．

GPによる緑内障の視野異常の病期分類には，湖崎分類(表2)やAulhorn分類(原法，Greve変法)(表3)が使用されている．Greve変法は静的視野検査法も加味されたものである．なお，一般的な緑内障での視野異常の進行形式を表4に示す．

---

*参照)単位について

① 照度：lux

1 luxの光が反射率100％の完全拡散面に入射したとき，その面の輝度は1 asbである

1 lux(lx)＝1 lumen/m²

② 絶対的輝度：asb

1 apostilb(asb)＝1/π cd/m²

③ 相対的輝度(ND filterで)：dB, log unit

1 log unit＝10 decibel(dB)＝絶対的輝度は1/10

2 log unit＝絶対的輝度は1/100

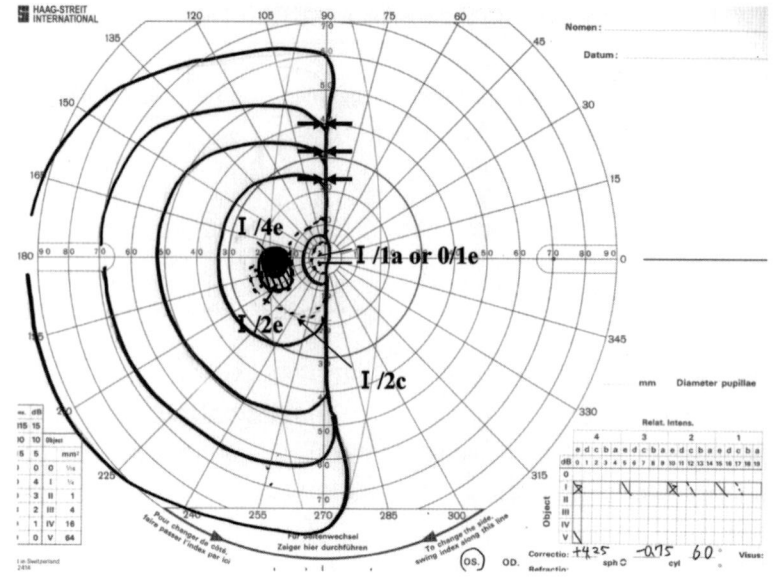

図 2　視標呈示法

表 2　湖崎分類(1972 年)

I 期
極早期緑内障で GP の動的視野検査で異常が認められないもの
a：いかなる視野検査法でも異常の認められないもの
b：他の視野検査法で異常の認められるもの

II 期
早期緑内障で GP の V-4 isopter に異常なく，I-4，I-3，I-2，I-1 isopter に異常の認められるもの
a：I-4 isopter 正常，他の isopter に異常の認められるもの
b：I-4 その他の isopter に異常を認められるもの

III 期
中期緑内障で GP の V-4 視野が狭窄し，それが 1/2 までのもの
a：V-4 視野の狭窄が 1/4 までのもの
b：V-4 視野の狭窄が 1/4 以上 1/2 までのもの

IV 期
晩期緑内障で GP の V-4 視野が 1/2 以上狭窄するが，黄斑部視野が存在するもの
a：黄斑部視野と 1/2 以上狭窄した V-4 視野を持つもの
b：黄斑部視野のみ残存するもの

V 期
極晩期緑内障で黄斑部視野が消失し，それ以外の視野が残存するもの

VI 期
終末期緑内障で GP の V-4 視野のないもの

(文献 2 より引用)

表 3　Aulhorn 分類(原法：1976 年)

Stage I：中心視野内にいわゆる比較暗点を認めるもの
Stage II：Mariotte 盲点とは非連続性の点状，線状，弓状の絶対暗点を認めるもの
Stage III：Mariotte 盲点と連続する弓状絶対暗点を認めるもの．周辺視野の鼻側穿破を伴う場合もある
Stage IV：黄斑部視野は残存するが，広い範囲の輪状または半輪状の絶対暗点を認めるもの
Stage V：中心視野は消失し，周辺耳側視野のみ残存するもの

表 4　緑内障の視野異常の進行形式

孤立性の Bjerrum 領域の比較暗点(Bjerrum 暗点)(IIa, Stage I)
↓
暗点が連続融合(IIb, Stage II)
↓
弓状暗点と鼻側階段が連続←鼻側階段(IIIa)
↓
弓状暗点の領域から鼻側周辺部視野に連続する絶対暗点(鼻側穿破)(IIIb, Stage III)
↓
周辺視野欠損の拡大(IV, Stage IV)
↓
黄斑視野の消失，耳側島状残存視野(V, Stage V)
↓
失明(VI)

(　)内は湖崎分類と Aulhorn 分類の病期

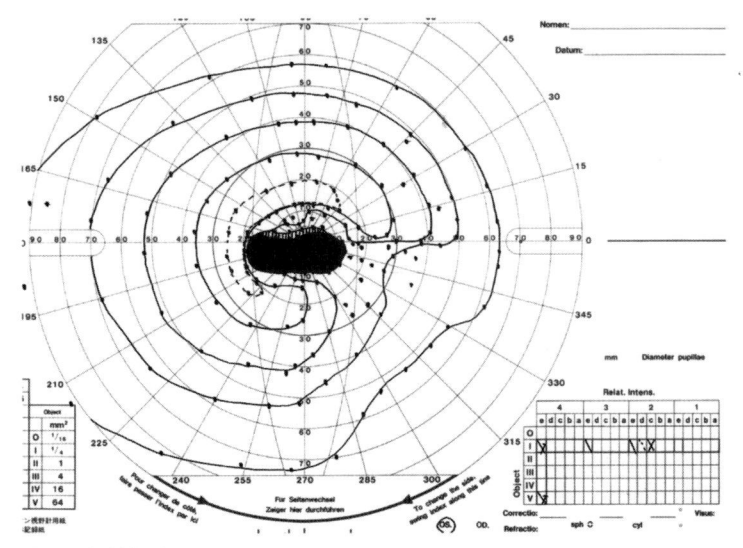

図3 視神経炎
深い盲点中心暗点

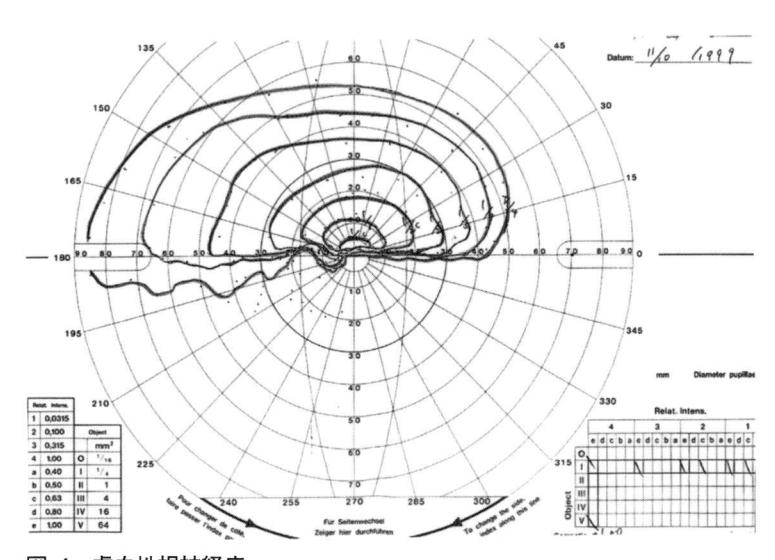

図4 虚血性視神経症
水平経線に一致していない水平半盲

b. 網膜・脈絡膜疾患
　1）網膜色素変性

輪状暗点と求心性狭窄が特徴的である．視野異常による身体障害者認定ではI/4イソプタが10°以内に狭窄している場合にI/2イソプタの角度をもとに視能率，損失率を計算して判定する．

　2）網膜剝離と網膜分離症

網膜剝離では辺縁はslopingで，網膜分離症では辺縁はsteepとなる．

c. 神経眼科疾患
　1）視神経

視神経炎では中心暗点や盲点中心暗点(図3)，虚血性視神経症では血流分布に相関した分節状の視野欠損や水平半盲(図4)が特徴的と一般には考えられている．しかし，視野異常のパターンから視神経炎と虚血性視神経症との鑑別は困難ともいわれている．

視神経のうち乳頭部(prelaminar portion)の病

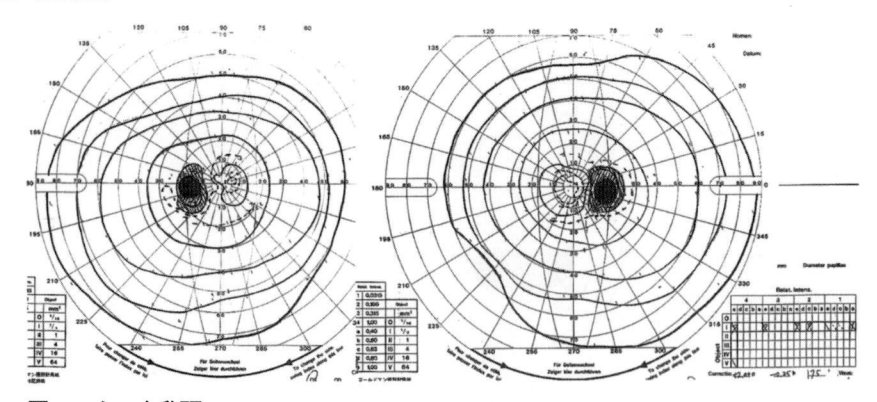

図 5　うっ血乳頭
2本以上の異なる視標でMariotte盲点の拡大を検出する

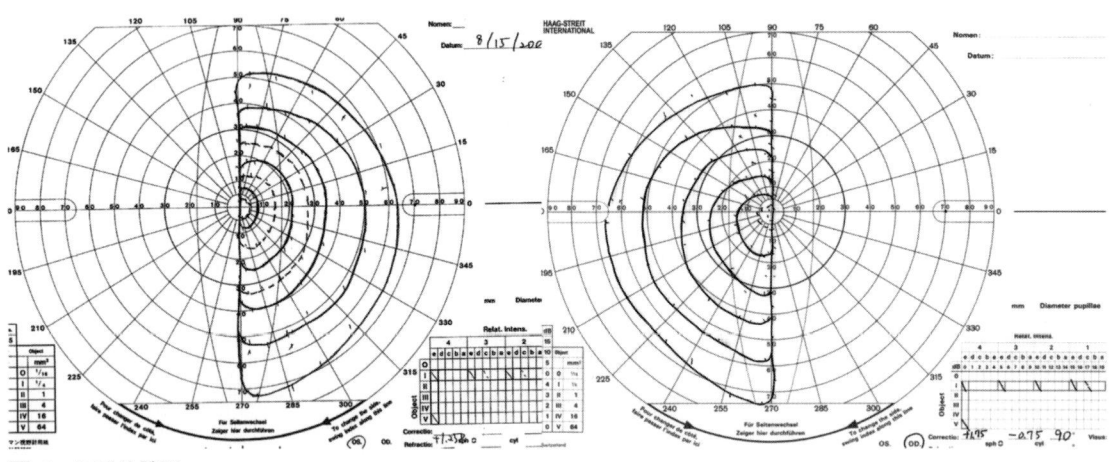

図 6　下垂体腺腫
両耳側半盲

変での視野異常は次の2つがある．

　a）Mariotte盲点の拡大，露出

　中心暗点はなく，視力は良好である．うっ血乳頭(図5)などでみられる．

　b）神経線維束欠損型視野

　鼻側で水平経線に一致した緑内障の鼻側階段が代表である．網膜内神経線維の走行における水平経線の特性から，視神経乳頭の耳側の病変では鼻側視野に水平経線に一致した視野異常となるが，視神経乳頭の鼻側の病変では耳側視野にMariotte盲点を頂点とするような楔状の視野異常となる．したがって，耳側視野での水平経線に一致した視野異常は，視神経乳頭部病変ではありえない．

2）視交叉

　a）両耳側半盲(図6)

　下垂体腺腫での初期の視野異常は，垂直経線に一致した内部イソプタの沈下(暗点性両耳側半盲 scotomatous bitemporal hemianopsia)(図7)から始まり，視力は温存されている．

　b）接合部暗点(junction scotoma)

　健側の上耳側半盲を伴う中心暗点で，視交叉前方の頭蓋内視神経との接合部の病変でみられる．対側の下鼻側線維が視神経内へ前方進入(Wilbrand knee)しているために起こると考えられている．耳側もしくは鼻側の一側の半盲のみの場合はjunction scotomata of Traquairといわれ厳密には区別されている．

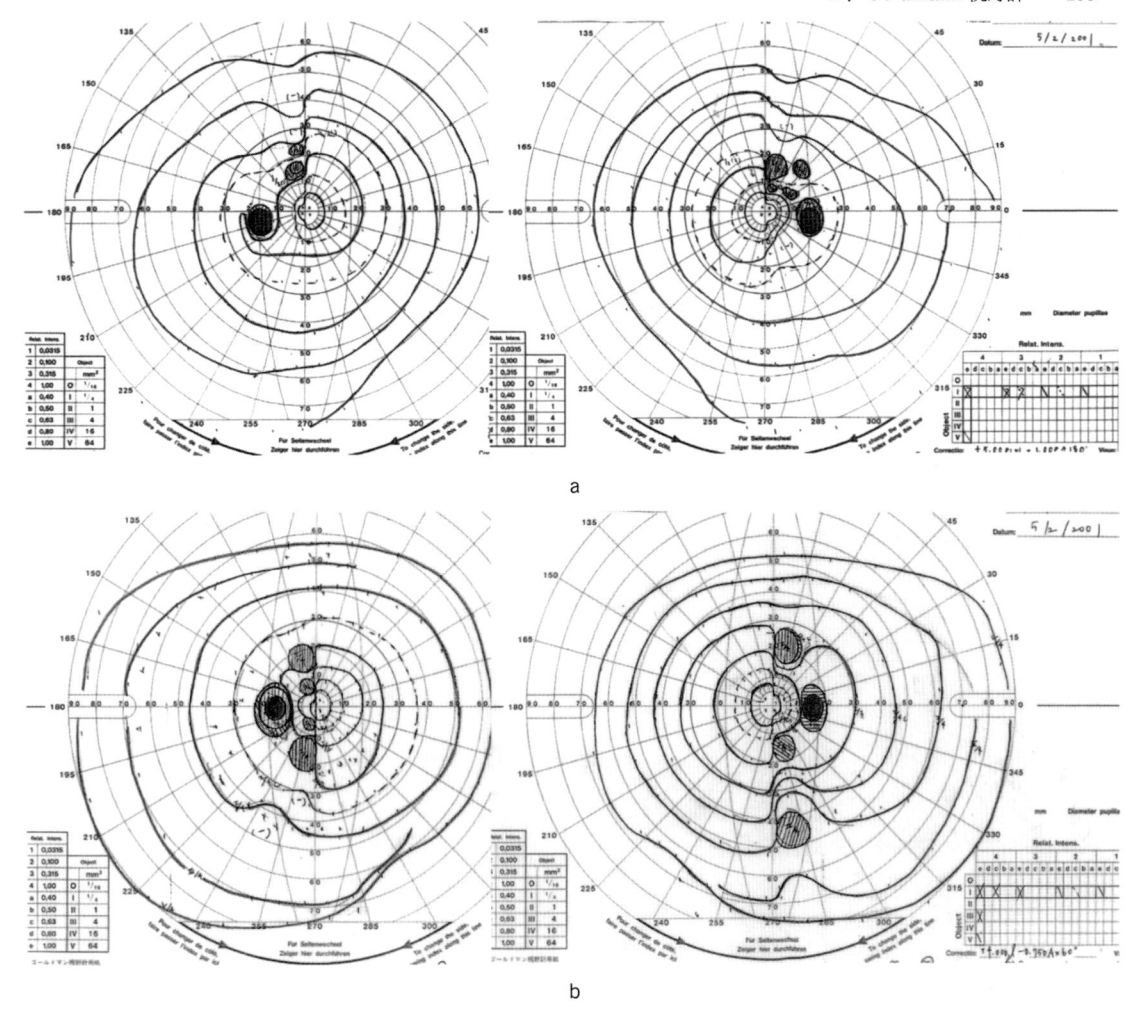

図 7 下垂体腺腫初期
暗点性両耳側半盲．垂直経線に一致している点に着目，a は極初期の症例，b はやや進行した症例

　c）両鼻側半盲
　内頸動脈の動脈瘤やくも膜炎などで起こりうるが，非常にまれで，両鼻側の視野欠損を見たら通常は緑内障を考える．
　3）視索
　左右不一致性の同名半盲となる．
　4）外側膝状体
　外側膝状体は，内頸動脈からの前脈絡叢動脈と後大脳動脈からの外側脈絡叢動脈によって血流支配されている．前脈絡叢動脈梗塞では水平方向に半島状に視野が温存され，垂直経線に一致する上方と下方の四半盲 quadruple sectoranopia を，外側脈絡叢動脈梗塞では水平経線をまたぐ同名性の楔状型欠損(homonymous horizontal sectoranopia)をきたすといわれている．
　5）視放線
　網膜下方の水平経線に近い部位からの線維は Meyer 係蹄の上方を走行するので，ここが障害されると，水平経線に一致した同名上四半盲の視野異常となる．Meyer 係蹄の最前方の障害では上方の楔状の視野欠損(pie-in-the-sky)となる．
　6）後頭葉
　a）黄斑回避を伴う同名半盲
　後頭葉病変の最も典型的な視野は黄斑回避を伴う左右一致性の同名半盲(図8)である．
　b）同名半盲性暗点
　後頭葉後極近傍の病変で生じる同名半盲性暗点(図9)は，緑内障の傍中心暗点と間違われる．両

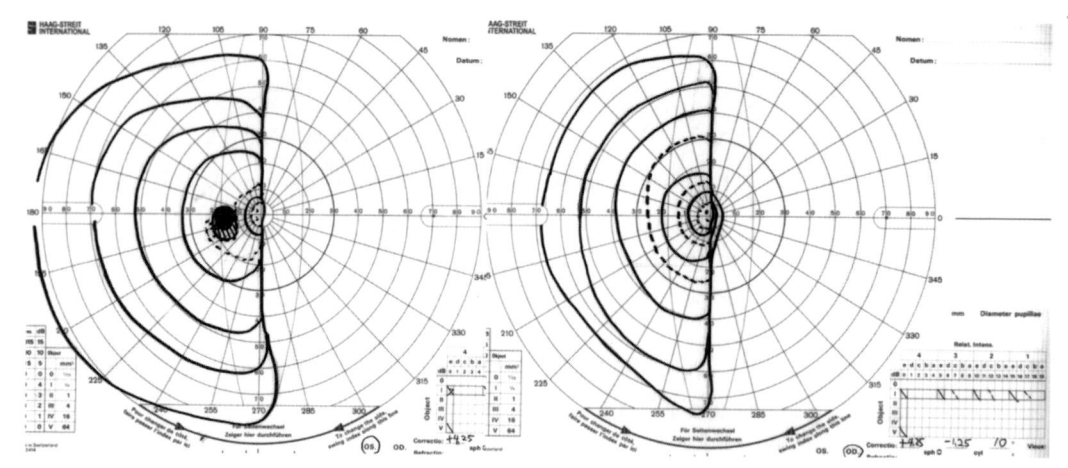

154　IX. 視野検査

図8　後頭葉梗塞
右同名半盲，左右一致性で黄斑回避がみられる．視力は両眼とも1.0である

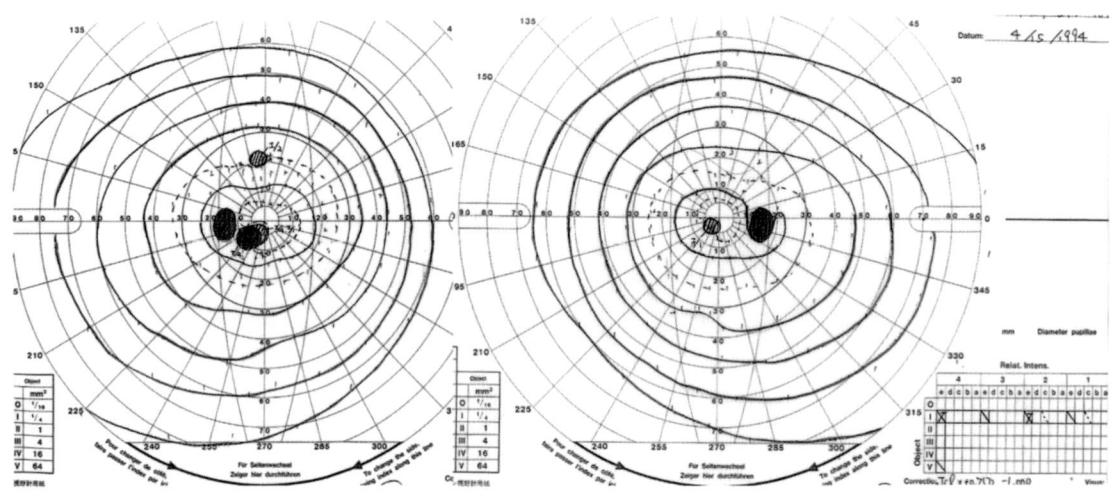

図9　後頭葉梗塞
同名半盲性暗点．正常眼圧緑内障と誤らないように

側性で左右一致性か，垂直経線に一致しているかをチェックすることが大事である．

　c）同名四半盲
　鳥距溝に沿ったV1が保存され，V2やV3が障害された場合，水平経線に一致した同名四半盲（図10）となる．

　d）耳側半月
　後頭葉前方の単眼視野に相当する部位が障害されると耳側半月の欠損となり，単眼視野の部位が障害されずに残ると耳側半月が保存された同名半盲となる．

　e）double homonymous hemianopia
　両側後頭葉障害でみられ，黄斑回避により中心のみが残る場合と，反対に，中心視野が障害され両眼の中心暗点様となる場合がある．垂直経線に一致した段差があり，求心性狭窄や中心暗点とは鑑別される．

　f）皮質盲
　両側後頭葉病変では両眼失明となり皮質盲を呈す．

　g）Riddoch現象
　動的視標は見えるが静的視野視標が見えない現象である．診断に際しては静的自動視野計とGP

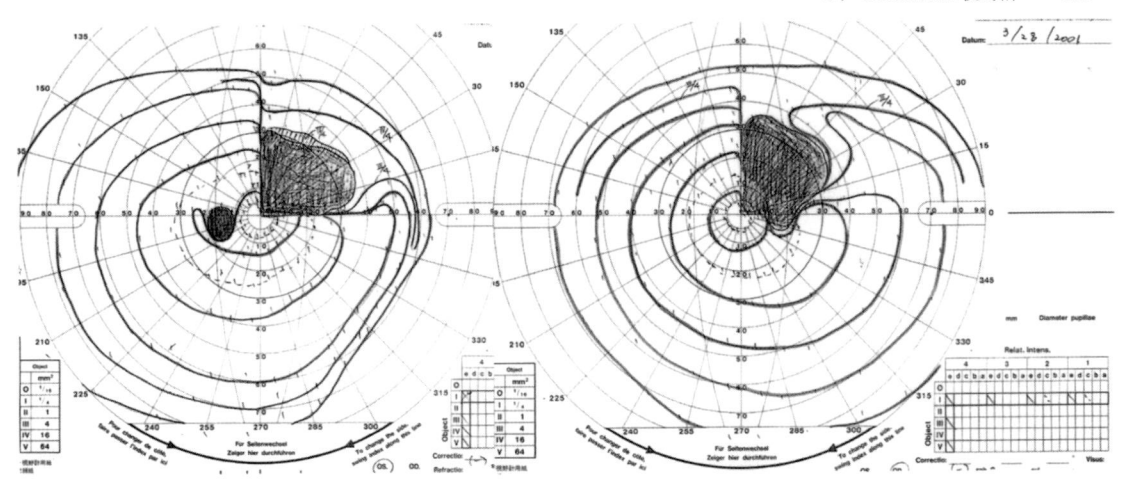

図 10 後頭葉梗塞
同名四半盲．垂直経線とともに水平経線にも一致している点に着目

表 5 Goldmann 型視野計の機種比較

機種名	ゴールドマンペリメーター 940 ST	ゴールドマンペリメーター 940 K 7	プロジェクションペリメーター MK-70 ST	ペリメーター MT 325-UD	ゴールドマン型プロジェクションペリメーター HE-130
製造・販売元	ハーグ・ストレイトセールスプラン	ハーグ・ストレイトセールスプラン	イナミ	タカギセイコー	はんだや
価格	3,800,000	3,250,000	1,215,000	1,130,000	1,500,000
静的量的計測装置			○	○*	
フリッカ装置			○*	○*	
中心暗点計測装置	○	○		○*	
自動記録装置	○	○	○*	○*	
その他			補助中心固視点投影装置*	ライトメーター内蔵	ライトメーター内蔵

*オプション

は同じ刺激視標を使う必要がある(**表1**)．後頭葉病変の特徴といわれていたが，視神経や視交叉病変でも生じることから，Y細胞の保存，空間和に起因すると考えられている．

備考

GPにおける視標の一般的呈示の仕方は前述したが，以下のコツを踏まえるとより詳細な結果が得られる(**図2**)．

(1) Mariotte盲点は2種の視標(I/2eとI/4e)で検出し，steepかslopingかを区別し，Mariotte盲点の露出を評価する．

(2) 象限ごとに中心部近傍の4点をI/1e以下の視標(I/1d, I/1c, I/1b, I/1a, 0/1e,)で静的にチェックし，中心感度の参考とする．

(3) 垂直，水平経線に一致するか否かは非常に重要な情報である．垂直や水平経線に対して垂直方向の両側から経線を挟むように視標を近づけ，経線に一致した視野異常かを厳密に評価する．

(4) 通常の視標で間隔が広ければcフィルタなどを入れ，暗点の存在を見逃さないようにする．

類似機種

ハーグ・ストレイト社のオリジナルと国産品のGoldmann型視野計の機能比較を表5にまとめた．

文献

1) 原澤佳代子：Goldmann perimeter の使いかた．眼科診療プラクティス 28：視野のすべて，pp 142-147, 文光堂，1997
2) 湖崎 弘，井上康子：視野による慢性緑内障の病期分類．日眼会誌 76：1258-1267, 1972
3) 敷島敬悟：視野検査の重要性．眼科 45：1399-1407, 2003

C 自動視野計

検査対象・検査目的

視野異常をきたしうる疾患，特に動的視野計による視野計測では詳細な計測の困難な，緑内障，黄斑疾患，視神経疾患が対象となる．なかでも，緑内障では本検査が診断・管理のうえで必須である．一方，半盲性疾患や中心窩機能を失った症例における視野検査は動的視野計測が勝る．

検査法

代表的機器であるHumphrey視野計モデル750を用いた静的視野検査法を中心に述べる．他の自動静的視野計の検査法，結果表示法などはHumphrey視野計と類似しており，また，性能は同等ないしやや劣るとほぼ考えてよい．

a. Humphrey視野計モデル750の仕様

視標投影システム，入出力装置，データ記憶装置，コンピュータ，固視監視機構からなる．投影面は非球面で，曲率半径は約30 cm である．背景輝度はGoldmann視野計と同一の 31.5 asb が標準である．315 asb 黄色背景が blue-on-yellow 視野計用に利用可能である．投影面の中央に直径約 6 mm の固視灯があり，また，その下方に中心窩測定用の大小各4点の菱形からなる固視灯が配置されている．視標は円形で，輝度は最大で 10,000 asb であり，48 dB の範囲内で 1 dB ごとに変えることができる．視標呈示時間は 0.2 秒で，呈示間隔は被検者の反応に応じて変化する．視標の大きさはGoldmann視野計の I ($0.25 mm^2$) から V ($64 mm^2$) に相当する5種類ある．白色視標のほか，blue-on-yellow 視野計用に青色視標も利用可能である．

CRT画面(図11)に表示された操作メニュー上に指示棒や指などで触れることでコンピュータに指示を与える．視野結果ならびに解析結果はCRT画面に表示することもプリントアウトすることも可能である．データはハードディスクおよびフロッピーディスクに保存される．テレビモニタによる固視監視装置が設置され，顎台の調整および検査中の固視状態の確認に利用できる．ほかに，Heijl-Krakau法(あらかじめ検出された盲点に時々視標を呈示し，知覚されたものを固視ずれとする方法)およびゲイズトラッキングシステムによる固視監視が行われる．

b. プログラムの選択

測定に際しては，視野検査の目的，患者の条件に応じて，測定条件(視標配置パターン，測定アルゴリズム，他)を種々のオプションから選択する必要がある．静的視野検査は大まかに，スクリーニング検査と閾値検査に分かれる．

1) スクリーニング検査

スクリーニング検査は視野異常の有無を短時間に知ることを目的とする．単一の視標輝度を用いる単一輝度検査と視野の島の形状を考慮し，測定部位ごとの予測正常感度よりやや明るい視標を用いる threshold-related 法がある．暗点を比較暗点と絶対暗点に区別すること，暗点の異常程度を定量化することもオプションで可能である．静的

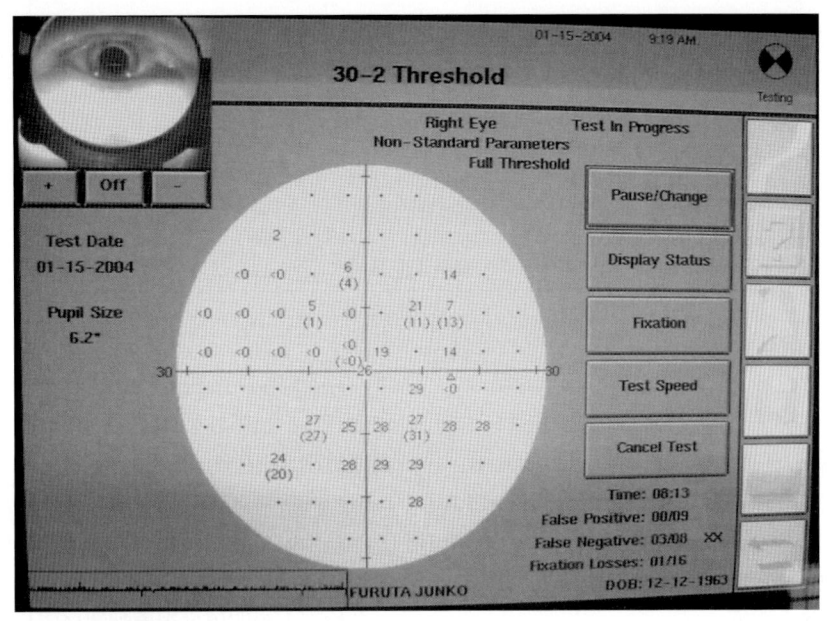

図11 CRT画面
検査中の画面

視野測定の基本的概念として本検査法の理解は必要であるが，SITAによる閾値検査が利用可能な現在，スクリーニング検査をあえて選択する必要性は少なくなっている．

2）閾値検査

各検査点の光感度を数値により得ることができる．このため，診断においては正常値との比較による正確な判断，経過観察においては数値の変化による進行判定，さらに統計的な解析が可能である．Humphrey視野計における閾値計測にはfull threshold法，fastpac法，SITAの3種類がある．full threshold法は古典的で基本的な閾値検査法であり，心理物理学のup-and-down法(staircase法)に相当する．full threshold法は各検査点の閾値を最初に測定される4点の閾値と視野感度の傾きから予測し，それを基準値として4dB刻みに視標輝度を変えて検査を行い，反応の変わったところで(見えたものが見えなくなる，あるいはその逆)今度は視標輝度を逆の方向に2dB刻みに変えて再度反応の変わるところを求め，最後に知覚された閾値を閾値とする方法である．fastpac法はfull threshold法の検査時間短縮をめざした方法であり，閾値変化が3dB刻みであること，および反応の変化する点を1回調べるだけであることがfull threshold法と異なる．SITAはfull threshold法やfastpac法と全く異なる閾値測定法(正確に表現すると閾値推定法)である．SITAの詳細は成書[1]に譲るが，正常と緑内障性異常の標準的視野モデルと検査中に視標呈示したときの個々の患者の反応から，視標呈示ごとにすべての検査点の視野閾値を視野モデルの形で推定し，そのモデルと閾値の推定値との合致度が一定の水準に達したときにそのモデルを"視野閾値"とするものである．合致度水準の異なるSITA standardとSITA fastの2法があり，それぞれfull threshold法，fastpac法と同レベルの検査信頼度が得られるとされている．SITAの最大の特徴は検査時間の非常に短いことであり，またそうでありながら，full threshold法に極めて近似した視野図の得られることである．SITAは理論的には緑内障性視野異常検出用に作成された閾値推定法であり，他疾患による視野異常の検出力については検証が必要である．

a）閾値検査法の選択

full threshold法は現在でも標準検査であり，特に，SITAが緑内障性異常の検出を目的に導入さ

表 6 Humphrey 視野計の代表的閾値検査プログラム(視標配置)

名称	検査目的	検査点配置	検査点の数	検査点密度
中心 30-2	30°以内	格子状	76	6°
中心 24-2	ほぼ 24°以内	格子状	54	6°
中心 10-2	10°以内	格子状	68	2°
周辺 60-4	30〜60°	周辺部格子状	60	12°
Macula	黄斑部	格子状	16	2°
Nasal step	鼻側階段	鼻側水平線上下	14	—

れたものであるため,緑内障以外の疾患を疑うときはこれによるのがよい.fastpac 法は SITA が利用可能な状況では選択されることは少ない.SITA は通常 SITA standard を用いる.SITA fast は特に検査を短時間で終了したい状況で用いるが,結果の解釈に十分注意が必要である.

b)視標配置の選択

中心 30-2,中心 30-1,中心 24-2,中心 24-1,中心 10-2,周辺 60-4,macula,nasal step などの視標配置パターンがある(表6).緑内障には 30-2,末期例で 10-2 が標準である.黄斑疾患には黄斑パターンのほか 10-2 が利用できる.半盲の検査には 30-2 を用いる.周辺部視野には 60-4 を用いる.また,黄斑閾値測定は各プログラムのオプションとなっているが,通常,測定したほうがよい.

c)操作の実際

電源を入れ,操作可能になるのを待つ.CRT 画面上で患者情報を入力しプログラム他の測定条件を設定する.被検者に検査の基本的な説明をした後,ゆったりとした姿勢のまま頭部を固定する.中心やや下方の4つの小点からなる菱形の中央を凝視させ,まず,黄斑閾値を決定する.次いで,中央の固視灯に視点を移動させ,視野全体の検査を実行する.検査終了後,結果をハードディスクに保存し,また,プリントアウトする.

検査成績の判定

a.単一視野結果の読み方

単回の視野測定結果(SITA)の例を図 12 に示す.最上段に基本情報として,患者名,生年月日,検査眼,検査プログラム名,検査条件(視標の大きさ,背景輝度,瞳孔径,補正レンズ度数,他)が表示される.信頼性の指標として,固視ずれ回数,偽陽性率 false positive response rate,偽陰性率 false negative response rate と検査所要時間などが左上段に表示される.中心窩閾値もここに表示される.

各検査点の閾値は視標配置に応じた数字の配列として表示される.その右にグレースケールと呼ばれる濃淡で表現した図が並ぶ.グレースケールは実測閾値を元に検査点以外の閾値を計算し,5 dB ごとに階調に分けたものである.

その下方には,年齢補正正常値との差の数字列(トータル偏差)と白内障など視野全体に影響する要因を除いた場合の正常値との差の数字列(パターン偏差)が並ぶ.さらに各点のトータル偏差とパターン偏差が正常である確率を図示するマップがその下に並ぶ.この図は各検査点の異常の有無を判定するうえに多いに役立つ.

中段右側の文字列は,緑内障半視野テスト glaucoma hemifield test による緑内障性異常の有無の判定結果であり,outside normal limits では緑内障性視野異常が強く疑われ,borderline ではその疑いがある.その下に視野指標(グローバルインデックス)がその正常である確率とともに表示される.MD(mean deviation)は視野閾値変化量の平均を表す視野指標であり,PSD(pattern standard deviation)は視野の局所的変化を表す視野指標である.

最下段はゲイズトラッキング装置による固視監視の結果を示す.左から右に向かって検査の進行の時間経過が示され,視標呈示ごとに,上方への振れは固視ずれの大きさ(最大 10 度,10 度以上は同一表示),下方への振れは固視監視モニタが不

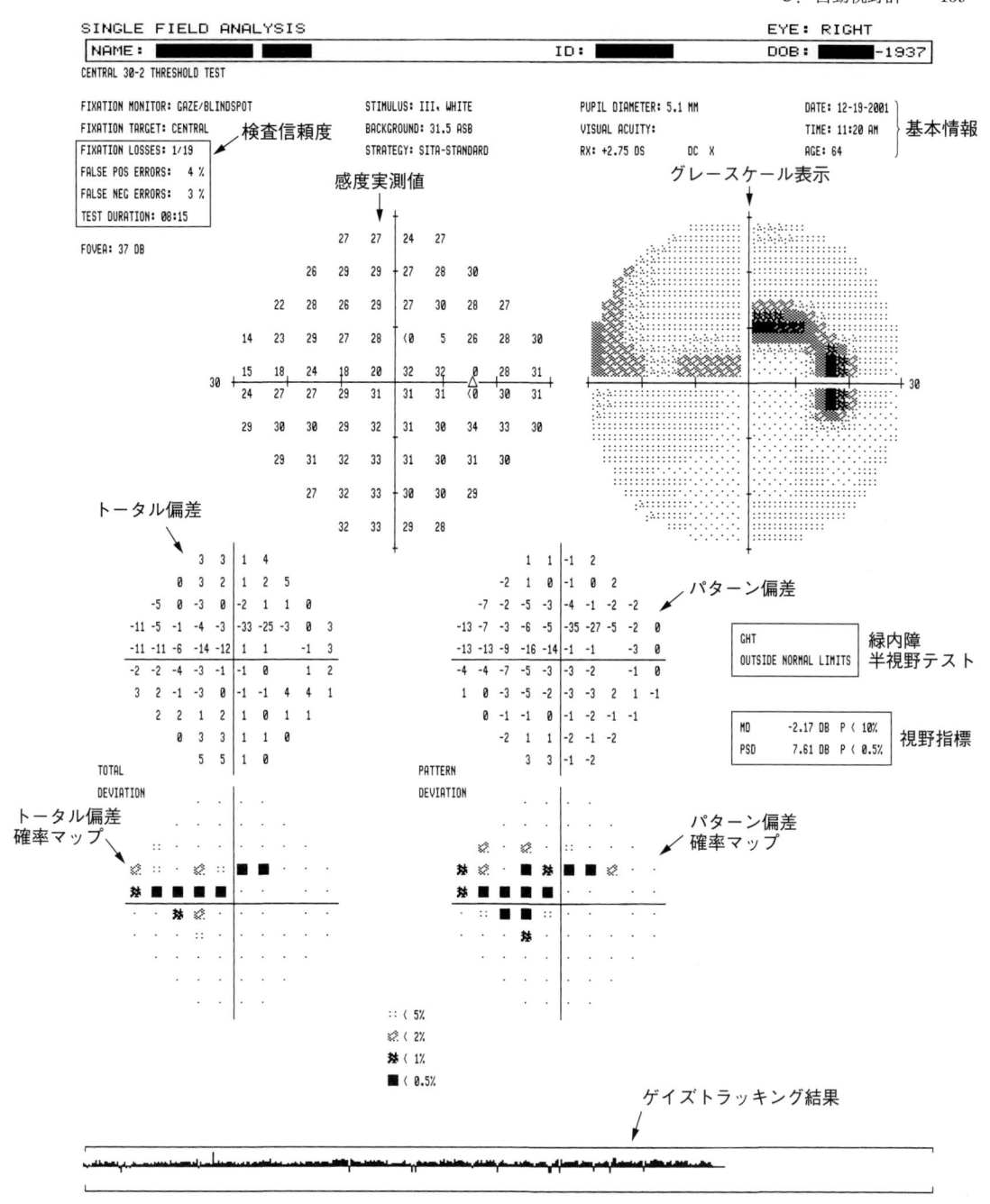

図 12 単回の視野測定結果(中心 30-2, SITA standard)

能であった(閉瞼等のため)ことを示す．結果の解釈にあたっては，検査の信頼度に注意を払うとともに，臨床所見との一致性に注意するとよい．静的視野測定では全領域の検査は不可能であるため，検査点の間のみに異常の存在する症例では異常が検出できないことがある．

b. 視野経時変化の読み方

複数回視野測定結果の一括表示および進行判定を目的とした3種類の経過観察用の表示法がある．オーバービュー overview，チェンジアナリシス change analysis，緑内障視野変化確率解析 glaucoma change probability analysis の3種で

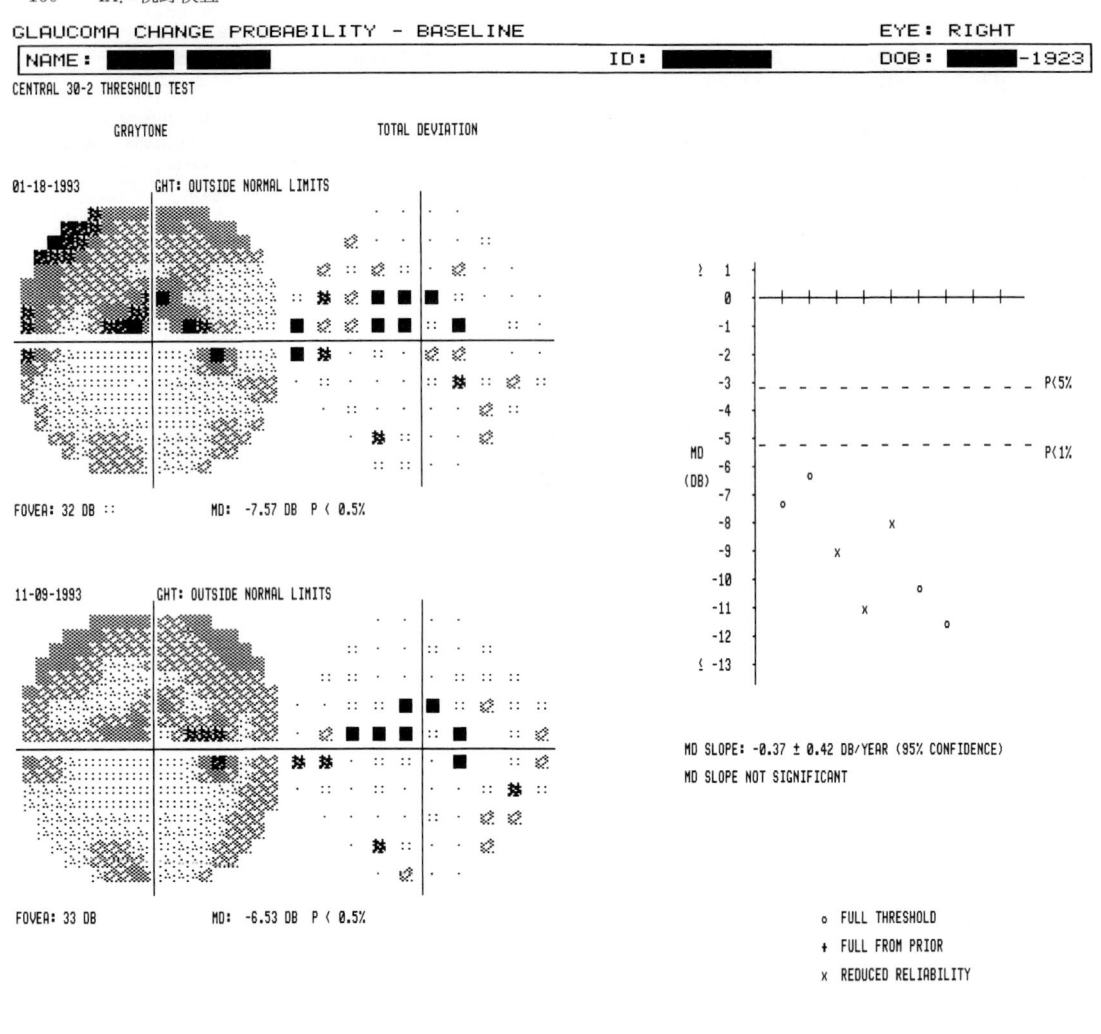

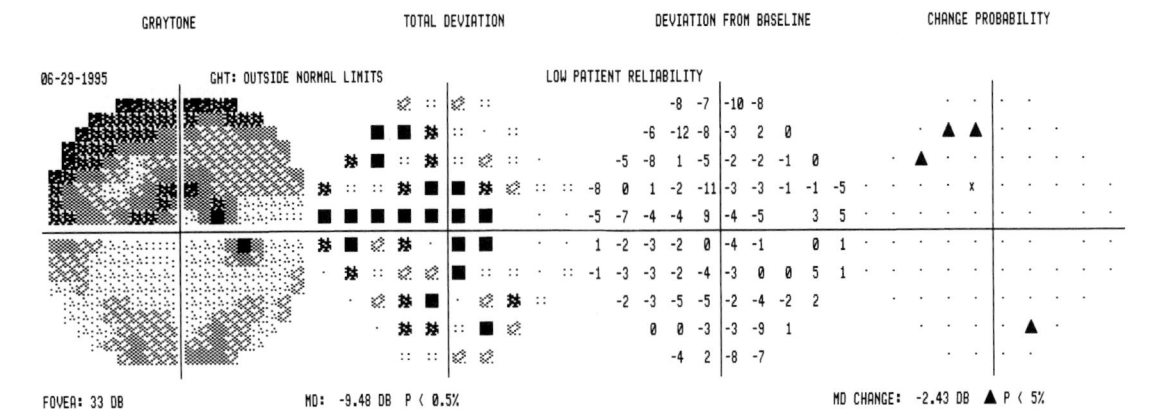

図 13　緑内障視野変化確率解析(中心 30-2, full threshold 法)
上の 2 回の視野図がベースラインとされ，以降の視野図のベースラインからの変化量などが下に続く．上の右側は mean deviation の変化を示す

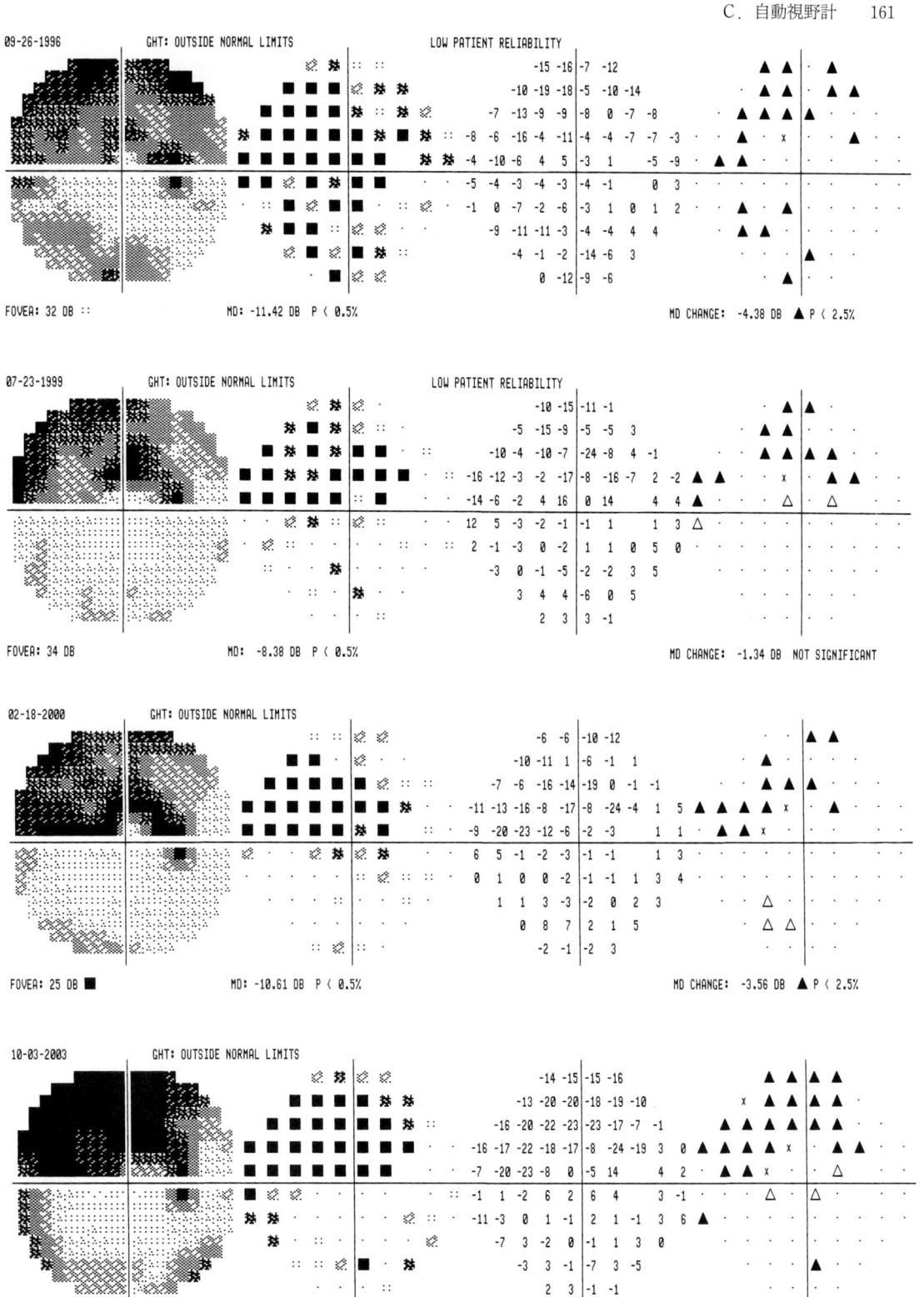

図 13 続き

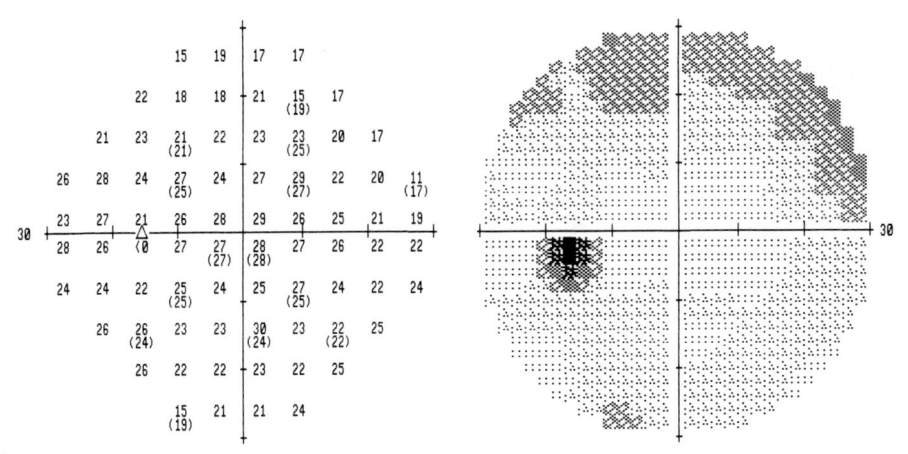

図 14 補正レンズ枠によるアーチファクト(中心 30-2, full threshold 法)
周辺部に弧状の感度低下部位が並ぶ．時に鼻側階段との鑑別を要する

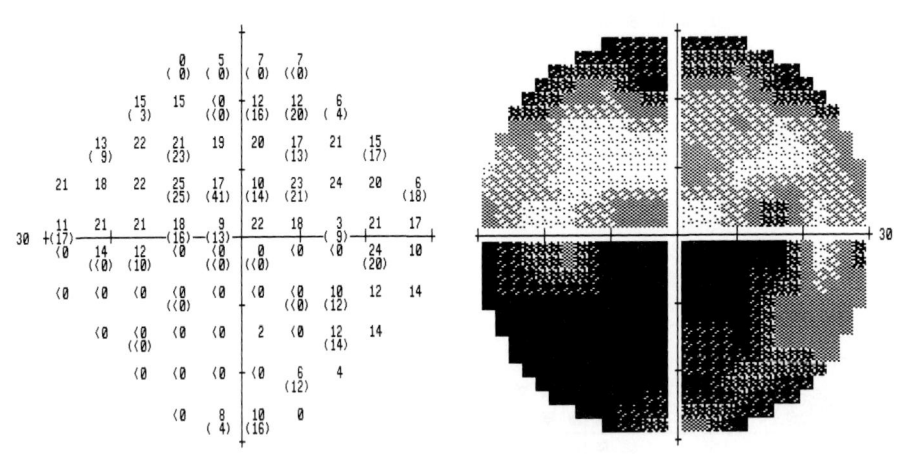

図 15 眼瞼下垂によるアーチファクト(中心 30-2, full threshold 法)
緑内障性視野変化に重なった症例．最上段の 4 点の感度低下は眼瞼によるもの

ある．オーバービューでは，グレースケール，閾値の数値表示，トータル偏位確率表示，パターン偏位確率表示などが示される．チェンジアナリシスでは，視野の経時変化はボックスプロットとグローバルインデックスの変化として表示される．緑内障視野変化確率解析(図 13)では，グレースケール，トータル偏位確率表示，ベースライン視野からの偏位量，各検査点の進行の有無に関する統計的判定結果が表示され，また，MD の変化量とその統計的有意性が示される．

c. アーチファクト

補正レンズ枠によるアーチファクト，眼瞼下垂によるもの，検査初期の不安定な反応，検査後期にかけての疲労による反応などは視野の解釈を複雑にする要因としてしばしば認められる．補正レンズ枠によるアーチファクト(図 14)は補正レンズの位置が角膜に対してずれていることにより生じる．視野図の周辺に暗点が連続し，時に鼻側階段と紛らわしいことがある．検査前の補正レンズ枠調整が予防として大事であり，疑わしい視野図が得られた場合には再検査が必要である．眼瞼下垂によるアーチファクト(図 15)は上方の水平な感度低下として認められる．眼瞼下垂の認められる例ではテープなどによる眼瞼挙上が勧められる．しかしながら，テープ貼布で被検者の注意力がそがれることがあるので，軽度の欠損(中心 30-2 で最上段の検査点のみ程度)であれば，結果

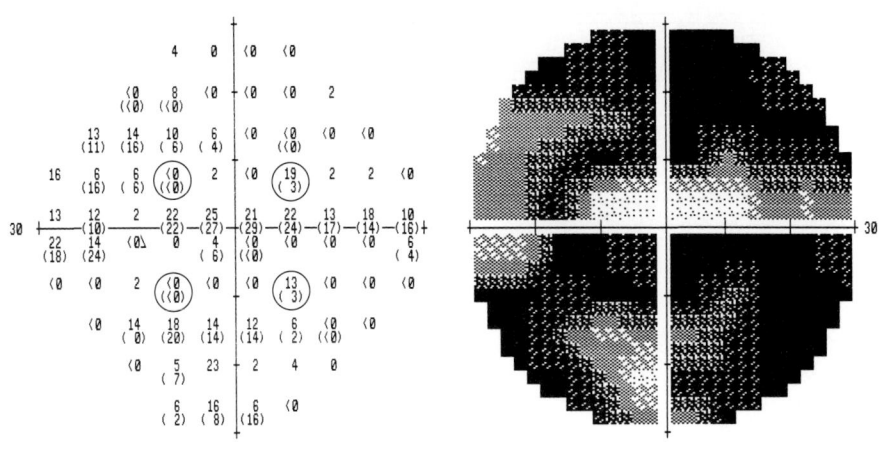

図 16　検査開始時の不安定な反応によるアーチファクト(中心 30-2, full threshold 法)
丸を付した 4 点は最初に測定される点(プライマリーポイント). 2 回ずつ測定される閾値に差が大きいことが 1 つの特徴

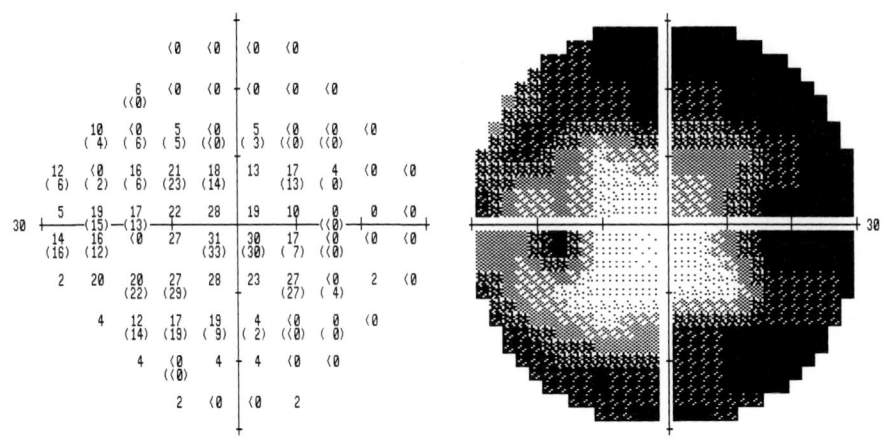

図 17　疲労によるアーチファクト(中心 30-2, full threshold 法)
測定後半の周辺部に異常が多い. SITA では異常は消失した

の解釈に注意するだけで十分に対応できることが多い. 検査初期の検査点(中心 30-2 では中心窩から上下左右各 9°離れた 4 点)の閾値が他の検査部位に比較して低下あるいは上昇することがしばしばあり(図 16), 検査初期の不安定な反応によるものと解釈される. その場合再検査が勧められる. また, 検査後期にかけて疲労により感度低下を示すことがある(図 17). 視野の周辺部に向かって同心円状に感度低下を認めることが特徴である.

d. 視野の信頼性

視野検査の信頼性は視野の判定の基本である. 固視ずれ回数, 偽陽性および偽陰性反応, ゲイズトラッキングの結果を参考に判定する. 視野検査に対する不安などからやたらにボタンを押したがる被検者があり, そうした例では信頼性の指標が許容範囲内であっても結果の解釈に注意を要する.

検査時の説明と指示

自動視野計といっても, 全自動ではなく, 医師, 検査員の説明および対応で検査結果とその信頼性が大きく変わる.

初回検査時あるいは検査の内容についての理解の乏しい方には, 検査の目的と検査法, 検査の実

```
┌─────────────────────────────────────────┐
│              基本戦略                    │
│ 中心30-2プログラム(SITA standardまたはfull│
│ threshold法)                            │
│ 視標サイズⅢ,白色視標,中心窩閾値測定on,盲点検│
│ 出 on                                   │
├──────────────────┬──────────────────────┤
│ 小児,長時間検査不能者│    盲点検出不可      │
│ SITA,中心24-2, 等 │    盲点検出 off      │
├──────────────────┼──────────────────────┤
│   黄斑疾患(疑)    │     緑内障後期       │
│ 中心10-2またはmacula│     中心10-2        │
├──────────────────┼──────────────────────┤
│   視神経疾患(疑)   │    緑内障最後期      │
│  full threshold法 │ 中心10-2,視標サイズⅤ │
├──────────────────┴──────────────────────┤
│              半盲(疑)                    │
│       中心30-2または動的視野検査         │
└─────────────────────────────────────────┘
```

図18 検査条件の決定

際について事前に説明を十分する必要がある.特に,検査中に見えない所まで探すので,見えない所が多くても当然であり,また,見えたか見えないか程度の暗い光が多いことを説明しておくと被検者の不安払拭に役立つ.固視灯を見続けること,瞬きをがまんする必要のないことも大事な点である.予想所要時間についても話しておくのがよい.

検査の最初1~2分は被検者の固視の状況と視標呈示に対する反応に注意する.目がきょろきょろするときには固視灯を注視するよう指示を与え,盲点検出が困難なときには盲点検出を off にすることも必要となる.検査中は時々固視の状況を確認し,また,口頭で残り時間の目安を与えるなどして励ますとよい.

医師は,測定プログラム,アルゴリズム,その他の条件を検査員に正確に伝える義務がある.基本的には,SITA standardあるいはfull threshold法による中心30-2プログラム(背景輝度31.5 asb,視標サイズⅢ,白色視標,中心窩閾値測定on,盲点検出on)が最も一般的であり,それで不都合のある場合,状況に合わせて他の条件に設定するとよい(図18).

類似機種

a. オクトパス視野計

歴史のある,また性能面でも優れた視野計である.現在の静的自動視野計の基礎理論は本視野計により確立された.dynamic strategy, TOP など魅力的な測定アルゴリズムを有する.日本においては,普及度において Humphrey 視野計に劣る.

b. トプコン視野計

国産の自動視野計である.スクリーニング検査,閾値検査とも可能であり,また,視標配置もHumphrey 視野計にほぼ匹敵する.スクリーニングに優れるが,検査時間の短い閾値検査法がなく,また,複数回の視野検査を統計解析する機構が備わっていないことが欠点である.

c. FDT 視野計

Frequency doubling illusion の現象を利用したユニークな視野計である.検査時間が短く,また,各種疾患のスクリーニング機器として有用性が高い.経過観察機器としては,単独では適さない.

文献

1) 北澤克明,山本哲也(監訳):緑内障診療のための自動静的視野計測.医学書院,2001

D 中心暗点計

検査対象

黄斑部疾患(中心性漿液性脈絡網膜症,新生血管黄斑症,黄斑変性症,特発性黄斑円孔,黄斑上膜など),視神経疾患(球後視神経炎など),その他,中心視野異常を呈する疾患.

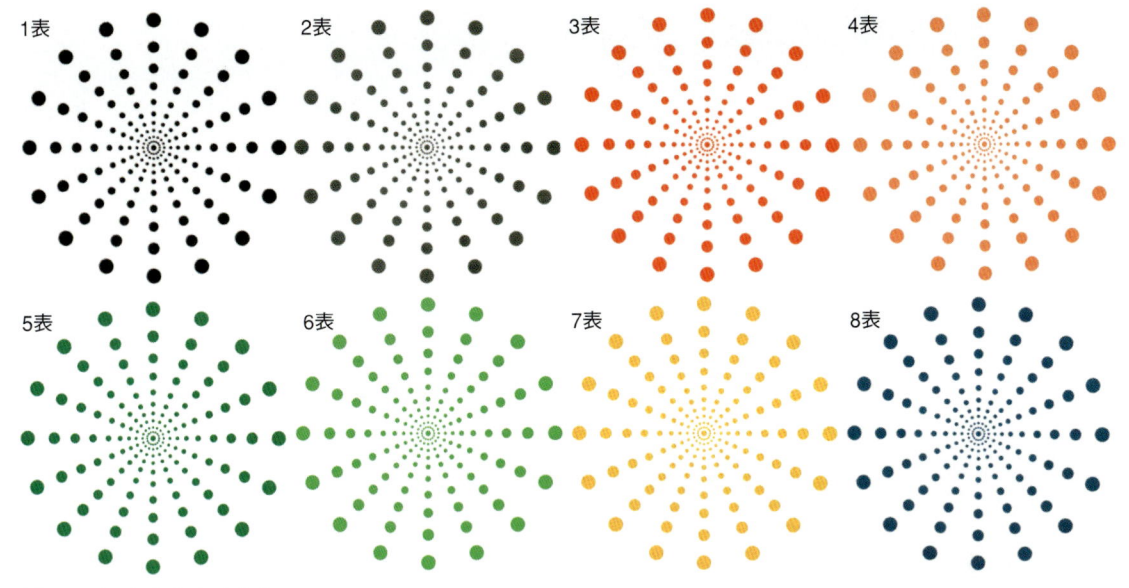

図 19 河本式中心暗点表

検査目的

中心暗点，変視症を簡便に敏速に検出する．

検査法

a．河本式中心暗点表(図19)

片眼を遮蔽し，必要ならば近用矯正レンズ装用下で第1表の中心を30〜40 cmの距離で注視させる．中心部の視標がはっきり見え，周辺部に比べ輪郭がぼけていないかを確認する．次に，第2表(灰色)，第3表(赤色)，第4表(薄い赤色)，第5表(緑色)，第6表(薄い緑色)，第7表(黄色)，第8表(青色)を見せ，中心部と周辺部の視標が同じ色に見えるか，黒ずんだり色が変わって見えないかを確認する．

b．アムスラ表 Amsler charts(図20)

Amsler charts は全7表からなるが，基本表は中心視野20°×20°に1°おきに引かれた碁盤目からなる．各表の特徴を図20に示す．片眼を遮蔽し必要ならば矯正レンズを装用し28〜30 cmの距離で，検査表の中心を固視させたうえで表7の設問に従って検査を進めていく．6種の質問を，検査の目的を理解したうえで要領よく行い，付属の記録紙に書き込む．

c．M-CHARTS(図21)

M-CHARTS は，19種の点線から構成される変視表で，変視症を簡便に定量化することができる．検査距離30 cm，近見矯正下にて片眼ずつ行う．まず，最初の直線の視標を呈示し，変視症が自覚されることを確認する．この時点で変視がなければ，変視量は0となる．次に間隔の細かい点線から間隔の広い点線へ順に呈示する．点線が荒くなるほど線の歪みは次第に認知されなくなり，最終的に変視が自覚されなくなったときの点線の視角をもって変視量とする．測定は検査視標を縦方向，横方向それぞれ別々に行い，縦，横の変視量を別々に求める．黄斑円孔など中心暗点がある症例では2本線のタイプを用いる．左右の補助視標を用い，固視点が消える部位で測定を行う．

検査成績の判定

a．河本式中心暗点表

正常では，中心部の視標も周辺部の視標も鮮明に同じ色に見える．視野中心部に絶対暗点がある場合は第1表の中心部が全く見えないと答える．相対暗点があれば，中心部の視標がぼやけるか薄

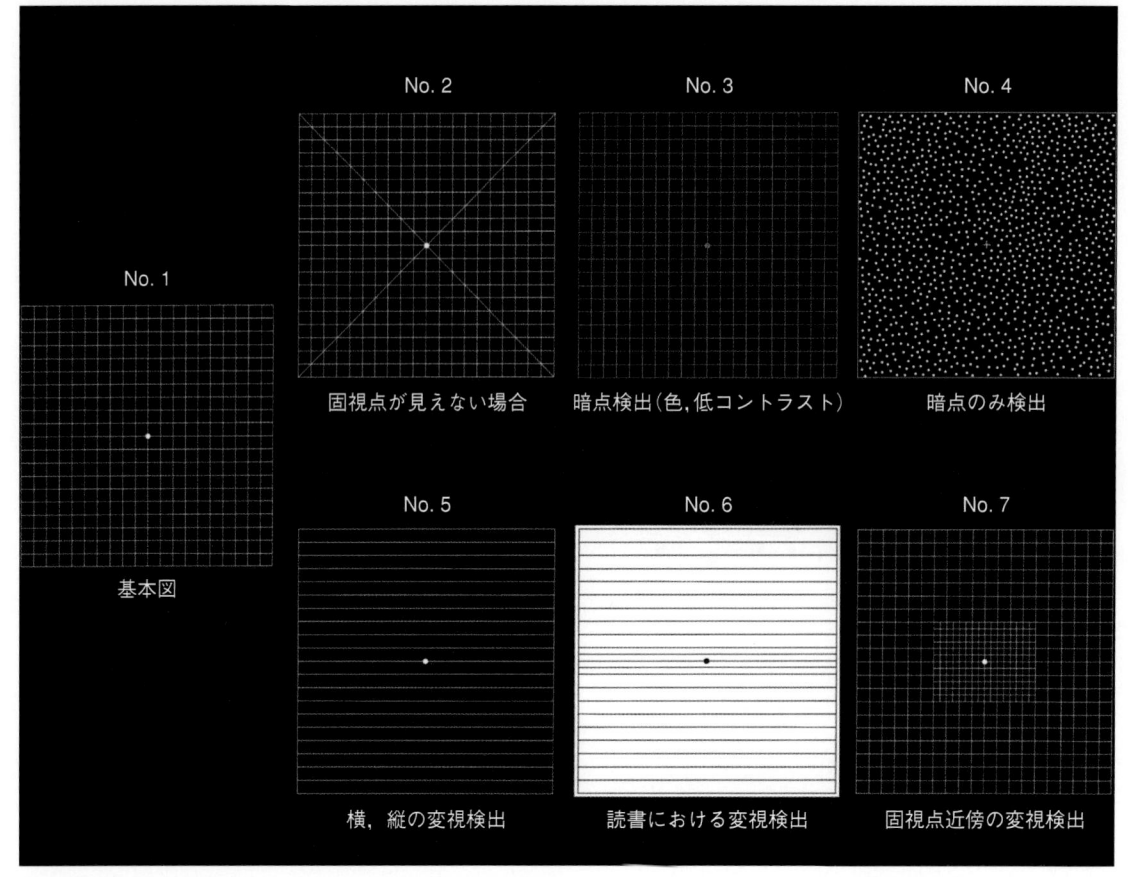

図 20 Amsler charts

表 7 Amsler charts における設問

問1 固視点がみえるか？
問2 外周の四角が全部見えるか？
問3 内部の編み目が完全に見えるか？
問4 線が歪んでいないか？ 編み目の大きさが均一か？
問5 動き，揺れ，輝き，色の変化はないか？
問6 異常部位の位置は？

図 21 M-CHARTS

く見えると答える．この場合，第2表から第8表を見せ，中心部の見え方の違いを詳しく述べさせる．黄斑部疾患では黄色の第7表が見えにくく，相対暗点の検出に優れるとされている．

b. Amsler charts

正常では，すべての碁盤目が歪まず鮮明に見える．黄斑部疾患では線の歪みを主とする変視症が検出されることが多い．視神経炎では中心，傍中心暗点が検出されることが多く軽症では線が部分的にとぎれて見える．

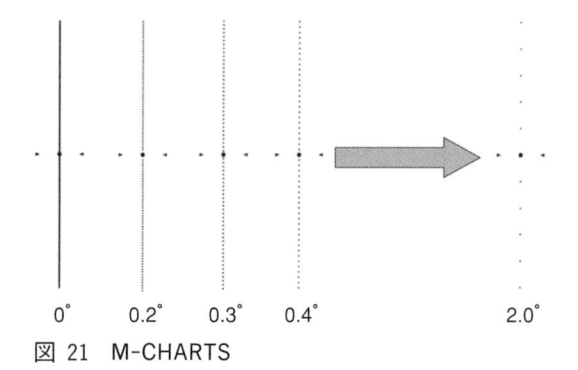

c. M-CHARTS

正常では初めの直線が歪まず変視量0となる．黄斑上膜では，病期が進行すると横線の変視量がより増悪する．黄斑円孔では，2本線が内側に入り込む変視を訴える．硝子体手術で円孔の閉鎖，fluid cuff の消失により変視量が軽減する(図20)．

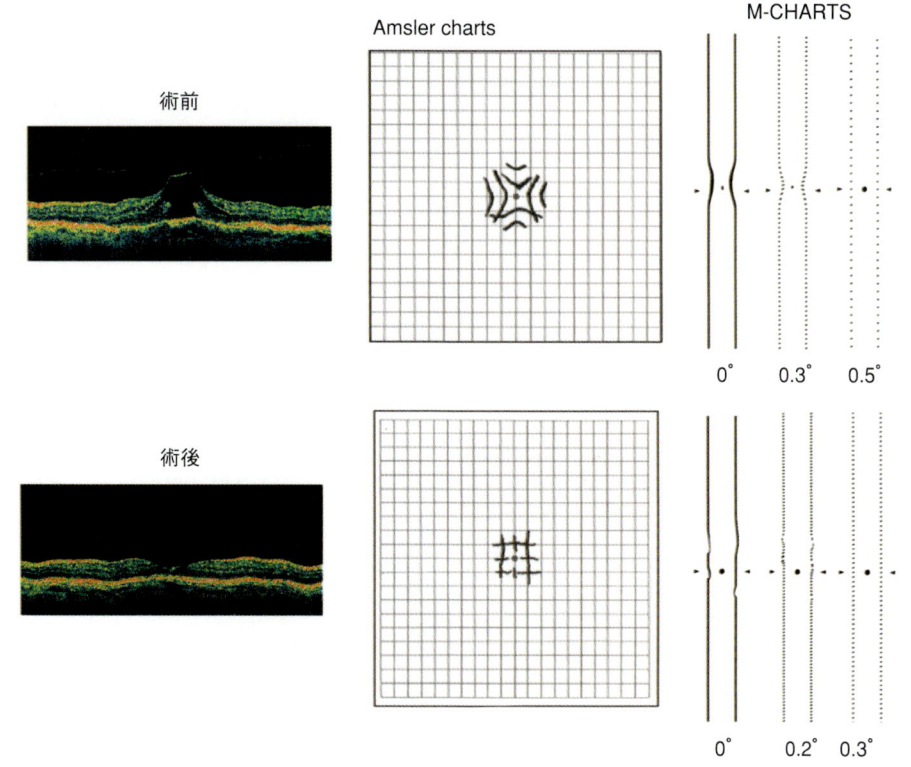

図 22 特発性黄色斑円孔の術前後での Amsler charts と M-CHARTS
円孔閉鎖により変視が改善されている

備考

Amsler charts ははんだやから小型のアムスラー名刺と呼ばれる簡易表が市販されている．加齢黄斑変性などでは，患者自身に自宅で使用させることにより黄斑病変のわずかな変化を早期に検出できる．

文献

1) 伊藤彌恵治：河本式中心暗点計，増補版．付属説明書
2) 松尾治亘：視野の計り方とその判定，改訂第 2 版．金原出版，1982
3) Matsumoto C, Arimura E, Hashimoto S, et al：Quantification of metamorphopsia in patients with epiretinal membrane. Invest Ophthalmol Vis Sci 44：4012-4016, 2003
4) Arimura E, Matsumoto C, Okuyama S, et al：Retinal contraction and metamorphopsia scores using M-CHARTS™ in the natural course of epiretinal membranes. Invest Ophthalmol Vis Sci 46：2961-2966, 2005

E フリッカ視野計

検査対象

緑内障，視神経疾患，視路疾患．

検査目的

光が on・off する不連続光を見ると，"ちらつき"を感ずる．この頻度が多くなると，遂には融合して，もはやちらつきは感じられなくなる．このときの周波数をフリッカ融合頻度(critical fusion frequency)，略して CFF，またはフリッカ値という．この時間的分解能を各疾患において

評価する．特に M-Cell 系の機能を評価すると考えられている．

検査法

視野の各部位の CFF を測定するフリッカ視野と中心のみ測定する中心フリッカがある．

a．フリッカ視野

自動視野計 OCTOPUS 301，311 のオプションで中心 30°内の静的フリッカ視野を測定することができる．フリッカ光は中心 30°内視野に閾上呈示される．被検者は呈示された視標が点滅しているか点滅していないかを判定し，点滅しているときのみボタンを押して応答する．そして各測定点における検査視標の周波数を変化させ CFF 値を決定していく．さらに測定の信頼性を確認するため，検査中に定期的に点滅していない視標を呈示し，間違って被検者が応答した場合は偽陽性応答とする．またすでに応答が確立している部位に 5 Hz の低いフリッカ光を定期的に呈示し，これに応答がなければ偽陰性応答とする．得られた結果は年齢別正常値と比較し，各測定点における年齢別正常値からの差，確率による判定，各種視野指標，defect curve などを用い評価する．現在，フリッカ視野の測定アルゴリズムは，閾値検査として上下法，dynamic 法，tendency orientated perimetry(TOP)法，スクリーニング法として 4-zone probability 法がある．

b．中心フリッカ測定器

近大式中心フリッカ値測定器(八神理科販売 KK 製作，アールイーメディカル)の測定条件は，検査距離 30 cm，視標の輝度 315 asb，直径 10 mm (視角 2°)，背景の輝度 20 asb，直径 40 mm(視角 8°)，セクターディスク方式，点滅比 1:1 である．まず，接眼筒を赤線まで引き出し被検者に視標をのぞかせ，ちらつきのわかる周波数で視標を見せる．回転数可変ダイアルを右へゆっくり回し，周波数を上げ，ちらつかなくなったときに合図させる．次に周波数を 50～55 Hz まで上げ，視標がちらつかないことを確認したのち，周波数をゆっくり下げ，再びちらつき始める値を測定する．この値を中心フリッカ値として記録する．

検査成績の判定

a．フリッカ視野

正常者の中心 30°内の CFF 値はほぼ平坦で，明度識別視野の dB 単位の感度と似た分布を示す．しかし個々の測定点における標準偏差は明度識別視野の約 2 倍と大きい．CFF 値は明度識別視感度と同様に加齢により低下する傾向にある．中心 30°内の平均 CFF 値で 10 年間に約 1.2 Hz の低下が認められる．緑内障の早期において明度識別視野に比べ異常を鋭敏に検出する(図 23)．高輝度のコントラストの一定な視標を用いるため白内障などの中間透光体の影響，屈折の影響を受けにくい．網膜剥離復位後では，明度識別視野よりも早期に回復する．

b．中心フリッカ値測定器

正常値は 43±2.5 Hz である．臨床上は 35 Hz 以上を正常，25 Hz 以下を異常，26～34 Hz を要精査とする．視神経疾患では，視力より先に中心フリッカ値は低下し，回復は視力より遅れる(図 24)．

備考

フリッカ視野は，一般的な視野検査とは異なり，ちらつきの有無を判定するため，検査前に十分な説明と，練習を行う必要がある．

類似機種

ミニフリッカー(日本点眼薬)，フリッカーテスト器(HE-46)(はんだや)，ハンディーフリッカー(HF)(ナイツ)

文献

1) Matsumoto C, Okuyama S, Uyama K, et al： Automated flicker perimetry in glaucoma. In Mills RP, Wall M eds： Perimetry Update 1994/1995. pp 141-146, Kugler, Amsterdam/New York,

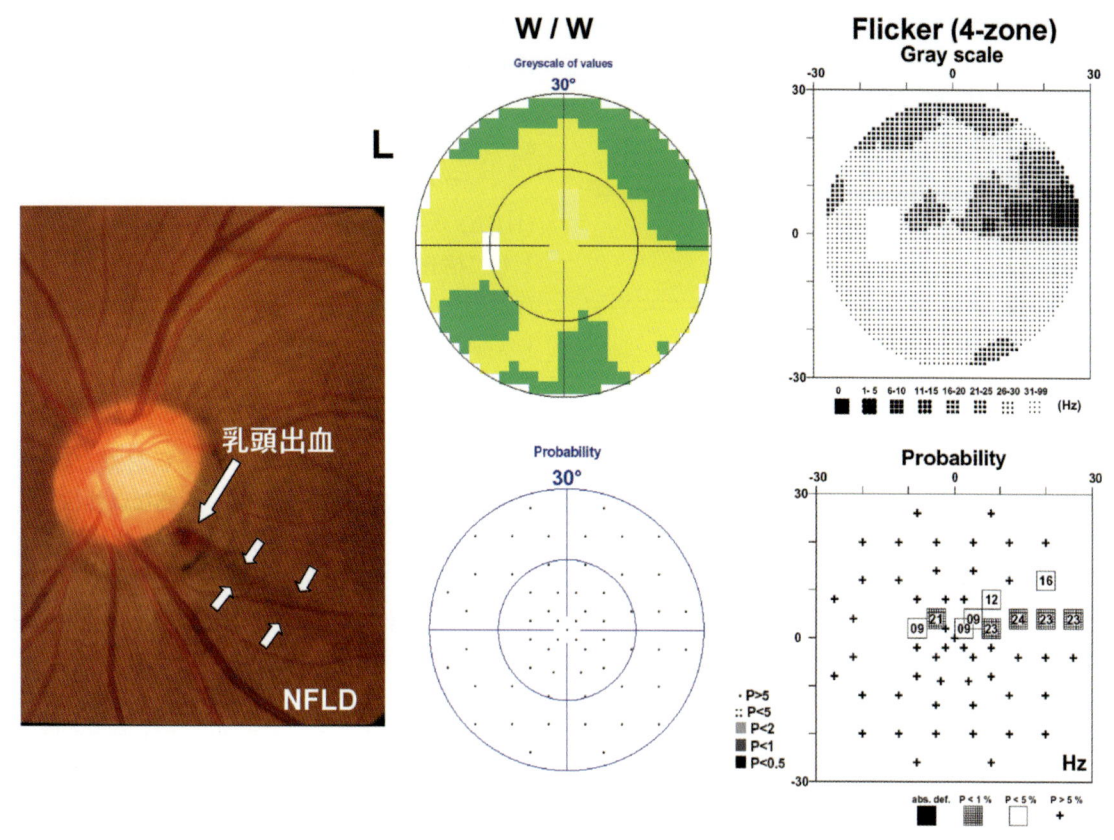

図 23　早期正常眼圧緑内障
明度識別視野では異常が検出されていないが，フリッカ視野では網膜神経線維欠損部位に一致した CFF 値の低下を認める

1995
2) Matsumoto C, Okuyama S, Iwagaki A, et al：The influence of target blur on perimetric threshold values in automated light-sensitive perimetry and flicker perimetry. In Wall M, Heijl A eds：Perimetry Update 1996/1997. pp 191-200, Kugler, Amsterdam/New York, 1997
3) Matsumoto C, Takada S, Okuyama S, et al：Automated flicker perimetry in glaucoma using Octopus 311：a comparative study with the Humphrey Matrix. Acta Ophthalmol Scand 2006, in press
4) 大鳥利文，他：視神経疾患の診断治療における中心フリッカー値測定の意義について．臨眼　27：301-309，1973

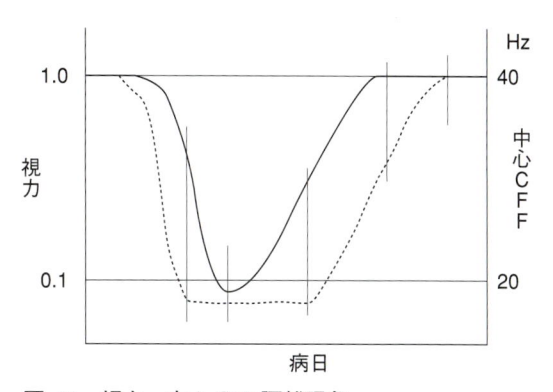

図 24　視力，中心 CFF 隔離現象
――：視力　------：中心 CFF
視神経疾患では，視力より先に中心フリッカ値は低下し，回復は視力より遅れる

F 色視野/FDT

検査対象

これらの特殊視野計が主に用いられるのは緑内障の早期診断とマススクリーニングである．

検査目的

緑内障は本邦においても主要な失明原因の1つであり，進行性で障害された視野の回復は難しい．また，視野障害が進行するまで自覚症状も乏しい．したがって，通常の静的自動視野計で障害が出る前に異常を検出したり，簡便に異常を検出するために主に次の視野計が臨床上使用されている．

a. blue on yellow 視野計(B/Y 視野計もしくは short wave length automated perimetry；SWAP)

青錐体系の易障害性を利用し通常の自動視野計よりも早期に視野の障害を検出する．

b. frequency doubling technology 視野計(FDT)

緑内障では太い神経線維が選択的に障害され，かつ余剰性の少ない大型の神経節細胞(M-y細胞)の機能障害が予想される．この細胞は高速で反転する正弦波縞模様の本数が2倍に見える錯覚(frequency doubling illusion)に深く関与するので，この刺激を用いて緑内障性視野障害を検出する．また，視標が大きく数が少ないため，短時間で容易に検査でき，緑内障以外の疾患も含め集団検診などのマススクリーニングにも使用可能である．

検査法

a. B/Y 視野計

ハンフリー視野計 Humphrey Field Analyzer (HFA，カールツァイス社製)の検査法オプションとして検査可能．目を順応させた後，高輝度黄色背景上に Goldmann サイズ V の青色刺激を投影して検査が進行する．通常の白色視標の静的自動視野計検査法と同様の検査プログラムが多数用意されているが，白色との比較のためには同一患者には同じプログラム(例：C 30-2，C 24-2 など)が望ましい．初めに順応の時間が必要な以外は通常の自動視野計と検査法は同じである．

b. FDT 視野計

Humphrey FDT スクリーナー(ウェルチ・アリン社製，カールツァイス社販売)は視角 10×10°の大型の視標を用いているため，±7 D までの屈折異常は矯正せずに検査可能である．患者自身の眼鏡を装用したまま検査可能であり，強度近視の症例では眼鏡のまま検査可能である．検査プログラムは大きく分けるとスクリーニングテストと閾値検査の2つに分かれる．正常者の場合，検査時間はスクリーニングテストで片眼45秒，閾値テストで片眼4～5分である．スクリーニングテストにおいても結果は4段階の偏差確率プロットで判定されるので，臨床上は十分有用な情報が得られる．閾値検査には中心20°以内の17点を検査するC-20と鼻側に2点を追加したN-30の2つのプログラムが選べる．また，年齢などの入力中も縦縞の刺激を表示するデモプログラムが動いているので，その間練習をさせると視野検査が初めての症例でも問題なく検査できる．

検査成績の判定

a. B/Y 視野計

1) 信頼性の確認

偽陰性・偽陽性・固視不良の率を確認する．

2) 異常の判定

HFA の通常の視野検査と同様にトータル偏

図 25 Humphrey 視野計(HFA)と frequency doubling technology(FDT)
左図の HFA とよく一致した結果が FDT のスクリーニングテストでは約1分前後で検査可能である

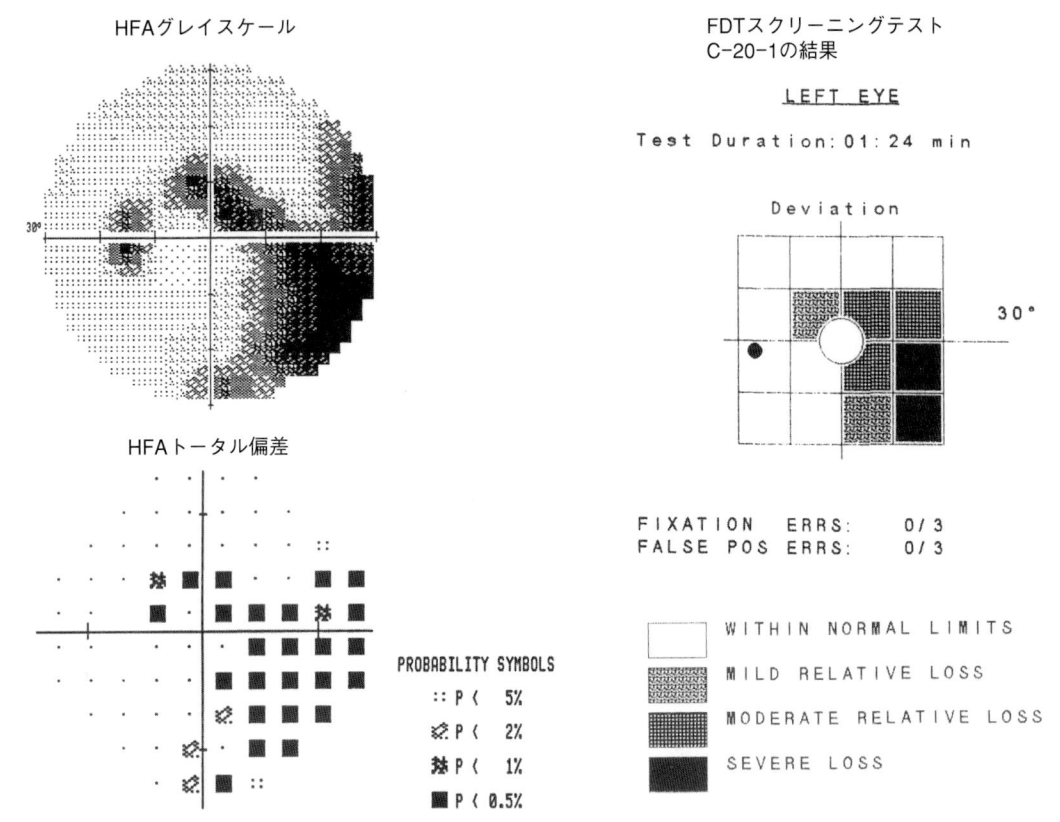

差, パターン偏差において異常値がないか, 視野欠損のパターンが緑内障性視野障害と一致するか, 視神経乳頭の所見と一致するかなどを判定する.

b. FDT 視野計
1) 信頼性の確認
偽陰性・偽陽性・固視不良の率を確認する.
2) 異常の判定(閾値検査)
閾値検査では次の2つの点に関して総合的に判定する.
(1) 確率プロット:各検査点の閾値感度はFDT の年齢別健常視野と比較され, 有意レベルに応じて5%以上, 5%未満, 2%未満, 1%未満, 0.5%未満の5段階に判定される. 各点の実測閾値(0~56 dB)と合わせて判定を考慮する. 5%以上は正常, 0.5%未満は異常といえるが 5%未満程度の軽度の異常については通常の視野検査結果・乳頭所見と合わせて判定すべきである. 本検査のみに異常がみられた場合, その後どの程度通常の視野検査で異常が出現するかは評価が定まっていない.

(2) グローバルインデックス:Humphrey 視野計による通常の白色視標での検査と同様に平均偏差 mean deviation(MD, 年齢別健常者に比較した視野全体の感度低下を表す)とパターン標準偏差 pattern standard deviation(PSD, 局所的な感度の沈下を表す指標)の2つが算出される. いずれも健常視野からの逸脱度が確率値として表示される.

3) 異常の判定(スクリーニング)
スクリーニングテストはC-20-1とC-20-5の2つがあり, それぞれの検査点において4段階に評価する. 閾値検査の確率プロットと同様な結果が得られ, 同様に判定できる. 通常の視野計とも結果がよく一致する(図 25). プログラムにより次

のようにプロットの意味合いが異なる．

(1) C-20-1：年齢別健常視野レベルで1％を基準に正常を判定し，0.5％レベルと最大刺激を用いて異常の程度を分類．

(2) C-20-5：年齢別視野レベルで5％を基準に正常を判定し，2％レベルと最大刺激を用いて異常の程度を分類．

備考

a．注意事項

1）B/Y視野計

短波長光は白内障に吸収されやすいので高齢者の検査には異常値が出やすい．また，黄色背景は想像以上に疲れやすく高齢者には向かない．中心窩には青錐体がないため中心窩閾値が低くても正常である．

2）FDT視野計

瞳孔径の影響を大きく受けるので縮瞳時には感度が下がり暗点が出やすく，散瞳時には感度が上がり暗点が出にくくなる．極度な縮瞳・散瞳は注意が必要である．

b．検査の要領・コツ

1）B/Y視野計

有効に使用するためには症例を選ぶ．若年者の高眼圧症患者がよい適応である．

2）FDT視野計

研究目的では閾値検査が統計処理しやすいが，臨床上は短時間で検査可能なスクリーニングテストで十分な情報が得られる．近視が強い症例は本人の眼鏡のままで検査可能である．ただし，視標が大きいため7Dまで矯正不要であり，汚れた眼鏡を使用するよりも無矯正のほうがよい結果が得られる．小瞳孔の症例は散瞳剤である程度瞳孔を広げてから検査するとよい．

類似機種

a．Humphrey MATRIX

FDTの上位機種としてカールツァイス社から販売予定である．特徴は主に以下の点である．

(1) 従来の検査に加え，小さい視標により通常の自動視野計と同様の検査点で検査可能になる．検査点は最大69点に増える．

(2) 固視監視用のアイモニタを搭載．

(3) 検査結果を保存するデータベースが内蔵された．

文献

1) Johnson CA, et al：Blue-on-Yellow perimetry can predict the development of glaucomatous visual field loss. Arch Ophthalmol 111：645-650, 1993
2) Johnson CA, et al：Screening for glaucomatous visual field loss with frequency-doubling perimetry. IOVS 38：413-425, 1997
3) Kogure S, et al：Effect of decreased retinal illumination on frequency doubling technology. JJO 44：489-93, 2000

G　SLOマイクロペリメトリ

〈SLOマイクロペリメトリ〉

scanning laser ophthalmoscope(SLO：走査レーザー検眼鏡)は，レーザー光(He-Ne, Ar, 赤外光)を用いて眼底をスキャンし，精密な画像を得ることができる装置である．これに視野測定のプログラムを組み込んだものが，SLOマイクロペリメトリ(微小視野測定)と呼ばれているものである．

SLOマイクロペリメトリは，眼底を赤外線レーザー光で走査し，固視標および刺激視標はHe-Neレーザー光(赤色)を用いて呈示する．視標の大きさはGoldmann視野計のⅠ～Ⅴに相当するものから選択し，視標輝度は0 dB(6,000/m²)から31 dBまで1 dB間隔で設定可能である．視標の呈示時間は0.1秒に設定してある．各点の測定ごとに主要血管の分岐部をクリックし，眼底の位置を補正するため，眼球運動の影響はほとんど受けない．

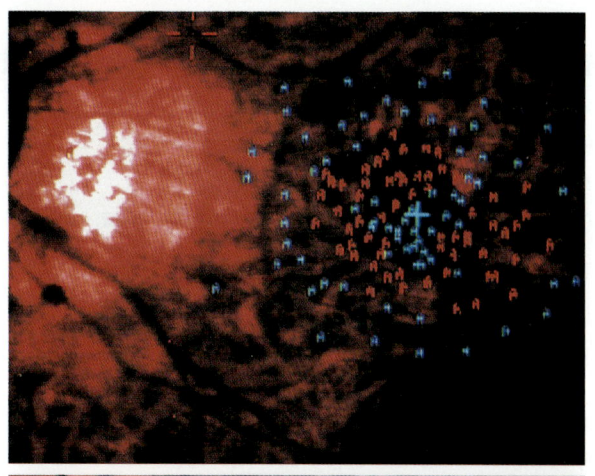

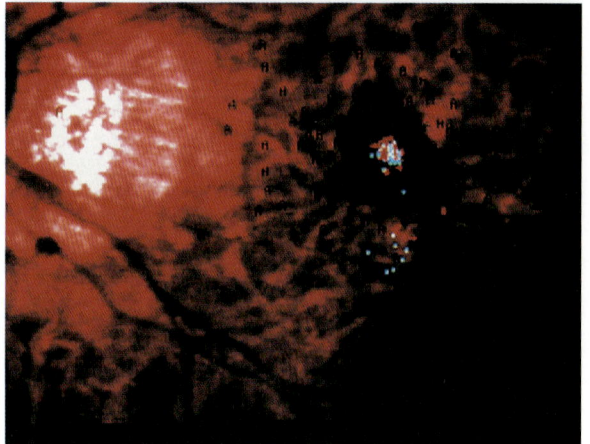

図26 SLOマイクロペリメトリによる血管新生黄斑症のマイクロペリメトリ
a：新生血管膜およびその周囲に深い暗点（赤のAで表示）が存在し，周辺部および新生血管膜下方に感度のある領域（青のAで表示）が存在する
b：上記検査時の固視点は新生血管膜上に存在し，固視は良好である

検査対象

SLOマイクロペリメトリは，網膜の任意の部位の網膜感度を測定することが可能であるが，閾値測定のプログラムを内蔵していないので，1回の測定では視標の大きさは1種類，視標輝度も1種類のものに限定される．したがって検査時間を考慮すると，検査は黄斑部に限局した病巣をもつ疾患（黄斑円孔，血管新生黄斑症など）を対象に行うことが現実的である．また固視点を表示するプログラムを内蔵しているので，偏心固視点を評価する必要がある疾患も対象となる．

検査目的

通常の静的視野検査よりも精度よく，網膜局所の感度を測定すること，および固視点を評価することが目的となる．具体的には次のような場合である．

a. 黄斑円孔の鑑別

黄斑円孔と偽黄斑円孔の鑑別は，検眼鏡的には困難な場合があるが，SLOマイクロペリメトリで暗点が検出されれば黄斑円孔であることが証明される．

b. 黄斑疾患の術前，術後の視機能評価

近年黄斑円孔，血管新生黄斑症などが手術治療の対象となっているが，術前に暗点の範囲を評価するために有用である．また新生血管膜抜去をどの部位から行うかというような術式を考えるうえでも役に立つ．さらに術後，検眼鏡的に眼底所見が改善した場合，機能的な改善も得られているか否かを調べるために，欠くことのできない検査である．

検査法

(1) SLO本体およびマイクロペリメトリのプログラムを立ち上げる．

(2) SLOの条件設定：眼底の走査は赤外線レーザーのみとし，患者の屈折度を入力し，眼底にピントを合わせる．

(3) 固視標の選択：中心窩が障害されている場合は傍中心視標 paracentral を用いる（中心視標 central と刺激視標が重なると見えない場合がある）．固視点の評価には中心視標を用いる．

(4) 刺激のパラメータの決定：初めにGoldmann III の大きさで 0 dB の明るさの視標を用い，深い暗点 deep scotoma を検出する．次に Goldmann I，10 dB 程度の視標を用い，相対暗点を検出する．

(5) 測定：視標を呈示し，見えたらスイッチを押すように被検者に説明する．各刺激点ごとに参照点（主要血管の分岐）をクリックする．刺激点の数は，病巣の大きさに関係するが，病巣部位全体をカバーするようにする（図26）．

(6) 記録：結果はハードディスクに収納すると同時にプリントアウトする．

検査成績の判定

この検査は，自動視野計のように誰がやっても同程度の結果が得られる検査と異なり，ある程度の慣れが必要である．黄斑円孔で明らかに感覚網膜が欠損している部位に，感度が記録される場合には，参照点の確認等に問題がないか，再確認する必要がある．

備考

稲富らは眼底カメラを改造して作成した眼底視野計を用い，先駆的な研究を行っている．SLOマイクロペリメトリは，レーザーにより眼底を走査しており，眼底像は良好であるが，視野検査のソフトは十分でなく，改良の余地がある．現在この発展機種である Visumetry が発売されており，網膜局所の視力も測定可能となっている．

文献

1) 石子智士，吉田晃俊，他：SLOを用いた microperimetry. 眼紀 47：637-644, 1996
2) 辻川元一，不二門尚，他：SLO scotometry による黄斑円孔と為黄斑円孔の鑑別．眼紀 46：392-395, 1995
3) Inatomi A：A simple fundus perimetry with fundus camera. Doc Ophthal Proc Ser 19：359-362, 1979

X

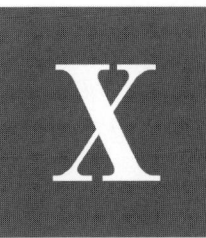

眼鏡・コンタクトレンズ検査

A 眼鏡検査

1. レンズメータ

検査対象・検査目的

レンズメータは眼鏡レンズの①球面度数，②乱視度数，③乱視軸，④プリズム度数，⑤プリズム基底方向などを測定するうえで不可欠な測定器であり，測定中心点に印点を打つ装置や眼鏡枠を水平に保つためのレンズテーブル等も装備されている．レンズメータにはマニュアルタイプ（手動式）とオートタイプ（自動式）があり，マニュアルタイプには接眼式（望遠鏡式）と投影式がある（図1）．

接眼式はレンズメータの接眼部をのぞいてターゲット像を観察して測定をし，投影式はターゲット像をスクリーンに投影させて観察する．マニュアルタイプではターゲット像のピントを手動で合わせたときの表示値を読み取って測定値とするが，オートタイプでは自動的に測定が行われ結果が数値表示される．このためオートタイプのほうが測定に熟練を要せず測定結果に個人差が生じない利点があるが，マニュアルタイプのほうがターゲット像の様子を観測できるので，レンズ面の品質を推定することができる．

検査法

眼鏡レンズの度数測定は一般にレンズの凹面をレンズメータの開口部に当てて行う．これは眼鏡レンズの度数が「レンズの凹面側頂点からの焦点距離(m)の逆数（後方頂点屈折力：back vertex power）」として定義されており，レンズメータの開口部先端（厳密には半径87 mmの凹球面を乗せたときの頂点）が焦点距離の測定起点となっているからである．したがって測定時にレンズが開口部から浮いていれば，その分だけ焦点距離の測定にずれが生じ，（＋）レンズは強め（絶対値が大きい）に，（－）レンズは弱め（絶対値が小さい）に測定される．具体的には1 mmのずれに対し，10ジオプトリー(D)のレンズでは0.10 D，5 Dのレンズでは0.025 D，1 Dのレンズでは0.001 D程度の誤差である．

眼鏡レンズの度数測定に用いられる基準波長は国によって異なり，米国・英国およびオーストラリアではヘリウム輝線（d線：587.56 nm：黄色），欧州大陸およびアジアでは水銀輝線（e線：546.07 nm：黄緑色）が用いられている．ところが特にオートタイプのレンズメータの場合，比較的容易に高輝度が得られる赤色発光ダイオードが使われることが多い．例えばHOYAのAL-3500では620 nm（赤色）の発光ダイオードが使われている．無論，基準波長との違いによる測定値のずれは補正されているが，補正量はレンズ素材に固有の性質である色収差によって異なるため，被検レンズのアッベ数（色収差を表す指数．大きいほうが色収差が少ない）に従い3種類（30～40，40～50，50～60）の選択が行えるようになっている．

眼鏡レンズの度数測定は室温(23±5℃)にて行うことがJIS規格に定められている．一般にガラス素材に比べ，プラスチック素材は温度変化による度数変化が激しく，高温では弱めに低温では強めに変化する．例えば標準的なプラスチック素材であるCR 39の実測例では，室温より10℃高い温度においてS－10.00 Dは0.04 D，S＋10.00 Dは0.07 D程度弱く（絶対値が小さく）なり，室温より10℃低い温度においてS－10.00 Dは0.02 D，S＋10.00 Dは0.03 D程度強く（絶対値が大きく）なることが確かめられている．

レンズメータ ｛ マニュアルタイプ（手動式） ｛ 接眼式（望遠鏡式） / 投影式 / オートタイプ（自動式）

図1　レンズメータの種類

マニュアルタイプレンズメータの例
　接眼式：TOPCON：LM 8/LM 8 C, NIDEK：LM-380，東和：LM 15/LM 15 A
　投影式：NIDEK：LM 770
オートタイプレンズメータの例
　HOYA：AL-3500, TOPCON：CL-100 P, NIDEK：LM-970/LM 990 A

　さて，各々のレンズメータの詳細な取り扱いについては製品付属の取扱説明書を参照されたい．

　ここでは主としてマニュアルタイプ（接眼式）のレンズメータ（ターゲット像がピンホールコロナであるもの）を例にとり，重要な基本的事柄について説明する．

備考

a．視度調整
　接眼式レンズメータでは光学的な機構上の理由により，測定者の視度（測定者自身の近視度・遠視度の矯正の過不足）が測定におけるピント合わせに影響を及ぼす．したがって接眼式レンズメータを用いて正しい測定結果を得るためには，個々の測定者ごとに視度調整をする必要がある．

　視度調整の原理は測定者がレンズのない状態でターゲット像のピントを合わせ，強制的に0.00の表示値にすることであり，いわゆる零点調整である．ただし，測定者の調節力が介入することを防ぐために，測定ノブは必ず（＋）度数側から（－）度数側に回さなければならない．このことは視度調整ばかりではなく，接眼式レンズメータによるすべての測定に必要な配慮である．

b．オートタイプレンズメータの注意点
　オートタイプにおける出力情報は数値のみであるため，取り扱いが極めて容易である反面，多少の異常があってもそのまま数値表示され，正常な測定と誤認してしまう危険性がある．通常のマニュアルタイプでは開口部（直径8 mm程度）の光束すべてを使ってターゲット像を結像させるため，開口部が多少絞られても大きな誤差にはならないが，オートタイプでは限られた本数のビームを使用しているため，部分的にさえぎられると受光位置が変化し，誤差が発生する．そのため，オートタイプではマニュアルタイプで問題にならないわずかなレンズの汚れや埃の付着なども異常測定の原因となる．特に，測定の口径に累進屈折力レンズなどのペイントマークがかかると測定値に変化が生ずるので注意が必要である．この異常測定を完全に防ぐことは困難であるが，測定点近傍も測定することで表示値が安定していることを確認し，信頼性の傍証とすることができる．ただし，非球面レンズや累進屈折力レンズの近用部などでは本質的に度数分布が均一ではないので注意が必要である．なお，最近のオートタイプの機能として「簡易的な累進屈折力レンズの加入度数の測定」があるが，これは単焦点レンズとの混同を避けるための機能であり，指定された位置や方法に準拠した「正式な加入度数の測定方法」ではないことに留意されたい．

2．単焦点レンズの検査

検査法

a．球面レンズの測定（マニュアルタイプの場合）
　眼鏡枠に枠入れされたレンズを測定する場合，所定の心取り点（CP：装用者の瞳を枠内のどの位置に配置するのかを指定する点）で測定する．この場合，レンズの凹面をレンズメータの開口部に当て，所定の心取り点を開口部の中央に置いた後，レンズ押さえで固定する．さらに測定者の眼の調節作用が測定に影響することを防ぐため，測定ノブを（＋）度数側から（－）度数側に，円形状のコロナ像を観察しながら回し，鮮明になった位置の度数を読み取る（図2-a）．

b．乱視レンズの測定（マニュアルタイプの場合）
　基本的には球面レンズと同様であるが，円形に並んでいたピンホール群のコロナは，乱視作用により円筒状に伸びて見える（図2-b）．この場合，ピントが合っているのは円筒と直行する方向であり，伸びて見えるのはピントが合っていない方向

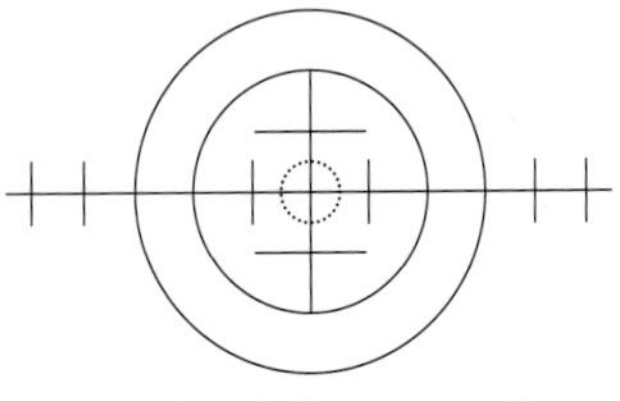

a. 球面度数のコロナ像

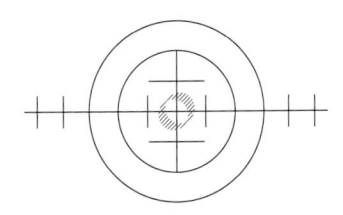

b. 乱視度数のコロナ像

図2　単焦点レンズの種類

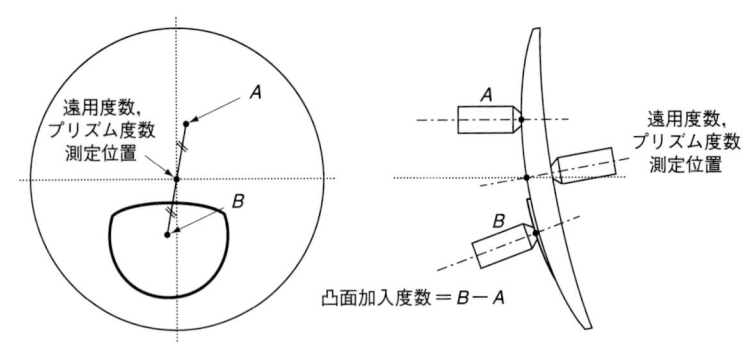

図3　二重焦点レンズの測定例
凸面加入度数＝B－A

である．測定ノブをさらに回すと円筒の方向が90°変化した位置で再びピントが合う．すなわち，ピントの合う位置が2か所あることになるが，その2種類の度数が乱視レンズの2つの主経線の度数に相当する．乱視度数が強いほど，この円筒は長くなる．逆に，乱視度数が弱いと円筒が短くなって乱視軸の方向が判別しにくくなるが，方向のずれによる光学的影響も同時に少なくなる．すなわち，「乱視軸の方向」は「乱視度数の大きさ」と合わせて「ベクトル量」となるのであるから，乱視度数の大きさを無視して軸ずれの影響を論ずることは無意味である．このことはプリズムの基底方向やレンズの偏心についても同様である．

3. 多焦点レンズの検査

検査法

a. 加入度数の測定

多焦点レンズとして最も一般的な二重焦点レンズには小玉（segment）と呼ばれる近方視のための視野領域が付加されており，三重焦点レンズではさらに中間視のための視野領域も付加されている（レンズの下半分がすべて近方視野領域であるEX形と呼ばれる多焦点レンズもある）．これらの小玉が付加されている下地のレンズは台玉（main lens）と呼ばれ，遠方視野領域となっている．多焦点レンズのフィッティングポイントは，小玉上端から所定の距離だけ上方および外方に位置しており，遠用度数はこの点でレンズの凹面側を開口部に当てて測定する．一般に多焦点レンズでは遠用度数と加入度数の測定のみが行われ，近用度数の測定は行われないのが普通である．

また，加入度数の測定では小玉のある側の面をレンズメータ開口部に当てることになっている（JIS T 7314）ため，小玉が凸面側にある通常の多焦点レンズでは遠用度数を測定する向きと逆になる．また，近方視野領域の測定位置は小玉の円形の中心であり，遠方視野領域の測定位置は台玉のフィッティングポイントを挟んで近方測定位置と対称な位置である．そしてこれら両者の測定値の差が加入度数となる（図3）．

加入度数の測定におけるこれらの手順の根拠は，「台玉に付加する小玉自体の度数」を加入度数とみなすことに由来する．すなわち，小玉部分の測定値は台玉度数との合計値となるので，台玉のみの測定値を差し引いて加入度数を求めることになるが，両者の台玉の条件（厚みやプリズム量など）を一致させて誤差の発生を抑える．例えば，近方視野領域の測定位置を小玉の円形の中心とするのは小玉自体のプリズム作用を除くためである．また遠方視野領域の測定位置を台玉の光学中心を挟んで近方測定位置と対称な位置とするのは，両者の台玉の厚みやプリズム量を同一とするためである．さらにレンズメータ開口部に小玉のある側の面（通常は凸面側）を当てるのは，遠近の

度数差が凸面側のカーブ差（ほぼ小玉自体の度数に等しい）になるようにするためである．

なお，遠用度数と同様の方法で近用度数を測定し，両者の差を加入度数とすることのほうが自然と思われがちであるが，レンズメータは本来無限遠方からの光束（平行光）を測定する機構となっているため，常に遠方視に対応した度数測定となり，近方視標からの光束（発散光）を見ている近方視に対応した度数測定にはならない．ただし，それらを超越し，遠近ともに凹面側から測定した度数差をもって加入度数と定義しているレンズもあるので注意が必要である．また，「小玉自体の度数ではなく，眼が感じる屈折力差が真の加入度数」という考え方もあるが，それが正しいのは眼が感じる屈折力の値を使って検眼したときのみである．すなわち，最も大切なことは，加入度数を決定した検眼時の状況を眼鏡が再現することである．

また，一般に多焦点レンズや累進屈折力レンズの近用部には，遠用度数と近用部までの距離に対応したプリズムが発生している．このため，わずかではあるが近用部に乱視（非点収差）が発生して近用の乱視軸方向に作用し，遠用の乱視軸方向と異なってしまうことがある．ただし，それは乱視度数自体が小さいときのみであり，軸ずれによる光学的影響は少ない（「2-b．乱視レンズの測定」参照）．

4．累進屈折力レンズの検査

検査法

累進屈折力レンズの遠用度数や加入度数，プリズム屈折力などの測定も，特に指定がない限り単焦点レンズや多焦点レンズの場合と同様である．ただし，度数検査を行う位置については，メーカーや商品により独自に定められているのが普通である．それらの位置はメーカーからの出荷段階ではペイントマークにより表示されているが，眼鏡枠に枠入れされて実際に使用される段階では拭き取られてしまっている．その場合はレンズ上に残された永久的なマーク（アライメント基準マーク．通称，隠しマーク）を頼りに度数検査位置を割り出さねばならない．

a．累進屈折力レンズの隠しマークとペイントマーク

隠しマークとは，レンズ表面に施された極めて薄い刻字の総称であり，特に累進屈折力レンズでは設計中心や水平方向が把握できるように，2つのマーク（○印等）を刻字しているのが普通である．レンズ中央の直径30 mm以内はキズなどの規格が厳しい領域なので，隠しマークが入らないようにマーク間距離を34 mmとしているところが多い．この2つのマークの中間点がレンズの設計中心であり，商品ロゴや加入度数などの情報もマークの周辺に刻字されていることが多い．なお，隠しマークは視野の妨げにならない程度の濃さであるため肉眼では確認しづらく，ルーペなどが有効である．また，識別を容易にする専用の器具（HOYA LC-10など）も発売されている．

最近の累進屈折力レンズの隠しマークは，装用時の水平方向に施されていることが多い．これが傾いていると近用部の内寄せ量が変わり，近方両眼視に不都合が生じる．ただし，左右対称設計の累進屈折力レンズの中には，製造上の都合から左右対称位置で隠しマークが施されているものもある．その場合は装用時に近方視の輻湊に対応するため6〜10°程度傾けて枠入れされる結果，隠しマークが水平方向になっていない（図4）．ただし傾いているのはマークだけであり，遠用度数の乱視軸やプリズムの基底方向が傾いていない限り，不良品ではない．不良品と誤認されるのを避けるため，左右対称設計であっても装用時の水平方向に隠しマークを施してある製品もある．

隠しマークはメーカーや商品により独自に定められているが，各種の度数測定位置までは表示されておらず，これらの情報はペイントマークで対応しているのが普通である．したがって，特に患者が使用している眼鏡や，使用前であってもペイントマークが拭き取られてしまっている累進屈折力レンズを検査する場合は極めて不都合である．

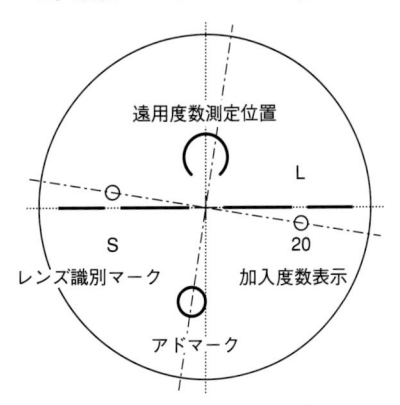

図4 傾斜した隠しマークの例

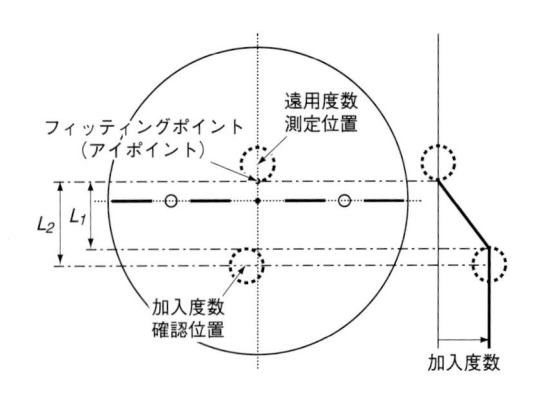

図5 累進帯長の定義の違い

このような場合には，まず隠しマークに記されている略号によりメーカーや商品を特定し，商品別のペイントマーク一覧資料などから度数検査位置を割り出すことができる．これらの資料として，月刊雑誌『眼鏡』の特集ページや㈳日本眼鏡技術者協会発行の『累進屈折力レンズのデザインと隠しマーク集』などがある．また，各メーカーは自社製品についての受注度数範囲表や商品一覧表などのデータブックを発行しているのが普通であるから，あらかじめそろえておくと便利である．またリマークチャートなどの名称でこの目的専用の資料を発行しているメーカーもある．

b. 累進帯長の定義

累進屈折力レンズの累進帯長の定義にはメーカーや国によって違いがあり，数値だけで長短を判断することは危険である．例えば欧米のメーカーの多くは累進帯長の定義として「フィッティングポイントから近用度数測定円の中心（厳密には加入度数確認位置）まで（図5 L_2）」としているのに対し，日本の一部のメーカーは「フィッティングポイントから近用度数測定円の上端まで（図5 L_1）」としている．近用度数測定円の直径は6〜8mm程度なので，累進帯長の表示は欧米より3〜4mm短めの表示となる．

累進の起点や終点で度数を測ると測定円内に累進帯が入るため本来の度数は出ないはずである．現に遠用度数測定位置は累進起点より上部に設定されており，累進帯の影響を避けている．したがって累進の終点で度数を測るという欧米方式には明らかに矛盾があるが，当初からの伝統的な定義であり現在も継続している．ただし，両者の実質的な測定位置やレイアウトに大きな差があるわけではなく，累進帯長の表示だけの違いであることから，眼鏡装用上の大問題にはなっていない．

c. 用途別累進屈折力レンズ

さて，従来の累進屈折力レンズは汎用のものがほとんどであったが，最近は用途を限定することで利便性を高めた商品も普及している．これらの専用累進屈折力レンズの中には度数検査位置が汎用と大きく異なっているものもあるので，取り扱いに注意が必要である．

1）汎用累進屈折力レンズ（図6）

従来からある「遠近両用」という汎用目的の商品である．遠方から近方まで見ることのできる機能を持つが，万能であることの代償として中間部や近用部の視野の広さに制約がある．一般に遠近の視野領域を広くとるほど，中間部側方に累進特有の揺れや歪みが発生しやすい傾向がある．

2）中近累進屈折力レンズ（図7）

遠用部を限定することで中間部や近用部を広く確保した商品である．「室内専用」と称されることもある．遠用部の位置は汎用よりも上方にあり，長い累進帯を持つことが特徴である．このため累進特有の揺れや歪みは少ないが，車の運転などの遠方視を多用する用途には向かない．加入度数の種類は汎用と同様に全種類準備されているものもあるが，2〜3種類に限定されているものもある．

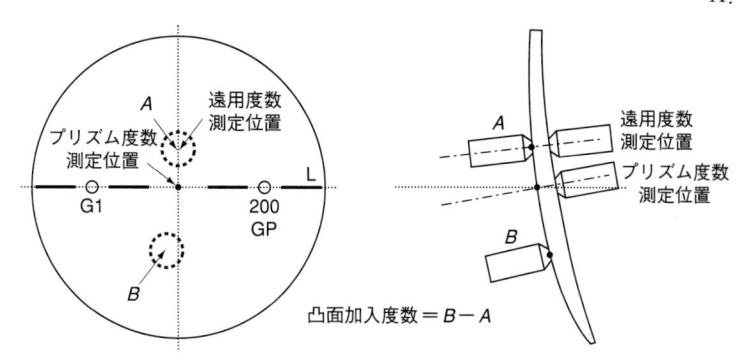

図 6 汎用累進屈折力レンズの測定例

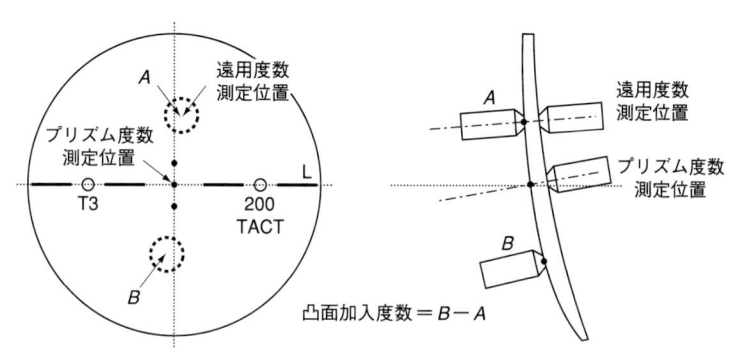

図 7 中近累進屈折力レンズの測定例

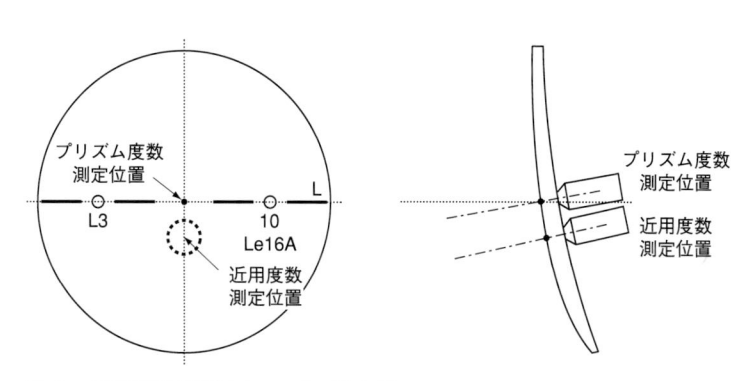

図 8 近近累進屈折力レンズの測定例

3）近近累進屈折力レンズ（図8）

広く快適な近用部の確保を主目的とした商品である．側方や上方の領域にやや遠めの距離を見る機能を持たせてあり，視野に奥行きを与えているところが近用単焦点レンズとの違いである．「読書専用」，「デスクワーク専用」，「パソコン専用」といった位置づけがなされていることもある．また，遠用部がないので加入度数は定義しえないが，視野に奥行きを与える度数変化量は2〜3種類準備されているのが普通である．

d．加入度数の種類と測定方法の違い

さらに，最近の累進屈折力レンズの中には累進面の配置を凹面側としたもの（内面累進屈折力レンズ）や，凹凸両面合わせて累進効果を出しているもの（両面複合累進屈折力レンズ）も発売されている．そのように，凸面側が通常の累進面ではない累進屈折力レンズにあっては，特に加入度数の

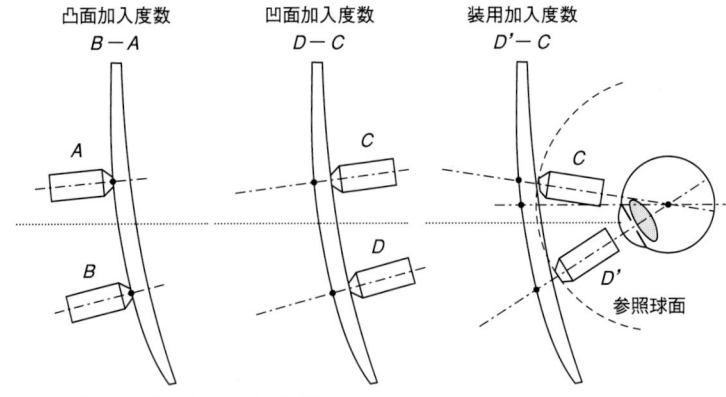

```
          凸面加入度数         凹面加入度数         装用加入度数
            B－A              D－C              D'－C
```

図9 加入度数の種類と測定例

測定の仕方(方向)がメーカーにより指定されているので注意が必要である(図9).なお,装用加入度数だけは実測が困難であるので,凹面加入度数に換算した値がレンズ袋などに表示されていることが多い.

5. 眼鏡枠の検査

検査目的

眼鏡枠の直接的な目的は装用者の眼鏡レンズを正しく保持することであるが,掛け心地もまた重要な要件である.特に,こめかみを圧迫したり耳や鼻が痛くなるような状況は絶対に避けなければならない.また,顔の中央に位置するのであるから,本来目的から逸脱しない前提において,美容上の満足感も必要である.

検査法

a. 眼鏡枠の各部名称とサイズ表示

枠のレンズ部分にあたる前面をフロントといい,鼻当ての部分をパッド,耳当ての部分をテンプルという.枠の種類と個々の部品名称は図10を参照されたい.

フロント部のサイズ表示方法には「ボクシングシステム boxing system」と「データムラインシステム datum line system」の2種類があるが,JIS規格やISO規格においては「ボクシングシステム」が用いられている(図11).いずれの表示方法においてもレンズシェイプはヤゲン溝(レンズの入るV溝)の底の位置に対応しているので,レンズの入る穴のサイズよりも溝の深さ(約1mm弱)分だけ大き目となることに注意されたい.

サイズはフロント中央部の裏面に刻印表示されていることが多い.

テンプル部のサイズは蝶番のビス穴位置から端までの長さであり,135や140のようにテンプルの内側に刻印表示されていることが多い.

b. ボクシングシステム

レンズシェイプに外接する矩形(ボックス)の横幅をAサイズ(アイサイズ),縦幅をBサイズと呼ぶ.

また,左右の矩形の間隔をDBL(distance between lenses:レンズ間距離)と呼ぶ.

表示例:アイサイズ56 mm,DBL 16 mmのとき,数値の間に□を入れ,56□16と表示する.

c. データムラインシステム

レンズシェイプの上端と下端の間隔をBサイズと呼び,両端の中心線をデータムラインと呼ぶ.このデータムラインとレンズシェイプとの2つの交点の間隔をCサイズ(アイサイズ)と呼び,鼻側にある左右の交点の間隔をbridgeと呼ぶ.

表示例:アイサイズ51 mm,bridge 19 mmの

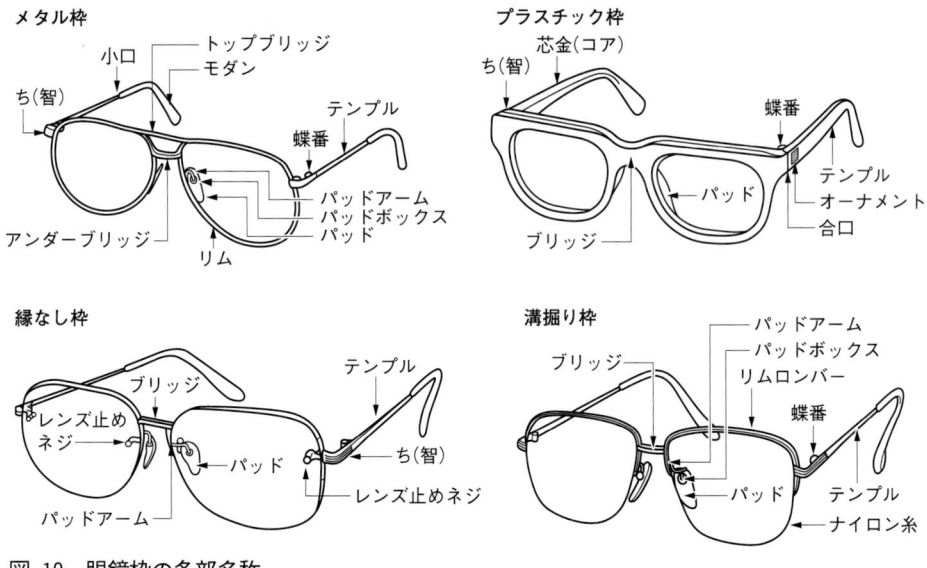

図 10　眼鏡枠の各部名称

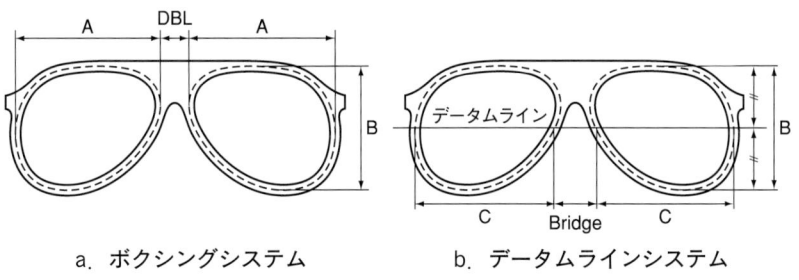

図 11　フロント部のサイズ表示方法
a. ボクシングシステム
b. データムラインシステム

とき，数値の間に・または－を入れ，51・19 あるいは 51－19 と表示する．

6. フィッティング

検査法

眼鏡が視力補正に用いられるためには「処方」，「眼鏡作成」，「フィッティング」の3大プロセスが不可欠であり，これらのうちどのプロセスがなおざりにされても快適な眼鏡を得ることはできない．すなわち，眼鏡とは単なる物品ではなく，視力補正のためのしくみの一部である．

一般に「処方」と「眼鏡作成」の重要性は理解されやすいが，「フィッティング」は軽視されがちである．ところが特に累進屈折力レンズの見え方に関するクレームの多くが，フィッティング状態の再調整により解決できているのも事実である．

a. 頂点間距離

頂点間距離とは角膜頂点から眼鏡レンズ後面の頂点までの距離であり，日本では古くから 12 mm が基準とされてきたが，海外ではもっと長めの値を採用している国が多く，12～15 mm 程度の値が用いられている．ただし，この距離が基準値より長くなると，眼に対する屈折力は（＋）レンズは強めに，（－）レンズは弱めに変化するので強度度数では注意が必要である．この誤差はレンズをレンズメータの開口部から離して測定した場合とまったく同じ焦点位置のずれが原因であり，誤差量も同一である（「1. レンズメータ」の項参照）．

ただし，これらのことは対物距離が無限遠（入

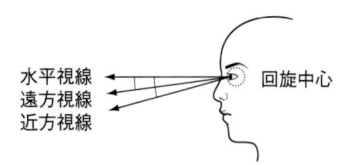

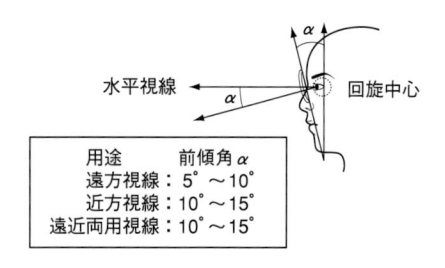

図 12 視線と前傾角

遠方視線：水平視線より 5°〜10°下方
近方視線：水平視線より10°〜15°下方

用途　　　前傾角 α
遠方視線：5°〜10°
近方視線：10°〜15°
遠近両用視線：10°〜15°

射光が平行光線)である遠用眼鏡の場合であり，対物距離が有限である近用眼鏡では，焦点距離や装用者の調節力によって影響が複雑に変化する．いずれにしても，検眼時と同一の頂点間距離を実現することが基本であることに変わりはない．

b. 前傾角とフィッティングポイントの位置

一般に遠方視線は水平視線より 5°〜10°下方視した位置の使用頻度が高く，また顎を引いて見た近方視線は水平視線より 10°〜15°下方視になるといわれている．この視線とレンズの光学中心を直交させるために装用枠につける傾斜角を前傾角という（図12）．一般に前傾角は鉛直線に対する角度なので，遠方視線の下方視の角度に一致する．眼鏡の用途により前傾角は異なり，遠方視用は 5°〜10°，近方視用と遠近両用では 10°〜15°が推奨されている．

遠近両用眼鏡におけるフィッティングポイントの位置は，水平視した際の瞳孔中心の位置である．遠用単焦点眼鏡では水平視よりも 2〜4 mm 下方，近用単焦点眼鏡では水平視よりも 4〜6 mm 下方の位置とすることが多い．

なお，レンズ凸面上の距離と視線の角度との関連は，1 mm が約 2°に相当する（眼球回旋中心からレンズ後方頂点まで 27 mm，レンズ中心厚 2 mm として）．

c. PD (interpupillary distance：瞳孔間距離) と CD (centration distance：心取り点間距離)

眼鏡処方箋に記載される，いわゆる PD には，本来の PD（遠方視の状態の瞳孔間距離）の意味のほかに，左右の眼鏡レンズの CD（心取り点間距離）の意味も含んでいることが多い．しかしながら，PD と CD とは基本的に別の概念であり，混同されてはならない．例えば，近用専用ではない通常の単焦点眼鏡の場合，無限遠ばかりではなく近用距離や中間距離での使用を考慮し，PDに対し片眼で 1 mm 少な目（両眼で 2 mm 少な目）のCD として処方されることがよくある．このような状況から，日本工業規格　JIS T 7330-2000（眼鏡レンズの用語）ではPDとともに，CDも眼鏡処方箋に記載することを推奨している．

d. 近用 CD におけるプリズム作用

通常の単焦点レンズの CD の位置は光学中心なので視線の方向は変化しないが，多焦点レンズや累進屈折力レンズの近方視に対する CD（いわゆる近用PD）の位置では，プリズム作用のために視線の方向が変わってしまう．したがって，近方視のための CD の決定には，近方視におけるプリズム作用の影響を見越した補正が必要である．しかしながら，特に累進屈折力レンズの近用プリズムの算出は困難であるばかりではなく，近用 CD の指定が可能な累進屈折力レンズは極めてわずかである．そのため，眼鏡処方箋に遠用 CD と近用 CD の両方が記載されている場合には，近用 CD が優先されてしまうことがある．このように，視野の広い遠方より視野の狭い近方を優先することは一見合理的に見えるが，その近用 CD が近方視におけるプリズム作用の影響を考慮したものであることは極めてまれである．したがって，累進屈折力レンズでは遠用 CD のみを指定することのほうが危険が少ないと思われる．なお，最近の累進屈折力レンズの中には，近用プリズムの影響を考慮した近用部の内寄せが施されているものもあり，そのような場合には遠用 CD を指定するだけ

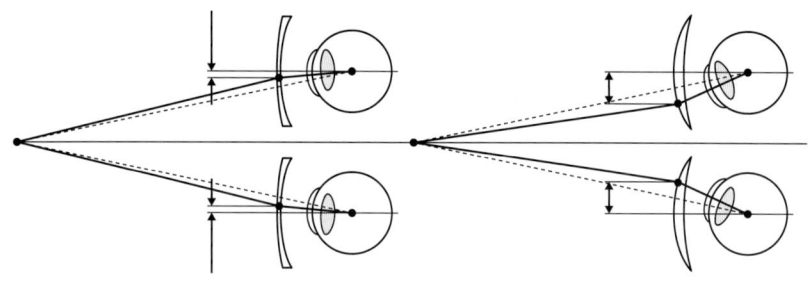

図13 度数による内寄せ量の違い

ですべて事足りる(図13).

e. 瞳孔間距離の測定

測定の単位は通常0.5 mmであり，左右の値が異なっているケースは半数以上といわれている．したがってPDやCDは鼻梁中心から左右別々に（いわゆる片眼PDや片眼CDで）測定するのが基本である．

PDの測定は古くからメジャー（物差し）を使う方法が紹介されており，最も重要な注意事項は，①パララックス（視差）の除去と②検者に固視させる対物距離の設定にある．

この他，専用の瞳孔間距離計を使う測定方法もあるが，個々の機器の詳細な取り扱いについては製品付属の取扱説明書を参照されたい．なお，オートタイプ瞳孔間距離計の例として，HOYA：RC-810, TOPCON：PD-5, NIDEK：PM-600などが挙げられる．

f. 生理学的フィッティング

一般に眼鏡を装用するときは鼻と左右の耳の3点で支持されている状態が最も安定している．ただし，皮膚に直接当たるのであるから，接触面積は広いほうが負担が少ない．その意味で鼻パッドが鼻梁部に面で接触するように調整したり，テンプルのカーブを耳の形状に合わせることが重要となる．ただし，特に鼻パッドを当てるべき鼻梁の位置は，筋肉や血管・神経などが少ない部位を選ばなければならない．この部位はほぼ下眼瞼の高さに相当する鼻梁の側面に位置している．また，テンプルが当たる耳介の陰の部分は観察しづらいので，フィット感について十分な問診をして確認する必要がある．さらに，こめかみの位置には脳に至る重要な血管（浅側頭動脈）があり，テンプルの内側が圧迫されることのないように調整しなければならない．

一般に，店頭の未使用の眼鏡枠の鼻パッドの位置は，日本人の鼻梁にとって高すぎる場合が多いようである．また，輸入された眼鏡枠には日本人の顔にフィットさせづらいものも多い．したがって，特に個人差が生じやすい「顔や鼻梁や耳介」の形状に対し，眼鏡枠を適切に変形させて合わせることが重要である．この意味において，まったくフィッティングがなされていない眼鏡はサイズの合わない靴に等しく，不都合が起きるのは当然である．

g. 光学的フィッティング

レンズと眼の相互の位置関係を正しく保つうえにおいて，鼻パッドの調整は特に重要である．ところが前述のごとく，一般に鼻パッドの位置は高すぎる場合が多い．したがって，この調整を怠ると眼鏡が下がってしまい，本来のフィッティングポイントよりも高い位置で遠方視することになってしまう．この場合，多焦点レンズでは小玉が下がりすぎているのですぐにわかるが，累進屈折力レンズではわかりづらく，比較的狭い中間視領域で近方視をしてしまう結果，近方視のクレーム（ぼけて狭い）につながりやすい．これは近方視野領域の性能の問題ではなく，フィッティングポイントの位置の問題であり，原因は単なる鼻パッドの調整不足である．

また，縦幅の小さな眼鏡枠に枠入れする際，遠用部領域が十分に確保できない場合は遠方視のク

レーム(遠方の側方がぼけて揺れる)につながりやすい．これは遠方視野領域の性能の問題ではなく，眼鏡枠の縦幅に対してフィッティングポイント位置が高すぎることが原因である．この問題は，標準的なレイアウトでは近用度数測定円の一部が枠外にはみ出してしまう場合，それを避けようとしてフィッティングポイント位置を高めに設定した結果，遠用部領域が十分に確保できなくなった場合に起きやすい．一般に，フィッティングポイントから上方に最低限10 mm程度の遠用部領域が確保できなければ，遠方視のクレームにつながりやすい．これに対し，近用度数測定円については一部が枠外にはみ出しても実用に差し支えないことが多いが，測定円の中心点(近用中心)が確保できないほど極端な場合は，レンズの種類か眼鏡枠自体を交換すべきである．

最近では縦幅の小さな眼鏡枠に対応した短い累進帯長を持った累進屈折力レンズも発売されているが，累進特有の揺れや歪みが多少増える傾向があるので，長い累進帯長のものから掛け替えをする場合は事前説明が必要である．

h．累進屈折力レンズにおける頂点間距離と前傾角・そり角の重要性

一般に，近方視の領域が眼から遠ざかれば近方視野が狭くなり，近づけば広くなる．したがって，頂点間距離を小さくしたり前傾角を大きくするだけで近方視野を広げることができる．近づく距離がわずか2〜3 mmであったとしても，眼前わずか12〜15 mm程度の距離にある近方視の領域がさらに近づくのであるから，視野は大幅に拡大される．この方法は特に累進屈折力レンズにとって効果が大きい．それは累進屈折力レンズの近方視領域は多焦点レンズの小玉に比べて幅が狭く，累進特有の揺れや歪みを引き起こす領域がこれらの視野の側方に存在しているからである．すなわち，累進屈折力レンズの近方視野が広がるということは，その両側に存在していた収差帯も両脇に押しのけられたことになり，累進特有の揺れや歪みも減少することになる．

ただし，頂点間距離を小さくするとレンズ全体が眼に近づくため，遠方視から近方視に至る眼球回旋角を増やさなければならなくなり，近方視がしづらくなる不都合が生ずる．また，前傾角を大きくする方法にはおのずから限界があり，眼鏡枠の下端が頬に当たったり，まつ毛がレンズ裏面に触れるようでは不適切である．一方，そり角(レンズの水平方向の角度)についても内向(内側に向いた)している状態ではレンズの耳側が眼から遠ざかる結果となり，側方視に不都合が生じやすい．

すなわち，「視線とレンズ面とを可能な限り直交させる」ことと「レンズが眼球から離れすぎないようにする」ことが重要である．

文献

1) 簗島謙次(監修)：メガネの科学 21．基礎編．HOYA(株)ビジョンケアカンパニー，2002
2) 辻　一央：科学的な眼鏡調整．眼鏡光学出版，1996
3) 累進屈折力レンズのデザインと隠しマーク集 2002年度版．㈳日本眼鏡技術者協会

7．弱視眼鏡の検査

検査対象

弱視眼鏡は，視覚障害者の教育上，職業上に有用な補助具である．したがって，通常の矯正眼鏡では，読書その他に困難があり，文字や外界を拡大することによって，日常生活の質の向上が期待できる場合が対象となる．

実際には，弱視学級で学ぶ弱視児，身体障害者(視覚障害)の補装具の判定および処方を行う検査である．

検査目的

弱視眼鏡の適応の有無および処方箋の作成．

検査法

a．検査の手順
　(1) 眼科一般検査
　(2) 他覚的屈折検査

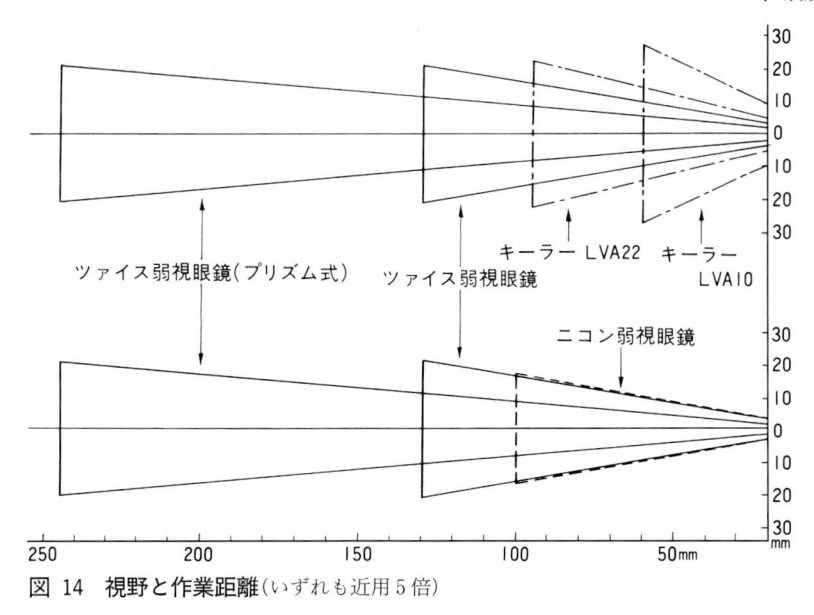

図 14 視野と作業距離(いずれも近用5倍)

(3) 矯正視力検査
(4) 弱視眼鏡の適応の有無の決定のための予備検査
(5) 弱視眼鏡の処方のための検査

この項では(4)および(5)について述べることにする．

b. 弱視眼鏡のための検査

弱視眼鏡には遠用のものと近用のものとがあるが，主として近用の弱視眼鏡を処方するので，弱視眼鏡のための検査の場合には，近見視力検査が重要である．弱視眼鏡のための検査の近距離視力表としては，弱視眼鏡のセットに付属しているものを使用するが，湖崎克著『新標準近距離視力表』(はんだや)が便利で応用範囲が広い．

1) 予備検査

新標準近距離視力表をはじめとする視覚障害者用の近距離視力表で，拡大すれば文字や図表を読むことができることを確認する．このようにして弱視眼鏡を装用することによって，新聞や辞書などの解読が可能になることが期待できれば，次の検査に移行する．

2) 弱視眼鏡の型の選択

多数の型があるが，弱視眼鏡のセットとして代表的なものを次に示す．

ツァイス弱視眼鏡セット，キーラー弱視レンズ(LVA型式)，ニコン弱視レンズ，その他市販のルーペ，望遠鏡類．

各々のセットに多数の型があり，その中から目的に合ったものを選択する．

選択の目安
(1) 視野の広さ
(2) 作業距離
(3) 明るさ，収差などの見え方
(4) 格好および重量

視野および作業距離については，使用目的によっても異なる．ツァイス弱視眼鏡セット，キーラー弱視レンズ(LVA型式)およびニコン弱視レンズについての比較を図14に示す．

見え方については視覚障害の原因疾患によっても多少異なり，格好や重量，各人の好みもあるため，結局，多数のものを実際に試してみて決定することになる．

3) 倍率の決定

弱視眼鏡の型と同時に倍率も使用目的に合わせて決定する．

弱視眼鏡のための検査の近距離視力表として，弱視眼鏡セットに付属しているものを使用し，付属の倍率換算表から決定することになっているが，このような近距離視力表から換算する方法

表 1 近用に必要な視力

印刷物	活字の大きさ	必要な視力 かな	必要な視力 漢字
教科書	16 ポイント	0.1	0.2
教科書	10.5 ポイント	0.2	0.3
新聞や	9 ポイント	0.3	0.4
一般書籍	8 ポイント	0.4	0.4, 0.5
辞　書	6 ポイント	0.5	0.6

は，あくまでもおおよその見当をつけるために使用し，実際に読みたいものを読ませて決定するのがよい．換算法で得られた倍率では不足の場合が多い．

倍率の決定には，先に述べた新標準近距離視力表が大変便利である．この近距離視力表で0.1の人が0.4相当の文字を読みたい場合には，4倍の弱視眼鏡を選択すればよいことになる．また新標準近距離視力表にも掲載されているが，一般の印刷物に用いている文字の大きさと，それを読むのに必要な視力との関係の**表1**は，実用的である．

倍率は高ければよいというのではなく，例えば近距離視力表が0.1以下でも，5 cm くらいに近づけて見れば辞書の字も読めることもあり，倍率が高くなると視野が狭くなるので，見るためにはかえって不便ということもある．したがって，必要なものが見える最低の倍率を選択し，使用目的によって2，3種類のものをそろえたほうがよい場合もある．

4）弱視眼鏡の処方箋の作成

処方箋を作成する．処方箋の様式はメーカーによって異なるが，最小限，型，倍率および使用眼が必要である．

弱視眼鏡の入手方法

通常の弱視眼鏡と同様に患者が弱視眼鏡の処方箋を持参して取り扱い店に行き，眼鏡枠などを合わせてもらい入手するのであるが，身体障害者の補装具として購入する場合には所轄の福祉事務所に判定を依頼する．

弱視眼鏡処方時の注意事項

a．屈折矯正

屈折異常があれば屈折矯正も同時に行えるが，軽度の場合には屈折矯正をしなくともよい．その場合には作業距離が多少変化する．また屈折矯正をした場合には，倍率が変化することに注意する．近視では倍率を高目に，遠視では低目に処方する．いずれも処方時に装用練習を兼ねて試用した後に倍率を決定する．

b．装用練習の必要性

矯正眼鏡の処方に当たっても，装用練習は重要であることはいうまでもない．弱視眼鏡では常時装用するものではないが，短時間の装用では処方が決定できないこともしばしばある．長時間の装用，少なくとも1時間以上，あるいは日を変えて検査することもまれではない．

また視野が狭いこと，焦点深度が浅いことなどから，最初は読書に際して行を間違えたり，眼精疲労を訴えたりすることも多いので，装用練習，指導および訓練が重要である．

類似機種

弱視用拡大読書器：最近，弱視者用の拡大機器の1つとして，ビデオカメラを用いて手元の文字をモニタ上に拡大提示するものが普及している．『弱視用拡大テレビ』，『弱視用テレビ』，『CCTV（閉回路テレビ closed-circuit television）』，『ビデオ拡大器 videomagnifier』などの名称があり，国産・外国製合わせて数種のものが市販されている．

弱視眼鏡と比較して，①高倍率の映像が広い視野で得られる，②拡大率が広範囲に連続して変化できるので，進行性の疾患でも障害の程度に対応が容易である，③視距離を一定に保つ必要がなく，画面から離して見ることができる，④コントラストが調整できるので不鮮明な印刷物でも読める，⑤読書だけでなく書くときにも使用できるなどの長所がある．短所としては，①大型で容易に

携帯できないこと，および②高価なことが挙げられる．

拡大読書器は，視覚障害の身体障害者手帳を所持している場合に，日常生活用具として給付される．給付額は個人の所得などによっても異なるので，購入に際しては所轄の福祉事務所に相談するとよい．なお，給付上限額は，198,000円である．

弱視眼鏡，拡大読書器ともに大学入試センター試験はじめ公的な試験にも使用が許可されている．

文献
1) 原田政美，丸尾敏夫，久保田伸枝：弱視レンズ．リハビリテーション医学全書 12. 視覚障害，第 2 版，5 章，視覚障害者のための補装具 3. 医歯薬出版，1982
2) 久保田伸枝：ロービジョン補助具の適応．丸尾敏夫（編）：眼科診療プラクティス 61. ロービジョンへの対応．pp 18-20, 文光堂, 2000
3) 郷家和子：視覚障害者の補装具の処方のための検査から指導．久保田伸枝，他（編）：眼科診療プラクティス 86. 眼科医と視能訓練士のためのスキルアップ．pp 195-201, 文光堂, 2002

B コンタクトレンズ検査

1. トライアルレンズによる検査

検査目的

トライアルレンズを用いた検査により，処方するコンタクトレンズ（contact lens；CL）の規格〔ベースカーブ（BC），レンズ径（LD），度数，レンズ周辺部デザインなど〕を決定する．

検査法

a. トライアルレンズによるフィッティング検査
　1）ハードコンタクトレンズ
　①トライアルレンズの選択
　　a）ベースカーブ
　一般にトライアルレンズの BC は 0.05 mm 刻みとなっている．トライアルレンズの BC の選択方法について述べるが，ここで記載する BC の選択方法はフィッティング検査を行うための第一選択であり，最終処方の BC ではない．フィッティング検査に基づき，トライアルレンズの BC を変更し，最適なフィッティングの BC を最終的に処方する CL の BC とする．角膜曲率半径の中間値に 0.05～0.10 mm 加算して最も近い BC を選択する方法と，角膜曲率半径の弱主径線値に最も近い BC を選択する方法がある．角膜乱視が強い場合は，前者の方法ではその程度に応じてややフラットに，後者の方法では逆にスティープにしたものを選択する．どちらの方法においても実際のフィッティング検査に基づき BC を決定するので最終的に選択される BC は同じとなる．ただし，フィッティング検査の際のトライアルレンズの入れ替えを少なくするためには，LD が 8.5～8.9 mm のものでは前者を，LD が 9.2 mm 以上のものでは後者の方法を選ぶとよい．
　　b）度数
　トライアルレンズの度数が複数選択できるときは，原則として自覚的屈折検査値になるべく近い度数のトライアルレンズを選択する．フィッティング検査を行う際は，角膜頂点間距離補正を行い，やや低矯正になると思われる度数を選択する．この段階では決して過矯正にならないような注意が必要である．必要に応じて，過矯正にならないように眼鏡枠に＋レンズ入れてフィッティング検査の前後に雲霧をする．
　　c）レンズ径
　現在，複数の LD のトライアルレンズセットを配備している施設は少ないが，CL トラブルを最小限にハードコンタクトレンズ（HCL）を処方するためには，少なくとも 3 種類の大きさの LD の

表2　レンズ径(LD)選択の基準

LD 8.4〜8.5 mm	結膜充血
	3時9時の角結膜上皮障害
	ドライアイ
	装用感不良(特に長期装用者)
	翼状片，緑内障手術後
LD 8.8〜9.0 mm	第一選択
LD 9.4〜9.5 mm	装用感不良(特にCL未経験者)
	若年者，スポーツ
	ずれやすい，紛失が多い
	倒乱視(ペルーシド角膜変性を含む)

表3　ベベル部分のデザイン選択の基準

ベベル幅狭い，リフトエッジ低い	角膜乱視がほとんどない
	これまでにも同様のデザインのものをトラブルなく使用
	HCL表面が乾燥しやすい，汚れやすい
	装用感不良を訴える
ベベル幅中等度，リフトエッジ中等度	第一選択
ベベル幅広い，リフトエッジ高い	角膜乱視が強い，円錐角膜下方固着
	機械的障害による3時9時の角結膜上皮障害
	装用感不良を訴える

表4　レンズ表面処理の有無による特徴

表面処理	あり	HCLがほとんど汚れない
		装用感不良を訴える
		レンズが曇りやすい
表面処理	なし	HCLが汚れやすい人
		HCL修正が必要な場合(可能性も含めて)

トライアルレンズを配備するとよい．LDの8.8〜9.0 mmのものを標準とし，その他に8.4〜8.5 mmと9.4〜9.5 mmのトライアルレンズセットがあれば使いやすい(表2)．トライアルレンズのBCもLDを考慮して選択しなければならない．LDの小さなものを選択するときは，BCを1段階スティープに，LDの大きなものを選択するときはBCを1段階フラットに，最初のトライアルレンズのBCとして選択するとよい．

d) ベベル部分のデザイン

ベベル部分のデザインはレンズごとに異なる．一部のメーカーでは，ベベル部分のレンズデザインを選択できる．レンズの材質，BC，LDだけではなく，ベベル部分のデザインを症例によって選択することにより，より高度なレベルのHCL処方が可能となる(表3)．

装用感不良に対しては，症例によりベベル部分のデザインをベベル幅を狭く，リフトエッジを低くすることにより改善する場合と，逆にベベル幅を広く，リフトエッジを高くしたほうがよい場合がある．

e) 表面処理の有無(表4)

国内で発売されているガス透過性HCLには，レンズの表面処理をしていないものと表面処理をしてあるものがある．レンズの表面処理をすることにより，水塗れ性が向上し，装用感がよくなり，曇りなどが生じにくくなる．ただし，研磨剤入りの洗浄液が使用不可能で，レンズの修正も不可となる．

②フィッティング検査

レンズのセンタリング，レンズの動き，フルオレセインパターンを観察する．特にフルオレセインパターンの評価は重要である．フルオレセインパターンから数多くの情報が得られる．単にスティープ，パラレル，フラットと判定するのではなく，詳細な観察が必要である．

a) フルオレセインパターン判定のタイミング

HCL未経験者では，装用直後に判定を行うと，流涙のために正確な判定ができない．このような場合は20〜30分間，HCLに慣れてから判定を行う．流涙がおさまらないときは，ベノキシール®点眼などの表面麻酔点眼を使用する．HCL経験者で，トライアルレンズによる眼刺激症状がほとんどないときは，装用直後でもフルオレセインパターンの判定は可能である．

b) フルオレセインパターンの評価のポイント

(1) フルオレセインパターンの評価は必ず角膜中央部で行う：通常，角膜中央部がHCLの静止位置となるように処方する．しかし静止位置が必ずしも角膜中央部と一致するとは限らない．フルオレセインパターンの評価は静止位置で行うと記述されている文献もあるが，フルオレセインパターンの判定を正確に行うためには，HCLを角

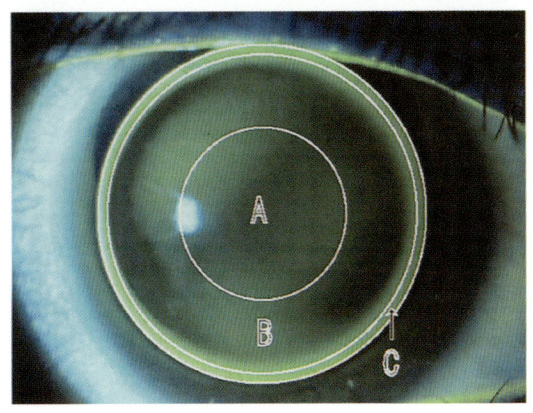

図15 フルオレセインパターンの部位判定
A：中央部，B：中間周辺部，C：最周辺部（ベベル部分）

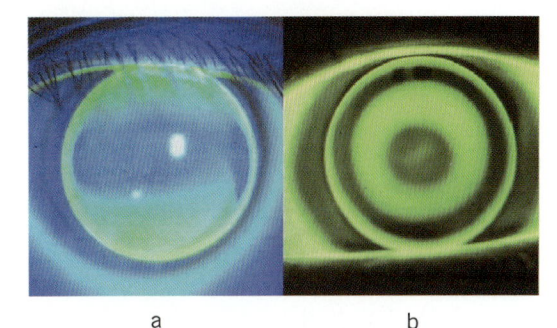

図16 中央部のフルオレセインパターン評価．アピカルタッチ（頂点接触）
a：球面ハードコンタクトレンズ
b：多段階カーブハードコンタクトレンズ

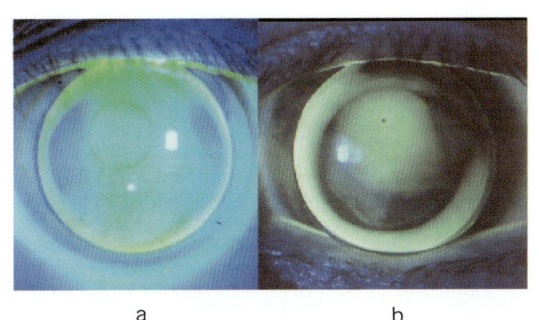

図17 中央部のフルオレセインパターン評価．アピカルクリアランス
a：球面ハードコンタクトレンズ
b：多段階カーブハードコンタクトレンズ

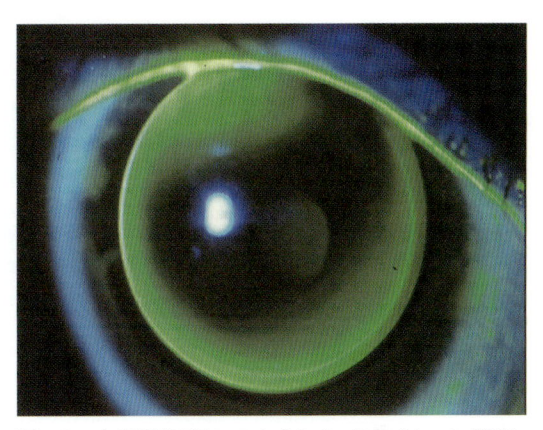

図18 中間周辺部のフルオレセインパターン評価．フラットフィッティング

膜中央部に誘導して評価する．

(2) レンズの中央部，中間周辺部，最周辺部（ベベル部分）に分けて評価する：フルオレセインパターンをより正確に評価するためには，レンズの中央部，中間周辺部，最周辺部（ベベル部分）を部位別に評価し，さらに全体としての評価を行う（図15）．

・中央部：HCL中央部でCL後面と角膜中央部との関係を評価する．アピカルタッチ（頂点接触）はレンズ後面中央部が角膜中央部に接触した状態（図16），アライメントはレンズ後面中央部のカーブが角膜中央部の形状にほぼ沿った（パラレル）の状態，アピカルクリアランスはレンズ後面中央部が角膜中央部に接触していない状態である（図17）．

・中間周辺部：中間周辺部の評価はBCを決定するうえで最も重要である．レンズ後面のカーブが角膜の形状よりも緩やかなことをフラット（図18），ほぼ並行に沿った状態をパラレル（図19），急峻なことをスティープ（図20）と表現する．この部分がスティープであるときレンズの動きがタイトになることが多く，フラットであるときルーズとなることが多い．

・最周辺部（ベベル部分）：最周辺部（ベベル部分）のフルオレセインパターンの評価も重要である．レンズエッジと角膜との距離（エッジリフト），ベベル部分の幅，ベベル部分とBCの移行部のブレンド状態を正確に判定する．ベベル部分のデザインはメーカーによって大きく異なるため処方するHCLのデザインを十分に把握する必要がある（図21）．

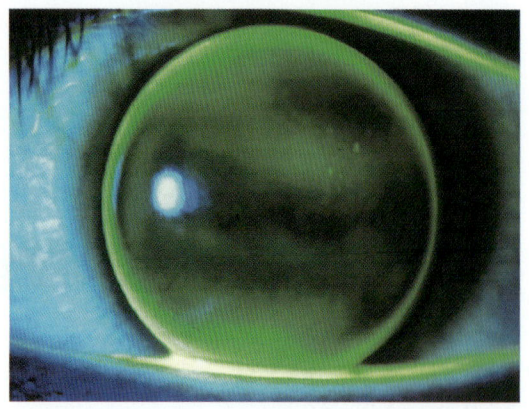

図 19　中間周辺部のフルオレセインパターン評価．パラレルフィッティング

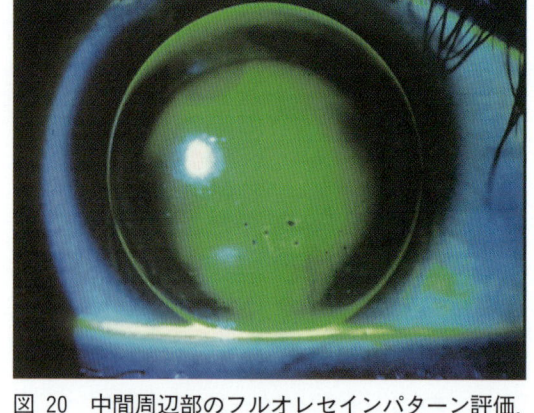

図 20　中間周辺部のフルオレセインパターン評価．スティープフィッティング

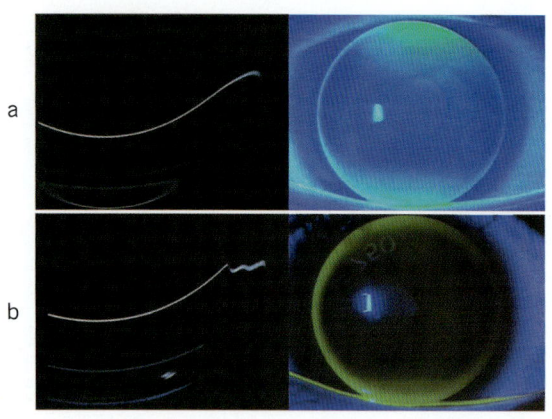

図 21　コンタクトレンズによるベベルデザインの違い
　a：ベベルアナライザー像
　b：フルオレセインパターン

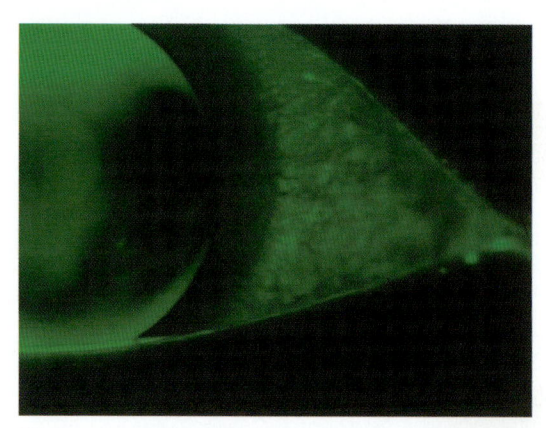

図 22　レンズエッジのこすれによる点状表層角膜症

c）その他の確認事項

（1）レンズの動きに伴う涙液交換：瞬目時のHCLの移動により，HCL下の涙液が交換され，涙液を介して角膜に酸素が供給される．フィッティング状態にもよるが，フルオレセインで涙液を染色すれば，HCLの移動に伴うフルオレセインパターンの変化により，この涙液交換を確認することができる．同時にベベル部分の涙液クリアランスの変化についても確認する．

（2）静止位置でのフルオレセインパターン：理想的なレンズフィッティングでは，角膜中央部付近がレンズの静止位置となる．しかし，必ずしも角膜中央部がレンズの静止位置とは限らない．下方固着，上方偏位を生じているときは，何が原因であるかを確認するために，レンズの静止位置でのフルオレセインパターンについても評価をする．

（3）HCLが移動する際のレンズエッジと周辺部角膜，結膜との関係：これらの関係も重要である．瞬目や眼球運動とともに，HCLが上下左右に移動したときに，レンズエッジが周辺部角膜や結膜に圧迫やこすれなどの機械的障害が生じていないかを確認する（図22）．

2）特殊ハードコンタクトレンズ
①トーリックハードコンタクトレンズ

現在，日本で発売されている後面トーリック，あるいは，バイトーリック（後面と前面がトーリック面）のRGPCLはサプリームトーリック®（旭化成アイミー），EXUVトーリック®（日本コンタク

表 5

角膜トリシティー	BC トリシティー
0.4〜0.6 mm 未満	0.2 mm
0.6〜0.8 mm 未満	0.3 mm
0.8 mm 以上	0.4 mm

表 6 角膜横径とレンズサイズ

角膜横径 11.0 mm 未満	レンズサイズ 8.8 mm
角膜横径 11.0 mm 以上 12.0 mm 未満	レンズサイズ 9.0 mm
角膜横径 12.0 mm 以上	レンズサイズ 9.2 mm

トレンズ研究所)，ハイサンソαT®(レインボー)である．旭化成アイミー，日本コンタクトレンズ研究所は，以前はトーリックRGPCLとして中から低Dkの素材を利用していたが，最近になって高Dkの素材に変更しており，レンズ汚れの付着の違いだけではなく，レンズの装用感や安定性の違いを訴える人がいる．

角膜の直乱視に対して，レンズ後面にトーリック面をもったRGPCLを処方することにより，上下方向のレンズの浮きが少なくなるので，良好な装用感が得られやすい．ただし，ベベルが広い部分と非常に狭い部分があり，このため装用感不良を訴えることがある．これらのタイプのレンズでは球面レンズとは異なり，目の表面でのレンズの回転がほとんどみられないために，中央部分のみが帯状に乾燥して，その部分に汚れが付着しやすい．

a) 後面トーリックハードコンタクトレンズ

後面トーリックHCLは，角膜乱視と全乱視がほぼ一致，あるいは，全乱視のほうが角膜乱視よりも強い症例が適している．ここでは日本コンタクトレンズ研究所から発売されているEXUVトーリック®の処方方法について解説する．

(1) トライアルレンズの選択：角膜曲率半径の中間値と強弱主経線の角膜曲率半径の差(角膜トリシティー)を基準にトライアルレンズを選択する(表5)．トライアルレンズのBC中間値は角膜曲率半径の中間値に最も近いものを選択する．

(2) フィッティング検査：瞬目に伴う角膜上でのレンズの動きおよび回転や軸の揺れ，センタリングなどを観察する．強主経線側，弱主経線側の双方で厳密なパラレルパターンを追求するのではなく，多少の乱視パターンを残すように処方する．あまり角膜形状に近いレンズを選択すると，残余乱視が強くなる．フルオレセインパターンがフラットあるいはスティープな場合は，BCの差(BCトリシティー)はそのままとし，BC中間値を変更する．

(3) レンズ規格の最終決定：トライアルレンズで追加矯正視力検査を行い，必要に応じて角膜頂点間距離補正を行う．矯正視力が不十分な場合は，残余乱視の有無と程度を確認し，残余乱視が視力に影響していると考えるときは，直乱視の場合はBCトリシティーを0.1 mm大きくし，倒乱視の場合はBCトリシティーを0.1 mm小さくする．

b) バイトーリックハードコンタクトレンズ

バイトーリックHCLは，全乱視よりも角膜乱視が強い症例に適している．ここでは旭化成アイミーから発売されているアイミー・サプリームバイトーリック®の処方方法について解説する．トライアルレンズには通常の球面HCLを用い，追加矯正視力検査を実施して，そのデータと角膜の強弱主経線値から，後面と前面のデザインを決定する．

(1) トライアルレンズの選択：弱主経線側の角膜曲率半径値より0.01〜0.04 mmを切り捨てた値のBCをトライアルレンズの第一選択する．

(2) フィッティング検査：トライアルレンズとして球面HCLを用いているために，ズレ，脱落などがあることを説明し，トライアルレンズが角膜中央部に位置することを確認する．フルオレセインパターンは，前述した球面HCLとは異なり，弱主経線方向のみに注目し，その方向でパラレルフィッティングとなっていることを確認する．通常の球面HCL処方で得られるベストフィッティングのBCよりも，2〜3段階フラットなBCとなる．

(3) レンズサイズ：角膜横径に応じてレンズサイズを選択する(表6)．通常のコンタクトレンズよりも，やや大きめのサイズを選択する．

(4) レンズ規格の最終決定：トライアルレンズ

で追加矯正視力検査を行い，必要に応じて角膜頂点間距離補正を行う．強主経線側のBCは，角膜の強主経線値に合わせるか，ややフラットに設定する．乱視度数は，強主経線側のBCと弱主経線側のBCを各々屈折力に換算して決定する．

②老視用ハードコンタクトレンズ
　a）同時視型
複数の会社から同時視型の老視用HCLが販売されているが，メーカーにより，トライアルレンズの選択とフィッティング手法が多少異なる．ここでは，代表的なレンズとしてレインボーオプチカル研究所のクレール®の処方方法について解説する．他のレンズについては各社の取扱説明書を参考にしてほしい．

（1）トライアルレンズの選択：トライアルレンズとして角膜曲率半径の中間値に近い，あるいは，1段階スティープ(0.1 mm)なBCを選択する．レンズ後面が非球面デザインのため，通常のHCLのBCの選択方法では周辺部がフラットフィッティングとなり，良好な視力が得られない．

（2）フィッティング検査：フルオレセインパターンは，全体がほぼ均一に染まり，かつ，中央部が涙液プーリングでやや強く染まるパターンをめざす．一見，タイトパターンに見えるので注意が必要である．レンズの動きはレンズが角膜中央部で安定して，瞬目に伴い1～2 mmの上下の動きがあることと良好な涙液交換がされていることを確認する．また近方視をしたときに，視線の下降に伴いレンズが上方移動することも確認が必要である．

　b）交代視型
同時視と同様，複数の会社から交代型HCLが販売されているが，メーカーにより，トライアルレンズの選択とフィッティング手法は異なる．ここでは，代表的なレンズとしてメニコン社のメニフォーカルZ®の処方方法について解説する．他のレンズについては各社の取扱説明書を参考にしてほしい．

（1）トライアルレンズの選択：トライアルレンズのBCは，角膜曲率半径の弱主経線の値に近いものを第一選択とする．ただし，最終的な規格はレンズのフィッティング検査で決定する．

（2）フィッティング検査：フルオレセインパターンは通常の球面HCLと変わらない．ただし，近方視をしたときの加入度数効果を最大限に生かすために，レンズが角膜中央部付近に安定することが重要となる．レンズの動きとしては，瞬目に伴う動きは少なめで，瞬目後すばやくレンズが角膜中央に安定する状態をめざす．また視線の下降に伴いレンズが適正に上方移動することも確認が必要である．

3）ソフトコンタクトレンズ
①トライアルレンズの選択
　a）ベースカーブ
一般にソフトコンタクトレンズ(SCL)のトライアルレンズのBCは0.30～0.40 mm刻みとなっている．ここで記載するトライアルレンズのBCの選択方法は，HCLと同様，フィッティング検査を行うための第一選択であり，最終処方のBCではない．トライアルレンズのBC選択はレンズの素材やデザインによって異なり，一律に述べることはできないので，従来型SCLで一般的に用いられている方法を記載する．従来型SCLではトライアルレンズのBCの第一選択は角膜曲率半径の弱主径線値よりも0.7～1.0 mmフラットなベースカーブのものを選択する．使い捨てSCLの中にはBCが1つしかないものもあり，フィッティングに問題があれば，他のメーカー，あるいは種類を変更せざるを得ない．

　b）度数
従来型SCLではトライアルレンズの度数が1つ(例：−3 D)しかないことが多い．トライアルレンズの度数が複数あるときは，自覚的屈折検査値になるべく近い度数のトライアルレンズを選択する．使い捨てSCL(2週間交換SCLを含む)では，トライアルレンズとして，すべてのレンズ度数が提供されている場合と，−1 D，−3 D，−5 D，−7 Dというように限られた度数が提供されている場合がある．いずれの場合においても自覚的屈折検査から，角膜頂点間距離補正を行い，やや低矯正になると思われる度数を選択してフィッティング検査を行う．トライアルレンズのフィッティング検査の段階では決して過矯正にならないような注意

が必要である．特に軽度近視に対して従来型 SCL でトライアルレンズでのフィッティング検査を行うときは，過矯正にならないように眼鏡枠に＋レンズを入れて装用してもらう．

②フィッティング検査

SCL のフィッティング検査においてはレンズのセンタリング，レンズの動き（正面視，上方視），レンズ周辺部による結膜，強膜への圧迫の有無を確認する．レンズの動きに関しては厚型の SCL では正面視で瞬目により 0.5〜1 mm，薄型のものでは 0.25〜0.5 mm の動きが必要とされる．最近発売されている使い捨て SCL は薄型で LD が大きいものが多く，レンズの動きも非常に小さいものが多い．そのようなレンズにおいては push up test といって，下眼瞼の上から指でレンズエッジを押し上げ，スムーズにレンズが動くかを確認する．押し上げても動きがない，あるいは，少ないときはフラットな BC に変更するか，レンズの種類を変更しなければならない．

b．トライアルレンズによる追加矯正視力検査

フィッティング検査で最適な BC が選択された後は，トライアルレンズによる追加矯正視力検査を行い，処方するコンタクトレンズの度数を決定する．追加矯正視力検査を始める前の段階では，雲霧状態，あるいは，低矯正の状態でなければならない．最初は球面レンズを使用して矯正を行う．このとき赤緑試験を併用して，決して過矯正にならないように注意する．赤緑試験による確認は，やや低矯正の段階から開始する．過矯正になってからの赤緑試験は信頼性が低い．CL の追加矯正視力検査で重要なことは，個々の症例に対して適切な度数を決定することである．CL では残余乱視が残ることも多く，残余乱視が残ったまま，最高の矯正視力を出そうとすると過矯正となることが多い．過矯正は近見障害，眼精疲労の原因となる．CL の追加矯正においては残余乱視を考慮して，球面レンズで追加矯正をしていき−0.25 D の付加で，視力の上がり方が 1 段階程度となった状態で，それ以上の球面レンズによる追加矯正を進めず，残余乱視を確認する．残余乱視があれば，それ以上の球面レンズによる矯正は過矯正の原因となる．また視力の出方が安定しないときや，近見障害を訴えるような症例では，CL の上からの検影法を実施して，屈折状態を確認するとよい．

トライアルレンズによる追加矯正検査により，処方するレンズの度数が決定される．この際に，BC の若干の変更を余儀なくされることがある．このようなとき SCL では決定された度数をそのままで，BC を変更することができるが，HCL では CL 後面と角膜前面の間に形成される涙液層が，一種のレンズの役割をする．これを涙液レンズという．涙液層は角膜前面が球面であれば球面レンズとして，トーリック面であれば円柱レンズとして作用する．HCL の規格の変更を行う場合，通常 BC を 1 段階（0.05 mm）スティープにすると，涙液レンズは＋0.25 D の働きをするので，レンズ度数を 0.25 D 近視側へ，1 段階（0.05 mm）フラットにすると涙液レンズ−0.25 D の働きをするので，レンズ度数を 0.25 D 遠視側へ変更する．

処方するコンタクトレンズの度数を決定する際には，必ず優位眼も確認する．原則として優位眼の遠見視力が，非優位眼よりも劣ることがないようにする．老視に対してコンタクトレンズを処方するとき，老視用コンタクトレンズだけではなく，モノビジョンといって優位眼を遠見に，非優位眼を近見に合わせる手法がある．またモディファイド・モノビジョンといって，優位眼に遠見に合わせた単焦点 CL，非優位眼に遠近両用 CL を処方する手法もある．

補足：老視用コンタクトレンズの度数を決定する際の注意点

老視用コンタクトレンズの近見の加入度数は両眼視で確認する．また同時視型では遠見視力を片眼 1.0〜1.2 に合わせると，近見矯正視力が不十分となることが多いので，両眼視で 1.0 を目標とする．

交代視型老視用コンタクトレンズでは近見時，加入度数を有効に使用するためには，視線を下方に向けることが必要となる．近見の追加矯正視力検査においても目線が下方に向いている状態で検査を行う．また老視用コンタクトレンズの加入度数は，眼鏡の加入度数と一致しない．レンズの種

類により加入度数の効果も異なる．必ず処方する老視用コンタクトレンズのトライアルレンズを用いて加入度数を決定しなければならない．また同時視型の老視用コンタクトレンズでは，加入度数の変更により，遠見の矯正視力が変化するので注意が必要となる．

c. 処方コンタクトレンズによる検査

トライアルレンズの検査の結果をもとに，角膜頂点距離補正を行い，処方するCLのレンズ規格が決定される．しかし実際に処方されたCLで視力検査を行うと，予定通りの視力が出ないことも少なくない．これはトライアルレンズの度数と実際に処方されたレンズ度数の違い，トライアルレンズの劣化，トライアルレンズと処方レンズの微妙なレンズデザインの違い，目の状態などが影響する．処方されたCLで必ず視力検査を行い，必要があれば適切な度数に変更しなくてはならない．ただしCL装用が刺激となって涙液量が増え，フィッティングが安定しないような症例では1〜2週間程度，装用してもらい，フィッティングが安定した状態で視力検査を実施し，必要であればレンズ度数を変更する．

トライアルレンズと実際に処方されたコンタクトレンズのデザインが微妙に異なることも少なくない．実際に処方されたCLで必ずフィッティング検査を行う必要がある．また新しいCLにおいてもキズや破損，汚れの付着があることもあり，確認が必要である．ただし使い捨てSCL（2週間交換SCLを含む）においては，すべてのレンズでキズ，破損の検査を行うことは不可能なので，装用前に患者自身が目視で確認するように指導をする．

トライアルレンズの管理

a. 保存と消毒

トライアルレンズは使用前，使用後に洗浄を行う．特にトライアルレンズの使用前の洗浄は丁寧に行う必要がある．トライアルレンズを使用しない状態で長期に保存をしていると，強固な汚れが付着していることがある．

ハードコンタクトレンズの保存はレンズメーカーにより乾燥した状態での保存を推奨しているメーカーと，保存液中の保存を推奨しているメーカーがある．ただし，保存液中に保存している場合，保存液が蒸発して，保存液の成分が析出して，レンズの強固な汚れの原因となってることがあるので，保存液の管理を忘れてはならない．

ソフトコンタクトレンズは洗浄後，消毒を行い，その後に保存液中に保存するか，あるいは，洗浄後にMPS（多目的溶剤）中に保存する．使用しないトライアルレンズにおいても，レンズケースに保存する方法であれば，1週間に1回程度，トライアルレンズの洗浄，消毒と保存液の交換を行う．当院では従来型ソフトコンタクトレンズのトライアルレンズの洗浄には，消毒効果を期待して，イソプロピルアルコールが含まれているミラフロー®（チバビジョン）を使用している．使い捨てソフトコンタクトレンズ（2週間交換ソフトコンタクトレンズを含む）の普及により，従来型ソフトコンタクトレンズの処方頻度が少なくなってきているため，従来型ソフトコンタクトレンズのトライアルレンズの使用頻度も少なくなってきている．そのため，当院では使用頻度の少ないソフトコンタクトレンズのトライアルレンズは，洗浄後，保存液をガラスのバイアルに満たしてレンズを浸漬し，ゴム栓で蓋をして，ゴム栓がはずれないように密封し，煮沸消毒をして，長期に保存している．

b. 劣化

トライアルレンズの劣化にも注意が必要である．定期的にレンズのキズ，破損，汚れを確認し，劣化が著しいようであれば新しいものに交換しなければならない．またハードコンタクトレンズにおいてはベースカーブとレンズ度数の定期的な確認が必要である．これらの規格が本来の規格よりも変化していると，正確なコンタクトレンズ処方ができない．

2. レンズ検査

検査目的

レンズ検査はコンタクトレンズ診療には欠かせない．コンタクトレンズを処方する際に，以前に装用していたCLのメーカーと種類のみならず，レンズの規格，レンズの状態，CL矯正視力，フィッティング状態を把握し，処方するCLと，指導するレンズケアの参考とする．定期検査においても，CL矯正視力とフィッティングのみならず，レンズの規格と状態を検査することは重要である．レンズの左右を間違えたまま使用していたり，汚れの付着が強く，それが眼障害の原因となっていることも少なくない．

検査法

a．ハードコンタクトレンズ

1）レンズ度数

レンズの水気をとり凸面を上にして，レンズメーターで計測する．その場合，像に乱れがないこと，光学中心がレンズの中心にあることを確認する．経時的にレンズ度数が変化していたり，左右を間違えて装用していることもあるので，定期検査ごとにレンズ度数を確認するとよい．レンズの度数変化が顕著なときは洗浄方法に問題がないかを確認する．

2）ベースカーブ

ラジアスコープを用いる．最近では値がデジタル表示されるものも発売されている．オートケラトメータで測定することも可能である．レンズホルダーの内面に水を1滴落とし，レンズを安定させてBCを測定する．水量が多いと正確な測定ができない．レンズ形状に歪みなどないかも同時に確認する．

3）レンズ径

Vゲージを用いると簡単である．目盛り付きルーペで測定することも可能である．

表7 レンズのキズ・汚れの判定
　　　（ハードコンタクトレンズ）

キズの判定
- レベル0　キズがない
- レベル1　わずかに確認できる非常に浅いキズ
- レベル2　数えられる程度の浅いキズ
- レベル3　1～数本の深いキズ，あるいはレンズ全面の浅いキズ
- レベル4　レンズ全面の深いキズ
- レベル5　レンズ全層を貫通するキズ，エッジのカケ，破損，クラック

汚れの判定
- レベル0　汚れがない
- レベル1　わずかに確認できる汚れ
- レベル2　レンズ後面の中央部に限局した薄い汚れ
　　　　　エッジ部分のみの汚れ
　　　　　部分的な薄い汚れ
- レベル3　レンズ全面が白く半透明
　　　　　レンズ全面に透明な膜状の汚れ
　　　　　レンズ後面の広範囲な汚れ
　　　　　レンズ前面の広範囲な点状，線状の汚れ
- レベル4　全体的に白濁している
- レベル5　全体的に白濁し，レンズ表面に汚れによる凹凸がある

4）レンズのキズや汚れ

レンズのキズや汚れなどがコンタクトレンズトラブルの原因となることも少なくはない．細隙灯顕微鏡のみならず，双眼実体顕微鏡，ルーペなどで外観を確認する．

判定：当院ではレンズのキズや汚れの程度をそれぞれ5段階に分け，双眼実体顕微鏡でレンズの外観を検査している（**表7**）．

5）ベベル

ベベルのデザイン，ブレンド状態は装用感，レンズフィッティングに影響を及ぼす．ベベルの観察はベベルアナライザー（サンコンタクトレンズ社製）を用いると初心者にも簡単に検査できる（図22）．ルーペを用いてもベベルの観察は可能である．蛍光灯の灯が45°の角度でレンズの凹面に照らされるように，指先あるいは手の中において，反対側45°の角度からルーペを用いて，ベベルを観察する（図23）．光を当てる角度とルーペで見る角度が変わると，ベベルの形状も変わって見えるので熟練を要する．

表8 レンズのキズ・汚れの判定
（ソフトコンタクトレンズ）

キズの判定
- レベル0　キズがない
- レベル1　わずかに確認できるキズ
- レベル2　数えられる程度の浅いキズ
- レベル3　1〜数本の深いキズ
- レベル4　レンズ全面の浅い・深いキズ
- レベル5　レンズ全層を貫通するキズ，カケ，破損

汚れの判定
- レベル0　汚れがない
- レベル1　顕微鏡でわずかに確認できる汚れ（〜50個程度）
- レベル2　顕微鏡ではっきりと確認できる汚れ
  - ①部分的汚れ・中央部の汚れ（全体の30％未満）
  - ②全体的な汚れ（80個以上）
- レベル3　肉眼でも確認できる顕著な汚れ
  - ①部分的汚れ・中央部の汚れ（全体の30〜50％）
  - ②全体的な汚れ（50〜80個程度）
- レベル4　①全体的にレンズが淡く白濁・変色
  - ②部分的なレンズに固着した汚れ
- レベル5　①全体的にレンズが顕著に白濁・変色
  - ②レンズの変形

6）中心厚の測定

ダイアルゲージを用いる．スピンドル（移動する軸）とアンドル（レンズを受ける部分）の間にレンズを挟み，スピンドルに歯車で連結された指針の回転で目盛りを読み取り計測する．

b．ソフトコンタクトレンズ

1）レンズ度数

HCLに比べると柔らかく水分を含むので困難である．レンズ表面の水分を軽く取り，レンズの形を整え，素早くレンズメーターで測定する．ソフトコンタクトレンズ（SCL）用のホルダーを用いると便利である．

2）ベースカーブ

通常では極めて困難である．ナイツのソフト

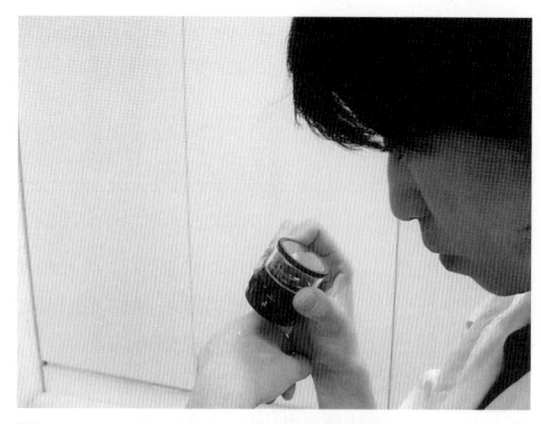

図23　ルーペによるベベル部分の観察

メーターを用いると計測ができる．

3）レンズ径の計測

目盛り付きルーペを用いる．やはりレンズ表面の水分を軽く取り，レンズの形を整え素早く測定する．

4）レンズのキズや汚れ

双眼実体顕微鏡を用いて，生理食塩水，保存液などの溶液中でSCLを観察する．当院ではHCLと同じように，レンズのキズや汚れの程度を5段階に分け，判定している．判定はレンズ度数，LDなどを測定する前に行うのが望ましい．計測の際に，レンズの水気を取ると新しい汚れが付着してしまうことがあるので注意が必要である．

文献

1）糸井素純：コンタクトレンズ処方のための検査から装用指導．久保田伸枝，他（編）：眼科診療プラクティス86，眼科医と視能訓練士のためのスキルアップ．pp 178-187，文光堂，2002
2）糸井素純：コンタクトレンズの検査．久保田伸枝，他（編）：眼科診療プラクティス86，眼科医と視能訓練士のためのスキルアップ．pp 188，文光堂，2002
3）国民生活センター：ソフトコンタクトレンズの落とし穴．衛生状態などをテスト．たしかな目　No. 201，APR，2003

XI

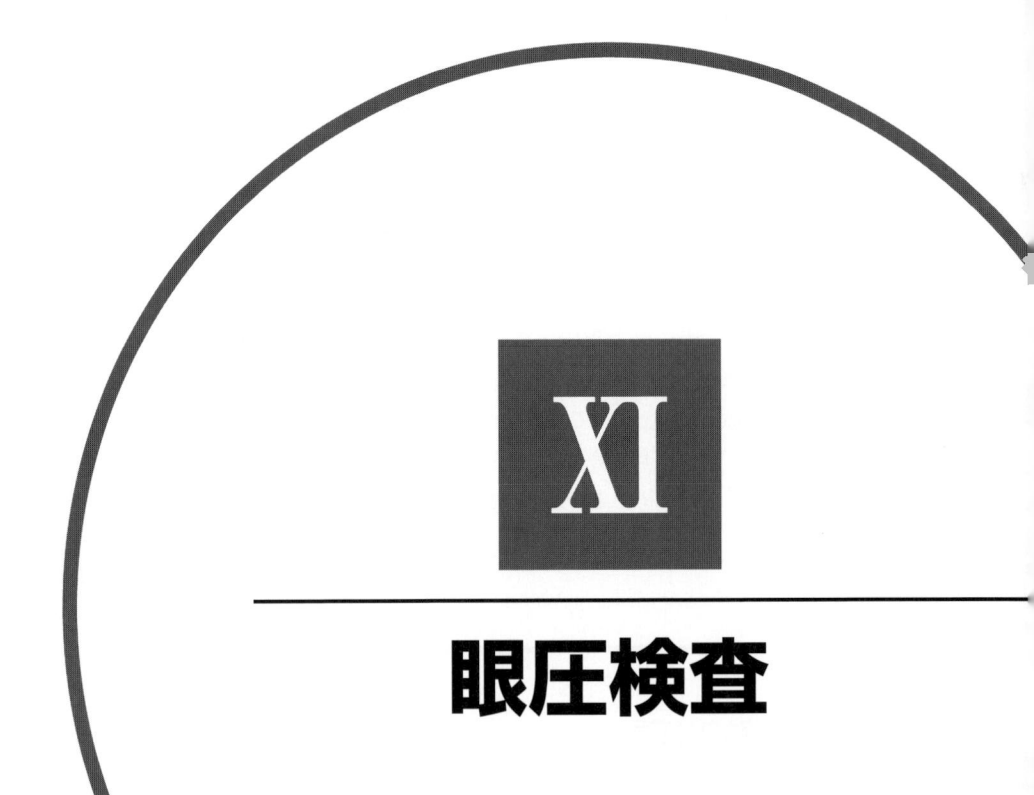

眼圧検査

A 眼圧検査のフローチャート
（図1）

　眼圧測定の際の眼圧計の選択をフローチャートに示すと図1のようになる．まず，患者側の要因として，座位が可能かどうかで用いる眼圧計が異なる．座位が可能な患者の眼圧をスクリーニングする場合は，非接触眼圧計を用い，そうでない場合はGoldmann眼圧計を用いる．座位を取れない患者は，手持ち眼圧計を用いて眼圧を測定するが，フルオレセインにアレルギーのある患者にはトノペンかシェッツ Schiötz 眼圧計を用いなければならない．

B 非接触眼圧計

　急速かつ直線的に増加する噴出空気を角膜頂点に当てて，ある一定の広さの角膜が圧平されるまでの時間を測定することにより，眼圧を測定しようとする装置である．装置は，① 患者角膜を三次元的に正確に光学照準する装置，② 装置を角膜頂点からの平行光線に向けて，角膜からの平行かつ同軸の反射光線のみを受け取る光電子圧平監視装置，③ 角膜へ向かって圧縮空気を噴射する装置，の3つのシステムからなる．角膜頂点の直径3.6 mmの範囲が正確に圧平されると装置で検出する光が最大になるように設計されているので，この時点に到達するまでの時間を測定して眼圧に換算する．

検査対象・検査目的

　圧平眼圧計と異なり，角膜に接触しないで眼圧測定が可能なことから，看護師や検査員などの非医師による眼圧スクリーニングに用いられる．大量の被検者を処理する必要のある検診や医師の診察前のコメディカルによる眼圧測定に用いられる．

検査法（トプコンCT-70の場合）

a．被検者の姿勢の確認
　(1) テーブルと椅子の高さを調節して被検者が楽な姿勢で顎台に顎を載せられるようにする．
　(2) 顎台の高さを上下して目じりの高さと支持枠の線が一致するように調節する．

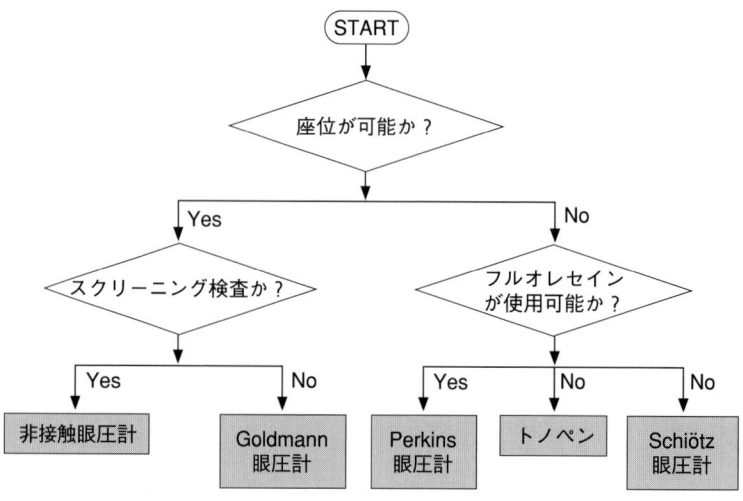

図1 眼圧検査のフローチャート

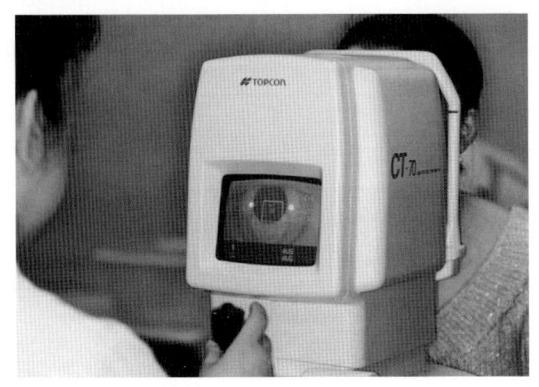

図2 非接触眼圧計による眼圧測定

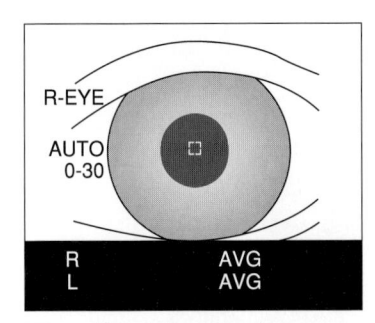

図3 瞳孔中心とアラインメントマークを合わせる

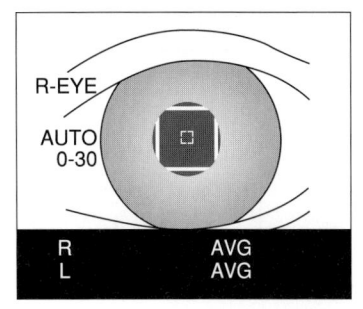

図4 アラインメント輝点が現れる

```
'04_01_20 PM 05:43
         mmHg        AVG
  R   16   18   16    17
  L   26   25   24    25
              CT-70  TOPCON
```

図5 非接触眼圧計の測定結果のプリントアウト

(3) 被検者の額が額当てに確実に当たっていることを確認する．

b. セーフティストッパーの設定
(1) いったん本体を手前に引き，コントロールレバーを回して測定ノズルが角膜のほぼ中央にくるように調節する．
(2) セーフティストッパーノブを下へ押し下げた状態でコントロールレバーをゆっくり前に押し出す．
(3) 角膜から7〜8 mmの位置まで測定ノズルを近づけてセーフティストッパーノブを離す．

c. オートモードでの測定（図2）
(1) 測定モードが「AUTO」，測定レンジが「0〜30」になっていることを確認する．
(2) 被検者に測定ノズルの中に見える黄緑色の固視標を固視させる．
(3) 本体を一番手前に引き，モニター画面に前眼部が映るように上下左右を調節する．

(4) 瞳孔中心とインナーアラインメントマークを合わせる（図3）．
(5) そのまま本体をゆっくり前に押し出すと，四角いアウターアラインメントマークが表示されるので，前眼部のピントを合わせて，瞳孔中心にインナーアラインメントマークを合わせる．
(6) 画面上にアラインメント輝点が出現するので（図4），本体を動かしてインナーアラインメントマークの中に入れる．
(7) 照準が合うと自動的に空気が発射され，眼圧を測定する．

検査成績の判定（図5）

測定値は画面上に現れ，それをそのままプリントアウトして，保存する．
測定値には4種類ある．①数字のみ：正しく測定できた場合，②カッコつき数字：測定値の信頼性が低い場合（睫毛などが角膜にかかっていた場合など），③ERR：正しく測定できなかった場合，④OVER：測定値があらかじめ設定していた測定レンジの範囲を超えた場合（「0〜30 mmHg」で測定していた場合は，「0〜60 mmHg」に変更して再測定する）．
3回以上測定してその平均を眼圧値として採用する．

表 1　トプコン CT-70 以外の非接触眼圧計

メーカー	機種	特徴
キャノン	TX-10	開瞼操作が容易，立位でも測定可能，測定部と操作部が分離
コーワオプチメド	KT-500	測定レンジの切り替え不要，ソフトなエアーで測定
トプコン	CT-90	デュアルセンサーシステムを用いて精密に眼圧測定，3Dアライメント機能で操作が簡単，ソフトエアー，空気射出時間が短い，レンズの汚れを自動検知
Keeler	Pulsair	手持ち式なので被検者が顎を顎台に載せる必要がないので，車椅子利用者や小児に便利

備考

　平均的な非接触眼圧計の測定時間は 1～3 msec と極めて短く（心拍数の 1/500），しかも心拍と同期して測定できないので，測定値は眼球脈波の影響を強く受ける．したがって測定値の変動幅が 3 mmHg 以内のデータを 3 つ以上平均したものを眼圧値として採用すべきである．

　また，閉瞼動作や睫毛・角膜の異常などによって測定値が大きく変動する．測定にあたっては，過度に緊張しないよう，検査説明を十分に行い，不安を取り除く必要がある．また，眼圧が 20 mmHg 以上の眼では本装置による測定誤差は大きくなることが知られているので，圧平眼圧計で再測定したほうがよい．

　さらに，非接触式なのでアデノウィルス結膜炎などの院内感染を起こし得ないと考えやすいが，空気噴射による涙液の飛散によりエアーノズルが汚染され，院内感染を起こす可能性があるのでノズルは常に清潔に保つ必要がある．

類似機種

　表 1 に類似機種の一覧をまとめた．

文献

1) Piltz JR, et al：Momentary fluctuations of intraocular pressure in normal and glaucomatous eyes. Am J Ophthalmol 99：333, 1985
2) Britt JM, et al：Microaerosol formation in non-contact "air-puff" tonometry. Arch Ophthalmol 109：225, 1991

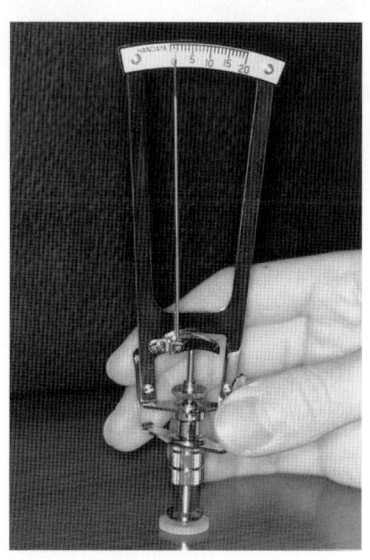

図 6　Schiötz 眼圧計の較正
付属のテストブロックに垂直に乗せ，目盛りが 0 になることを確認する

C　圧入眼圧計

　圧平眼圧計と異なり，圧入眼圧計では一定の重さで角膜を圧入させたときの眼球の変形を測定することにより，眼圧を推測する方法である．Schiötz 眼圧計が原型であり，かつては広く用いられていたので，この項では Schiötz 眼圧計について解説する．

検査対象・検査目的

　ルーチンの眼圧測定法としては現在ではほとん

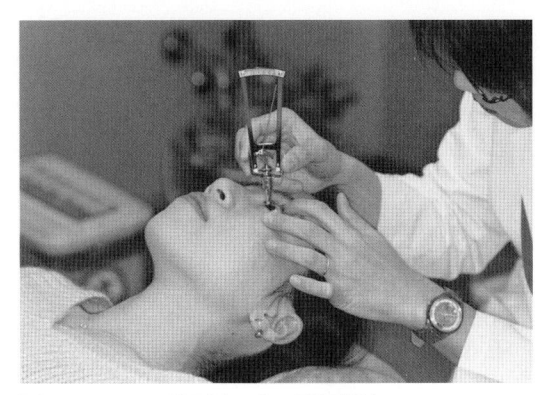

図7　Schiötz 眼圧計による眼圧測定

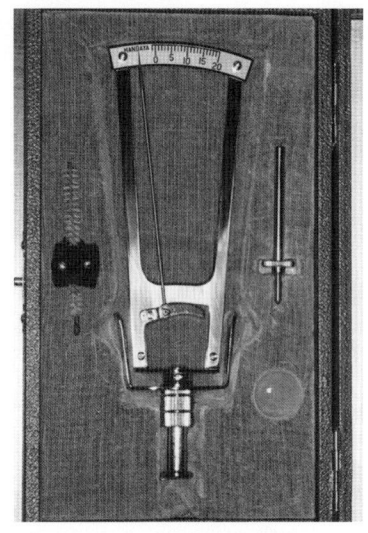

図8　Schiötz 眼圧計の保管
付属のブラシでよく清掃して，可動杵を取り外し，箱に保管しておく

ど用いられない．重力を利用した検査法であり，仰臥位でないと測定できないのが長所でもあり，短所でもある．測定精度は圧平眼圧計に劣る．他の手持ち眼圧計のない施設で，仰臥位での眼圧測定が必要な場合，眼科診察室ではない所で眼圧を測定する必要がある場合などに用いられる（手術室や全身麻酔下での眼圧測定が必要な場合など）．

検査法

（1）Schiötz 眼圧計の可動杵を小円筒に入れて組み立て，較正用のプレートに載せ，目盛りが「0」となることを確認する（図6）．

（2）患者を仰臥位とし，検査方法について説明する．

（3）全身麻酔下でない場合は点眼麻酔する．

（4）眼圧計の角膜に接触する部分をアルコール綿で拭くか，アルコールランプの炎をくぐらせることにより消毒する．

（5）患者に正面を固視し，検査中は眼球を動かさないように指示する．

（6）検者は患者の眼瞼を片手でそっと開瞼し，Schiötz 眼圧計をそっと角膜の中央に載せる．眼圧計は角膜頂点に対し垂直に維持し，眼球を圧迫しないようにする（図7）．

（7）0.25単位で最も近い目盛りを読む．目盛りが3未満の場合はおもりを追加して再測定する（おもりを載せない場合は，5.5 g．追加のおもりは7.5，10，15 g がある）．

（8）変動が0.5以内の測定が3回できるまで測定を繰り返す．

（9）3回の測定の平均値は換算表を用いて「mmHg」に換算する．

（10）測定後は装置を分解掃除して保管する（図8）．

備考

（1）開瞼のときに眼球を圧迫するような力が加わると測定眼圧値の誤差の原因となる．静かに開瞼し，器具が眼瞼に接触しないように注意する．

（2）正しく器具が角膜上に載せられると眼球脈波を反映して，目盛りが拍動に合わせて動く．その中間値を採用する．

（3）測定後の清掃を忘れてはいけない．涙液や分泌物が乾燥して内筒の動きが悪くなり測定誤差の原因となる．付属の清掃用ブラシを用いて可動杵と小円筒についた汚れを取り除いておく．汚れが残っていると摩擦が大きくなり，正確な測定ができない．

（4）眼圧計を使用しないときは可動杵を取り外して保管しておく．

（5）眼球の剛直性 ocular rigidity によって圧入眼圧計の測定値は影響を受けることが知られている．高度遠視眼・高眼圧が長期に続いた眼など

のocular rigidityが高い眼ではSchiötz眼圧計の測定値は過大評価され，近視眼・網膜剝離手術眼・眼内にガスが入っている眼などのocular rigidityが低い眼では測定値が過小評価されるので，これらの眼での測定値の解釈は慎重を要する．

文献

1) Drance SM：The coefficient of scleral rigidity in normal and glaucomatous eyes. Arch Ophthalmol 63：668, 1960
2) Aronowitz JD, Brubaker RF：Effect of intraocular gas on intraocular pressure. Arch Ophthalmol 94：1191, 1976

D 圧平眼圧計

「角膜内皮側の圧平面積が $7.35\ mm^2$ となるときは，単純なImbert-Fickの法則が成り立ち，圧平に要する力と眼球内圧が等しくなる」という原理を用いている臨床上最も正確な眼圧計である．通常の厚みの角膜では内皮側の圧平面積が $7.35\ mm^2$ となるのは，上皮側を直径 $3.06\ mm$ の範囲で圧平したときである．Goldmann圧平眼圧計ではプリズムにかかる力を次第に強くしていき，角膜上皮側を正確に直径 $3.06\ mm$ 圧平したときに，プリズム半円像の内側が接するように設計されている．このときの加圧に要する力 $1\ g$ が眼圧の $10\ mmHg$ に相当する．圧平されたときの眼球の変形は約 $0.50\ mm$ であり，このための眼圧上昇は約3%であり無視できる程度である．

検査対象・検査目的

プリズムが角膜に接触するので，点眼麻酔の必要があり，正確に測定するためにはフルオレセインで涙液を染色する必要がある．このため，点眼麻酔薬やフルオレセインに過敏性のある患者には用いられない．また，手持ち圧平眼圧計も市販されているが，通常は細隙灯顕微鏡の付属品として使われているので，眼圧測定の間，座位をとれて，細隙灯顕微鏡に顔を固定でき，正面固視を維持できる患者が検査の対象となる．

検査法

Goldmann圧平眼圧計を用いた眼圧測定は正しい測定方法を用いれば検者間の測定誤差が $0\sim3\ mmHg$ とされている．

(1) 患者に検査の内容・目的を説明し，痛みを伴わないので，リラックスし，検査中は顔や眼球を動かさないように指示しておく．また，初めてGoldmann眼圧計を用いて検査する場合は，薬剤に対するアレルギー歴の有無を問診しておく．

(2) 0.5%塩酸オキシブプロカイン(ベノキシール®)を1滴点眼して表面麻酔する．その後フルオレセインをしみこませた濾紙を湿らせ下眼瞼結膜に軽く接触させる．

(3) 消毒した眼圧計のプリズムをホルダーに差し込み，プリズムの $0°$（または $180°$）の線をホルダーの白い線に合わせる〔3D以上の角膜乱視がある場合には弱主径線がホルダーの赤い目盛り($43°$)に合うようにプリズムを回転する〕．

(4) 測定目盛りを「1」にしておく．

(5) 細隙灯顕微鏡の細隙光にブルーフィルターを入れ，光量を最大(スリットを全開)にし，顕微鏡との角度を $60°$ にする(T 900型および870型の場合)．それ以外の機種では照明装置が左側から眼圧計の支持棒にかすかに触れる位置とする．

(6) 患者に正面を向いて目を動かさないように指示し，楽に呼吸をし，なるべく大きく開瞼するように伝える．必要があれば固視灯を用いる．

(7) 圧平眼圧計を患者正面に向くように回転し，プリズムと観察系および眼球が一直線になるように調整する．

(8) 検者による開瞼が必要な場合は，上下の眼瞼を静かに押し開く．この際，指は眼窩縁に当て，決して眼球を圧迫しないように注意する．

(9) 観察系の左右は眼圧計の機種により異なる．T 900型では左右眼の選択ができる．R 900型は左眼用の接眼レンズを用いる．900.4.4型は右

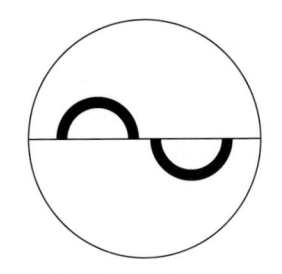

図9 プリズムの半円像が視野の中央にくるように合わせる

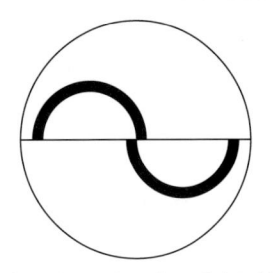

図10 プリズムの半円像の内側が接触するまで加圧ノブを回す

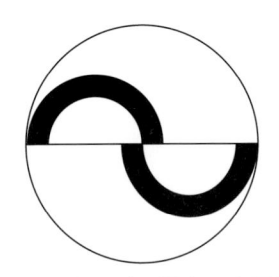

図11 涙液が多すぎる場合，半円像が太くなる

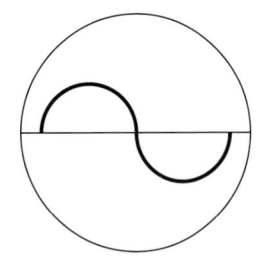

図12 涙液が少なすぎる場合，半円像が細くなる

眼用の接眼レンズを用いる．

(10) 接眼レンズを通して角膜の状態を観察しながら，細隙灯顕微鏡をゆっくり患者に近づけていき，プリズムが角膜に近づいたら細隙灯顕微鏡のジョイスティックを前に倒すことによりそっとプリズムの先端を角膜に接触させる．

(11) 検者は細隙灯顕微鏡をのぞいてプリズムの半円状の反射を観察する．上下の半円が同じ大きさになるように細隙灯顕微鏡の上下を調節し，視野の中央に半円がくるように左右を調節する．

(12) プリズムの半円が視野の中央に来たら（図9），ゆっくり眼圧計の加圧ノブを加圧する方向に回す．拍動の中間で半円の内側が図10のように接触したら目盛りを読む．

検査成績の判定

図10のように半円像の内側同士が接触する位置がプリズムによる圧平と眼球内圧がつりあった点であるが，プリズムの半円像は眼球脈波に伴って動くので，拍動の中央値を採用する．そのときの目盛りの読みの10倍がmmHgに換算した眼圧値である．

測定誤差：測定誤差の原因とそのずれの方向を

表2 Goldmann圧平眼圧計による眼圧測定の誤差要因

I. 眼圧の過大評価	II. 眼圧の過小評価
1) 眼圧計と涙液の接触過剰	1) 眼圧計と涙液の接触不十分
2) 厚い角膜実質	2) フルオレセイン濃度不足
3) 角膜深層異物	3) 角膜浮腫
4) 窮屈な衣類（特に首のまわり）による圧迫	4) 薄い角膜実質
5) 毛様筋の収縮	5) 眼圧測定の繰り返し
6) 眼瞼後退	III. 不定
7) 眼瞼痙攣	1) 角膜乱視
8) 眼周囲組織（睫毛・眼瞼・ひげ・毛髪など）との接触	2) 角膜瘢痕
	3) SCL
9) プリズムの上下のずれ	

表2に示す．プリズムに眼瞼や睫毛が接触しないようにするのが重要である．また，測定時にプリズムの半円像の幅が広すぎる場合は，プリズムに涙液が多く付着しすぎていることを示し，眼圧は過大評価される．この場合，プリズム表面の涙液をふき取ってから再測定する（図11）．また，図12のように半円のプリズム像が細くなりすぎているときは涙液が少ないことを示し，眼圧は過小評価される．これは術後などフルオレセイン染色を

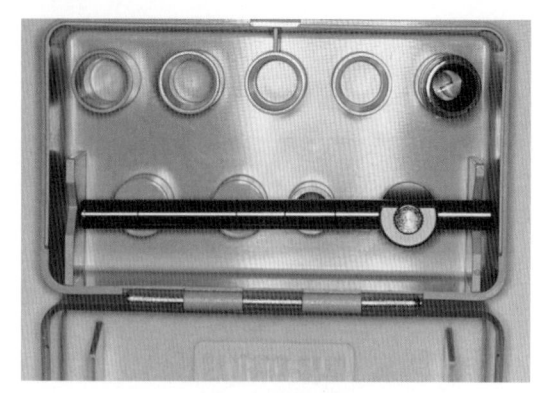

図13 Goldmann眼圧計の付属品の箱
中に予備のプリズム，較正用のコントロールウェイトが入っている

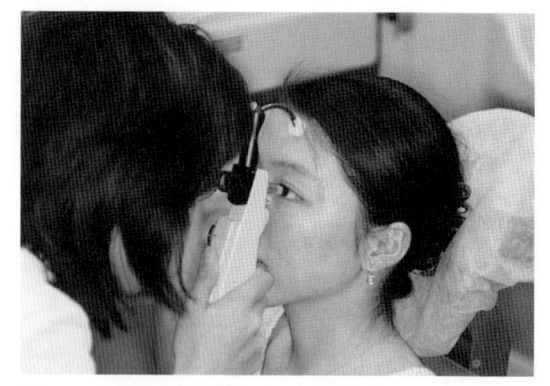

図15 Perkins眼圧計による眼圧測定

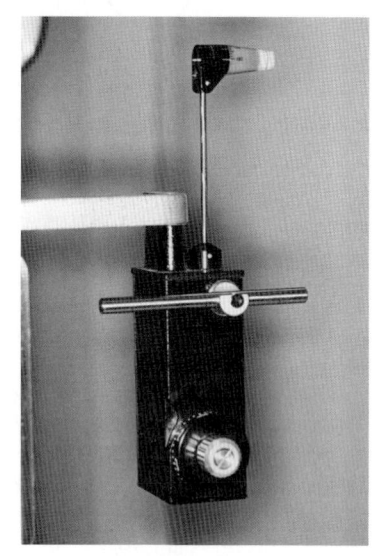

図14 Goldmann眼圧計の較正
2gでプリズムが前後に働くことを確認しているところ

嫌ってフルオレセインを用いないで眼圧測定した場合，フルオレセイン染色後時間が経ちすぎた場合などに起こる．眼圧を測定する場合には，必ずフルオレセインを用い，染色後1分以内に測定することが重要である．染色後短時間なら，瞬きをさせてから再測定する．眼球が15°以上上転すると眼圧を過大評価する．検査中は正面視を指示する．正しい位置で角膜が圧平されたかどうか確認するために，検査直後にブルーフィルターを入れたままで角膜を観察し，リング状の圧痕が角膜中央に残っているのを確認するとよい．

備考

a. 較正

眼圧計付属品の箱(図13)の中に入っているコントロールウェイトを用いる．コントロールウェイトのバーに中央から端に向かって刻み目が計5本入っている．中央の刻み目が0g用，中間部が2g用，先端部が6g用である．ネジを回してバランスの固定部の溝をこれらの刻み目のどれかに合わせて図のように較正を行う(図14)．設定した目盛り表示の，0gおよび2gの場合：±0.05g，6gの場合：±0.1g以内で加圧アームが前後に触れなければ製造元に修理を依頼する．

b. メンテナンス

眼圧測定後，プリズムについた眼脂や涙液が乾かないうちに，流水でよく洗い流しておく．その後，消毒には1～2%グルタールアルデヒドまたは0.2～0.5%グルコン酸クロルヘキシジンを用い，消毒液の中に5～15分つけておく(長時間つけっぱなしにしない)．消毒後，流水で洗い流し，自然乾燥させる．長期間使用しないときは付属品の箱の中にしまっておく．

類似機種

手持ちの圧平眼圧計(Perkins手持ち眼圧計など)がある．被検者の体位にかかわらず眼圧測定が可能で，座位をとれない患者や細隙灯顕微鏡の

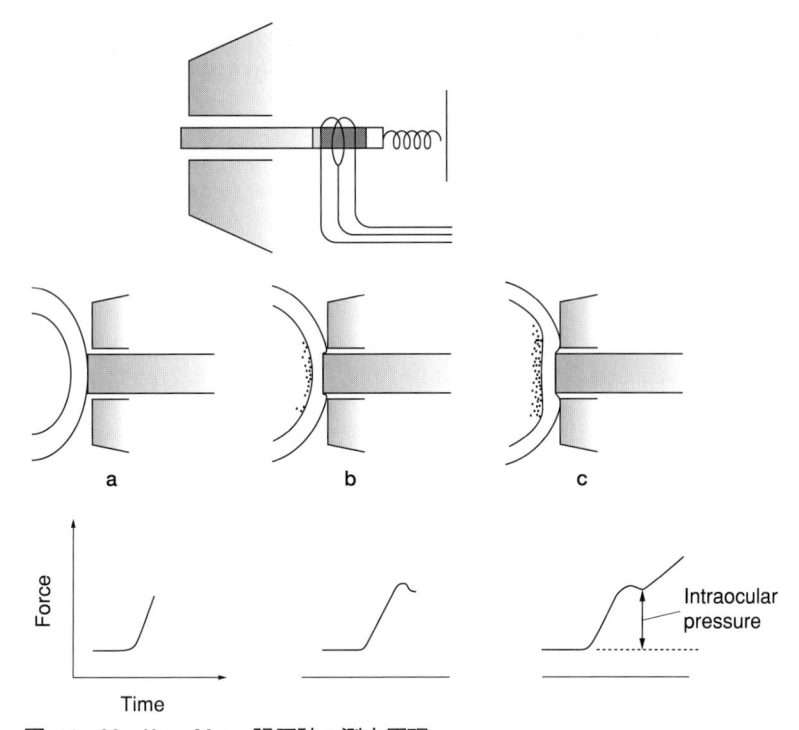

図 16 MacKay-Marg 眼圧計の測定原理
(Stamper, et al, eds：Diagnosis and Therapy of the Glaucomas, p 69 より引用)

顎台に顔を固定できない患者などの眼圧測定に適している(図 15)が，使用に熟練を要する．

文献
1) Phelps CD, Phelps GK：Measurement of intraocular pressure：a study of its reproducibility. Graefes Arch Clin Exp Ophthalmol 198：39, 1976

E 手持ち眼圧計

さまざまな機種があるが，ここではトノペン(Tono-Pen® XL)について紹介する．

原理としては，MacKay-Marg 眼圧計と同じ原理(図 16)を用いている．すなわち，眼圧計の先端部は外筒から内筒がわずかに飛び出しており，内筒にかかる力はトランスデューサを通じて測定できるようになっている．眼圧計が角膜に接触すると，内筒が眼圧と角膜のたわみ圧により圧力を受ける(図 16-a)．さらに眼圧計を角膜に押しつけていくと，角膜からの圧力は外筒に伝わり，記録された圧力-時間曲線に段がつく(図 16-b)．それ以上に眼圧計で角膜を圧迫すると眼圧が上昇する(図 16-c)．この圧力-時間曲線の段の所の圧力が眼圧値である．

検査対象・検査目的

手術室など座位をとれない患者，眼球が正面を向かない患者，あるいは往診時などに眼圧測定の必要がある場合に用いる．

検査法

(1) チップカバーをつける．
(2) 測定しようとする眼を点眼麻酔する．
(3) 患者に眼を開けて視線を動かさないように指示する．

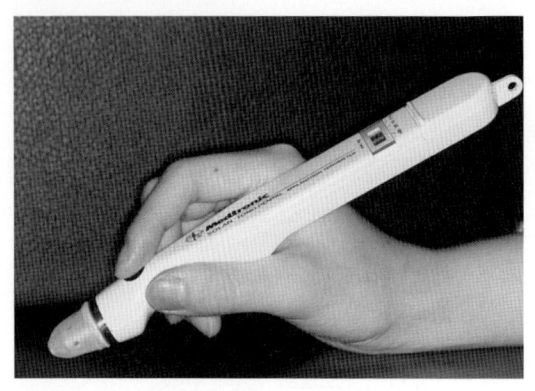

図 17 トノペンの持ち方
ペンホルダーで持つ

(4) 鉛筆を持つようにトノペンを持つ（図17）．
(5) トノペンの先と角膜の両方が視野に入る位置に立つ．
(6) トノペンを持つ手を患者の顔を支えにして置き，角膜に対して直角にトノペンが当たるようにする．
(7) ボタンを1回だけ押し，表示窓に二重の破線が出たら，トノペンの先端を角膜中央に軽く接触させて離す．この操作を数回繰り返す．
(8) 有効な眼圧測定値が得られたらピッという音がして，表示窓に数値が表示される．
(9) 有効な眼圧値が4回得られたらビーという音がして平均値が表示される．数値に下線がついていたら，その測定値は統計学的に信頼性が高い．
(10) 測定が終了したらチップカバーをはずす．

検査成績の判定

測定値は表示窓に表示されて次の測定で消えてしまうので，その前にカルテに記載する必要がある．

非常に短時間で眼圧を測定するため，心拍や呼吸による眼圧の変動の影響を受けないよう有効な4回の測定値を平均して表示している．

備考

a．較正
(1) トノペンを下に向けてボタンを1.5秒以内に2回押す．
(2) ビープ音がして，「CAL」が表示される．
(3) ビープ音がして「UP」が表示されたら，トノペンを上に向ける．
(4) 「GOOD」が表示されれば較正終了．「BAD」が表示されればこの操作を最初から繰り返す．

b．メンテナンス
感染防止用のカバー（Ocu-Film®）は毎回交換する．

類似機種

表3に類似機種の一覧をまとめる．

文献

1) Meyer RF, Stanifer RM, Bobb KC：MacKay-Marg tonometry over therapeutic soft contact lenses. Am J Ophthalmol 86：19, 1978

表 3 手持ち眼圧計の一覧

機種	測定原理	座位での測定	仰臥位での測定	SCL装用時の測定
トノペン	MacKay-Marg型 圧平	○	○	○
Perkins眼圧計	Goldmann型 圧平	○	○	×
Schiötz眼圧計	圧入	×	○	×

F トノグラフィ

臨床的に房水流出率 outflow facility を測定する装置であるが，現在，日常検査としてはほとんど使われていない．

検査対象・検査目的

臨床的に房水流出率を知りたい患者で，Schiötz 眼圧計による眼圧測定が可能なもの，すなわち仰臥位を保持できて 4 分間正面視を維持できる患者が対象となる．

検査法

基本的には Schiötz 眼圧計による眼圧測定を数分間続けることと同じである．

点眼麻酔後，眼圧計ヘッドを仰臥位となった患者角膜に垂直に乗せ，フットスイッチを踏んで記録を開始する．検査中の眼圧の変動は経時的に記録紙に記録される．

検査成績の判定

最近の装置はコンピュータで自動的に C 値（房水流出率）・F 値（房水流出量）・P_0/c 値（Q 値）を計算する．

備考

トノグラフィは多くの仮定のうえに房水流出率を計算するようになっているので，計算された値の解釈には慎重でなければならない．

(1) 仮定1：「Schiötz 眼圧計による加圧により，房水流出量のみが変化する」

実際には，上強膜静脈圧が上昇し，房水産生量も低下する．

(2) 仮定2：「すべての眼球で眼圧上昇に対する眼球の変形反応は等しい」

実際には眼球ごとに ocular rigidity が異なる．

(3) 仮定3：「加圧による眼圧上昇は眼球内血液量に影響を及ぼさない」

実際には眼圧が上昇すると眼内の血液量は減少する．

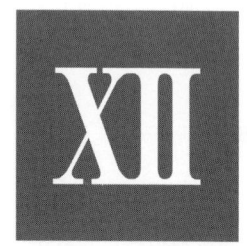

XII 前眼部一般検査

A 眼瞼検査

　眼瞼のもつ最も重要な機能的役割は，俗に「目蓋」と言われるごとく眼球表面の保護である．また，眼瞼は整容的にも重要な役割を果たす．「目は口ほどに物を言う」というが，その「目」を形づくるのは眼球でなく眼瞼なのである．ここでは眼瞼の診察方法について述べる．

検査対象・検査目的

　眼瞼の診察は患者の入室時より始まり，細隙灯顕微鏡検査をする前に視診で行われる．初めて診察するとき，細隙灯顕微鏡に顎をのせる前に診ておかないと，その後ずっと診ないことになりかねない．器械を介在させない状態で，顔全体と眼瞼とを観察する．

検査法

　基本的には座位で，必要に応じて臥位で観察する．以下に診察のポイントを挙げる．

a．基本骨格

　眼瞼の形の基礎となるのは，顔面の骨格や眼球の位置である．まず眼窩縁の骨格に左右差がないかを確認し，眼球の位置に突出・上下変位・目立った斜視がないかを確認する．

b．瞼縁

　眼球の位置に左右差がなければ，次に角膜や瞳孔に対して上下の眼瞼がどのように位置しているかを観察する．上眼瞼と瞳孔上縁との距離，角膜上縁との距離を観察する．上眼瞼縁が瞳孔上縁より下にあるなら，眼瞼下垂と考えられる．このとき，観察すべき場所はあくまでも瞼板や睫毛が構成する瞼縁であり，弛緩して垂れ下がった皮膚で判断してはならない．また，上眼瞼縁で最も挙上されている部分が瞳孔と一致しているかどうかを観察する．図1に眼瞼下垂の症例とそのスケッチを示す．

c．睫毛

　内反，外反がないかを観察する．内反がある場合，眼表面に接触しているかどうかを見る．老人性下眼瞼内反症の場合，座位で問題なくとも臥位で内反が誘発されたり，強閉瞼で誘発されたりすることがあるので，さまざまな条件で判断する必要がある．

d．重瞼線

　弛緩した上眼瞼皮膚が睫毛に被っていると，上眼瞼の重量感の原因となることがある．下垂を伴わない場合には，皮膚切除と重瞼形成にて症状が改善すると考えられる．逆にはっきりした重瞼線が形成されている場合には睫毛に皮膚が被さりに

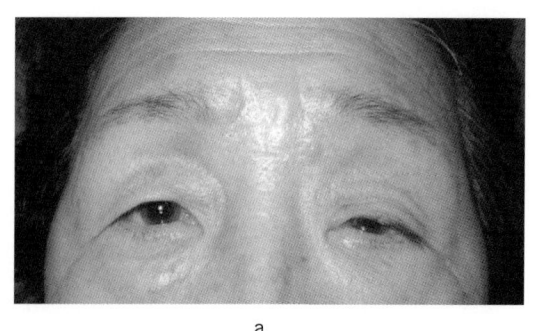

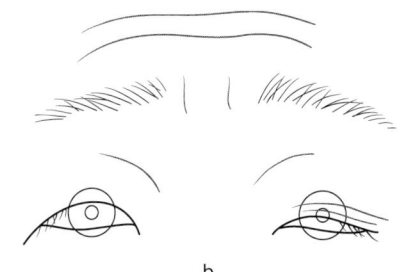

図1　眼瞼下垂の症例(a)とスケッチ(b)
左眼に眼瞼下垂を認める．瞼縁は瞳孔領にかかり，眉毛が挙上している

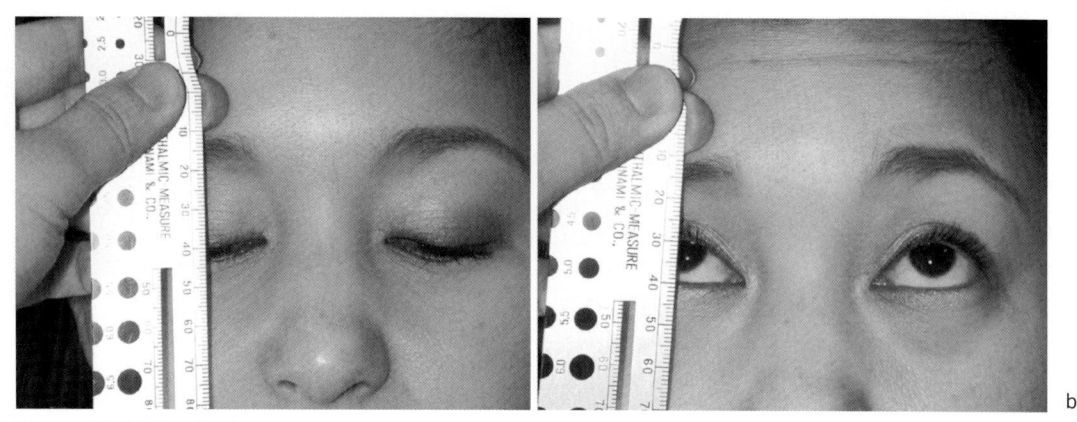

図 2 挙筋機能の計測
定規を上眼瞼縁近くにあて，眉毛を下方に圧排することなく後方に固定する(a)．上下方視させて瞳孔の位置での瞼縁の動く幅を測定する(b)．正常は 10 mm 以上である

くい．瞼縁からどのくらいの位置に形成されているかも含めて観察する．

e．瞬目・挙筋機能

眼瞼は極めて動きの大きい部分である．正面視だけでなく動きに問題がないかどうか観察する．基本的に老人性や筋膜性の下垂では機能低下はないが，先天性や麻痺性の場合には低下する．挙筋機能の計測方法を図 2 に示す．

f．眉毛

過度に挙上・下垂していないか観察する．眼瞼下垂や顔面神経麻痺があるときに異常を呈する．前頭部の皺も同時に観察する．

g．触診

眼瞼は薄いので，腫瘤性病変を疑う場合は触診にて局在を同定できることが多い．瞼板や皮膚との関係を観察する．瞼板と関連がある場合は翻転して観察する．いずれも臥位で行うことが望ましい．

備考

視診や触診で判断できない部分は B モードエコーや MRI を活用する．MRI は矢状断と水平断をオーダーするとよい．

B 眼球突出検査

眼球突出は顔面を正面だけから見ると目立たないことが多い．患者の頭上や斜め横から観察して初めて認識されることも多い．患者自身も気づかないことが多く，家族や他人に指摘されたり，顔を洗うときに眼球に触れて左右差に気づくことが多い．正面からでもわかる所見は，上眼瞼溝の深さに左右差が生じる所見である．眼球突出が両眼に生じた場合，程度が正常範囲内であれば，もはや昔の顔写真と比べて判断するしかない．なお，瞼裂開大があり強膜露出が多いと一見眼球突出に見えることがあるが，それに惑わされてはならない．

ここでは眼球突出の程度を定量して計測する方法について述べる．

検査対象・検査目的

眼球突出，陥凹を疑う場合に施行する．左右差を検出したいときや，経過中の変化を評価したい場合である．正常値の範囲には幅があり，著しい異常でない限り両眼性の突出を異常とは断定しが

検査法（代表的な器械による）

現在広く使われている検査法のうち，ヘルテル眼球突出度計 Hertel exophthalmometer が最も信頼性が高いと考えられている．両眼窩外側縁に突起を当てて基準位置とし，角膜頂点との差を計測する．器械には2枚の鏡が取り付けられており，両側の側面像を正面から観察することができる．突起間の距離を毎回一定にすることによって再現性を高めている．

検査成績の判定

眼球突出度の正常値は日本人では10〜20 mmといわれている．左右差は2 mm以内が正常範囲とされている．図3に実際の計測の様子を示す．

備考

いずれの検査も，眼窩縁の骨を基準にして計測するもので，骨格自体に異常がないことが前提となっている．計測の前に骨格に歪みがないか確認しておく必要がある．

被検者は瞼裂を開大させ，正面視する．外眥部は角膜頂点より少し下方に位置するので，側方から観察する場合には計測器の前方を高めに傾けることになる．

また骨と検査機器の間には軟部組織が介在し，基準にする骨の位置が計測するたびに変わりやすい．眼窩外側縁を基準にする場合には，できるだけ瞼裂に近い位置を選択すると安定しやすい．

いずれにしろ，再現性には限度があることを念頭におくべきである．

類似機種

a．ルーデ眼球突出度計 Luedde exophthalmometer

最も単純で簡便な検査計である．透明な定規のような形をしており，目盛りが刻まれている．研

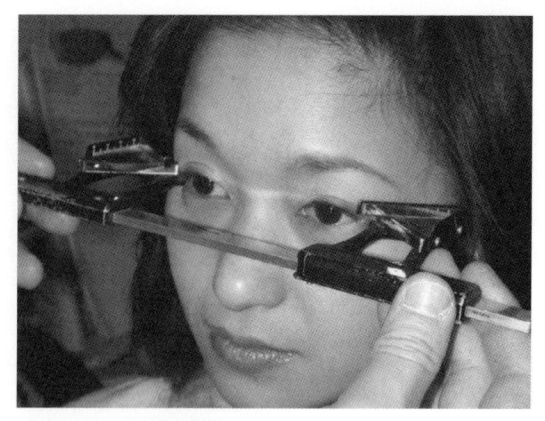

図3 Hertel 眼球突出度計
遠方視を指示し，外眥部ぎりぎりに器械をあてて計測する

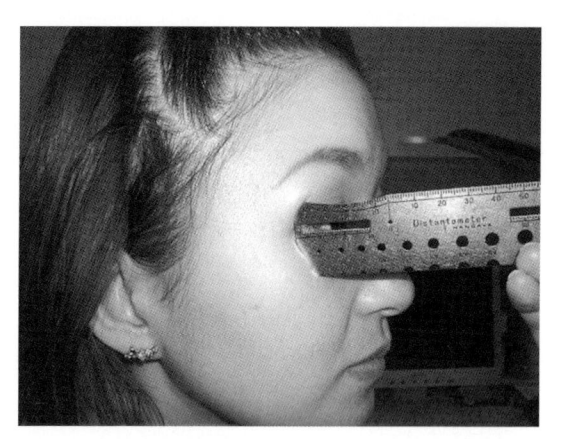

図4 三田式万能計測器

磨された一端を外眥部の眼窩縁の骨に当て，検者は横から角膜頂点にあたる数値を読み取る．通常両側に対して行われ比較される．

b．三田式万能計測器（図4）

主に瞳孔間距離を計測する金属の定規で，両端に上記と同じ原理で計測する機能が備えられている．

c．ノーグル眼球突出度計 Naugle exophthalmometer

眼窩上下縁を基準に計測する方法である．眼窩側方切開による眼窩腫瘍摘出術後や，甲状腺眼症に対する眼窩拡大術後に適している．

d. 画像検査

CT や MRI の水平断で計測する方法がある．眼窩外側縁と比較するのが簡便である．常に視神経を含むなど同じスライスで比較する必要がある．突出の絶対値は画像の中に示されたスケールや眼球の大きさを基にして換算する．

XIII

涙液・涙道検査

A 涙液検査

1. 涙液検査のフローチャート

検査対象・検査目的

涙液の評価には，量と質の2つの視点があり，さらに，量は貯留量と分泌量の2つに分けられる．一方，涙液の質の評価とは，現在までのところ，涙液の中身を検査しうる簡便な方法がないため，涙液の質として，その安定性が評価される．そして，これらの涙液検査が不可欠な疾患としてドライアイがあり，その診断は以上の検査を駆使して行われる．ドライアイとは，涙液の異常の結果，眼表面の上皮に障害が生じる疾患であるため，涙液の評価と上皮の評価が行われ，一定の診断基準に基づいて，診断が確定される．涙液検査には，一般の外来で行われている検査と，一部のドライアイ専門外来でのみ行われている特殊検査がある．

検査法

ドライアイの診断のための検査のフローチャートを図1にまとめた．検査によっては，少なからず侵襲性があり，涙液の状態を変化させてしまうものもあるため，検査は低侵襲ものから順に施行することが大切である．これらの検査によって，ドライアイが診断されるとともに，治療方針が決定されるが，当施設では，治療方針の決定に，特に非侵襲的な特殊検査を最大活用している．すなわち，上・下の涙点プラグの適応(重症の涙液減少型ドライアイ)は，メニスコメトリ法(後述)で鏡面反射像の線幅が非常に細く，インターフェロメトリ法(後述)による涙液油層観察で，角膜上に涙液の少なくとも一部を欠く像(Grade 5)がみられた場合としており，これら以外は，一般に点眼治療の対象としている．しかし，一般の施設では，このフローチャートに盛り込まれた涙液と上皮の一般検査を一通り行った後，Schirmer試験Ⅰ法の低値や重症の角膜上皮障害所見，患者の愁訴などからドライアイの重症度を総合的に判断して，上・下涙点プラグの適応を決定しているものと思われる．

検査成績の判定

本邦では，ドライアイ診断のための一定の診断基準があり，それに基づいて，検査の異常値を判断するとともに，ドライアイの診断を行う(表1)．

類似検査

一般的なドライアイ検査は共通していると思われるが，特殊検査はその施設で開発された経緯に

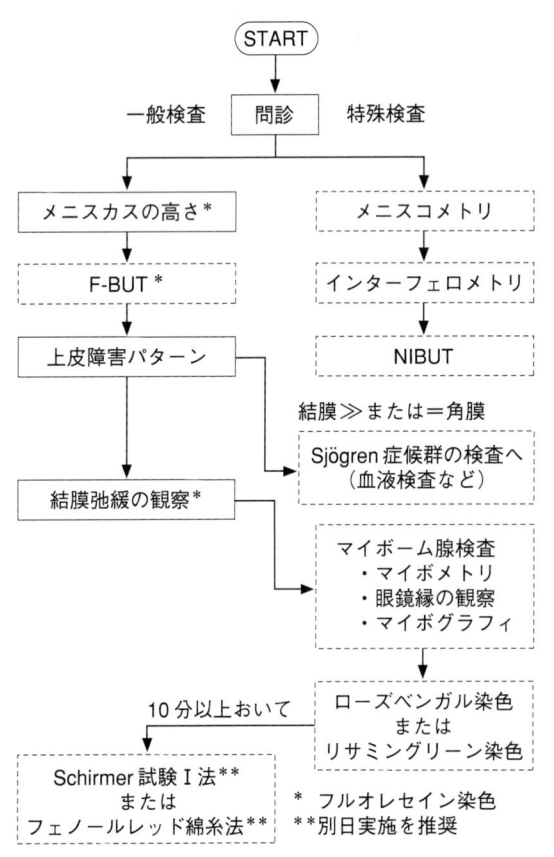

図1 ドライアイ検査のフローチャート

表 1　ドライアイ診断基準

ドライアイの診断基準1
1. 涙液(層)の質的または量的異常
2. 角結膜上皮障害(1以外の明らかな原因のあるものは除く)
1および2のあるもの　　　ドライアイ確定例
1または2のあるもの　　　ドライアイ疑い例

ドライアイの診断基準2
1. 涙液(層)の質的または量的異常
1) Schirmer試験I法にて5 mm以下
2) 綿糸法にて10 mm以下
3) 涙液層破壊時間(BUT)5秒以下
1), 2), 3)のいずれかを満たすものを陽性とする
2. 角結膜上皮障害(1以外の明らかな原因のあるものは除く)
1) フルオレセイン染色スコア—1点以上
2) ローズベンガル染色スコア—3点以上
1), 2)のいずれかを満たすものを陽性とする

(文献1より抜粋)

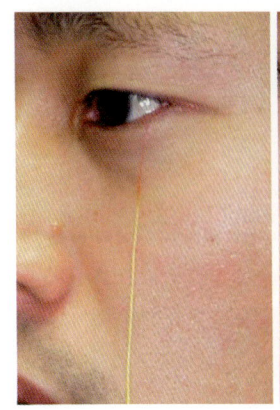

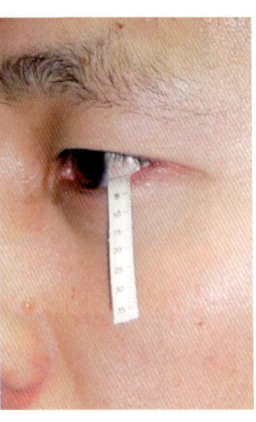

図2　綿糸法(a)とSchirmer試験I法(b)

基づいて，施設により検査法が異なる．涙液クリアランステスト(点眼されたフルオレセイン下で，Schirmer試験を行い，Schirmer試験紙に倍数希釈したフルオレセインを染み込ませて作成した比色表との比較により涙液のターンオーバを推定する)，フルオロフォトメトリ(涙液貯留量や涙液ターンオーバを測定)，涙液の蒸発量測定(装置名：TEROS：tear evaporation rate from the ocular surface；ゴーグル型チャンバを装着してゴーグル内の湿度を測定することにより涙液蒸発量を測定)，瞬目検査(blink analyzer：瞬目パターンや瞬目回数を解析)，tear stability analyzer system(TSAS：角膜形状解析装置を応用して涙液の安定性をマイヤー像の乱れから評価)，その他，本項に記載されているわれわれの方法などさまざまなものがある．

文献

1) 島崎　潤：ドライアイの定義と診断基準．眼科　37：765-770，1995
2) 横井則彦：ドライアイ診療のフローチャート．日本の眼科　68：729-734，1997
3) Yokoi N, Takehisa Y, Kinoshita S：Correlation of tear lipid layer interference patterns with the diagnosis and severity of dry eye. Am J Ophthalmol　122：818-824，1996

2. 涙液の量的検査

検査対象・検査目的

　涙液の量的検査には，一般に涙液貯留量と反射性涙液分泌量の2つの検査があり，貯留量には，現在，眼表面で利用されている涙液量としての意味があり，反射性涙液分泌量には，眼表面の障害時に予備的に利用される涙液量としての意味がある．涙液量はほとんどが涙液の水分量によって規定されており，その減少は，涙液減少型ドライアイの存在を意味する．したがって，涙液量の検査は，一般に涙液減少型ドライアイの診断のために行われる．

検査法

a. Schirmer試験(図2-b)

　下眼瞼外側1/3の結膜嚢にSchirmer試験紙の先端部を5分間挿入して，濡れた長さを折り曲げた所から計測するが，点眼麻酔を行わずに施行するSchirmer試験I法が有用である．被験者には自然瞬目させる．挿入時のコツは，例えば左眼なら，右上を見させてから，先端から5 mmの所で90°に曲げた試験紙の先を結膜嚢の円蓋部に1回で挿入する．測定時に角膜に触れると測定値が大

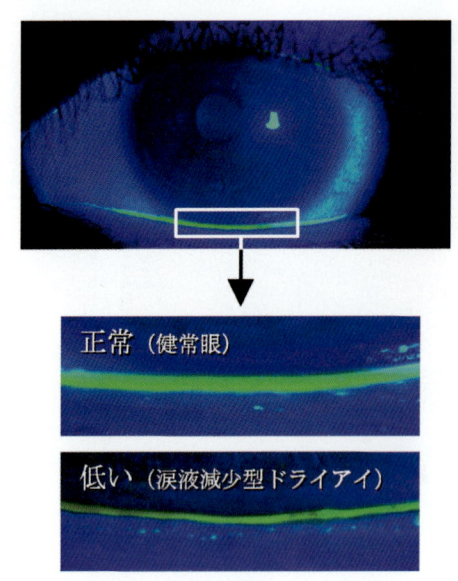

図3 フルオレセイン染色による涙液メニスカスの高さの評価

幅に変化するので注意する．また，試験紙の除去の際には，ドライアイの重症例では結膜に貼りつくので，ゆっくりと丁寧にはずすのがよい．本検査は，reflex loop（眼表面の知覚神経～脳幹～中間神経～大錐体神経～翼口蓋神経節～涙腺神経に至る神経系）および涙腺の機能検査としてとらえるべきであり，眼表面に障害が生じたときに涙液量を増やして，涙液の安定性を高めることができるか否か，すなわち，上皮障害を解消しうる予備能力を持ち合わせているか否かをみる検査である．しかし，reflex loopおよび涙腺の障害部の高位診断ができないことや再現性や定量性に限界がある．

b．フェノールレッド綿糸法（図2-a）

本法は，涙液貯留量を反映するとされ，その低侵襲性と簡便さのために好まれやすい検査法である．市販のフェノールレッド糸（ゾーンクイック®）をSchirmer試験紙と同様の方法で15秒間挿入し，涙液のpH（弱アルカリ）で赤に変色した部分の長さを綿糸の先から計測する．しかし，実際のところは涙液を吸引する力は弱く，涙液貯留量を反映する検査とはいいがたい．

c．涙液メニスカスの高さの評価（図3）

涙液貯留量を推定する方法として低侵襲的で簡便である．下眼瞼中央の涙液メニスカスから得られる情報のうち，涙液メニスカスの曲率半径と高さが正常とドライアイを区別するよい指標であるとされる．また，涙液メニスカスの曲率半径と高さには，有意な相関があり，その一方で，曲率半径は，眼表面の貯留涙液量と一次相関する．すなわち，下眼瞼中央の涙液メニスカスのたった1か所の情報が眼表面全体の涙液貯留量と相関するという理由で，この検査の大きな意味が理解できる．したがって，涙液メニスカスの高さの評価においては，涙液貯留量をできるだけ変化させないように（眼表面に刺激を与えず，かつ，余分な水分を加えない）検査を行うことが大切である．市販のフルオレセイン紙で涙液を染色し，細隙灯顕微鏡のコバルトブルーフィルタで観察する．われわれは，フルオレセイン紙に，水分を2滴滴下して，余分の水分を強く振り払い，試験紙の角を下眼瞼縁の涙液メニスカスの辺縁に軽く触れるだけの操作で，刺激を最小限に，余計な水分を入れないよう注意しながら，フルオレセインを涙液中に拡散させてメニスカスを観察している．

検査成績の判定

a．Schirmer試験I法

5 mm以下を異常とし，10 mm以上を正常と判定する．

b．フェノールレッド綿糸法

10 mm以下では涙液減少が疑われる．

c．涙液メニスカスの高さの評価

涙液メニスカスの高さの正常値は0.2～0.3 mmとされ，高さを計測するためのマイクロメータスケールもあるが，実際の正確な計測は予想以上に難しい．涙液メニスカスの高さの高低は，主観に依存するため，さまざまな例で経験を積む必要がある．

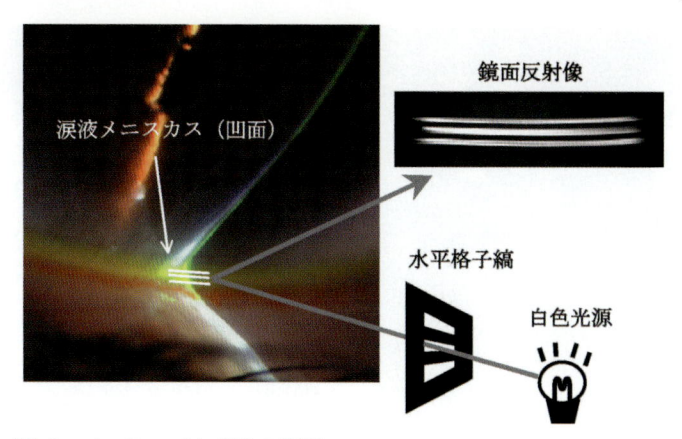

図4 メニスコメトリ法の原理
わかりやすくするために，メニスカスはフルオレセインで染色しているが，実際には染色は不要

涙液貯留量の特殊検査

a．メニスコメトリ法

　涙液メニスカスの曲率半径を非侵襲的に計測する方法として，メニスコメトリ法がある．涙液メニスカスは眼瞼縁に沿って帯状に広がり，その断面は，涙液の表面張力によって凹面となっているため，メニスカスの表面を凹面鏡とみなして，水平の縞のターゲット（等間隔に並ぶ）を投影すると，その前方に小さな鏡面反射像が形成される（図4）．その像をCCDカメラを通してデジタル録画し，コンピュータに取り込み，解析ソフトを用いて凹面鏡の光学式に基づいて解析することより，涙液メニスカスの曲率半径を求めることができる．そして，この曲率半径は，健常者に比べてドライアイで有意に小さい値をとることが知られている．一方，デジタル録画された情報から，涙液メニスカスの曲率半径（先に述べたように，眼表面全体の涙液量と相関）の経時変化を知ることができるため，本法は，涙液動態の評価法としてもさまざまな応用が可能である．これまで，点眼薬の滞留性の評価や，涙点プラグによる涙点の閉鎖性の評価などにも応用され，われわれの施設では，日常のドライアイ診療に必須の検査法となっている．

文献

1) Yokoi N, et al：Tear meniscus changes during cotton thread and Schirmer testing. Invest Ophthalmol Vis Sci　41：3748-3753, 2000
2) Yokoi N, et al：Reflective meniscometry：a non-invasive method to measure tear meniscus curvature. Br J Ophthalmol　83：92-97, 1999
3) Yokoi N, et al：Reflective meniscometry：a new field of dry eye assessment. Cornea　19：S 37-S 43, 2000

3．涙液の質的検査

検査対象・検査目的

　涙液の質的検査として，涙液成分を調べる検査は一般的ではなく，涙液の性質，すなわち涙液の安定性を調べる検査，一般的には，涙膜破壊時間（breakup time of tear film；BUT）の検査が行われる．涙液の安定性の低下は，涙液減少型ドライアイと蒸発亢進型ドライアイに共通したメカニズムであるため，本検査は，ドライアイの本質的検査としての意味を持つ．また，特殊検査としての，NIBUT（non-invasive breakup time）の測定（Tear scope®，DR-1®，TSAS，キセロスコープ，試作型NI-BUT測定装置など，さまざまな手法の報告がある）も同様に涙液の安定性を評価する

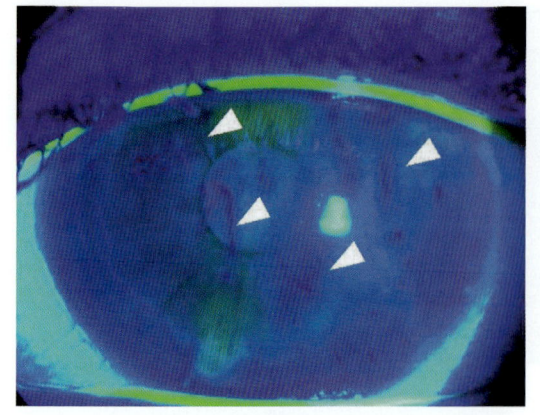

図5 フルオレセインbreakup time計測における dark spot(矢印)の出現

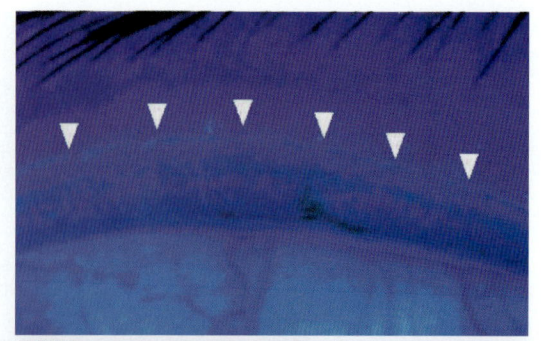

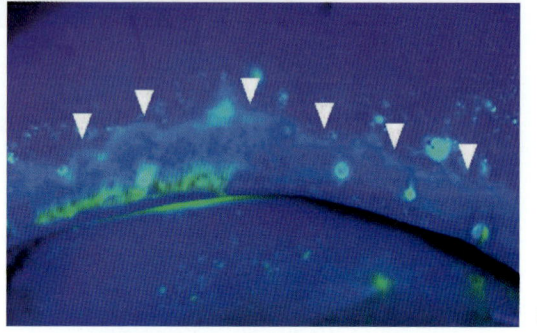

図6 上眼瞼縁の皮膚粘膜移行部(マイボライン：矢印)の観察
a：健常眼，b：マイボーム腺機能不全

試みであり，より低侵襲の検査をもくろんだものである．

一方，涙液の3層構造のうち，涙液油層の検査については，比較的進んでおり，形態学的には，細隙灯顕微鏡でマイボーム腺開口部を含めて眼瞼縁を観察する検査，インターフェロメトリ法に基づく涙液油層の観察，マイボグラフィ法(後述)，マイボメトリ法(後述)がある．

検査法

a. フルオレセインを用いたBUT検査

フルオレセインを用いたBUT(フルオレセインBUT；F-BUT)の測定は，涙液メニスカスの観察の際と同様の要領で，涙液を市販のフルオレセイン試験紙で染色し，自然瞬目の後にいったん閉瞼させて開瞼を維持させる．そして，角膜上に広がったフルオレセイン染色像の中に蛍光の減弱した領域(dark spot)が出現するまでの時間を細隙灯顕微鏡のコバルトフィルタで観察しながら，電子メトロノームなどを用いて測定する．このdark spot(図5)は，涙液の安定性が低下して，涙液水層に局所的な破綻が生じ始めたことを意味する．F-BUTの短縮は，あらゆるタイプのドライアイに共通した異常であるため，F-BUTの測定は，非常に大切である．

b. マイボーム腺に関連した形態学的検査と機能検査

マイボーム腺から分泌された油は涙液油層を構成し，涙液の蒸発の抑制とその安定性の維持に寄与している．したがって，このマイボーム腺の機能に障害を生じるマイボーム腺機能不全 meibomian gland dysfunction(MGD)は，蒸発亢進型ドライアイの原因の1つとなる．マイボーム腺の検査としては，まず，細隙灯顕微鏡で眼瞼縁を観察し，血管拡張，眼瞼縁の不整，マイボーム腺開口部の閉塞(plugging, pouting)，導管の位置異常(duct exposure)，拇指による眼瞼の圧迫で油が圧出されるか否かの評価，圧出油の性状(量および粘稠度)，皮膚粘膜移行部(本邦では，マイボラインとも呼ばれる)の位置異常(特に後方移動)について評価する(図6)．油の圧出がなく，これらのいくつかに異常を認めた場合には，マイボーム腺の腺構造を観察するが，それにはマイボグラフィが有用である．マイボグラフィとは，眼瞼を翻転して，眼瞼の皮膚側から結膜側を透過する光を観察することによって，マイボーム腺の導管や

腺房の構造を観察する方法であり，MGDの重症例では，マイボーム腺開口部の閉塞によって，最終的に腺組織が廃用性萎縮に陥り，マイボーム腺組織が瘢痕化した像(gland dropout)が観察される(図7)．

一方，マイボーム腺の油量を評価しうる唯一の方法は，マイボメトリ法である．この方法は，皮膚の油脂測定用の半透明のテープをループ状にして，眼瞼縁のマイボーム腺開口部に密着させて，油を採取し，油の付着したテープの部分の透過光量を測光することによって，マイボーム腺油の眼瞼縁における貯留量を評価する．MGDでは健常者，涙液減少型ドライアイの患者に比較して有意に少ないことが報告されている．

検査成績の判定

a．F-BUT

異常値は5秒以下，正常は10秒以上とする場合が多い．しかし，実際には10秒以上となる例は非常に少ない．

b．マイボーム腺に関連した形態学的検査と機能検査

拇指による眼瞼の圧迫で圧出される油は，正常の場合，透明な油が開口部の外周まで広がるが，マイボーム腺機能不全では，この油の圧出量が少ないか，逆に多く(脂漏性マイボーム腺機能不全，この場合，通常，油の混濁を伴う)，粘稠度を増す(重症例では，練り歯磨き様)．マイボーム腺の開口部を含む眼瞼縁の異常所見としては，マイボーム腺開口部の閉塞(plugging, pouting)，眼瞼縁の不整，血管拡張，導管の位置異常(duct exposure)，皮膚粘膜移行部の不整が異常所見となる．これらは加齢性変化との鑑別が問題となるが，加齢性変化では，圧出油の混濁や粘度の増加，皮膚粘膜移行部の不整や導管の位置異常はみられず，これらは異常所見と見なしうる．マイボグラフィでは，導管の拡張所見，瘢痕化による腺組織の消失像(gland dropout)が異常所見となり，マイボメトリでは蓄積油量の減少が異常となる．

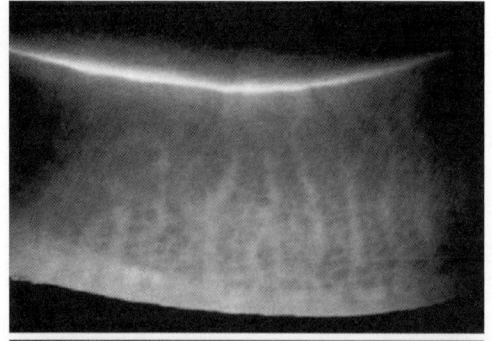

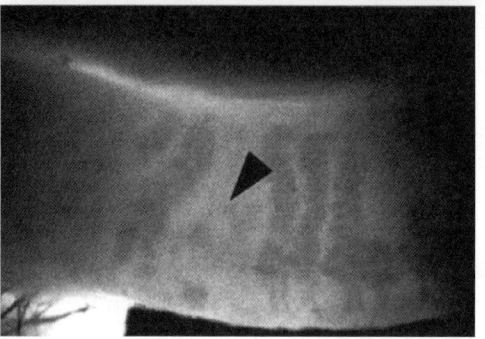

図7　マイボグラフィによる下眼瞼のマイボーム腺構造の観察
 a：健常眼，b：マイボーム腺機能不全．マイボーム腺機能不全では，腺組織の破壊像(gland dropout)を認める(矢印)

涙液油層の特殊検査
(涙液油層の観察とその動態評価)

涙液油層観察装置(DR-1®)では，インタフェロメトリ法の原理に基づいて，涙液油層の表面と裏面のそれぞれの界面からの反射光の干渉像を観察することができ，この情報には，涙液油層の厚み情報，および，その直下の水層の情報を含んでいる．健常眼とドライアイで観察される像は5つのGrade(図8)に分類され，ドライアイの診断(Grade 2〜5)や重症度評価(Gradeが高いとより重症)に利用できる．涙液油層は水層の表面で，瞬目に伴って伸縮を繰り返すが，この動きがGradeが高くなると，次第に悪くなり，Grade 5では油層が観察されなくなる．これはGrade 5に相当する高度の涙液減少では，水層が極端に菲薄化して，油層のキャリアとしての働きを失い，眼瞼縁のマイボーム腺の油をうまく角膜上に運べな

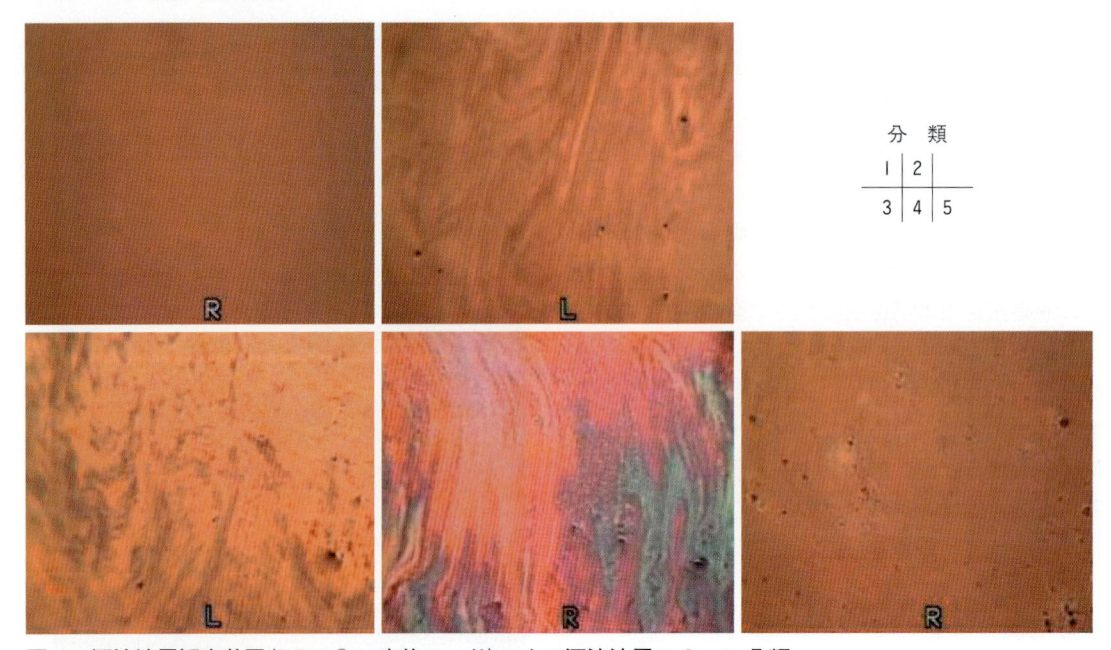

図 8 涙液油層観察装置（DR-1®の高倍モード）による涙液油層の Grade 分類
Grade 1，2 が健常眼に，Grade 2〜5 がドライアイにみられる（Grade 2 が健常眼とドライアイで重複）

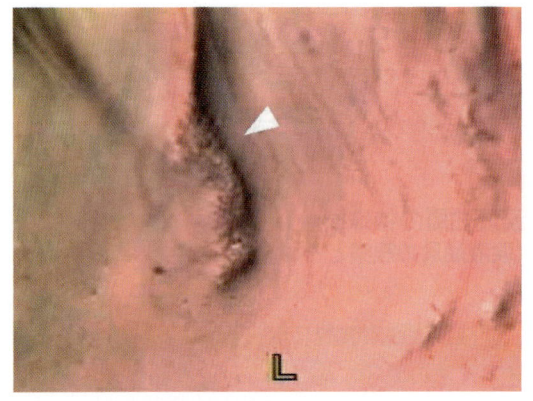

図 9 涙液油層観察装置（DR-1®の高倍モード）による NIBU（矢印）の観察

くなるためと考えられる．また，DR-1®を用いれば，フルオレセインを用いることなく，非侵襲的に涙液の自然破壊像（NIBU）を観察することが可能であり（図9），この NIBU はフルオレセインの破綻と異なり，ムチン層を含めた涙液全層の破壊像と考えられる．

文献

1) Mathers WD, Shields WJ, Sachdev MS, et al：Meibomian gland dysfunction in chronic blepharitis. Cornea 10：277-285, 1991
2) Chew CKS, Jansweijer C, Tiffany JM, et al：An instrument for quantifying meibomian lipid on the lid margin：the meibometer. Curr Eye Res 12：247-254, 1993
3) Yokoi N, Takehisa Y, Kinoshita S：Correlation of tear lipid layer interference patterns with the diagnosis and severity of dry eye. Am J Ophthalmol 122：818-824, 1996

B 涙道検査

　涙道検査は現在過渡期にある．従来は涙道洗浄試験や涙道ブジーが導涙検査の主で，涙道内視鏡検査は従であったが，涙道内視鏡検査の進歩により，前者では得られない所見が涙道内視鏡検査で得られることが明確になってきたゆえである．よって本項では従来の涙道洗浄試験など従来の検査のほかに，将来主な検査の1つになるであろう涙道内視鏡検査についても述べる．

1. 涙道検査のフローチャート

はじめに：涙液分泌過多と導涙障害の鑑別を行い，導涙障害がある場合その原因検索を行う．いきなり涙道洗浄試験を行うと検査侵襲により涙小管に浮腫をきたし一過性の通過障害が生じ，それに続く機能検査の信頼性が低下するので，小児などを除き低侵襲の検査から順に行う(図10)．

診察室の環境にも留意する．患者にエアコンディショナーなどの風が直接吹きつけていると反射性分泌を引き起こし，誤診の原因になるゆえである．

a. 病歴聴取

流涙の発症時期や程度について聞く．具体的には，流涙が常にあるのか，風が目に当たったときなど間欠性か聞く．間欠性の場合，導涙障害は軽度で手術適応に乏しい．眼脂の有無を聞き，大量の場合は涙小管炎または涙嚢炎が強く疑われる．疼痛，瘙痒感，異物感，羞明，充血およびアレルギー性結膜炎や鼻炎の有無を聞く．これらは分泌過剰による流涙を疑わせる．食事(開口)と流涙の関連も聞く(ワニの涙)．

既往歴としてはEKC，ヘルペス角膜炎，抗緑内障薬などの長期間の点眼薬使用，顔面への放射線照射，化学療法，顔面の外傷，鼻疾患や鼻内(副鼻腔)手術，涙点プラグ挿入術，涙道手術(これらは涙道閉塞のリスクファクターである)および抗生剤投与の既往に留意する．涙嚢炎に対して抗生剤投与がなされている状態で涙道洗浄試験を行うと，膿でなく透明な分泌物様逆流が生ずることがあるので，それを念頭に涙道洗浄試験を行う．

b. 明室診察

細隙灯顕微鏡検査の前に明室診察を行う．なぜ

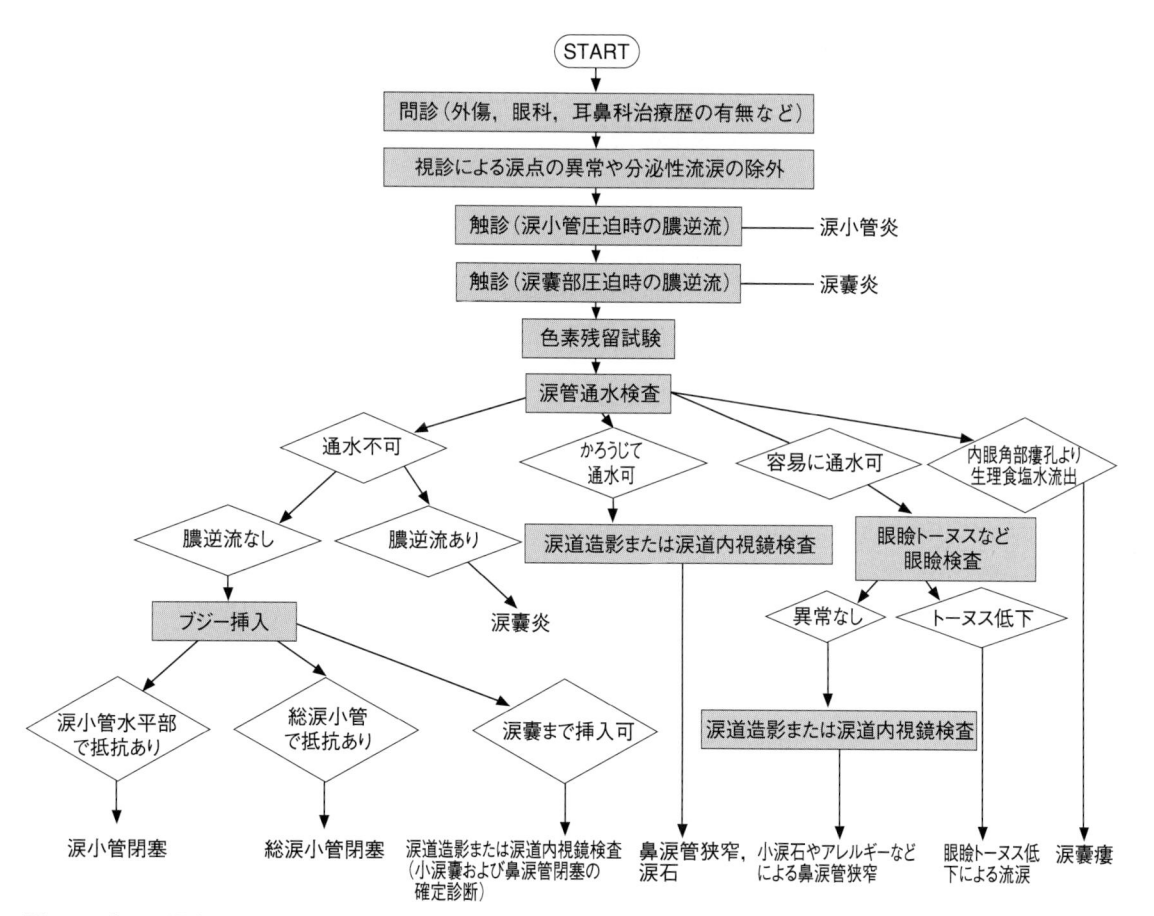

図10 成人の場合の流涙診察フローチャート

ならば細隙灯顕微鏡検査の強い検査光は反射性分泌を引き起こすからである．明室診察では兎眼，眼瞼の位置異常，涙点外反，眼輪筋のトーヌス低下，涙嚢周囲の発赤，腫脹，涙三角の高さ，眼瞼炎の有無，外傷の痕跡の有無などをみる．流涙があるといっても実際には涙三角の上昇がない例も多い．

次に細隙灯顕微鏡検査や眼底検査など一般眼科の検査を必ず行う，特に注意する点を示す．

(1) 涙三角の高さや同部に貯留した涙液の性状および結膜弛緩症の有無：涙三角の高さは経過観察の重要な指標となる．

(2) 分泌性流涙の原因となる疾患：角膜潰瘍，角膜あるいは結膜異物，眼瞼炎，睫毛乱生など．

(3) 涙点の異常および涙道ポンプ機能低下をきたす疾患：涙点外反，瞼外反，涙点閉鎖，兎眼．

(4) 涙小管炎および涙嚢炎を示唆する所見：涙点の火口様発赤腫脹，涙点からの膿性分泌物および涙石，涙嚢部付近の発赤腫脹および内眼角部の充血．

(5) ドライアイや眼類天疱瘡を示唆する所見：瞼球癒着，palisades of Vogt の消失，涙膜破壊時間の短縮，これらの例に手術する際は術後にドライアイが顕在化する可能性があり，また眼類天疱瘡に続発する涙道閉塞に対する涙道再建手術はしばしば再閉塞する．

(6) 小児では先天緑内障や瞼内反などの涙道疾患以外の流涙をきたす疾患．

(7) 涙道疾患の診察の際には涙嚢部と涙小管の触診は重要である．細隙灯顕微鏡下に涙嚢を指圧し，涙点より膿の流出が認められる場合，慢性涙嚢炎の存在と内総涙点から涙小管への疎通性を示す．涙小管を硝子棒などで涙点側にしごくように圧迫し，涙点より膿や菌塊の流出が認められ，かつ通水がある場合，涙小管炎の存在を示す．涙嚢腫脹の感触があり，かつ涙点より膿の流出がない場合，涙小管閉塞（機能的または器質的）と鼻涙管閉塞の合併，または涙嚢部腫瘍を示す．内眼角靱帯を越え頭側まで腫脹がある場合，涙嚢部腫瘍を疑わねばならない．これらの例にはCT等の精査を行う．

2. 導涙検査

a. 色素残留試験

1) 対象

細隙灯顕微鏡検査までで流涙の原因が不明である例．

2) 目的

導涙機能の有無判定．

3) 検査法

2%フルオレセイン溶液1滴を両眼に点眼する．開瞼状態にして瞬目は自由とする．25分後に涙三角の色素残留状態を肉眼またはカメラで観察記録する．検査に抵抗する乳児に対してもデジタルカメラのズーム機能を用いれば，色素貯留状態をその場で確認でき便利である．

4) 判定

正常の場合10分後には色素はほぼ消失する．25分後に色素が全く認められなければ陰性とし，導涙機能に異常なしと判定する．25分後に色素残留がある場合陽性とし，導涙機能に器質的または機能的異常ありと判定する．

5) 備考

仮性陰性の例がある．仮性陰性とは涙小管のポンプ機能が良好で鼻涙管閉塞かつ涙嚢の拡張がある場合に色素が涙嚢に取り込まれ，陰性の結果を示すことをいう．よって陰性の場合には，涙嚢部の指圧で涙点からの色素の逆流の有無を確認する．

b. 涙道洗浄試験

1) 対象

色素残留試験で導涙障害が認められ，涙嚢部の圧迫で涙嚢内容物の逆流がない場合．流涙症の小児．

2) 目的

涙道の疎通性の判定．

3) 検査法

試験の前に患者に対し，これは処置でなく検査であること，鼻や喉に塩水が感じられたら手を挙げてもらうよう説明する．

仰臥位で点眼麻酔後，必要なら涙点拡張針（以

下，拡張針)で涙点拡張し，生理食塩水(以下，生食)を満たした2.5 mlシリンジに取りつけた涙管洗浄針(直または曲，鈍)を上(または下)涙点より挿入し，反対の手で眼瞼を耳側に引き涙小管を直線化させて，涙管洗浄針を涙囊手前まで進める．生食をゆっくり注入し鼻咽頭へ流れるかどうかを患者に確かめる．同時に下(または上)涙点からの逆流の有無と瘻孔からの生食流出もみる．小児の場合，嚥下反射や鼻孔からの生食の流出で確認する．涙管洗浄針(直，鈍)の代わりにBangerter涙管洗浄針を用いれば，涙道洗浄試験と次に述べる涙道ブジーが同時にできるので便利である．

　　4)判定

　スムーズな通水が得られた場合，涙道の疎通性に問題はない．ただし涙道が正常であることを示すわけではなく，特にポンプ機能低下の有無はわからない．逆流があり膿性や粘液性の場合，慢性涙囊炎あるいは鼻涙管閉塞である．他方の涙点から逆流があり通水がない場合，総涙小管閉塞である．洗浄針を入れた涙点から逆流があり通水がない場合，挿入した涙小管の閉塞である．

　c．涙道ブジー

　　1)対象

　涙囊部の圧迫または涙道洗浄試験で膿あるいは分泌物の逆流がなく，通水もない場合．

　　2)目的

　涙小管閉塞の有無と部位の判定．

　　3)検査法

　仰臥位で点眼麻酔後，涙点を0-5ブジーが挿入可能になるまで拡張針で拡張する．上下涙点より約2 mm垂直に進め涙小管垂直部を通り，ブジーのシャフトが結膜または角膜に当たるまで寝かせて水平方向に進め，涙囊鼻側壁に当たるまで進める．骨様の抵抗でなく，膜を介して骨に当たる場合(このときは眼瞼もブジーの動きに合わせて動く)少し戻し，方向を少しずつ変えて進めてみる．それでも膜様抵抗がある場合，涙点部でブジーを鑷子で挟みブジーを抜き先端までの長さを測る(図11)．骨様の抵抗がある場合，それ以上進める必要はない．ブジーを鼻涙管閉塞の診断目的で鼻涙管方向に進めるのは，涙囊鼻涙管のひだや屈曲

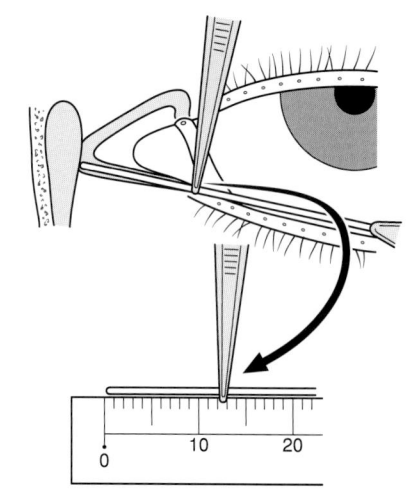

図11　涙小管閉塞までの距離測定
総涙小管閉塞の場合

を閉塞と誤診することがしばしばあり，判定に信頼性が乏しい．

　　4)判定

　涙囊鼻側壁の骨様の抵抗がある場合，挿入した涙小管は涙囊まで疎通している．膜様抵抗がありブジーが涙点から12 mm以上入らないときは涙小管閉塞である．その際は先の洗浄試験の結果と併せて考察する．すなわち閉塞まで10～12 mmで他方の涙点から逆流がある場合，総涙小管閉塞である．同じ涙点からのみ逆流があり閉塞部までの長さが9 mm以下ならば，涙小管水平部閉塞と判定する．

　d．涙道造影

　　1)対象

　(1)涙道洗浄試験などで涙道障害部位が不明である場合，あるいは涙道障害の有無が不明である場合．

　(2)涙囊鼻腔吻合術(DCR)前(外傷性，副鼻腔手術後などの医原性鼻涙管閉塞および再手術など特発性鼻涙管閉塞と閉塞部が異なると予想される場合)．

　　2)目的

　涙小管，涙囊鼻涙管の解剖学的評価，すなわち以下の通りである．

　(1)涙道通過障害部位の正確な診断，涙囊部腫

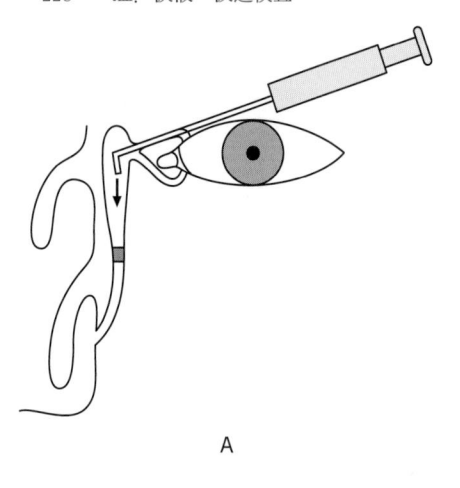

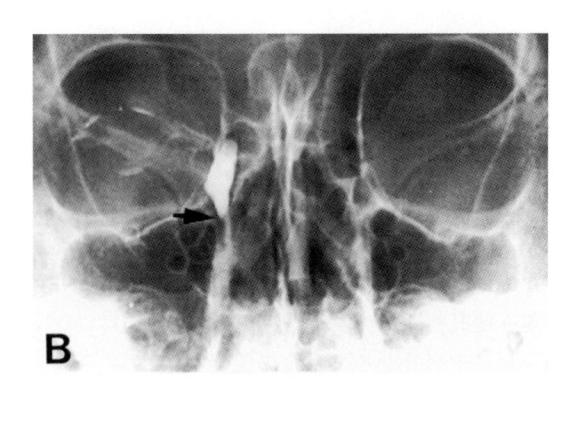

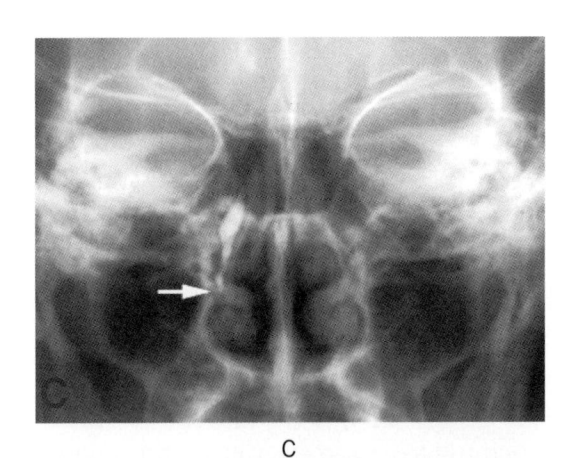

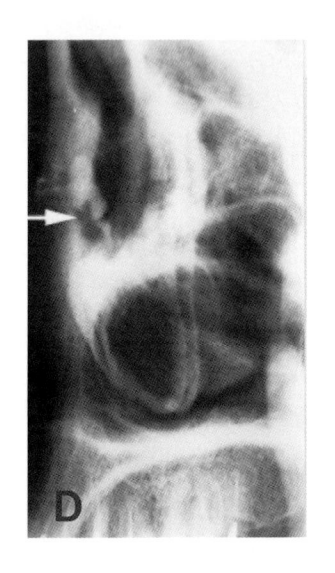

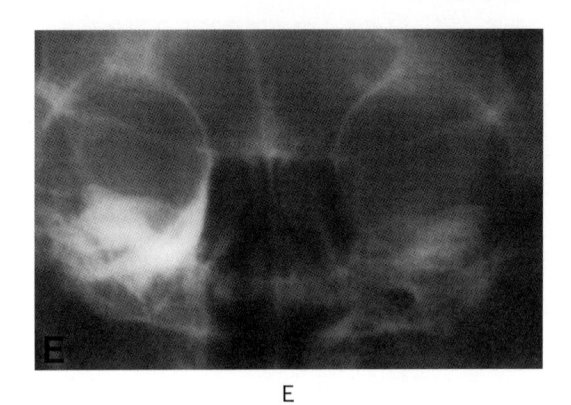

図 12 涙囊造影検査
A：造影剤の注入法．洗浄針の先端を下流側に向ける
B：涙囊鼻涙管移行部で閉塞した例(矢印)
C：下部鼻涙管で閉塞した例(矢印)．Bと閉塞の高さが異なる
D：鼻涙管内の涙石による閉塞例(側頭位)．涙石による陰影欠損がある(矢印)
E：造影剤が皮下に漏れた例．境界の不明瞭なびまん性の陰影が生ずる

瘍や涙石などの診断．
　(2) DCR前の涙囊鼻涙管の大きさの評価．
　3) 検査法
　(1) ヨードアレルギーの有無を問診．
　(2) 仰臥位にて点眼麻酔後上下涙点を拡張．
　(3) 涙囊炎がある場合，生食で涙道洗浄し涙道内容物を十分排除．
　(4) 非イオン性水溶性造影剤(イオパミロン®300など)を2.5mlシリンジに吸引し曲の涙管洗浄針をつける．油性造影剤は涙囊鼻涙管内で玉状になり，造影された形態が真の涙道内腔の形態を正しく反映しないこと，誤って涙道を傷害し皮下

に漏らした場合，残留し肉芽形成の可能性があるので勧められない．

(5) 拡張した涙点より洗浄針の先端をなるべく涙嚢内まで挿入し，造影剤を0.5～1ml注入する．反対の涙点より造影剤が排出されたら反対の涙点より造影剤を同様に再度注入する．上涙点より挿入した場合，洗浄針先端を涙嚢内に挿入後，先端を鼻涙管方向に向け注入すると閉塞部まで造影剤が充填されやすい(図12-A)．瞼縁よりあふれた造影剤はふき取っておく．

(6) 注入後は閉瞼させ，仰臥位のまま後頭前額位(Caldwell's view)，側頭位(両眼の場合は斜位)，座位で同様に撮影する．その後は瞬目自由の開瞼状態として15分後に後頭前額位と側頭位で撮影する．

4) 判定

まず注入直後のX線写真で涙嚢鼻涙管の陰影の確認を行う．陰影がない場合は涙小管閉塞を示す．次に涙嚢鼻涙管の大きさ(大きいほどDCRは容易になる)，閉塞部の位置(閉塞部位が下方ほど骨窓作成部位の調整の必要がある，図12-B，C)，陰影の部分的欠損(涙嚢内腫瘍や涙石の存在を示す，図12-D)等の所見に留意する．

導涙が正常な場合，15分後のX線写真では涙嚢鼻涙管の陰影は認められなくなる．直後と15分後の陰影の形態に変化がない場合は完全閉塞を，15分後のX線写真で陰影の変化があるが涙嚢鼻涙管が造影されている場合は不完全閉塞を示すので，以下に述べる涙道内視鏡検査を行うことが望ましい．

5) 検査の合併症

造影剤注入時や直前に涙道を損傷した場合，造影剤が皮下に漏れ(図12-E)，眼瞼が腫脹する．非イオン性水溶性造影剤の場合，自然に吸収されるので特に処置は要しない．

文献

1) Hurwitz JJ : The lacrimal system. p 47, Lippincott Raven, Philadelphia, 1995
2) Oliver J : Colour atlas of lacrimal surgery. p 39, Butterworth Heinemann, Boston, 2002

e. **涙道内視鏡検査**

1) 対象

(1) 涙道洗浄試験などで涙道障害部位が不明である場合，あるいは涙道障害の原因が不明である流涙患者．

(2) 涙道手術前後．

2) 目的

涙小管，涙嚢鼻涙管の解剖学的精査，すなわち以下の通りである．

(1) 涙道通過障害部位や程度の診断，涙嚢内腫瘍や涙石などの診断．

(2) 涙道手術前後の涙小管涙嚢鼻涙管の大きさ，癒着や狭窄の程度，吻合口，仮道や肉芽形成の有無の評価．

3) 検査法

涙道内視鏡検査は新しい検査手法であるので，標準的手技は確立しておらず将来変化する可能性がある．よって筆者や鈴木の行っている方法を述べる．本邦で現在入手可能な涙道内視鏡(以下，内視鏡)はFT-201F(ファイバーテック社，東京)のみである

(1) 内視鏡のセットアップ(内視鏡の彎曲の向きが上になるようにして天地合わせ，画像の円形の内視鏡視野でピント合わせ，20mlの生食シリンジをエクステンションチューブに接続し通水チャネルの疎通性のチェックをする)(図13-A)．

(2) 仰臥位で点眼麻酔後4%リドカインにて涙道洗浄麻酔，上下涙点を径2mm程度まで初めは鋭，後は鈍の拡張針でなるべく大きく拡張するのが，内視鏡を涙点に挿入しやすくするコツである．

(3) 拡張した涙点はすぐ収縮してくるので，速やかに内視鏡を上(または下)涙点より挿入する．内視鏡先端は円筒形なので，涙点に涙道内視鏡先端を斜めにあてがい挿入する．涙点を通過したら，灌流用のシリンジは助手が持つか，慣れれば術者自身が持ち常に生食を送ることで涙道内腔のスペース確保と出血予防を図り視認性を確保する．助手は内視鏡照明の調節，ビデオ操作を行う．照明光は暗めにすると陰影が生じ立体感がでる．涙小管ではスペースが狭いので涙嚢鼻涙管の場合の70%程度の光量にすると見やすい．

(4) 検査に習熟しないうちは，涙小管通過時は

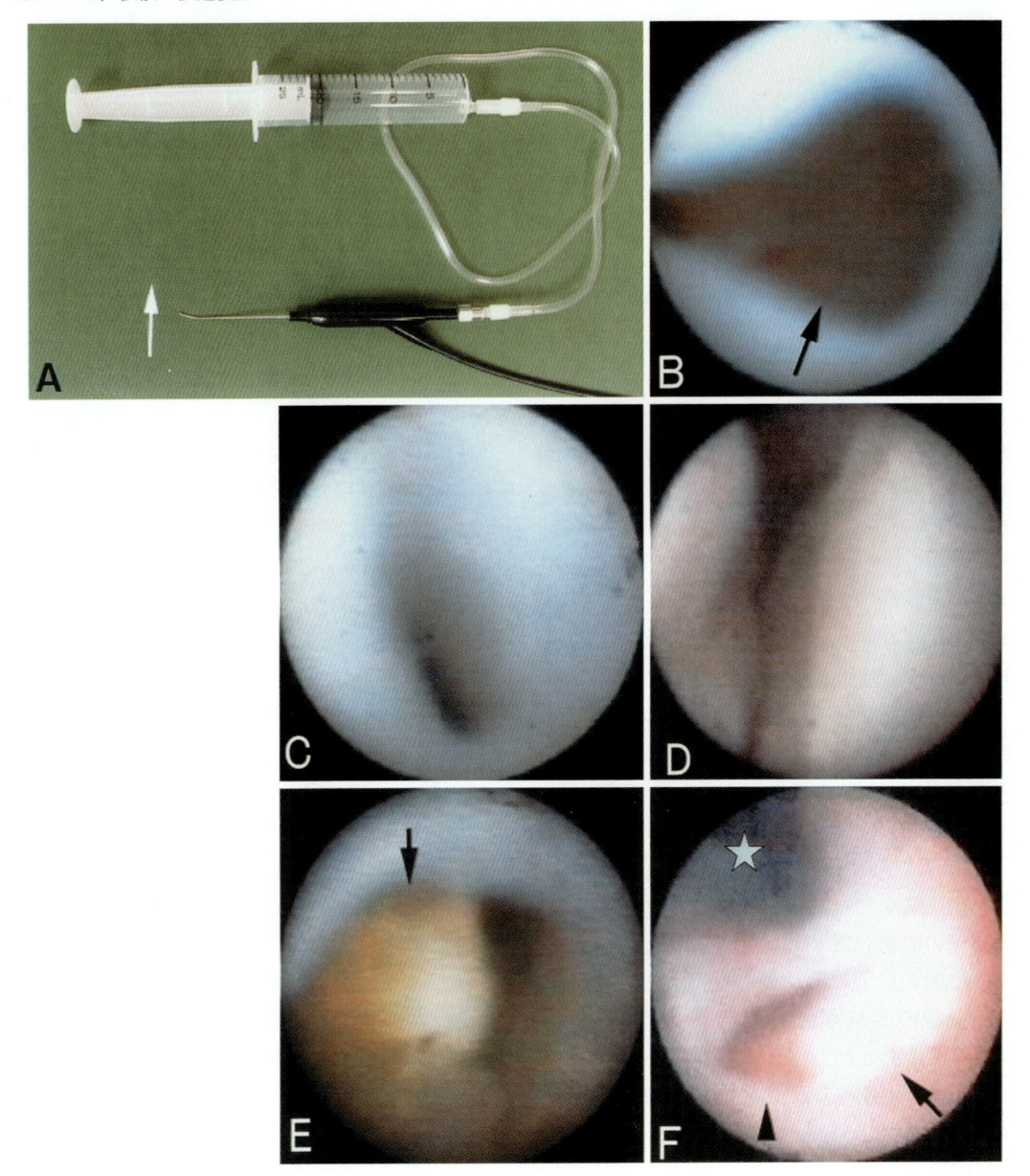

図 13 涙道内視鏡と観察像
  A：矢印の方向が腹側を向くように内視鏡の屈曲の向きを合わせる．上は灌流用シリンジ
  B：総涙小管内壁（白色部），涙嚢鼻側壁（矢印）．涙嚢壁（涙小管内壁よりも奥に位置する）は血管叢が豊富で涙小
    管と色調が異なることに注意
  C：正常な涙小管内腔．蒼白で平滑である
  D：正常な鼻涙管．縦長のスリット状で送水により横に拡張する
  E：鼻涙管内の涙石（矢印）による閉塞例．図 12-D と同一症例
  F：鼻涙管粘膜の裂隙（矢印），裂隙内の出血（矢頭）や形態から正常な開口（星印）と異なることが区別できる

モニタ画像を見ずに患者のほうを見て内視鏡を持つ反対の手で眼瞼を引きながら内視鏡を進めるとスムーズに総涙小管に到達できる．検査に慣れたらモニタで涙小管を観察しながら内視鏡を進めるが，内視鏡が涙小管内壁に当たっている場合ハレーションにより画面が真っ白になるのでこのような場合，内視鏡の方向を変えるか少し引くと涙小管内腔が見える．

(5) 総涙小管に達すると内総涙点越しに血管に富む涙囊内壁が見えてくる(図13-B)のでモニタを見ながら内視鏡を少し進め涙囊内に入り，内視鏡の屈曲は腹側に向けたまま鼻涙管方向に約90°回転させる．眼輪筋の緊張が強く内視鏡回転時に抵抗が強い例では，内視鏡のシャフトも指で支えながら回転させるか滑車下神経麻酔を行う．涙囊と鼻涙管が見えてきたら内視鏡の屈曲は腹側に向けたまま内視鏡を進める．内視鏡の視野は70°と狭いので内視鏡の向きを変えて管腔全体を見わたすようにする．涙囊鼻涙管粘膜は弱く粘膜裂隙を形成しやすいので内視鏡が粘膜に当たりそうなら無理に進めないほうがよい．内視鏡の位置はモニタから目を離し，患者と内視鏡の持ち手を見ることでも確認できる．

(6) 鼻涙管まで進めたら鼻腔への開口部まで進める．鼻涙管開口部は鼻腔側に屈曲している例が多いが個人差があり，鼻腔まで到達できない例も30％程度はあるので無理に進めないようにする．また開口部付近に憩室を認める例もある．内視鏡を引く際に見やすいことが多いのでゆっくり抜去しながら観察する．

4) 判定

正常な涙小管内壁は平滑で無血管である(図13-C)．総涙小管には屈曲やひだがある例があり，それを閉塞と勘違いすることがあるが，通水があれば屈曲やひだと判断できる．また涙囊鼻涙管移行部が縦長のスリット状である場合は，それより下流の涙道はまず正常である(図13-D)．管腔内の膿とその性状，発赤，狭窄，閉塞，屈曲状況，涙石(図13-E)，仮道形成の有無などを観察しビデオプリンタに出力しカルテに所見とともに貼りつける．

5) 合併症

涙小管，涙囊鼻涙管の裂隙形成：内視鏡で無理に管腔を突いた場合，粘膜の裂隙を形成する(図13-F)．裂隙はそこにシリコーンチューブなどを留置しない限り1～2週間で治癒する．ただし涙小管の場合，生食送水による眼瞼の浮腫をきたすので圧迫眼帯を1晩行う．涙囊鼻涙管粘膜の出血は放置しても問題ない．

文献

1) 佐々木次壽：涙道内視鏡所見による涙道形態の観察と涙道内視鏡併用シリコーンチューブ挿入術．眼科 41：1587-1591，1999
2) 佐々木次壽：涙道内視鏡．眼科診療プラクティス 5：90-93，2002
3) 鈴木　亨：内視鏡を用いた涙道手術(涙道内視鏡手術)．眼科手術　16：485-491，2003

XIV

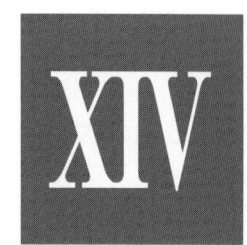

前眼部検査

A 角膜・結膜検査の進め方

眼表面を形成する角膜結膜疾患には感染症，アレルギー，ジストロフィ，変性，先天異常，外傷（薬物，物理的，鈍的，穿孔性）などに分けられる．検査の実施にあたっては，①主訴，症状と経過をもとに病変部位，疾患の類推，②細隙灯顕微鏡，③特殊検査の順に検査を行う．

a. 主訴，症状と経過をもとに病変部位の類推

眼表面疾患の主訴，症状としては，①充血，②出血，③眼脂，④瘙痒感，⑤流涙，⑥眼痛（異物感），⑦乾燥，⑧視力低下，⑨羞明，⑩混濁，⑪腫脹（腫粒，腫瘍）などの単独または重複である．

①から④，⑪は主に結膜，⑥から⑩は主に角膜疾患を考えさせるが，①充血の場合は毛様充血であれば角膜，内眼疾患，⑤流涙は他の症状との組み合わせで結膜または角膜疾患，⑪腫脹は眼瞼疾患が多い，というように検査前の視診，症状の聴取が重要である．

b. 症状およびその組み合わせによる検査の進め方

原則として視力検査，眼位検査はすべてに最初に行う．

1）充血，眼脂，瘙痒感，流涙，眼痛

これらの組み合わせの場合は以下の疾患を考え検査を進める．

(1) ウイルス性結膜炎：視診→アデノチェック®（視力検査は後日または裸眼視力のみ，細隙灯顕微鏡検査を必要とする場合は感染予防に対する十分な注意）．

(2) 細菌性結膜炎：細隙灯顕微鏡検査→眼脂培養検査．

(3) アレルギー性結膜炎：細隙灯顕微鏡検査→アレルゲン検査（アレルゲン皮内または血清特異抗原検査）．

2）出血

細隙灯顕微鏡検査（充血と結膜下出血との鑑別）．

3）眼痛

発症経過および強さにより類推．〔（　）内は代表的な疾患〕

(1) 急性で強い痛み：細隙灯顕微鏡（異物，コンタクトレンズ眼症，緑内障発作）→フルオレセイン染色→眼圧測定．

(2) 亜急性で強い痛み：細隙灯顕微鏡→角膜知覚（ヘルペス性角膜炎）→病原体培養検査（細菌性，アカントアメーバ角膜感染症）．

(3) 亜急性で比較的軽度：細隙灯顕微鏡（結膜炎，点状表層角膜炎）→フルオレセイン染色→涙液分泌検査．

4）乾燥感（異物感）

細隙灯顕微鏡→フルオレセイン，ローズベンガル染色検査→涙液分泌検査（break-up time 検査）→膠原病血液検査．

5）視力低下，羞明〔（　）内は代表的な疾患〕

細隙灯顕微鏡（角膜，ぶどう膜，水晶体疾患）→眼圧測定→眼底検査→角膜形状解析検査（円錐角膜）→フレアセルメータ（虹彩炎）．

6）混濁（浮腫）

細隙灯顕微鏡→眼圧測定→〔（角膜内皮細胞異常例）→角膜厚測定→スペキュラーマイクロスコープ〕→前眼部撮影．

7）腫粒，腫脹

視診→細隙灯顕微鏡→摘出時病理検査．

B 細隙灯顕微鏡検査

検査対象・検査目的

隅角を除く前眼部組織（隅角検査には隅角鏡，眼底検査にはスリーミラー，前置レンズなどを併用）．

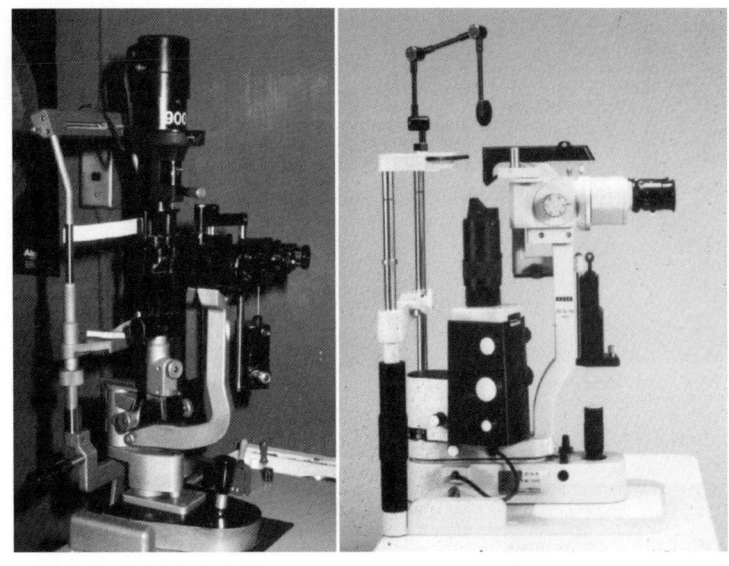

a. ガリレオ型　　　　　　b. グリノー型
図1　細隙灯顕微鏡

原理と構造

　ガリレオ型とグリノー型とがある(図1).ガリレオ型(代表例:Goldmann 900)は左右眼の光学系が独立している.したがって,倍率変換には対物レンズ,像の拡大には接眼レンズを交換する必要があり,光学系の変更が難しいが左右の光学系が干渉しあわないので観察が容易である.グリノー型は左右眼の光学系の一部が共有されている.したがって,この共有する光路系の部分に倍率変換,レーザーシステムなどの光学系を組み込むことが可能である.左右の光路系での視差角度などでわずかに見難さを感じる場合もある.
　立体視のために左右の光路系には視差(13°程度)が設けられている.これは細隙灯顕微鏡の光源系と観察系との軸の部分に記された3本線で知ることができる.中心線が左右眼の中央,右線が右眼光路,左が左眼光路と光源系軸との角度を示す(図2).
　光源系には観察光源を加工するための光学系が組み込まれている.光源としてはタングステンまたはハロゲン球が使用されるが,いずれも光路系の中心に光源が設定されていないと適正な明るさが得られない.このために電球には切り込みを入

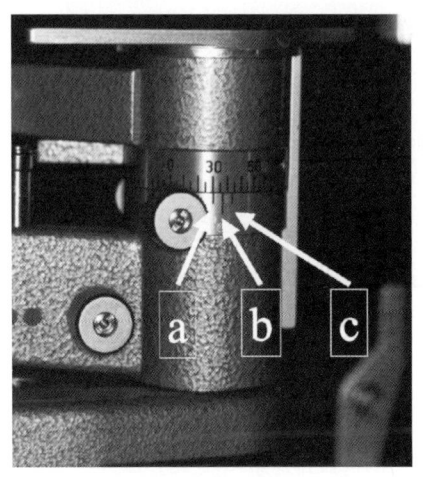

図2　光源系軸と観察系軸との角度
a:左観察系,b:観察系の中心,c:右観察系

れた鍔がついており,これをランプハウスのノッチ部にセットする(図3).
　光源の加工は細隙光(スリット光)の明度と色調,長さ,幅,回転,軸を基本とし,俯角の変更が可能なもののある.以下,Goldmann細隙灯顕微鏡(900 Haag-Streit)を例に記載する(図4).

a. 明度と色調
　フィルタをレバーで挿入して変換する(図5).

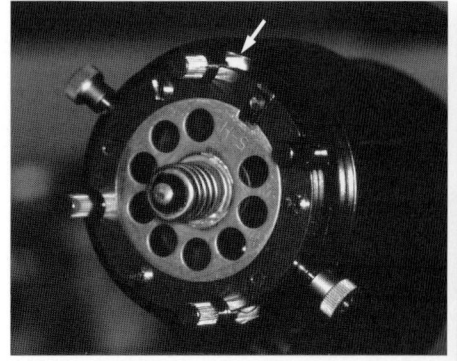

図3 ランプハウスでの光源(電球)のセット

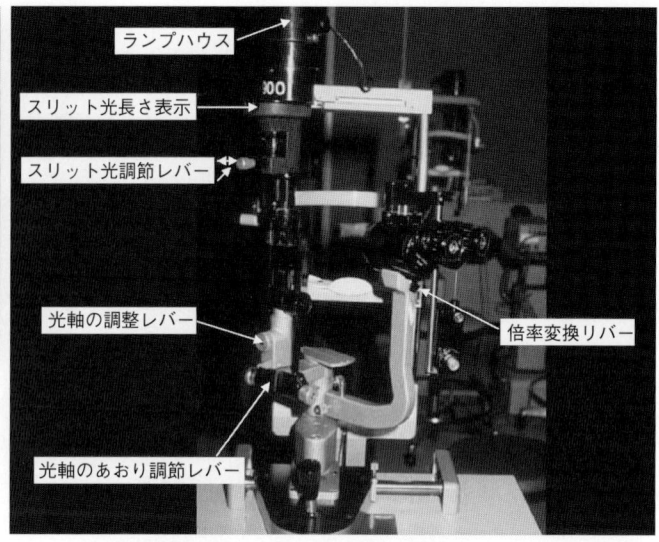

図4 細隙灯顕微鏡(Goldmann 900)の主要な操作範囲

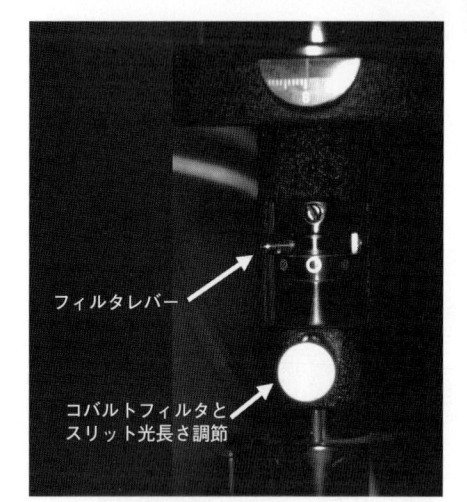

図5 光源の加工
フィルタおよびスリット光の調節

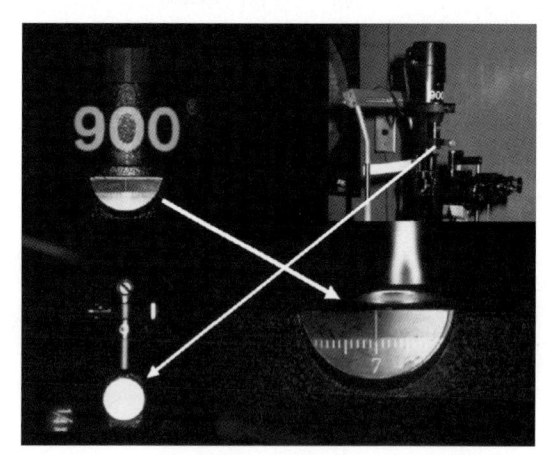

図6 スリット光の長さの調節およびその表示

1) 無フィルタ
光源が直接目に投影される．

2) 熱遮断フィルタ
光量をほとんど減ずることなく熱線をカットする．

3) ND_{50}フィルタ
光量を50%減少させる．フレアの観察時このフィルタを挿入してもフレアが観察可能か否かなど，観察対象の半定量的検査に使用(装置の主電源の電圧調整により光源の明るさを変更できるが光源の明度は電流の3乗に比例するため電圧による光量の調節は不安定である．したがって，電源電圧を変化させずにフィルタで光量を調節するほうが正確であるとの物理光学理論に基づく機構であるが，臨床では必ずしも重要ではない)．

4) コバルトフィルタ(ブルーフィルタ)
フルオレセインを励起するためのフィルタ．圧平眼圧測定，フルオレセイン染色検査に使用．

5) レッドフリーフィルタ
血色素と補色関係にあるフィルタ．Goldmannスリーミラーや90Dレンズ併用の眼底検査時に使用すると血色素が無彩色になり網膜神経線維の観察が容易になる．

b．長さ
長さレバーを調節する．1〜8 mmの範囲で段階的または無段階での調節が可能で，長さはランプハウス部に表示される．目的としては前房内フレ

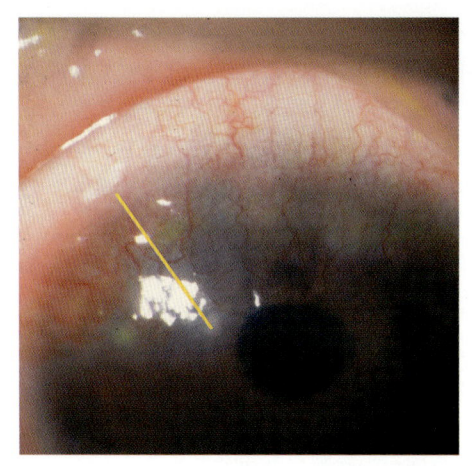

図7 スリット光の調節による病巣の計測

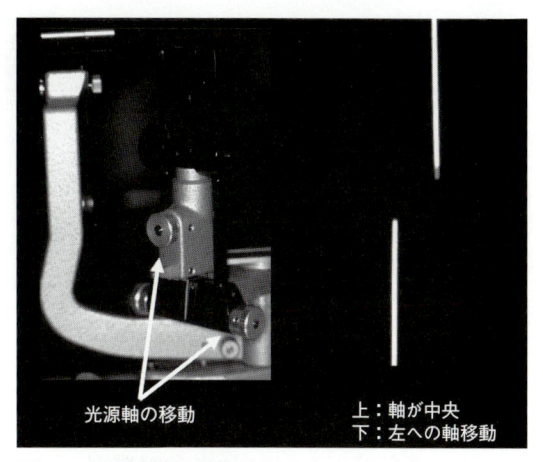

図8 光源系軸の移動

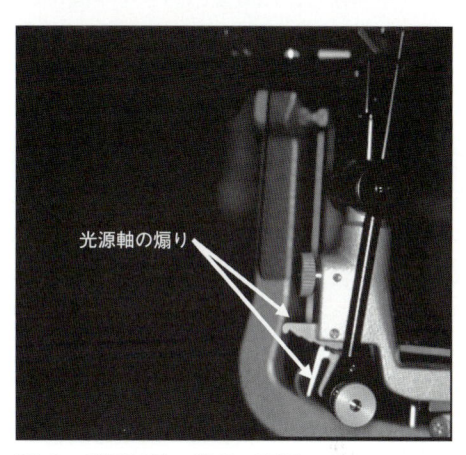

図9 光源系軸の俯角の変更

アの観察，病変範囲の測定など（図6）．

c. 幅

　調節レバーを操作する．幅は調節レバーの目盛りで読み取る．前房セル，フレアの観察，スリーミラー観察時に調節し余分な光量，反射のカットに使用．

d. 回転

　ランプハウスを回転させることによりスリット光を回転させることができる．スリーミラーでのミラーの位置にスリットの向きを合わせる．また，光源系軸と観察軸とを一致させ，病変部の長軸，短軸にスリット光の向きおよび長さを一致させ，病変の範囲を測定するのに使用（図7）．

e. 軸

　軸移動のレバーを緩め，光源軸の移動を行う．間接照明観察に使用（図8）．

f. 俯角

　スリーミラー観察時に，下方でのミラー位置の場合に光源軸の俯角を変更し，観察を容易にする．この場合，光路系に組み込まれた反射鏡を四角タイプに変更するのがよい（図9）．

g. その他

　細隙灯顕微鏡の種類によっては広い範囲の観察を可能にするバリエータなどがある．この場合，視差が小さくなるため，焦点深度が浅くなり，立体視は低下する．

検査法

a. 検査者

　1）視度調整

　光源軸と観察軸との交点にキャリブレーションバー（黒色のバー）を置き，スリット光を最も細くする．次いで左右眼別々にのぞき，スリット光のエッジが最もシャープに見えるように接眼レンズの視度調整レバーを回転させて調節する．

　2）瞳孔距離調整

　キャリブレーションバー上のスリット光が両眼で1本に見えるように接眼レンズ距離を調整する．

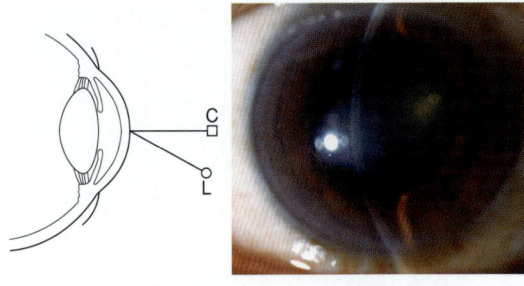

図 10　直接焦点観察法

3）高さ調整

細隙灯顕微鏡の左右前後方向調整ジョイスティックを回転し，顕微鏡の高さを中間位置に合わせる．

b．患者の調整

患者が顎台および額帯に楽に位置できる高さに細隙灯顕微鏡台の高さを調整する．この際，スプリング式の台の場合は不用意に台が上下しないように検査者は台に手を添えるなどの配慮をする．側方から移動させる電動台の場合は移動操作のときにあらかじめ患者に注意を与える．

次いで，外眼角部が顎台の側方支持枠に記された黒線に合致するように顎台の高さを調整する．この状態が観察時に顕微鏡のワーキングレンジが最も大きくなる．

c．観察法

1）観察前の注意

主電源電圧は5.5または6.0Vとする(7.5Vはoverchargeであり，短時間使用にとどめる)．患者に顎台に顔を載せてもらう前に顔面の皮膚（アトピー，他），眼瞼の異常，眼脂，流涙の有無に注意する．特に後者は感染対策上必須である．眼脂，流涙のある場合は視診で結膜充血，触診で耳前リンパ節腫脹の有無を検査する．毛様充血がある場合は眼脂がある場合でも感染性結膜炎に注意して角膜，内眼所見の有無を細隙灯顕微鏡で検査を行う．

2）操作と観察法

左右眼に合わせてジョイスティックを粗動調整する．観察軸は角膜に垂直（法線位置）とし，光源軸を観察軸に対し，30～45°の範囲で観察する．観察軸は左右いずれの方向に位置させてもよいが，左右に振り分ける際には患者の鼻にミラーが当たらないように注意する．また，患者の眩しさを軽減するためにスリット光は細くしておき，必要に応じて拡大する．

最初は患者の眼瞼を保持せずに眼瞼の状態の観察を行う．眼輪筋の弛緩による眼瞼内反の場合，検査者が眼瞼を保持すると内反状態が解除してしまい見逃す可能性がある．一方，眼瞼保持後に瞬目すると内反状態になる場合があり，眼輪筋弛緩による内反の診断に有用である．

①直接焦点観察法

観察光学の焦点部分にスリット光を当てて観察する最も基本的な観察法である（図10）．

②間接焦点観察法

光源軸の軸を左右いずれかに移動し，虹彩または眼底からの反射光で観察焦点部位を照明し，観察する方法．角膜所見は虹彩からの反射光，水晶体混濁（後発白内障）は眼底からの赤色反射で徹照法に準じる観察法を利用する．後者ではスリット光の長さは2～3 mm，幅は光量を得るために3～4 mmとし，視神経乳頭に入射するように調節すると明るい像が得られる．これらの場合，観察像は左右いずれかの観察光路（接眼レンズ）が主体となる（図11）．

③鏡面法

屈折率の異なる面で光は反射と屈折を生じるが，入射光が一定の角度（臨界角）以上（角膜法線に対し，光源軸を30°，観察軸を60°前後）になると全反射する．この現象を利用して角膜内皮層を観察する方法（図12）．観察に習熟を要する．スリット光は長さ2～3 mm程度，幅1～2 mm，最高倍率で観察する．鏡面法での角膜内皮細胞像所見の質により個々の細隙灯顕微鏡の光学系解像度をチェックすることが可能である．

④生体染色観察

フルオレセインを滴下して観察する．フルオレセインの組織欠損部への貯留，角膜実質内への移行状態をコバルトフィルタ光で励起して観察する．患者の眩しさを防ぐためにコバルトフィルタを入れてから光量を最大にする．眼瞼の乳頭増殖，

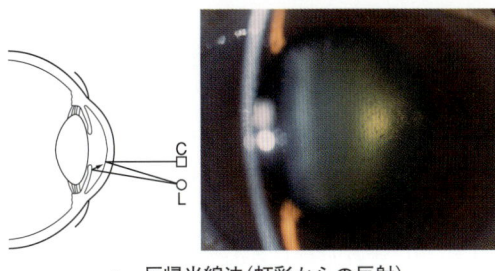

B．細隙灯顕微鏡検査　239

a．反帰光線法（虹彩からの反射） 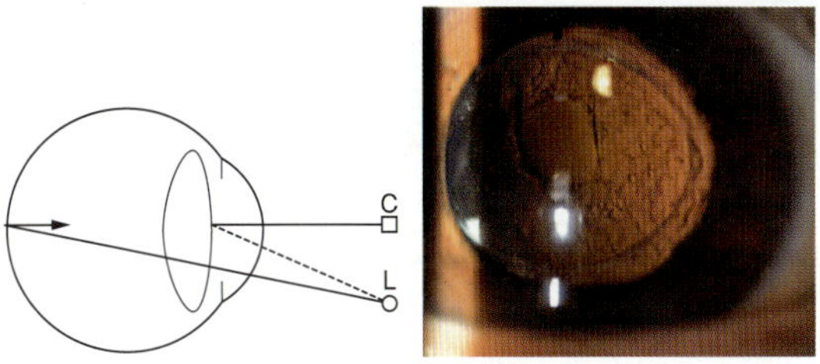　　　　b．徹照法
図11　間接焦点観察法

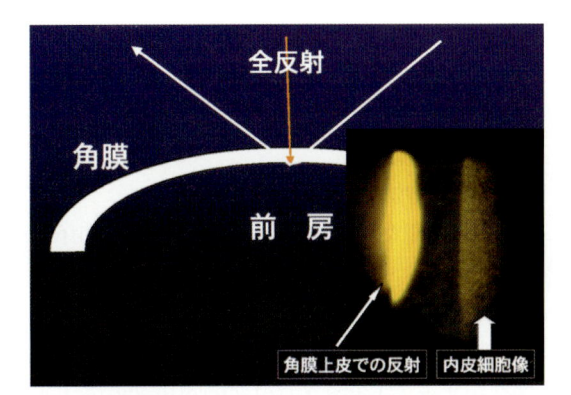

図12　鏡面法

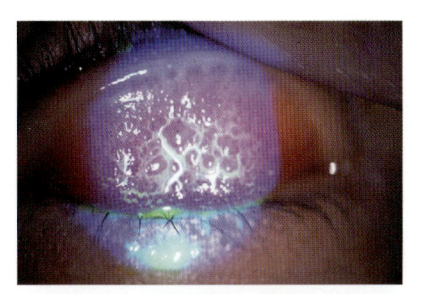

a．眼瞼結膜乳頭所見

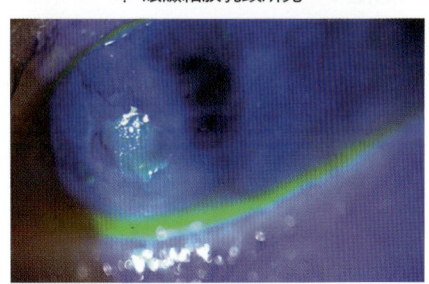

b．角膜穿孔（Seidel現象）
図13　フルオレセイン染色

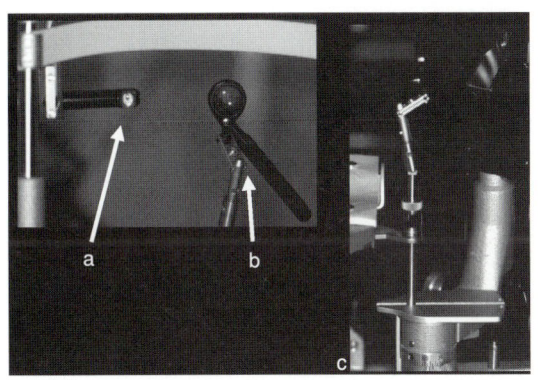

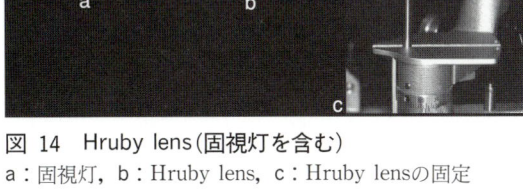

図14　Hruby lens（固視灯を含む）
a：固視灯，b：Hruby lens，c：Hruby lensの固定

円錐角膜での円錐（Fleischer ringにほぼ相当），角膜穿孔（Seidel現象）などの判定，圧平眼圧測定，光学的角膜厚測定にも有用である（図13）．

⑤その他
　a）固視灯
　検査眼の両眼眼前に表示する．屈折状態に応じて固視灯内の表示を変更することができる．眼底検査時に有用である．
　b）Hruby lens
　凹レンズで眼底検査に使用する．検査眼前に置き，バー下端を顕微鏡本体に固定することで顕微鏡の動きにある程度追従させることができる（図14）．現在は＋90Dの前置レンズが使用されることが多い．

C 前眼部撮影法

前眼部写真を撮影するための器具としては，メディカルスチールカメラ，フォトスリットランプ，CCDカメラを用いた映像記録システムおよびその画像を記録，管理する画像ファイリングシステムなどがある．

検査対象・検査目的

外眼部および前眼部疾患における臨床所見の記録および保存．

検査法

a．一眼レフカメラを用いた撮影
1）撮影準備・撮影方法
外眼部を中心に低倍で撮影したい場合に用いる．撮影部位により倍率を考慮し，顔面1/8，両眼1/4，片眼1/2〜等倍を目安とする．

2）器具
一眼レフカメラ，80〜105 mmマクロレンズ，リング型フラッシュの組み合わせで撮影する．また，接写撮影専用ポラロイドカメラ(MACRO 3 SLR 1200, Polaroid)も有用である．

リング型フラッシュ：マクロリングフラッシュ1200(MINOLTA)・マクロスピードライトSB-29s(Nikon)・マクロストロボAF 140 Cセット(PENTAX)など

b．フォトスリットランプ
1）撮影準備
撮影に入る前の準備として，フィルムの装塡，視度調整，撮影条件の設定などがある．

a）フィルム
ISO 400のリバーサルフィルムが標準的である．

b）視度調整
右眼，左眼光学系のどちらにカメラが接続されているかを確認する．カメラが接続されている接眼レンズをのぞき，調節をかけないよう注意して，十字の印が鮮明になるように視度調整する．視度調整の不備は，撮影時ピントと出来上がり写真ピントの間にずれが生じるので注意する．

c）撮影条件
撮影方法(後述)に適した撮影倍率，スリット光のスリット幅，バックグラウンド照明光の明るさを考慮しながらフラッシュ光量を決定する．装置がセミオートの場合には装置のマニュアルを参考に設定する．

2）撮影方法
a）撮影方法の種類
前眼部を観察する方法は，広汎照明法(diffuse illumination)，直接焦点照明法〔direct(focal) illumination〕，間接照明法(indirect illumination)，反帰光線照明法(retroillumination)，強膜散乱(スクレラルスキャッタ)法(sclerotic scatter)，鏡面反射法(specular reflection)などに分類される．撮影方法は，目的とする病変もしくは目的とする観察部位により観察方法を適切に選択する必要がある(表1)．

b）撮影方法の基本手技
i）広汎照明法

広汎照明法は，スリットランプの光束を最大にして，広範囲を照明し，低倍で観察することにより，病変の概要を把握する方法である．また，フルオレセイン蛍光色素やローズベンガル，リサミングリーンBなどの色素を用いた生体染色検査もこの方法で撮影する．

スリットランプに拡散フィルタが付属している装置では，スリット光を最大に広げ，光源の前に拡散フィルタを入れて撮影する．フルオレセイン染色時の撮影はコバルトフィルタを使用し，光量不足を避けるために拡散フィルタは使用せず，蛍光が識別できるようバックグラウンド照明を暗くする．また，ブルーフリーフィルタが付属している機種では，フルオレセイン染色が詳細に記録できる利点がある．

表 1 細隙灯顕微鏡による角膜病変の観察方法

撮影方法	照明方法	適応となる代表的な角膜所見		
		上皮	実質	内皮
散乱光照明法	Diffuserを使用した照明法	樹枝状角膜炎 Trantas-dots spot	角膜潰瘍 水疱性角膜症 角膜白斑 Fleischer ring（ブルーフィルタ）	角膜内皮炎 Kayser-Fleischer ring
直接照明法	狭いスリット幅による斜照射	水疱性角膜症（上皮水疱）	角膜潰瘍・角膜浮腫・角膜浸潤 円錐角膜・水疱性角膜症 円板状角膜炎	Kayser-Fleischer ring
	広いスリット幅による斜照射	点状表層角膜炎・角膜上皮びらん 樹枝状角膜炎・偽樹枝状角膜炎 再発性角膜上皮びらん 帯状角膜変性症 タイゲソン点状表層角膜症 Hudson-Stähli line・Salzmann結節 Bowman膜破裂	角膜潰瘍 Reis-Bücklerジストロフィ Avellinoジストロフィ 格子状ジストロフィ 顆粒状ジストロフィ 斑状ジストロフィ Keratoconus line・Fleischer ring Radial keratoneuritis	角膜後面沈着物 デスメ膜破裂 Kayser-Fleischer ring 後部多形性ジストロフィ
間接照明法	スリット光の間接光により観察部位を照明	角膜異物 角膜フリクテン	角膜潰瘍・角膜膿瘍	
反帰光線照明法	虹彩または眼底からの反射光による観察部位の照明	再発性角膜上皮びらん 上皮基底膜ジストロフィ・上皮内シスト 角膜血管侵入（結膜侵入）・パンヌス	格子状ジストロフィ	後部多形性ジストロフィ 角膜内皮炎 posterior corneal vesicle デスメ膜破裂 Kayser-Fleischer ring Haab striae
強膜散乱法	幅広スリット光で輪部を照明してスクレラルスキャッタを得る	アミオダロン角膜症 Fabry病	円板状角膜炎・壊死性角膜炎 Radial keratoneuritis	なし
鏡面反射法	光軸と視軸とを60°に固定して角膜内皮面からの鏡面反射を得る	なし	なし	内皮細胞 滴状角膜（cornea guttata）

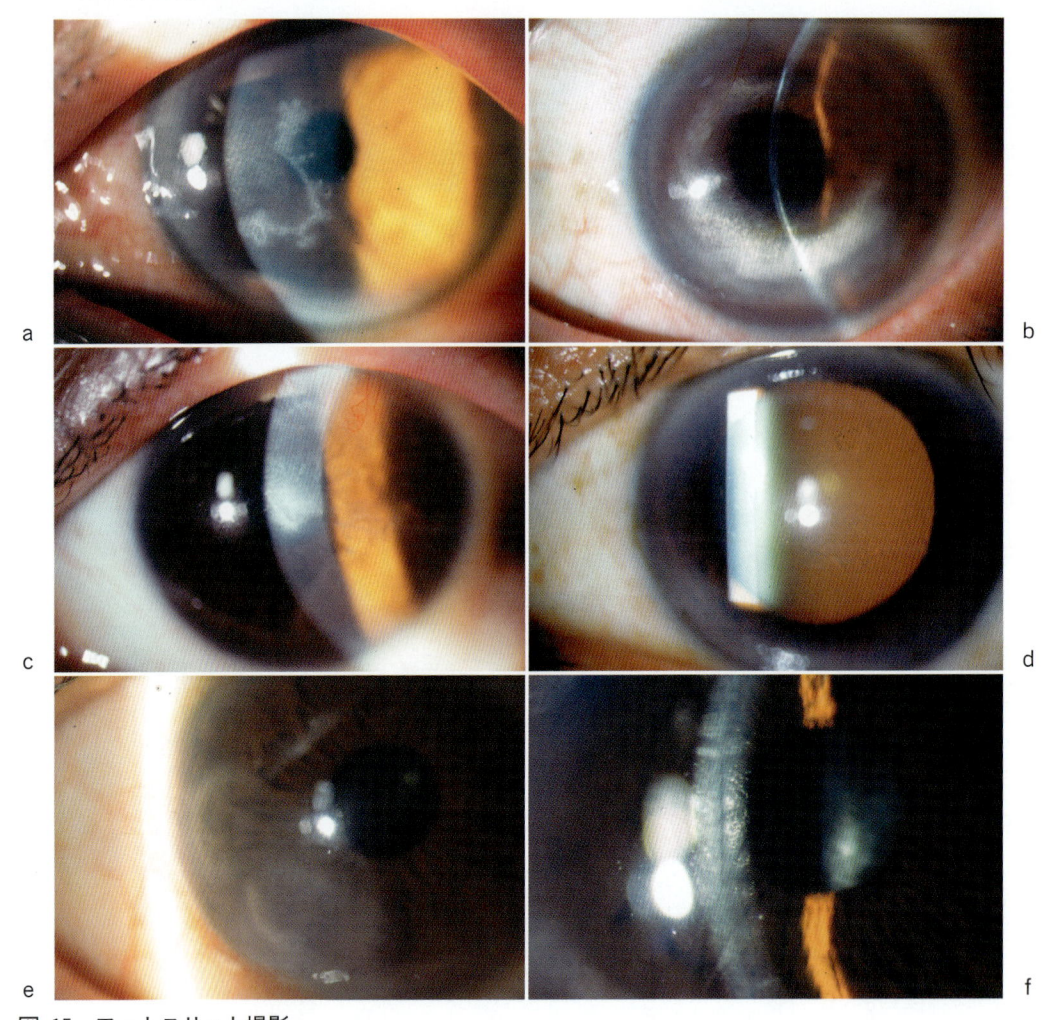

図15 フォトスリット撮影
a：広幅スリット光による直接焦点照明法．樹枝状角膜炎：角膜上皮に樹枝状の病巣がみられる
b：細幅スリット光による直接焦点照明法．角膜実質炎後角膜白斑：実質表層に混濁がある
c：虹彩反帰光線法．壊死性角膜炎：角膜への血管侵入と角膜実質混濁がみられる
d：徹照法．posterior corneal vesicle：角膜内皮側にデスメ膜破裂様の線状混濁がみられる
e：強膜散乱法．帯状疱疹角膜炎：円板状の実質混濁がみられる
f：鏡面反射法．Fuchs 角膜内皮ジストロフィ：滴状角膜 cornea guttata がみられる

ii）直接焦点照明法

直接焦点照明法は，スリットランプの光束を細くして斜方向から照射し，照射している部位にピントを合わせて観察する方法である．

撮影時には，スリット光の幅と照射する角度が重要である．角膜表面や浅層の病変またはデスメ膜付近の病変では，太めのスリット幅で，照明角度は大きく(50～60°)開く．角膜表面の所見を強調したい場合には，バックグラウンドを暗めに設定する(図15-a)．角膜実質病変では，スリット光を細くして，照射角度は中等度(30～45°程度)にすることで角膜の光学切片(optical section)が撮影できる(図15-b)．

iii）間接照明法

間接照明法は，観察したい部位に隣接した場所にスリット光を当てて観察する方法である．

ハレーションの強い強膜や高度の角膜混濁例に対して，病変部に隣接した部位にスリット光を当て，観察部位からのハレーションが消失していることを確認して撮影する．

iv) 反帰光線照明法

反帰光線照明法は，スリット光を病変からずらして虹彩に当て，虹彩からの反射光により角膜の病変部位を撮影する方法(虹彩反帰光線法)(図15-c)と散瞳して眼底から帰ってくる光を利用して観察する方法(徹照法)(図15-d)がある．写真撮影時には，光量不足になりやすい点や焦点を病変に正確に合わせることに注意する．

v) 強膜散乱法

強膜散乱法は，光束を角膜輪部に当てた際に，光が角膜内で反射して角膜全体がびまん性に照射されることを利用した観察方法で，角膜実質に存在する淡い混濁および混濁の範囲を撮影する場合に有用である(図15-e)．

写真撮影時には，角膜輪部付近を比較的太めで短めのスリット光で照射しスクレラルスキャッタを得る．Goldmann型細隙灯顕微鏡では，光源の軸調節ネジを緩めて光源を左右に振り，十分に角膜輪部が照射され，スクレラルスキャッタが観察されるように光軸を調整してから撮影する．

vi) 鏡面反射法

細隙灯顕微鏡においては光源系と観察系の角度が60°以上で角膜の鏡面反射像が観察される(図15-f)．

鏡面反射は，両眼視することができないため，カメラが接続されているほうの観察眼で鏡面反射が観察されていることを確認する．光源系と観察系の角度を60°に固定し，上皮面からの鏡面反射が得られたら，ピントを内皮面まで押し込み，内皮面からの鏡面反射を撮影する．周囲の反射が強い場合には，スリット光の縦幅を短くする．撮影倍率は高倍にする．

3) 機種

- フォトスリットランプ　TOPCON SL-D 7
- フォトスリットランプ　コーワ SC-1200
- フォトスリットランプ　HAAG-STREIT 900 P-BQ

c. 映像記録システム・画像ファイリングシステム

1) 撮影準備

CCDカメラの露出調整は，カメラアダプタの光学絞りとCCDカメラのゲイン値で行う．一般的には，CCDカメラのゲイン値は固定し，アダプタの光学絞りと細隙灯顕微鏡の照明の明るさにより個々の画像に適した条件を設定するのが簡便である．

2) 撮影方法

撮影はフォトスリットランプと同様の手技で行う．ビデオカメラによる撮影システムでは画面の映像がそのまま保存されるため，画面を見ながら上記設定を行う．

3) 器具

映像記録システム用細隙灯顕微鏡

- Goldmannオリジナルスリットランプ 900 BQ(ハーグ・ストレイト)
- スリットランプ RO 5000(ローデンストック)
- スリットランプ SL 130(カールツァイス)
- スリットランプ SL-D 7(トプコン)など

画像ファイリングシステム

- IMAGEnet(トプコン)
- NAVIS(ニデック)
- VK-2(コーワ)
- Medinet(サンコンタクトレンズ)など

文献

1) 澤　充：第5章 検査法 I．細隙灯顕微鏡検査．増田寛次郎，他(編)：コンパクト眼科学 11．角膜・結膜疾患，pp 53-60，金原出版，1996
2) 畑崎泰定：1．フォトスリット撮影．金上貞夫，丸尾敏夫(編)：眼科診療プラクティス 46．眼科写真撮影法．pp 40-49，文光堂，1999
3) 庄司　純：前眼部写真撮影．眼科　44：1881-1888, 2002

D 角膜厚測定

検査対象

① 角膜内皮細胞機能の評価(円板状角膜炎，角膜移植後，内眼手術，ぶどう膜炎)，② 角膜の切

開，切除手術（レーザー屈折矯正手術，角膜切開屈折矯正手術）．

検査目的

（1）角膜内皮細胞機能の評価：角膜内皮細胞はバリア機能とポンプ機能により角膜厚を一定に保ち角膜の透明性を維持している．角膜内皮が障害されると角膜実質内の含水量の変化が起こり，実質の膨潤は角膜厚の増加をきたす．したがって，角膜厚を測定することにより角膜内皮細胞機能を評価することができる．

（2）角膜屈折矯正手術における手術適応と角膜切開創の深度，残存角膜ベット量の決定．

検査法

測定方法としては，①光学的測定法，②超音波測定法に大別される．光学的測定法はスプリットイメージ法，上皮・内皮面測定法および光学切片法による測定法に分けることができる．

a．測定原理
　1）光学的測定法
　　a）スプリットイメージ法

角膜全層の光学的切片を2分割しプリズムでずらし，内皮面と上皮面を合わせるのに要するプリズムの回転角度と屈折率から計測する．ヒトの良好な副尺視力能力を利用した測定法である．

　　b）上皮・内皮面測定法

この測定法には，スペキュラーマイクロスコープによる測定と line sensor を応用した自動計測装置による測定がある．後者は上皮面と内皮面からの微小な反射が一致する状態を検出し，入射光との角度から角膜厚を測定するもので，角膜厚の自動測定を目的に開発された．本測定法とMishima-Hedbys法との間に良好な測定結果の一致が得られている．

　　c）光学切片法（slit scan 法）

レーザー光による角膜光学切片から角膜前面および後面の画像再構築を行い，角膜厚を解析する方法である．本測定法は，Mishima-Hedbys法の測定よりも過大評価となる傾向がある．

　2）超音波測定法

入射した音波が密度の異なる境界面である上皮と内皮面で生じる反射音波の時間差を検出し，角膜内音速から角膜厚を算定する．Mishima-Hedbys法の測定に比べ，正常より厚い角膜においては角膜厚は厚い傾向となる．

b．測定の実際
　1）Mishima-Hedbys 法

（1）Goldmann細隙灯顕微鏡900（または同等品）の懸架式アプラネーション固定軸に装置を固定する．

（2）右眼接眼レンズを測定用レンズに変更する．

（3）観察倍率は×1.6を選択する．

（4）細隙灯顕微鏡の光源系軸を角膜法線に合わせ，それに対し観察系軸35°（検者の右側）に設定する．

（5）スリット光はできる限り細くし，観察レンズ内で図16のように機械を回転して合わせ，その数値を読む．

本法は測定部位を検者が確認し得，角膜中央の同定性を容易にしており，測定再現性に優れている．しかし，座位測定のみで使用可能で，かつ明室での測定は避ける必要がある点などの制限がある．臨床的有用性の1つには非接触測定法であるため，感染，眼球圧迫の問題がなく，角膜移植術後眼などに応用しやすいことが挙げられる．場合によってはフルオレセインを点眼した状態で測定すると上皮と内皮面の合致が容易になる．

　2）光学切片法（slit scan 法）

角膜前面，後面形状の測定とともに角膜厚を測定する．

（1）暗室で行う．New Exam ボタンをクリックし，データ入力し，Acquire ボタンをクリックすると測定モードとなる．

（2）細隙灯顕微鏡と同様に顎台と額当てに固定し，自然に開瞼し，赤く点滅する固視灯を固視させる．

（3）モニタを見ながらジョイスティックで前後左右，サムホイールで上下を調整する．

(4) アライメントとフォーカシングを行う．アライメントは，測定画面の中央にある小さな赤い円の中央に固視灯点滅反射像が入るように調整し，フォーカシングは上下のハーフスリットが固視灯点滅反射像上で縦方向に一致するように調整する．

(5) 患者に1〜2回の瞬目後，大きく開瞼するように指示，測定ボタンを押す(眼球運動の大きい患者や開瞼が不十分な患者等はマニュアル編集を行う)．

(6) 測定・解析後 Quad Map というモードで表示されるが，4種類のマップのうち，右下がPachymetry Map であり，角膜厚分布を表示している(図17)．

画面上でカーソルを移動させることで，任意の角膜部位で角膜厚が測定できる．

3) 超音波測定法

(1) 超音波速度の設定を行う(固定式のものもある)．

(2) 測定用プローブの消毒と被検眼の表面麻酔を行う．

(3) 角膜に垂直にプローブを接触させ測定を行う．5回以上の測定を行い，その平均をとる．

長所として，混濁した角膜でも測定が可能で，被検者の体位によらず測定できる点である．短所

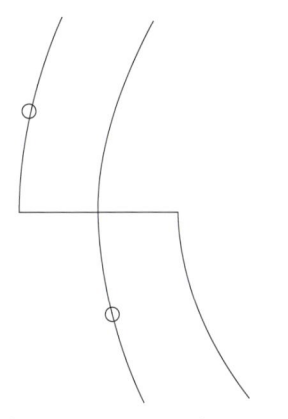

図16 スプリットイメージ法(Mishima-Hedbys法)による角膜厚の測定
○はガイドランプ．上光学的切片の内皮側を下光学的切片の上皮側に一致させる

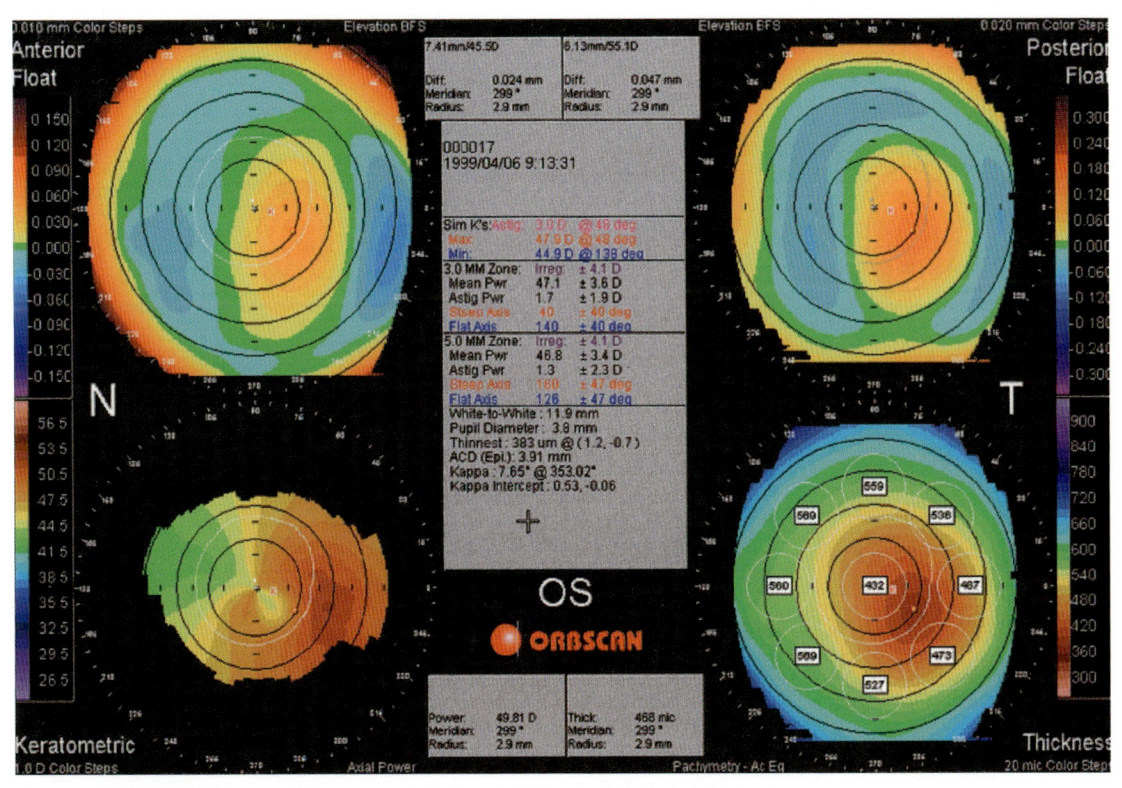

図17 光学切片法(slit scan法；Orbscan®)によるデータの表示
右下に Pachymetry Map が表示される．症例は円錐角膜のもの

表 2　代表的な角膜厚測定機種

	光学的測定法			超音波測定法
原理	スプリットイメージ法	上皮・内皮面測定法 (line sensor 法)	光学切片法(slit scan 法)	
機種	Mishima-Hedbys 法 (トプコン)	SP-2000 P(トプコン)	Orbscan (BAUSCH & LOMB)	DGH-2000(DGH), AL-3000(トーメー), SP-3000(トーメー), SP-100(トーメー)
接触の有無	非接触	非接触	非接触	接触
測定部位	角膜中央	任意の部位	任意の部位	任意の部位
体位	座位	座位	座位	座位・仰臥位
携帯性	細隙灯顕微鏡に固定	専用機,部屋設置	専用機,部屋設置	専用機,移動可
操作性	難	易(自動)	易(自動)	易

は,接触式であること,再現性に問題がある.

測定時に角膜に対して必ずプローブが垂直に当たっていることが重要である.

検査成績の判定

(1) 測定精度は光学,超音波測定法ともに 0.01 mm である.

(2) 正常の角膜厚は中央部が最も薄く,周辺にいくに従い厚さが増す.中心角膜厚において左右差が 0.02 mm 以上の場合は測定誤差または角膜の異常を考える必要がある.

(3) 角膜厚中心厚は光学的測定法による報告ではほぼ 0.51 mm で一致しているが,超音波測定法での報告はこれより厚い測定値の報告が多い.

(4) 両測定法の比較を行うことが望ましいが,光学的測定法で信頼性の高い結果を得るには,ある程度の熟練を要す.

備考

(1) 角膜の乾燥は角膜厚を減少させる.

(2) 角膜厚は角膜中心約 30°の領域は同一であるが,角膜周辺部は厚くなる.逆に正常角膜の中央部での角膜厚は部位差がないので再現性にはある程度の許容度があるが,超音波測定法による周辺部の測定では精度,再現性に注意する必要がある.

(3) いずれの測定法においても正常角膜を対象に測定を行い,一定の測定結果が得られるように練習を行う必要がある.

(4) 超音波測定法の場合は角膜中央の厚みの測定値をもとに,かつ実際の切開深度との比較を十分に行う必要がある.

類似機種(表 2)

文献

1) 稗田　牧,木下　茂:レーザー手術の術前検査と処置.眼科手術　13:499-504, 2000
2) 澤　充:角膜厚測定.眼科診療プラクティス 88.角膜内皮細胞.pp 11-15,文光堂,2002
3) 前田直之,大鹿哲郎,不二門尚:角膜フォトグラファーと波面センサー—解読のポイント.メディカルビュー,2002

E　角膜知覚検査

検査対象・検査目的

主に角膜ヘルペスの補助診断として用いる.角膜ジストロフィ,糖尿病角膜症,神経麻痺性角膜症および Tolosa-Hunt 症候群などの疾患に対し用いられる.

検査法

a．綿糸法

角膜知覚計がない場合に用いる．方法として，生理食塩水などに浸した綿糸の先端を糸状の形状にして，細隙灯顕微鏡で観察しながら角膜中央部に垂直に当てる（図18）．

b．角膜知覚計

Cochet-Bonnet の角膜知覚計が代表的であり，一般的である．本器具は一定の太さと一定な物理的性質を有するナイロン糸を用いて，測定に用いる部分のナイロン糸の長さを調節できるようになっており，原理はナイロン糸のヤング率，長さ，断面積および慣性モーメントから先端部にかかる力を測定している（表3）．測定の記載はナイロン糸の長さを記載する．

方法は，以下の通りである．
(1) ナイロンフィラメントの先端を消毒する．
(2) 検者の片手で角膜知覚計を持ち，反対の手で測定眼を開瞼して角膜中央部にフィラメントが直角に当たるように当て，フィラメントがわずかに屈曲する程度に圧力を加える．
(3) フィラメントの長さを60 mm とし，順次5 mm 目盛りずつフィラメントの長さを減らし，自覚的知覚を得るまで繰り返す．自覚的知覚が得られた目盛りを読み，角膜知覚を定量することができる．

検査成績の判定

a．綿糸法

両眼に行うことで左右差の有無をみる．角膜ヘルペスのように片眼の著しい知覚低下があれば，

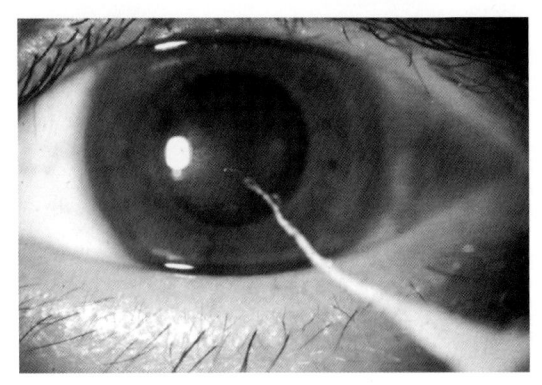

図 18　綿糸法

測定値の定量性はないが補助診断となる．

b．角膜知覚計

測定値が定まっていない．ナイロン糸の長さで，40 mm 以上が正常であるとするものもある．また 50 mm 以上が正常で，50 mm 未満が異常としているものもある．知覚測定は両眼を測定し，比較することが必要と考えられる．

備考

(1) 角膜知覚は角膜中央部が最も鋭敏である．
(2) 加齢，コンタクトレンズ装用者，月経時，妊娠時角膜知覚は低下する．
(3) また角膜移植，白内障，網膜剥離および角膜屈折矯正手術後は角膜中心部を中心に手術創を弧とした扇状の部位が知覚低下するといわれているが，神経再生が徐々に得られるため角膜知覚は回復してくるといわれている．

文献

1) 北野周作，森　茂：知覚検査法．市川　宏，真鍋禮三，松田英彦，他：新臨床眼科全書，1A 診断学総論1, pp 102-103, 金原出版, 1990

表3　直径 0.12 mm のナイロン糸を用いた場合の知覚計換算表

ナイロン糸の長さ(mm)	60	55	50	45	40	35	30	25	20	15	10	5
P_E	11	12	13	16	21	27	36	52	75	100	145	200
g/mm²における圧力の平均値	0.96	1.08	1.16	1.40	1.84	2.40	3.20	4.60	6.64	8.84	12.84	17.68

P_E＝mg/S での圧力の平均＝曲げの力(mg)
(Cochet & Bonnet Aesthesiometer の説明書より)

2) 下村嘉一：角膜知覚測定．真鍋禮三(監)：眼科検査法．pp 42-43，南江堂，1993
3) 宮崎 大：角膜知覚検査．真鍋禮三，木下 茂，大橋裕一(監)：角膜クリニック．pp 195-197，医学書院，2003

F スペキュラーマイクロスコープ

スペキュラーマイクロスコープは，鏡面観察法の原理を応用した角膜内皮細胞の観察を目的とする光学器械であり，あわせて角膜上皮，水晶体および眼内レンズ表面，涙液油層などの観察が可能である．スペキュラーマイクロスコープの機種としては，接触型と非接触型の2種類のタイプが市販されている．日常的に行われることの多い角膜内皮と角膜上皮の観察について以下に述べる．

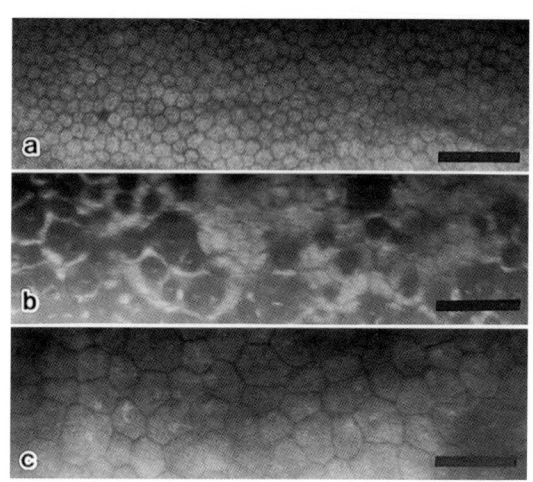

図19 スペキュラーマイクロスコープによる角膜内皮細胞所見
a．正常角膜内皮細胞：27歳，細胞密度3,127/mm²，CV値0.28，六角形細胞出現頻度69.5％．
b．後部多形成角膜内皮変性症の角膜内皮細胞：58歳女性．細胞密度848/mm²，CV値0.44，六角形細胞出現頻度31.8％．dark area，内皮細胞の拡大，六角形細胞出現頻度の低下を認める
c．角膜移植術後の角膜内皮細胞：原疾患は水疱性角膜症．71歳．術後6年，細胞密度598/mm²，CV値0.26，六角形細胞出現頻度48.0％
いずれも，barは100μm

1．角膜内皮

検査対象・検査目的

(1) 角膜内皮細胞の形態的変化を観察し診断に用いる(図19-b)．
対象疾患：後部多形性角膜ジストロフィ，Fuchs角膜内皮ジストロフィなど．
(2) 内皮細胞の解析を行い内皮細胞の形態変化を定量化する(図19-c)．
対象疾患：白内障術前，角膜移植術の提供角膜の評価，角膜移植術後のフォローアップなど．

検査法

a．接触型スペキュラーマイクロスコープ

被検眼に点眼麻酔を行い，角膜表面にコーンレンズを接触させて観察を行う．広範囲の観察を要するときは，観察したい部位に応じて被検者に指示を与え，被検眼を上下左右に動かして行う．角膜移植術の提供角膜や，角膜移植時術後など内皮細胞の観察が比較的難しいものに適している．提供眼の角膜内皮細胞を検査する場合は，提供眼を全眼球の状態で，内皮観察用ホールアイチェンバー（ホーヤ社）内に入れ，眼圧を20 mmHg程度に圧迫したうえで検査を行う．圧迫の程度が強すぎると角膜上皮の浮腫が強くなり，逆に内皮細胞の観察が難しくなるので注意が必要である．

b．非接触型スペキュラーマイクロスコープ

細隙灯顕微鏡と同様にして行う．観察範囲は限られているが，最近の機種では，中心部分だけでなくある程度の範囲は観察可能となっている．操作は，アライメント機能などにより簡便となっており，内皮細胞の観察に特別な技術を必要とせず，被検者への侵襲がない．また，モニター上で観察ができ，精度には限界があるが内皮細胞の解析がその場で，短時間でできるので白内障手術の術前検査などのスクリーニング検査に適している．

c. 強角膜片用スペキュラーマイクロスコープ

移植用提供角膜専用の検査装置．強角膜片作成後，観察用チェンバー(Viewing chamber，ボシュロム社)を用いて，内皮側からの観察を行う．

検査成績の判定

角膜内皮細胞のパラメータを用いて行う．統計学的評価には，少なくとも100～150個以上の細胞を解析することが必要である．内皮細胞の画像を頂点入力あるいはセンター入力などの方法によりコンピュータに取り込み，以下のパラメータについて解析を行う．非接触型スペキュラーマイクロスコープには，自動解析装置が内蔵されているのでより速く解析が可能である．

a. 細胞密度(cells/mm^2)

加齢により減少するが，2,500～4,000/mm^{2}が正常範囲内．2,000/mm^{2}以下は異常．角膜浮腫発現の最低限度は500～800/mm^{2}といわれている．

b. 細胞面積および変動係数(coefficient of variation in cell size；CV値)

標準偏差の平均細胞面積に対する比率で，細胞の大小不同の程度を示す．正常で0.20～0.30．0.35以上は異常．

c. 六角形細胞出現頻度(%)

解析した細胞中の六角形細胞の出現頻度で，形態的異常を示す．正常で60～70%．60%以下は異常．

備考

接触型スペキュラーマイクロスコープを用いる場合，鮮明な画像を得るための注意点は，コーンレンズを角膜に対して，常に直角に当てることである．そのため，角膜周辺部—例えば上部の撮影のときには下方を見させるなどして被検眼に対してコーンレンズが直角に当たるようにする．また，観察に慣れるまで，または観察しにくい角膜(角膜移植術への提供眼，軽度の浮腫がある，浅前房など)の場合はスリット幅を狭くするとよい．または，まずDescemet膜皺襞に焦点を合わせ，その上下に観察部位を移動させ，内皮が観察できる部位を探すのも一法である．

類似機種

(1) 接触型：コーナンスペキュラーマイクロスコープ5500

(2) 非接触型：ノンコンロボCA-II(sp-8800)，ノンコンロボP(sp-9000)，フルオートマチックセルアナリシスシステムCA-3308，トプコンSP-2000 P1

(3) 自動解析用ソフト：IMAGEnet 2000 (トプコン)

文献

1) 横井則彦，他：スペキュラーマイクロスコープ．角膜クリニック，第2版．pp 171-176, 医学書院，2003
2) 澤 充：角膜スペキュラー検査．新図説臨床眼科講座3巻，pp 18-19，メジカルビュー社，2000
3) 大黒伸行：スペキュラーマイクロスコピー．臨眼 54：78-79, 2000

2. 角膜上皮

検査対象・検査目的

角膜上皮のスペキュラーマイクロスコピーでは，内皮細胞のような定量的な解析は一般的には行われない．角膜上皮びらんなどで脱落しかかった上皮細胞の観察(図20-a)や，樹枝状潰瘍の潰瘍底の細胞やその周囲の変性細胞などを間接法的に観察することが可能である(図20-b)．また，軽度の浮腫がある角膜では基底細胞が観察されるといわれている．

対象疾患：角膜上皮びらん，円錐角膜，角膜上皮変性症など．その他，角膜移植術後，糖尿病，コンタクトレンズ装用者などでも異常像がみられる．

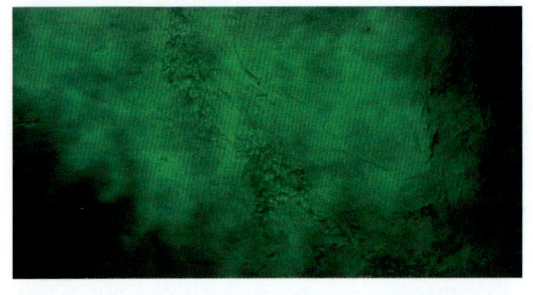

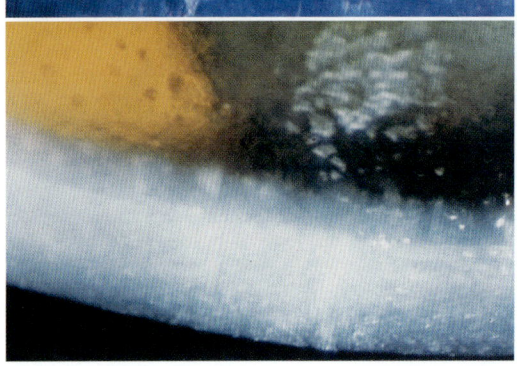

図 20　角膜上皮細胞像
a．角膜上皮びらん：大型で反射の強い細胞がみられる．また，ローズベンガル液に染色された細胞もみられる
b．dendritic ulcer とその周囲の細胞：潰瘍底には，円形で反射の強い細胞が多数みられる．その周囲には紡錘型の細胞がみられる

検査法

接触型スペキュラーマイクロスコープでは，ス

コピゾールなどの粘弾性物質をコーンレンズの表面につけることによって，角膜上皮細胞の観察は可能であるが，SMレンズ（甲南メディカル社製）という特殊なレンズを用いることによってより鮮明な像を得ることができる．点眼麻酔後SMレンズを装着させ，コーンレンズをSMレンズのベースレンズに接するようにして撮影する．

検査成績の判定

　正常角膜上皮細胞は，角膜表面にムチン層があるとモノトーンに観察されるのみであるが，ムチン層を取り除くと多角形（主として六角形）細胞として観察される．それらの細胞には，反射としてやや暗い細胞と明るい細胞とがあるが（これを走査電子顕微鏡で観察した場合，ムチン層の保持のよい細胞は明るい細胞として観察され，ムチン層の保持の悪い細胞は暗い細胞として観察され，スペキュラーマイクロスコープで角膜上皮を観察した場合と逆の関係になる），これは剥離の程度による差で，いわゆる bright cell は表層の剥離しかかった細胞といわれている．また，障害を受け剥離しかけている上皮細胞はその程度に応じ反射が強くなり，形は不規則となる．
　異常像とその原因は以下の通りである．
　（1）細胞の巨大化：ソフトコンタクトレンズ装用者，糖尿病．
　（2）紡錘型細胞の出現：角膜移植術後，円錐角膜，角膜上皮びらんの修復直後．
　（3）microcyst：Meesmann角膜上皮変性症．
　細胞の配列の異常や核を認める細胞の出現などは，特定の疾患ではなく，さまざまな病態で観察される．

備考

　SMレンズを用いて上皮を観察，撮影する場合には，SMレンズとコーンレンズを十分に洗浄する．レンズに汚れが残っていると上皮の観察が困難になり鮮明な画像が得られない．また，場合により，洗眼，SMレンズの再装着なども必要である．

G　レーザーフレアメータ

検査対象

前部ぶどう膜炎(内因性,術後炎症).

検査目的

前眼部炎症(前部ぶどう膜炎)では血液房水関門の破綻による血液成分の房水内漏出が生じる.血球成分はセル(微塵)として,血漿成分はフレア(光梁)として細隙灯顕微鏡検査で観察することができ,その増加は炎症の強さに比例する.レーザーフレアメータはフレアの程度を定量的に測定し,炎症度を評価する目的の装置である.

装置

装置はレーザーフレアセルメータ(FCM-1000)のフレア測定機能を通常の細隙灯顕微鏡に組み込んだものである.したがって,通常の細隙灯顕微鏡として使用することも可能である(ただし,アプラネーション眼圧計の装着はできない).

測定用光源としては半導体レーザー(波長650 nm)を使用し,フレア測定用ウインドサイズは0.3×0.5 mmである.レーザービームは測定用ウインドを挟んで0.5 mm垂直にスキャンされる.前房内での散乱光量を光電子増倍管で測定し,レーザーがウインド外をスキャン中の散乱光(BG 1,BG 2)とウインド内をスキャン中の散乱光(SIG)とからフレア強度〔FLARE＝SIG－((BG 1＋BG 2)/2)〕を解析する.測定時間は約0.5秒である.

類似機種

接触型:コーナンスペキュラーマイクロスコープ5500

文献

1) 山田昌和,他:あたらしい眼科　9(10):1643-1649, 1992
2) 細谷比左志,他:スペキュラーマイクロスコピー.眼科検査法,pp 34-37,南江堂,1993
3) 濱野　孝,他:スペキュラーマイクロスコープ像と走査電子顕微鏡像との比較による角膜上皮の観察.日本眼科紀要　33:1894-1900,1982
4) 葛西　浩,他:角膜上皮のSpecular Microscopy. 日本眼科紀要　31:1704-1710,1980

表4　初期画面での表示内容

SLIT LAMP MODE
F.1　FLARE METER MODE
F.2　CALIBRATION MODE
F.3　SYSTEM MODE
F.4　CALENDER SETTING

検査法

電源投入時の初期画面には,**表4**のような表示が現れる.

(1) フレア測定モードの選択・設定:F.1 (FLARE METER MODE)を選択.光源系と観察(測定)系を規定の角度(角膜法線に対し30°,60°)に設定.NOW SCANNING LASERの表示となる.

(2) 測定部位の選択,設定:ジョイスティックを操作して測定部位(左接眼系内の緑四角のガイド)を前房内中央,視軸よりもわずか下方に合わせる(図21).アライメント機能設定時はバックグランド(BG)値が20%以下になると観察系内のウインドモニタの点滅が持続点灯になり良好な測定部位設定になっていることを示す.

(3) 測定:ジョイスティック内の測定ボタンを押し,測定を行う.モニタ画面で測定波形,BG 1,2値,SIG,括弧内はSIGに対するBG 1,2の平均値の%値,FLAREの各数値をチェックし測定値を採用するか否かを決定する.S/Nはノイズ混入の状態を示す.これが点滅している場合は測

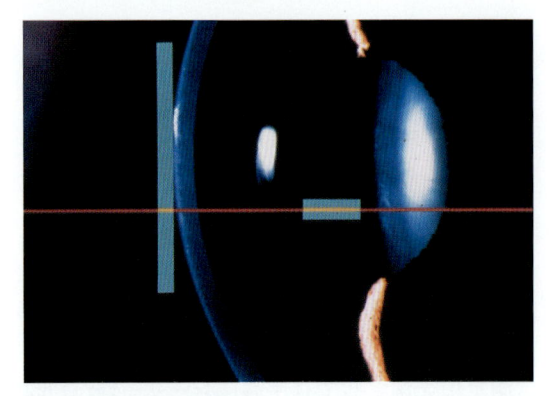

図 21 測定部位の設定
左接眼系に組み込まれたガイド表示を図のように前房内中央，わずか下方に設定すると測定に適した部位を選択することができる

定環境が不良であることを示す．
　測定結果が不適切な場合は再度ジョイスティックの測定ボタンを押すと［NOW SCANNING LASER］の表示となり，(2)からの操作を繰り返す．
　(4) 測定結果の画面表示をコピーする場合はCOPYキーを選択する．
　(5) 測定結果の保存：測定結果を採用，保存する場合はストアボタンを押す．STORE欄に保存データ回数が表示される．
　(6) 測定の追加：測定の追加は上記操作を繰り返す．
　(7) 測定の終了：測定が終了した段階でENDキーを選択．画面表示［FINISH? YES NO］．測定を終了する場合はYES，再度測定を追加する場合はNOを選択する．
　(8) 測定結果の表示：(7)でYESを選択すると測定結果の一覧が表示される．画面下方に［DEL COPY NEXT］が表示される．不適切と考えられる測定値はDELキーを選択し，カーソルを移動させて削除する（画面では測定値の上に線が引かれる．コピーではアステリスクが表示される）．
　(9) 次の測定：NEXTを選択し，YESを選択すると今までの測定値は消去され，新しい測定に入る．NOを選択すると再度，測定を追加することができる．

備考（測定での注意）

a. 測定環境のチェックと較正
　直接光が当たらない，通常の暗室であれば測定は可能である．測定環境ならびに測定装置の較正は初期画面でF.2［CALIBRATION MODE］を選択し，実施する．

b. 測定法の設定
　測定時の設定としては，F.3［SYSTEM MODE］で，①バックグランドノイズが一定であることをモニタする機構（アライメント），②一定時間使用しない場合，待機状態にするSTAND-BY，③レーザービームの位置調整を行うLASER POSITIONが設定されている．
　アライメントモニタは均一なバックグランドの状態となる測定部位の選択に有用である．

類似機種

レーザーフレアセルメーター（FCM 2000）

文献

1) Sawa M, Tsurimaki Y, Tsuru T, Shimizu H : New quantitative method to determine protein concentration and cell number in aqueous *in vivo*. Jpn J Ophthalmol 32：132-142, 1988
2) Ohshika T, Kato S, Sawa M, Masuda K : Aqueous flare intensity and age. Jpn J Ophthamol 33：237-242, 1989
3) 澤　充：レーザーフレアセルメーターの臨床．あたらしい眼科 7：643-650, 1990
4) Sawa M : Clinical application of laser flare-cell meter. Jpn J Ophthalmol 34：346-363, 1990
5) 澤　充：レーザーフレアセルメーターとフォトスリットランプ．日本の眼科 63：1005-1014, 1992
6) 清水昊幸，釣巻　穣，澤　充，中西徳昌，臼井正彦，小山内卓哉，佐藤和子，岩本衣里子，玉井　信，中川陽一，安井朝輝：レーザーフレアメーター（FM-500）の臨床評価—レーザーフレアセルメーター（FC-1000）との比較試験成績．眼科臨床医報 87(3)：63-67, 1993
7) 澤　充，嘉村由美，増田寛次郎，藤野雄次郎，Merino G, 清水昊幸，川島秀俊：フレアセルメーターマークII（FC-2000）の臨床評価．眼科臨床医報 91：1194-1198, 1997

H 前房深度計測

検査対象・検査目的

緑内障，ぶどう膜炎，白内障，角膜疾患，内眼手術後などで，前房深度の測定が診断・治療方針の決定の決定やその効果に必要となる症例．

他覚的に前房深度を測定することにより，ぶどう膜炎での毛様体炎の程度，緑内障の病型決定，前房や隅角の先天異常の診断，外傷や内眼手術後の過剰濾過などの合併症の有無とそれに対する治療効果の判定などを行う．

検査法

a．光学的前房深度測定法

1）Haag-Streit パキメータを用いて前眼部深度を測定する方法

この原理は角膜厚測定と同じである．ハーグ・ストレイト社から販売されている Goldmann 900 型スリットランプに取り付けられる装置として販売されている．

2）Scheimpflug スリット撮影像を用いる方法

平面的に深度のある対象を撮影する際に，カメラの撮影面を被写体の深度に合わせて傾けると，撮像面上で被写体の前面にピントを合わせることができる〔Scheimpflug (1906) の撮影法〕．ニデック社製の前眼部解析装置 (EAS-1000) は，この撮影法を用いて角膜から水晶体後嚢までのスリット像を，CCD を用いて撮影し，画像を解析用コンピュータに転送する．

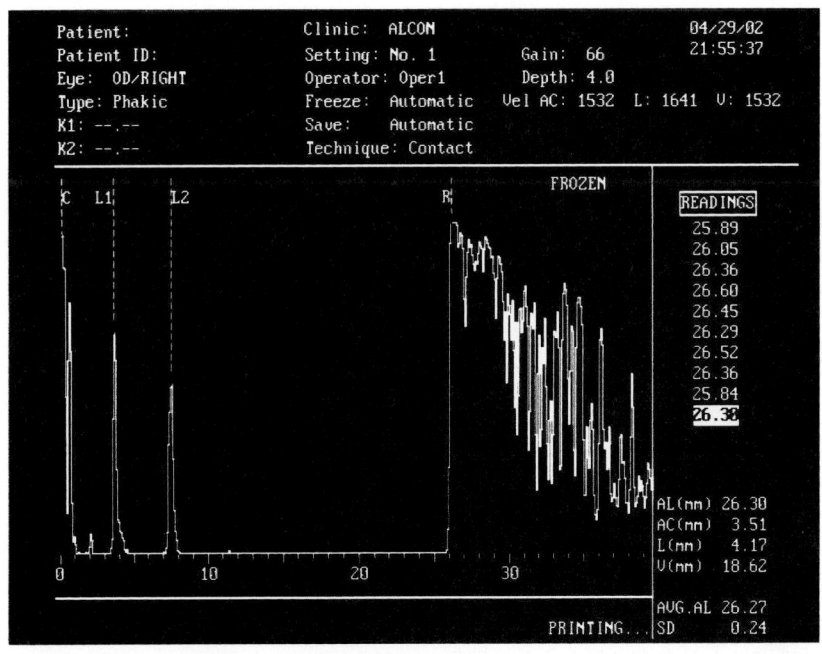

図 22 A モード超音波による前房深度測定
右下に眼軸長，前房深度，水晶体厚，硝子体長が表示されている．
機種はアルコン社製 Ultra Scan 2000

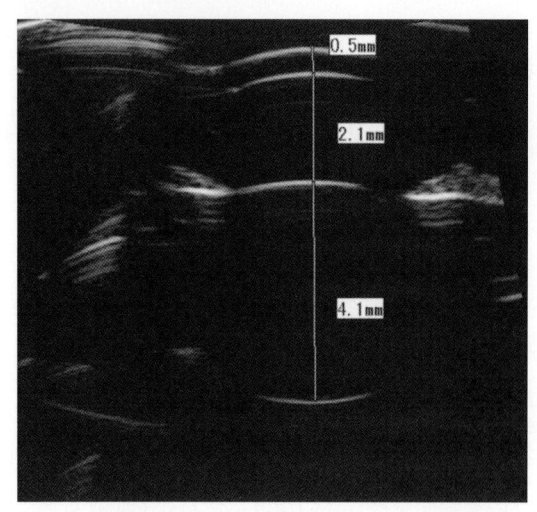

図 23 UBM(ハンフリー社製 Model 840)を用いた前房深度測定

優れた解像度を有しており，角膜内皮面と水晶体前面を測定することができる

b．超音波前房深度測定

1）Aモード法を用いる方法(図22)

角膜と水晶体前囊に対するエコーから前房深度を測定する．機種によって測定精度は異なるが，自動的に眼軸長，前房深度，水晶体厚などが測定できるものが多い．

2）Bモード法を用いる方法

生体の断層像が表示されるが，この画像上で角膜後面と水晶体前面との距離を測定する方法である．

3）超音波生体顕微鏡(ultrasound biomicroscope；UBM：ハンフリー社製 Model 840)を用いる方法(図23)

UBMはBモードと比較して，高周波数を用いることにより解像度が向上しており，Pavlin (1990)による定量的評価法が提唱された．UBMによる測定のパラメータはいくつかある(前房深度：ACD，隅角の角度：TIA，強膜岬より250 μm の前方での隅角の開き距離：AOD 250，強膜岬より500 μm の前方での隅角の開き距離：AOD 500，虹彩根部より2mmの部位における虹彩厚：ID 2，強膜岬における強膜厚：SD)．前房深度は画像上で角膜の内皮面と水晶体前面との距離から前房深度を測定する．

検査成績の判定

UBMにおける正常人の前房深度は $3.128\pm372\,\mu\text{m}^{3)}$ (平均±標準偏差)としている．

備考

(1) UBM以外の前房深度測定法は上記のように存在するものの，測定および解析法の煩雑さや画像分解能の限界のため一般に普及していないのが現状である．

(2) 超音波を用いた前房深度測定において，プローブの操作は手動であるため，測定結果の再現性に問題が起こりやすい．現状では，プローブの操作は眼軸に一致するように測定し，測定は複数回施行することで，測定精度をあげる．UBMは，定量的測定法の再現性の点で今後改良されることが期待されており，コンピュータ処理による三次元的情報を加えることで画像上測定点の設定なども考案されている．

文献

1) 古嶋正俊，今泉雅資，中塚和夫：超音波生体顕微鏡による再現性ある前房深度測定．臨眼 53(9)：1695-1699, 1999
2) 栗本康夫，朴真紗美，桐生純一，他：Ultrasound Biomicroscopyによる前房隅角の定量的測定値の信頼性．あたらしい眼科 13(3)：445-449, 1996
3) Pavlin CJ, Harasiewicz K, Foster FS：Ultrasound biomicroscopy of anterior segment structures in normal and glaucomatous eyes. Am J Ophthalmol 113：381-389, 1992

I 免疫・アレルギー検査

1. Ⅰ型アレルギー検査

検査対象はアレルギー性結膜炎，春季カタル，アトピー性角結膜炎である．

a. 涙液，結膜擦過物中の好酸球検出
1）検査目的
結膜局所におけるⅠ型アレルギー反応の有無を検索．
2）検査方法
(1) 点眼麻酔後，上眼瞼を翻転し硝子棒で瞼結膜をマッサージする．
(2) 涙液，結膜擦過物をスパーテルで採取し，スライドグラスに塗布する．
(3) 乾燥後，アルコールで固定．ギムザ染色あるいはハンセル染色し，鏡検で好酸球の有無を検索する．
3）検査成績の判定
好酸球は，正常結膜および涙液中には存在しない細胞であり，好酸球が1つでも認められた場合には，陽性（アレルギー反応）と判定する（図24）．
4）備考
・検体を採取する際に，出血させると血液中の好酸球が混入する可能性があり，判定が困難になるため注意する．
・簡易染色キット
酸性ギムザ染色：ディフ・クイック®（国際試薬）
ハンセル染色：エオジノステイン®（鳥居薬品）

b. 血清中総 IgE 値および特異的 IgE 抗体測定
1）検査目的
血液中に存在する総 IgE 値の測定によりアレルギー素因の有無を判定し，血清中のアレルゲン特異的 IgE 抗体の検索を行う．定量的な判定が可能．
2）検査方法
(1) 総 IgE 測定：放射性免疫測定法（RIA），蛍光酵素免疫測定法（FEIA）．
(2) 特異的 IgE 抗体測定：試験管内測定法（表5）．試験管内測定法には，アレルゲンを選択して検索する方法（CAP RAST，AlaSTAT，他）と，アレルゲンの絞り込みが困難な場合に少量の採血量で複数のアレルゲン（吸入系，食餌系）を同時に検索する方法（MAST 26，他）とがある．
3）検査成績の判定
(1) 総 IgE 値：正常値は測定法および年齢に

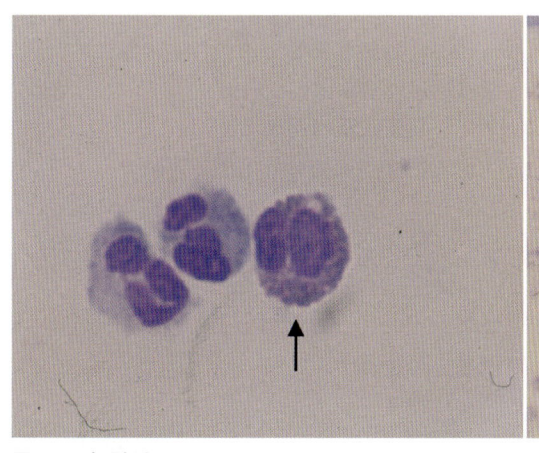

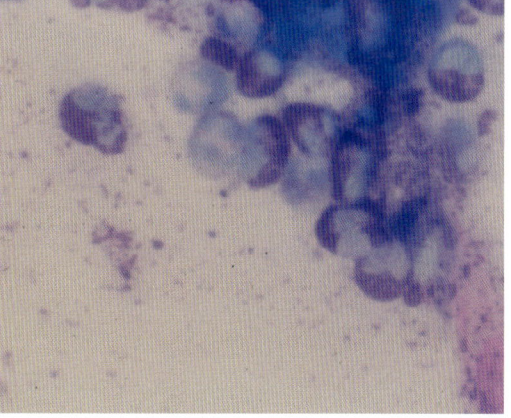

図 24　好酸球
a：ギムザ染色，b：ハンセル染色
好酸球の顆粒が赤紫色に染色される

表 5 試験管内 IgE 抗体測定法

測定法		製造元	判定	必要血清量
酵素免疫測定法	AlaSTAT・マイクロプレート	DPC	7 段階	25 μl/1 項目
	オリトン IgE「ケミファ」	日本ケミファ	7 段階	50 μl/1 項目
	MAST 26	MAST	5 段階	200 μl/26 項目
	イアトロマット S 1	三菱化学ヤトロン	7 段階	10 μl/7 項目
蛍光酵素免疫測定法	Uni CAP	Pharmacia Diagnostics AB	7 段階	40 μl/1 項目
化学発光酵素免疫測定法	DPC・イムライズ アラスタット IgE	DPC	7 段階	50 μl/1 項目
	LUMIWARD イムノアッセイ	Beckman Coulter	7 段階	25 μl/1 項目

よっても異なるため,それぞれの判定基準を参照.
　(2) 特異的 IgE 抗体値:それぞれの判定基準を参照.5～7 クラスに分別され,表示される.
　4) 備考
　服用中の薬剤の影響はないとされているため,測定前の休薬は不要.

c. 皮膚試験法
　1) 検査目的
　皮膚テストによる即時型アレルギーの原因アレルゲンの検索.
　2) 備考
　・皮膚試験では,抗ヒスタミン薬,ステロイド薬,非ステロイド抗炎症薬の服用によって偽陰性化する可能性があり,薬剤は 3 日から 1 か月半程度休薬しなければ正確には判定できない可能性がある.また,試験を行う予定の皮膚に塗布するステロイド薬や免疫抑制薬の軟膏も,テスト 3 日前から中止する.
　・皮膚試験においても,アナフィラキシーショックが発現する可能性はあり,ショックに対する処置を考慮して行わなければならない.
　3) スクラッチテスト
　皮膚を掻爬して,抗原が皮膚内に入るようにする方法.
　a) 検査方法
　(1) 前腕皮膚を消毒する.
　(2) 26 G 針を用いて,2～3 mm 皮膚を出血しない程度に掻爬する.
　(3) 掻爬した部位に,アレルゲン液を塗布し,15～30 分後に判定する.

　b) 判定
　陽性:膨疹 5 mm 以上,発赤 15 mm 以上.
　c) 備考
　診断用アレルゲンスクラッチエキス:鳥居薬品.
　4) プリックテスト
　皮膚に約 1 mm の針を刺して,ごく少量の抗原が皮膚内に入るようにする方法.
　a) 検査方法
　(1) 前腕屈側の皮膚を消毒する.
　(2) アレルゲン液を置く場所をマーキングする(約 3 cm 以上の間隔をあける).
　(3) アレルゲン液と negative control(生理食塩水)を 1 滴ずつ皮膚に置く.
　(4) 皮膚面に対して垂直に,アレルゲン液の中央を貫くように皮膚に専用プリック針で刺入する.
　(5) 刺入後,アレルゲン液を直ちに拭き取る.
　(6) 15 分後に膨疹の直径(mm)を計測する.紅斑は判定の対象としない.
　b) 検査成績の判定
　正式には positive control(ヒスタミン水溶液)を置き,ヒスタミンによる膨疹とアレルゲンの膨疹との大きさを比較して判定するが,positive control を用いない場合は,アレルゲンの反応から negative control の反応を差し引いて,3 mm 以上を陽性とする.
　c) 備考
　・専用プリック針:prick lancetter(Ewo Care AB, Denmark 製,輸入元ヤヨイ).
　・プリックテスト用アレルゲン液がないため,

スクラッチ用(診断用アレルゲンスクラッチエキス:鳥居薬品)を代用.
・膨疹が判定しづらい場合には,硝子板や透明の定規で軽く圧迫して判定する.

5) 皮内テスト

皮内にアレルゲン液を注射しその反応をみるが,即時型反応をみるばかりでなく,遅延型反応を判定する場合もある.

a) 検査方法

(1) 前腕屈側に皮内テスト用アレルゲン液0.02 ml を正確に皮内に注射する.陰性対照に生理食塩水を用いる.

(2) 注射15〜30分後に判定する(即時型皮内テスト).

(3) 注射24時間後に再判定する(遅延型皮内テスト).

b) 判定

陽性:膨疹10 mm 以上,発赤20 mm 以上.

c) 備考

診断用皮内エキス(鳥居薬品).

2. 遅延型過敏反応検査

検査対象は接触皮膚炎,薬疹である.

1) パッチテスト

接触皮膚炎などの遅延型アレルギー反応における原因アレルゲンを検索する.

a) 検査方法

(1) 検査を行う皮膚〔背部(傍脊柱部)や前腕屈側〕を消毒する.

(2) 市販されているパッチテストユニットに,検索する試料あるいは市販アレルゲンを滴下あるいは塗布する.

(3) 皮膚に密着するように貼り,48時間後に判定する.

(4) パッチテストユニットを除去し,60〜90分後に1回目の判定を行う.

(5) 除去24〜72時間後に2回目の判定を行う.

〔(6) 除去7日後に3回目の判定を行う〕

b) 検査成績の判定

ICDRG(International Contact Dermatitis Research Group)基準を用いて判定するのが一般的である.

−:反応なし,+?:紅斑,+:紅斑+浸潤,丘疹,++:紅斑+浸潤,丘疹,小水疱,+++:大水疱,IR:刺激反応,NT:検査せず.

c) 備考

・市販パッチテストユニット:パッチテスト用絆創膏(鳥居薬品),Finn Chamber(大正製薬)など.

・市販パッチテスト用アレルゲン:鳥居薬品パッチテスト試薬,化粧品シリーズ23-24型(アクセーヌ化粧品),Trolab Patch test allergens, Chemotechnique Diagnostics AB Patch test allergens(輸入元:海外技術交易)

文献

1) 廣門未知子,池澤善郎:皮膚反応の実際.アレルギーの臨床 23:671-674, 2003
2) 生野麻美子:プリックテストの実際.綜合臨牀 3:527-532, 2003
3) 松永佳世子:パッチテストの実際.綜合臨牀 3:533-538, 2003

XV

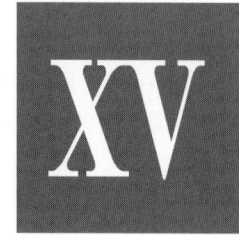

眼房・隅角検査

A 眼房・隅角検査のフローチャート(図1)

　細隙灯顕微鏡と隅角鏡などを用いた前房，虹彩，隅角の諸検査は正常あるいは病的な所見の観察として眼科一般診療においてルーチンな検査項目となっている．眼病変の観察，眼疾患の診断，さらには治療方針の決定あるいは術前・術後や，中・長期的な経過観察を行ううえで本検査は重要かつ普遍的な検査項目といえる．隅角検査は種々の緑内障の鑑別診断，病型決定や，さらに外傷，ぶどう膜炎などの評価に重要である．本検査項目は眼科診療，特に眼球検査では角膜の次の入り口の部分にあたる．正確で見落としのない所見の把握がさまざまな前眼部疾患，さらには硝子体，眼底疾患の診断や治療のうえで必要不可欠である．

　(1) 細隙灯顕微鏡を用いた前眼部の観察：非接触型眼圧測定で境界領域付近あるいはそれ以上(20 mmHg程度)の眼圧上昇や，その他の所見(例えば水晶体落屑)から正確な眼圧測定が必要とされる場合はGoldmann圧平眼圧計を用いた眼圧測定を行う．特に本邦においては正常眼圧緑内障が欧米に比べ非常に頻度が高いことが知られており，Goldmann圧平眼圧計による正確な眼圧測定は必要不可欠である．前房が浅い場合(図2)はvan Herick法による周辺前房の評価は隅角の広狭を判定するうえで重要な指標である(図3)．緑内障が疑われた場合はさらに隅角の検査を引き続き行い，隅角が開放しているか，あるいは閉塞しているか，さらに緑内障につながるさまざまな病変の存在の検索が必要である．

　(2) 細隙灯顕微鏡と隅角鏡による前房隅角の観察：隅角検査には一般的に隅角が広い場合はGoldmann三面鏡を用いることが多いが，この隅角鏡では粘稠なメチルセルロース(スコピゾール®)

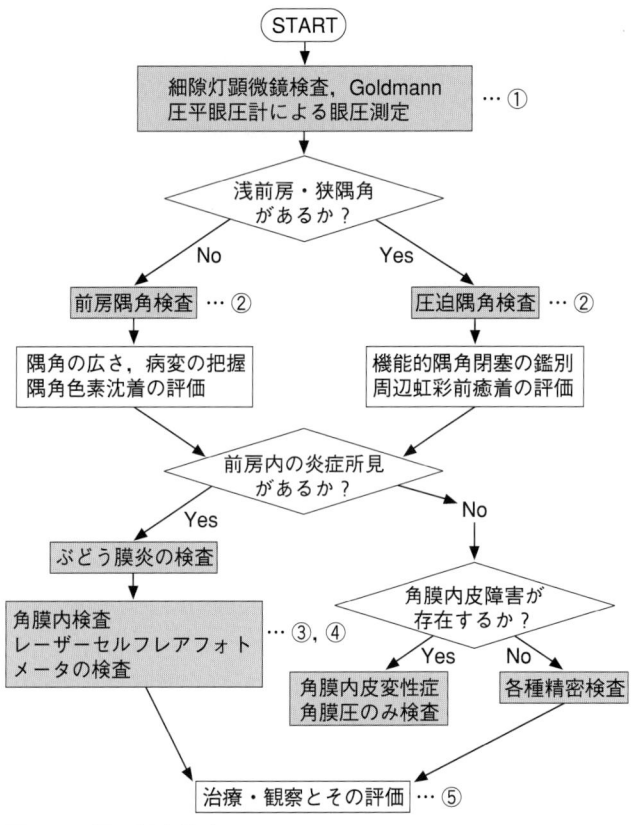

図1　眼房・隅角検査のフローチャート

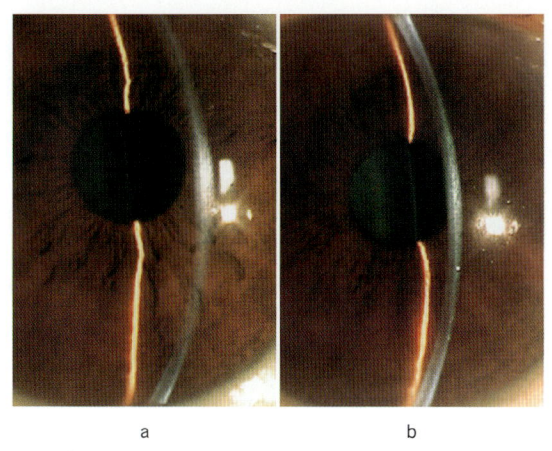

図2 正常な深い前房(a)と浅前房(b)の細隙灯顕微鏡所見

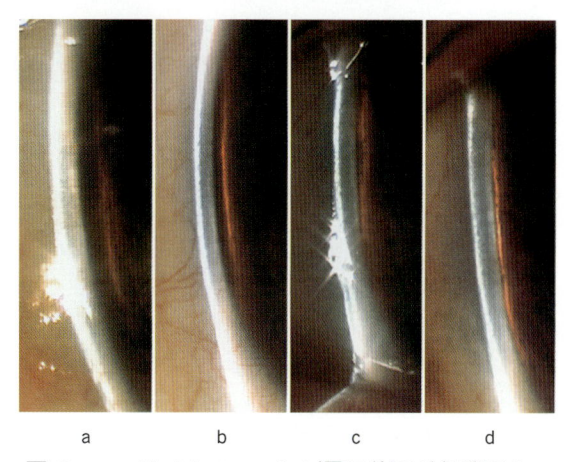

図3 van Herickのgrade 1(周辺前房が角膜厚みの1/4以下)(d)の高度の周辺隅角の狭小化の所見から正常(b)までの細隙灯顕微鏡所見

を用いる必要があり，若干煩わしい．岩田式の圧迫隅角鏡はこのメチルセルロース(スコピゾール®)は必要とせず簡便に隅角検査が行える．Goldmann圧平眼圧測定を行った後に，引き続いて開放隅角あるいは狭隅角・閉塞隅角にかかわらず使用できる利点がある．Goldmann三面鏡による隅角検査ではまず下方の隅角を観察し，可能であれば360°を一通り観察する．浅前房，狭隅角(図2，3)では岩田式の圧迫隅角鏡を用い，上方の隅角をまず観察し隅角の開大度を把握する．隅角は一般に上方が一番狭いため，この部位での評価が重要であり，慎重に観察する．特に周辺虹彩と隅角の接触だけの機能的な閉塞か，周辺虹彩前癒着による器質的な閉塞かの鑑別は重要である．器質的な閉塞ではそのおおよその範囲を把握する必要がある．隅角の観察にはほかにも，色素沈着の程度，眼球打撲による隅角後退の所見，新生血管，先天異常，炎症による病変(滲出物，結節)，出血などの異常を観察することも重要となる．検査は面倒がらずに両眼に行い，必ず左右差の有無等についても確認する．

(3) 前房のフレアおよび細胞などの観察：細隙灯顕微鏡による炎症所見の詳細で正確な把握は内因性ぶどう膜炎や眼科手術後の経過観察に有用である．さらにレーザーフレアセルフォトメータは非侵襲的にかつ定量的にこれらの炎症を評価し，記録できる点で有用な検査機器である．

(4) スペキュラーマイクロスコープによる角膜内皮の観察：角膜内皮は白内障術前・術後や角膜内皮に異常のある患者では必須の検査項目である．白内障術前では眼軸，角膜厚測定とともに検討する必要がある．

(5) その他の精密検査：以上の細隙灯顕微鏡検査，隅角検査などにより緑内障が疑われる場合はさらに視神経乳頭検査，視野検査あるいは緑内障負荷検査などの検査を進め，診断さらに治療を計画する必要がある．

B 前房隅角検査

　前房隅角検査は緑内障の病因，病態を知るうえで極めて重要な情報を与えてくれる．また緑内障以外でも鈍的な眼球打撲による隅角後退の所見は患者に経過観察が必要であることを説明できる．また開放隅角で下方に周辺虹彩前癒着があればぶどう膜炎を疑う所見となる．また隅角の血管新生は非常に重篤な結果を引き起こす病態であることが多い．粘稠なメチルセルロース(スコピゾール®)を用いる必要のない岩田式の圧迫隅角鏡は

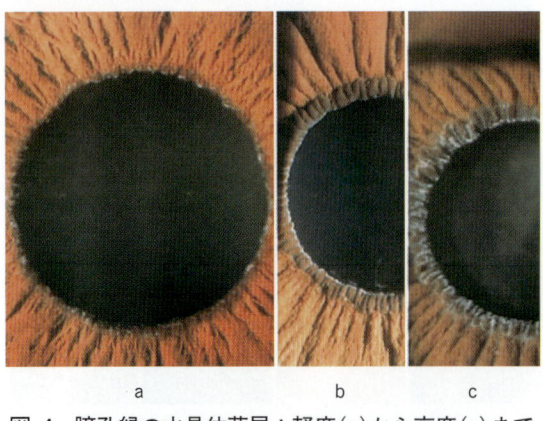

図4 瞳孔縁の水晶体落屑：軽度(a)から高度(c)まで

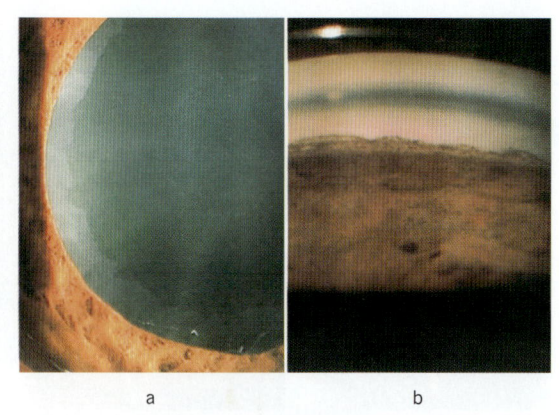

図5 水晶体前面の水晶体落屑(a)とSampaolesi line(b)

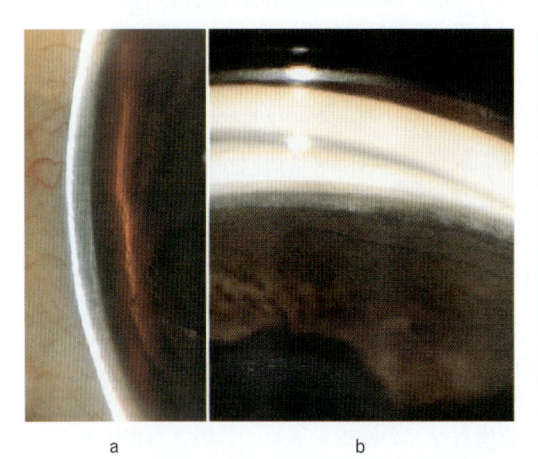

図6 眼球の鈍的打撲後の異常に深い周辺前房(a)とほぼ全周にわたる外傷性隅角後退(b)．毛様体が広く観察される

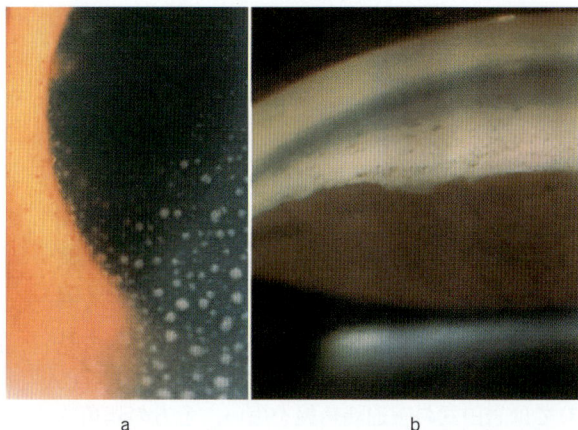

図7 肉芽腫性ぶどう膜炎に伴う角膜裏面の豚脂様角膜後面沈着物(a)と，下方隅角に観察される不規則な周辺虹彩前癒着(b)

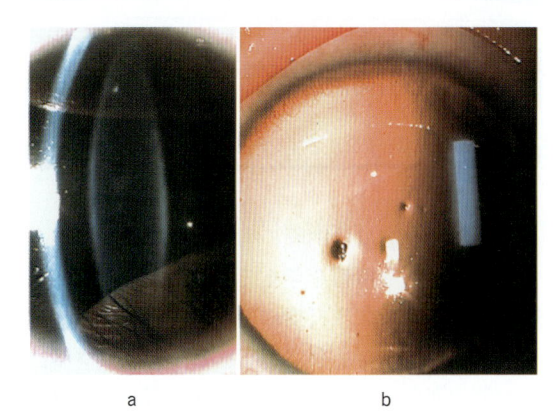

図8 無虹彩症における細隙灯顕微鏡所見
スリット所見(a)と徹照した細隙灯顕微鏡所見(b)．虹彩は痕跡程度に観察される

前房隅角の検査にも簡便に利用でき，日常的に使い慣れると便利である．

検査対象

①高眼圧，各種緑内障，②炎症(ぶどう膜炎)，③先天異常，④眼虚血疾患に伴う虹彩・隅角の血管新生，⑤レーザー治療や内眼手術の術前・術後，⑥眼内腫瘍，虹彩囊腫．

検査目的

(1) 高眼圧の原因検索，緑内障の病型分類(開放隅角，閉塞隅角，続発性病変の有無)と治療法の

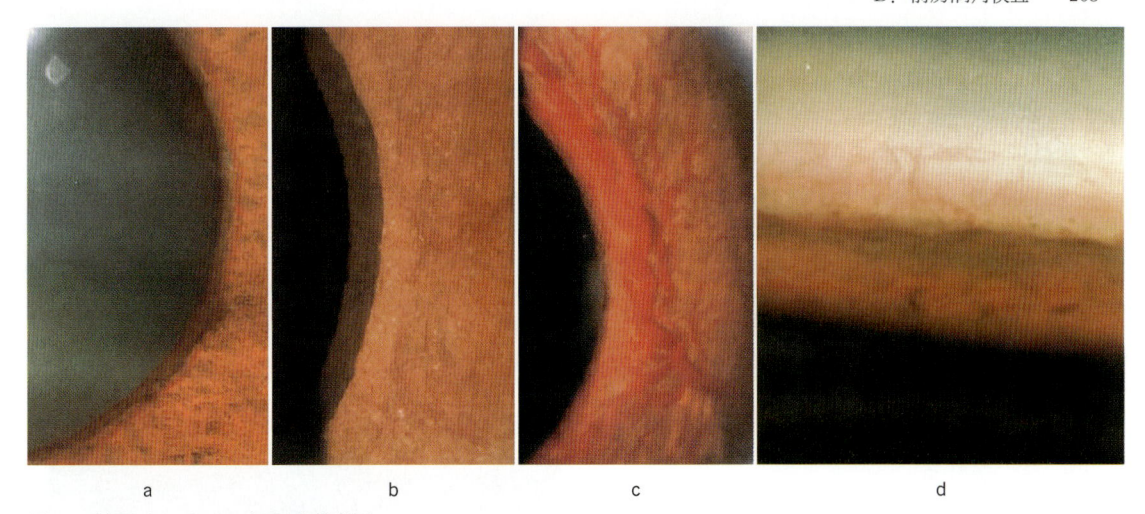

図9 糖尿病における虹彩血管新生
軽度(a)から中等度(b)と高度(c)．dは低い不規則な周辺虹彩前癒着と隅角に広がる新生血管が観察される

選択．囊性緑内障：水晶体落屑(図4, 5)，隅角のSampaolesi line(図5)．鈍的打撲：外傷性隅角後退(図6)．

（2）ぶどう膜炎の診断：サルコイドーシスによる角膜後面豚脂様沈着物(図7)と下方の周辺虹彩前癒着(隅角結節)，Behçet病のマイクロスコピックヒポピオン(隅角鏡レベルの前房蓄膿)．

（3）Axenfeld-Rieger症候群，早発型発達期緑内障(先天緑内障)，無虹彩症(図8)，ICE症候群．

（4）虹彩・隅角の血管新生の有無の確認(図9)．糖尿病，眼虚血症候群，網膜血管閉塞性病変(中心静脈閉塞症)．

（5）緑内障の再手術の際の部位の検討，隅角(虹彩)光凝固後の隅角の形態など．

（6）悪性黒色腫の隅角への進展，虹彩囊腫の広がりなど．

検査法と手順

（1）隅角鏡を角膜に接触させる必要があるため，患者には必ず1回は隅角検査の意味，意義を説明する．

（2）点眼麻酔を行いGoldmann三面鏡を使用する場合は粘稠性の代用類液(スコピゾール®)を隅角鏡に1滴垂らし，軽度に上方視をさせ瞼列内に挿入する．また，瞼列が狭い年配者などでは，1面

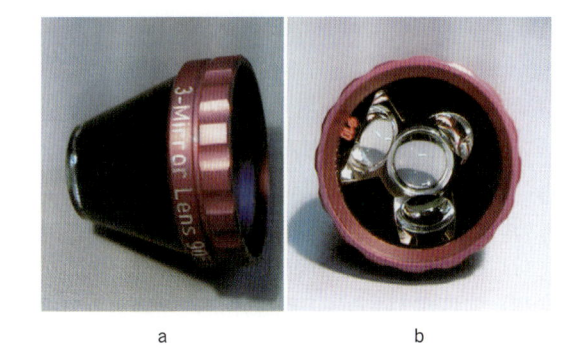

図10 Goldmann型隅角鏡
隅角の観察にはbの1時方向の半円状のミラーを用いる

鏡を使用する．

（3）直接型隅角鏡(Koeppe型レンズ)：隅角を直接観察できる．患者はベッドに仰臥位で横たわり，検者は手持ちスリットを持って観察する．

（4）間接型隅角鏡(Goldmann型)(図10)：内蔵されている反射鏡を通して細隙灯顕微鏡で観察する．被検者に観察する方向と反対方向へ少し向かせてみると見やすい．

（5）間接型隅角鏡(岩田式)(図11)：メチルセルロース(スコピゾール®)などの粘稠性の代用類液は必要ない．本来，隅角の狭い狭隅角眼や閉塞隅角眼に使用されるが，すでに述べたように開放隅角眼の検査にも簡便に用いられる．隅角写真を撮影するにはやや難があるが，点眼麻酔のみでい

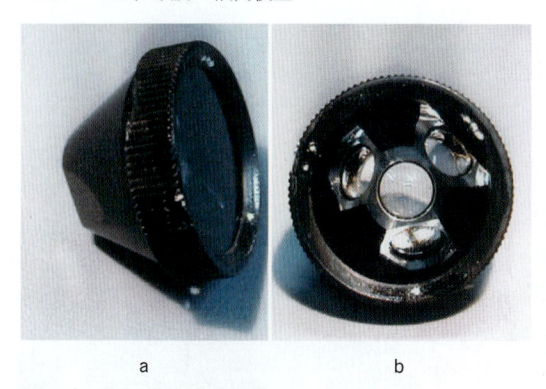

図 11　岩田式圧迫隅角鏡
隅角の観察には6時方向(白丸1個)のミラーを用いる

い利点があり，眼圧測定後にそのまま使用できる．

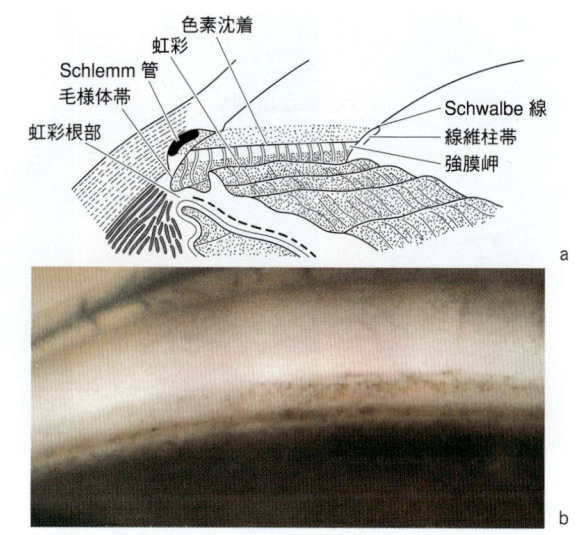

図 12　正常隅角の模式図(a)と隅角鏡の写真(b)

検査成績の判定

隅角の広さ(毛様体帯から強膜岬，さらにSchwalbe線まで見えるか，あるいは部位による違いがあるかどうか)，隅角色素の程度の判定，周辺虹彩前癒着の有無などを観察する(図12)．

a．正常隅角所見

(1) 毛様体帯：隅角底の暗褐色の部位．
(2) 強膜岬：隅角底の毛様体帯に連続する白色の部分．
(3) 線維柱帯：強膜岬からSchwalbe線まで．
(4) Schlemm管：線維柱帯のほぼ中央部に軽度の色素沈着により褐色調を示している．
(5) Schwalbe線：角膜のDescemet膜の終わる部位でやや前房側に突出，色素沈着の強い隅角ではこの部位に軽度に色素が観察されることもある．

b．隅角の広狭の分類

Shaffer分類，Scheie分類，Spaeth分類などがある．日常臨床ではShaffer分類がよく用いられる(図13)．

c．周辺虹彩前癒着 peripheral anterior synechia (PAS)

ぶどう膜炎などの前眼部の炎症性疾患や閉塞隅角緑内障で生じる．ぶどう膜炎では下方に生じることが多く，また閉塞隅角緑内障では隅角の狭い上方に生じやすく，両者の鑑別上参考となる(図7，14)．

d．色素沈着

Scheie分類がよく用いられる．色素沈着のない0から最も色素沈着の強いIV度までの5段階に分類される(図13)．色素性緑内障や嚢性緑内障で強い色素沈着が観察される(図5)．

e．新生血管

非常に微細な新生血管から，新生血管膜，さらに周辺虹彩前癒着まであり，正確な評価が重要である．特に糖尿病網膜症や眼虚血病変での合併症が多い(図9)．

f．隅角離開(隅角後退)

眼球の鈍的外傷(野球ボール)などにより虹彩根部が正常な位置より後退し，毛様体帯が広く観察できる状態．局所的あるいは全周にわたって観察される．外傷性隅角後退という(図6)．

g．先天異常，術後

無虹彩症患者では一見虹彩が観察されない(図8)が，隅角検査では痕跡程度あるいは部分的な発達の不良な虹彩組織が観察される．また虹彩の裏

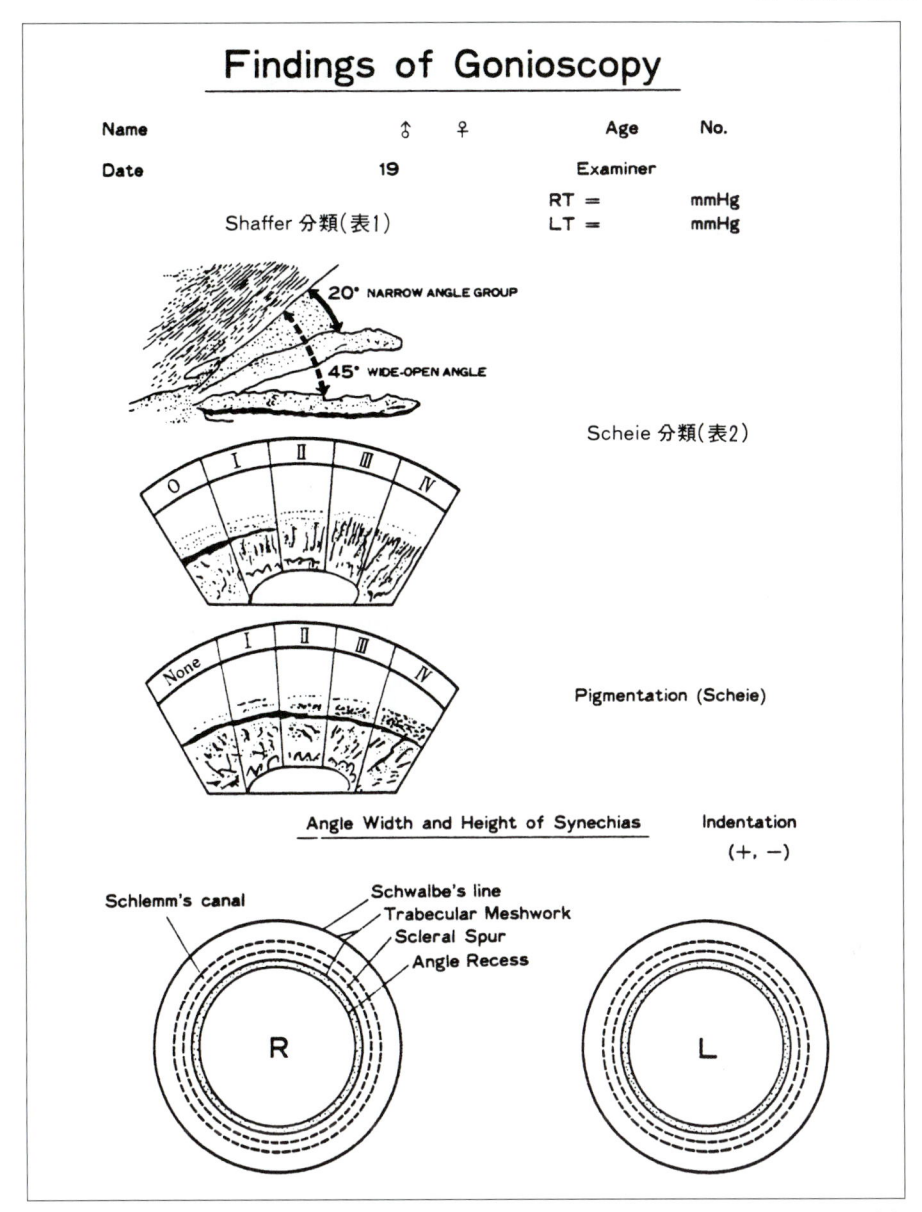

図 13 隅角広狭分類, 深浅分類, 色素沈着分類（臨床の場で使用されているチャートの一例）
(Becker-Shaffer：Diagnosis and therapy of the glaucoma. Mosby より)

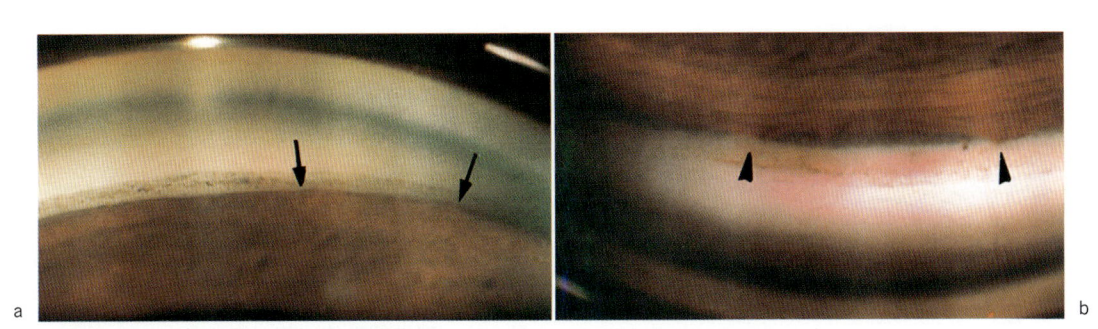

図 14 周辺虹彩前癒着(PAS)の所見
a は閉塞隅角緑内障眼の上方の PAS(矢印)を示す, b はサルコイドーシスにおける下方のテント状 PAS(矢頭)を示す

面には毛様体突起が観察される．

C 圧迫隅角検査

検査対象・検査目的

①狭隅角眼，②閉塞隅角緑内障．
　細隙灯顕微鏡で van Herick の grade 1，2 の狭隅角では，上記病態における周辺虹彩前癒着の程度と広がりの評価ならびに機能的隅角閉塞の程度とその評価を行う．

検査法

　岩田式圧迫隅角鏡では，点眼麻酔後に隅角鏡を角膜に接触させ，細隙灯顕微鏡を使用した座位での観察を行う．角膜を圧迫し，房水を対側に押しやり対側の隅角を開大させ観察する(図15)．一般にはやや下方を向かせて下から上に軽度から中等度の圧を加えて隅角を開大させ観察する．加える圧の加減で機能的閉塞が評価できるようになれば一人前である．また寝たきりの患者では手持ち式細隙灯顕微鏡を用いて観察することも可能である．

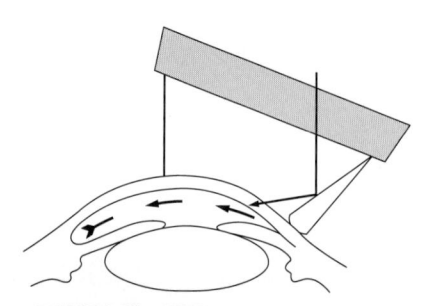

図15　圧迫隅角鏡の原理
やや下方を向かせ，下から上の方に房水を圧迫して押し出し，上方隅角を開大して観察する

検査成績の判定

　周辺部虹彩と隅角がただ接触しているだけなのか，あるいは器質的に癒着しているかどうかが鑑別できる．また周辺虹彩前癒着の範囲についても評価される．

備考

　注意点としては眼圧の正常あるいは低い場合，無理に圧迫すると角膜に皺がより精密な観察が難しくなる．頻用して慣れておく必要がある．

D 隅角撮影

検査対象・検査目的

　隅角検査は緑内障の診断や治療の方針決定のために重要である．早発型発達期緑内障，先天異常を伴った緑内障，ぶどう膜炎(特にサルコイドーシスによる隅角結節，Posner-Schlossman症候群における隅角の脱色素)などの所見は診断の決め手ともなる重要な所見である．またこれらの所見を記載するだけではなく，プリントアウトして患者や家族に説明するうえで重要である．

撮影法

　撮影には隅角鏡と撮影装置が必要である．

a．隅角鏡
　Goldmann 型(図10)と Koeppe 型がある．Goldmann 型は座位で細隙灯顕微鏡で撮影する．Koeppe 型は仰臥位で用いられる．

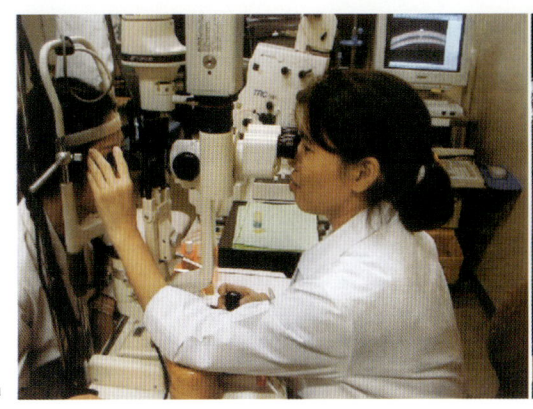

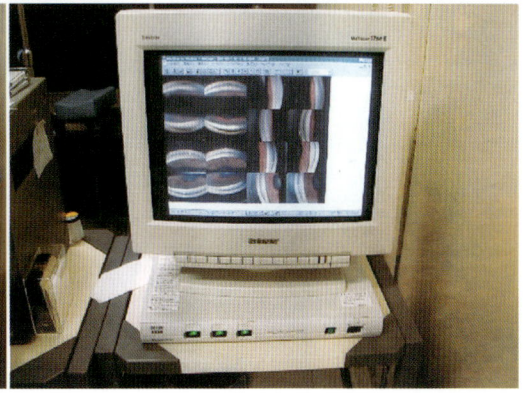

図 16 隅角撮影の仕方
細隙灯顕微鏡と Goldmann 型隅角鏡で観察，撮影し(a)，画像ファイリングシステムに取り込む(b)．不必要な画像は後で編集し取り除く．プリントアウトしてカルテに貼り，患者に説明する

b．撮影装置

一般的には Goldmann 型三面鏡と細隙灯顕微鏡撮影装置を用いて隅角の撮影を行う（図16）．手術場で術中の隅角撮影は Koeppe 型隅角鏡と手術顕微鏡の組み合わせで行う．外来で一般的に行っている撮影手順を示す．

(1) 点眼麻酔を行ったうえで，メチルセルロース（スコピゾール®）を隅角鏡に１滴垂らし，被検眼に装着する．撮影中は眼球を変形，圧迫しないように注意が必要である．

(2) 隅角撮影は撮影する方向に隅角鏡を回転させて部位を調節し，フォーカスを合わせて撮影する．最近は細隙灯顕微鏡や眼底カメラに備わった画像ファイリングシステムが普及しており，リアルタイムで画像が評価できるので以前ほど気を遣って慎重に撮る必要性はない．多めに撮影し，不必要な写真は消去すればよい（図16）．

c．撮影の注意点

(1) 撮影者は隅角の基本的な構造をよく理解しておく必要がある．正常所見とそのバリエーションが理解されていないと意味のない写真となることがある．

(2) 撮影条件を均質化する．細隙灯顕微鏡のスリット光の幅や，スリット光の映写角度，デフューザの使用，フラッシュの光量など目的に応じて一定にする必要がある．

文献

1) 澤口昭一：いわゆる狭隅角眼の扱い方．日本の眼科 72(8)：24, 2001
2) 澤口昭一：緑内障：原発閉塞隅角緑内障．カレントテラピー 19(7)：30-33, 2001
3) 畑崎泰定：1. フォトスリット撮影．眼科診療プラクティス 46：40-49, 1999
4) 三方 修：2. 隅角撮影法．眼科診療プラクティス 46：50-53, 1999

XVI

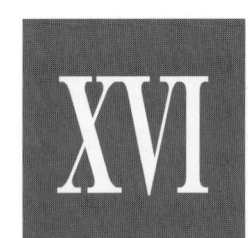

瞳孔検査

A 瞳孔検査のフローチャート

a. 瞳孔の構成要素とその働きの概略

瞳孔は虹彩から形作られる円形の窓であり、眼球内に入る光の量により大きさを変え、近見に際してピントを合わせる補助をし(輻湊反応)、中枢神経の活動による日内変動、刻々とその大きさが変動している。その結果眩しさを防ぎ、収差を少なくして良好な像を見ることができるようにしている。その構成要素は瞳孔括約筋(副交感神経支配-動眼神経)および瞳孔散大筋(交感神経支配)であり、前者の収縮で瞳孔は小さくなり、すなわち対光反射、輻湊反応で縮瞳する。一方、後者の収縮で瞳孔は大きくなり、対光反射・輻湊反応の散瞳の際に関与する。また三叉神経はおそらく縮瞳方向に作用する機能をもっている。近年ヒスタミンの瞳孔括約筋収縮作用が明らかとなり、刻々と変動する瞳孔の大きさはこれら自律神経系のバランス、心理状況など複雑にコントロールされていると考えられる。一方、光など求心路としての視神経、視路、視蓋前域などがあり、対光反応によりその入力系の機能を見ることができる(図1：瞳孔反応の経路)。

b. 瞳孔の3大要素と瞳孔異常診断

一般に瞳孔の病態は、①形の異常(円形、楕円形、おたまじゃくし型、不正円形など)、②大きさの異常(散瞳、縮瞳、瞳孔不同)、③瞳孔反応の異常(対光反射、輻湊反応)が組み合わさって出現する。これらを検査し、その組み合わせにより診断を行う。図2に病態診断のフローチャートを示す。大きさ、反応、形をキーとして診断を進める。さらに視神経障害の極めて簡便、他覚的な検査法として、視力検査と同等に行うべきswinging flash light testは眼科検査法のルーチーンであり、あらゆる年代にとり必須事項である。

1) 形の異常を中心に

楕円形(oval pupil)、おたまじゃくし型(tadpole-shaped)、不正円形のものなどある。特に小児では先天性の形成不全、欠損(coloboma)、低形

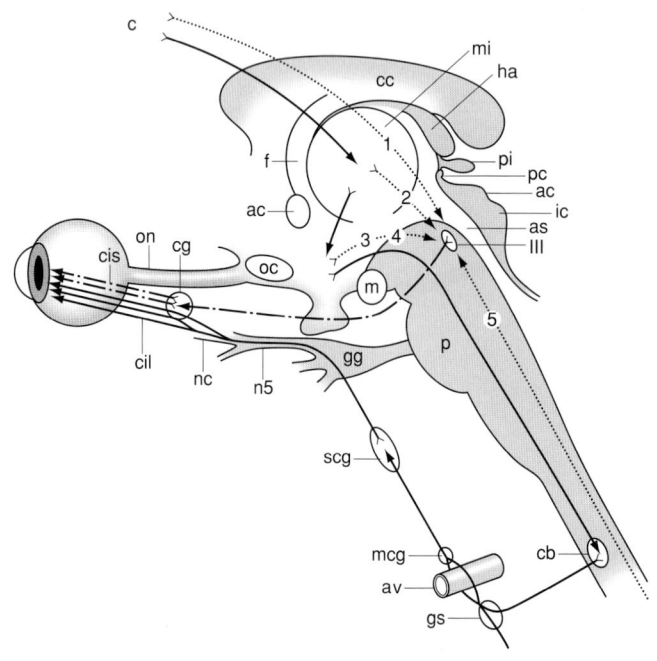

──：瞳孔散大筋支配の交感神経遠心路、
-・-：瞳孔括約筋支配の動眼神経遠心路、
……：瞳孔括約筋核の核上性抑制要素。これは、無数に存在すると考えられるが、想定される主なるものは、1. 大脳皮質→括約筋核。2. 皮質→視床→括約筋核。3. 皮質→視床→視床下部→括約筋核。4. 中脳の網様体からpolysynaptic relayを介して、視床下部→括約筋核。5. 知覚神経より網様体中のdiffuse afferent systemを介して括約筋核
ac：前交連, as：中脳水道, av：鎖骨下係蹄, c：大脳皮質, cb：毛様体脊髄中枢, cc：脳梁, cg：毛様神経節, cis：短毛様神経, cil：長毛様神経, f：脳弓, gg：半月神経節, gs：星状神経節, ha：手網核, m：乳頭体, mcg：中頸神経節, mi：中間質, nc：鼻毛様神経, n5：三叉神経第1枝, oc：視交叉, on：視神経, p：脳橋, pc：後叉連, pi：松果体, scg：上頸神経節, III：動眼神経核

図1　瞳孔神経支配模式図
(大野新治：瞳孔とその異常. 石川 哲編：神経眼科学. 医学書院, 1974, 図181 より)

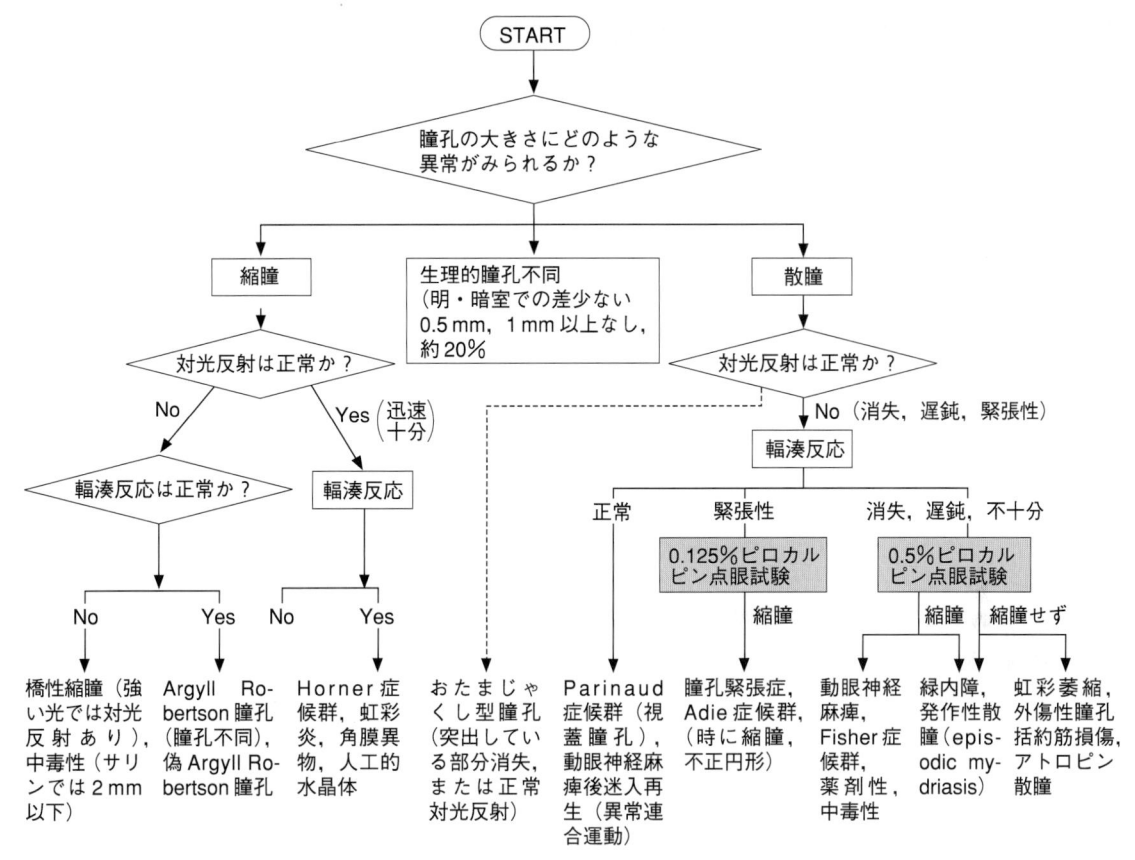

図2 大きさの異常(縮瞳, 散瞳, 瞳孔不同)および対光反射, 輻湊反応からみたフローチャート

成(瞳孔括約筋欠損), 瞳孔膜遺残, 先天性小瞳孔 microcoria, 多瞳孔 polycoria などをみる.

2) 大きさの異常を中心に

一般に瞳孔は新生児の小さい瞳孔から20歳前後で最大となり, 再び縮瞳していく(図3; 長谷川, 石川 1989)[1]. 病的な大きさの異常は正常より大きい散瞳 mydriasis と, 正常より小さい縮瞳 miosis である. 通常は左右の大きさの違い(瞳孔不同 anisocoria, 通常 0.5 mm 以上の左右差)を手がかりに散瞳, 縮瞳をキーとして図2のような鑑別フローチャートで診断を進める. 次に瞳孔反応の異常をキーに進めることとなる.

3) 瞳孔反応の異常を中心に

対光反射の異常は直接, 間接反射に分け, その性状は消失, 遅鈍, 緊張性, 量的には十分, 不十分とし, 輻湊反応の異常も消失, 遅鈍, 緊張性と判定し, 量的には十分, 不十分とし診断を進める. 特徴あるものとして, 対光反射の消失, 障害

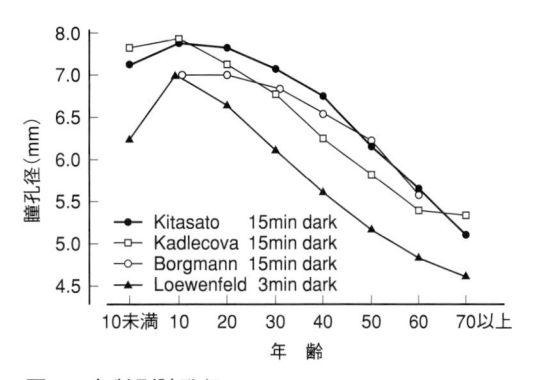

図3 年齢別瞳孔径

にかかわらず輻湊反応が比較的保たれている状況を対光-輻湊反応乖離 light-near dissociation と称し, Parinaud 症候群, Adie 症候群, Argyll Robertson 瞳孔, 動眼神経異常連合運動などでみられる(図2).

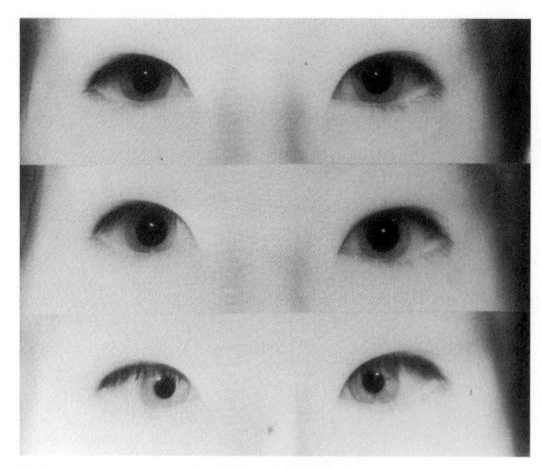

図 4　Parinaud 症候群の視蓋瞳孔
比較暗室，100 lux 下，輻湊反応時

c. 瞳孔異常のフローチャートの解説（図 2）
　1）散瞳を呈するもの（中枢から末梢に）
　　a）片頭痛と瞳孔（発作性散瞳）springing pupil, episodic mydriasis
　おたまじゃくし型瞳孔なども呈し，対光反射，輻湊反応とも消失することが多い．さらに，後述の 0.5％ピロカルピン点眼試験にも反応しないことが多い．
　　b）パリノーParinaud 症候群の視蓋瞳孔 tectal pupil（図 4）
　小児で最も注意すべき瞳孔異常である．中等度散瞳，対光反射消失，輻湊反応正常という light-near dissociation を呈するもので，松果体部胚芽腫が多い．
　　c）中脳病変（動眼神経核，核上），midbrain corectopia, oval pupil（楕円瞳孔）[2]
　予後の悪いことを示す瞳孔であり，脳死の過程にもみられる．対光反射，輻湊反応とも消失．
　　d）動眼神経麻痺
　見落とせない最も大切な瞳孔異常である．
　（1）脳動脈瘤：散瞳と眼窩深部痛，対光反射，輻湊反応とも減弱，消失．救急疾患．
　（2）糖尿病と瞳孔：全般的縮瞳と，一般的に瞳孔は保存され対光反射，輻湊反応が保たれる動眼神経麻痺がみられやすい（pupil-sparing oculomotor palsy）．
　（3）異常連合運動-偽 Argyll Robertson 瞳孔：対光反射消失，内転，下転時の縮瞳すなわち見かけ上の輻湊反応保存．
　　e）アディーAdie 症候群（瞳孔緊張症に腱反射消失を伴う）
　中等度散瞳，不正円形，対光反射消失または緊張性極めて減弱，輻湊反応緊張性ほぼ十分，light-near dissociation を呈する代表的疾患，細隙灯顕微鏡検査にて分節状の麻痺．0.125％ピロカルピン，（2.5％メコリール）点眼試験で患眼のみ縮瞳．調節緊張症 accommodotonia も伴う．
　　f）アトロピン点眼，類似薬物によるもの
　0.5～1％ピロカルピン点眼試験を行う．原則的に縮瞳（反応）しない．動眼神経麻痺との鑑別に極めて大切なテストである．
　　g）瞳孔括約筋の麻痺
　眼球打撲，緑内障発作のあとなどにみられる．
　2）縮瞳を呈するもの
　副交感神経の興奮，交感神経の麻痺，三叉神経刺激状態，核上性抑制の低下などでみられる．
　　a）ホルネル Horner 症候群（眼部交感神経麻痺）
　縮瞳をきたす疾患の代表である．縮瞳，対光反射，輻湊反応は保たれており，暗くしたときの散瞳の遅延が特徴である．上眼瞼下垂，下眼瞼挙上 upside-down ptosis での瞼裂狭小，見かけ上の眼球陥凹を呈する．先天性では虹彩異色症 heterochromia iridis を呈す．中枢性のものは腫瘍など重大な原因であることが多い．0.25～0.5％ネオシネジン，5％コカイン，5％チラミン点眼試験で確定，部位診断する（表 1）．
　　b）近見反応痙攣
　輻湊痙攣，調節痙攣，縮瞳の 3 要素 trias の出現．
　　c）Argyll Robertson 瞳孔
　著明な縮瞳，瞳孔不同，対光反射消失，輻湊反応保存 light-near dissociation，視力良好の瞳孔異常，中枢梅毒，変性疾患，糖尿病などでみられる．
　　d）薬剤，中毒性
　薬物としてピロカルピン点眼薬，抗コリンエステラーゼ（ウブレチド®，フォスフォリンアイオダイド®）点眼薬，さらに中毒ではサリンなどの有機

表1 点眼試験による交感神経障害部位判定法(大野,一部改変)

	節後障害	節前障害	中枢障害	判定時間
ネオシネジン(0.5〜1%) l-エピネフリン*	健眼より患眼が強く散瞳(瞳孔不同の逆転)	健眼より患眼が強く散瞳(瞳孔不同の逆転)	瞳孔不同は変わらず	45〜60分
	点眼10分前後で患側の上眼瞼挙上され眼瞼下垂,軽減または消失***		眼瞼不変	
チラミン(5%)**による散瞳反応	減弱消失	正常	正常	45分
コカイン(5%)による散瞳反応	消失	消失	減弱	90〜120分

*エピスタ®(1.25%千寿製薬),サンエピ®(2.0%参天製薬)でもよいが,時に瞳孔の過敏性獲得が証明されないことがある.その場合は0.5%ネオシネジンで再検する.1%ネオシネジンは正常眼でも散瞳することがある.コカインは麻薬であり使いにくいが,大変有力.またエピネフリンのプロドラッグ塩酸ジピベフリン(0.04%)を使うこともある
**和光純薬
***老人性眼瞼下垂などでも,これらの交感刺激作動薬によって上眼瞼は挙上する.したがって老人性眼瞼下垂では,瞳孔の評価が同時に必要となる

リン,その他農薬,殺虫剤,モルヒネの中毒でも縮瞳が特徴である.

e)三叉神経刺激状態

虹彩炎,角膜異物などでみられる.

f)斜位近視

間欠性外斜視における調節性輻湊代償による縮瞳,片眼遮閉で散瞳.

g)調節性内斜視

屈折性,部分調節性は病的縮瞳.近見反応の部分的痙攣との考えが提示されている.

文献

1) 長谷川幸子,石川 哲:正常対光反応の加齢による変化—新型双眼性赤外線電子瞳孔計(C 2515)を用いた検討.日眼会誌 93:955-961,1989
2) 辻沢宇彦,向野和雄,石川 哲:脳死と瞳孔.自律神経 26:63-70,1989
3) 向野和雄:神経眼科(コンパクト眼科学12)第3章 自律神経系病変.pp 178-201,金原出版,1997

B 一般瞳孔検査

瞳孔検査の基礎知識

a. 解剖,生理

前項A-aを参照.

b. 瞳孔の大きさ

瞳孔の大きさは明るさによって変動する.この瞳孔径は一定の明るさの下では一定に保たれているとはいえ,hippus(瞳孔跳躍)と称される緩やかな律動的動揺がみられる.さらに日内変動が存在しており,日中は小さく,深夜は大きくなる傾向がみられている[1].

瞳孔の大きさは通常の室内照明下で,新生児では2mm前後,1990年新生児-生後4〜72時間の88名について写真撮影で調べた報告では,その直径は1〜6mm(平均3.81±0.81)であり,左右差は,0.5mm以上の左右差のある瞳孔不同は21%にみられたという.また30週での新生児から対光反射が認められた.成長するにつれて大きくなり,20歳前後では5〜6mmと最大となり,以後

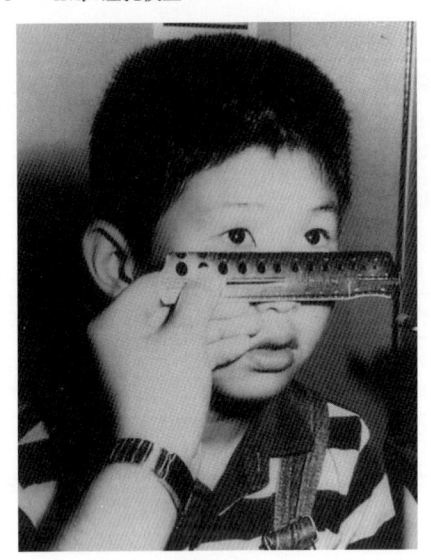

図 5　瞳孔径の計測
瞳孔不同を注目する

加齢に伴い次第に小さくなり(図3)，老人では通常2mm縮瞳(老人性縮瞳)がみられる．

そのほか疲れているとき，眠いときなどは小さくなり，図1の中枢性EW核抑制系の機能低下によると説明できる．したがって覚醒，疲労，意識，心理状態などに注意を払う必要がある．正常人の10〜20％に多少の瞳孔不同がみられ左右差は1mm以下であり，さらに明暗での左右差の大きさには差がない．反応も正常で生理的瞳孔不同 essential anisocoria と呼ばれる．一方，Horner症候群では暗室では大きい左右差を示す．

瞳孔観察の照明の位置によって一般に瞳孔不同がみられることはない．対光反射の直接，間接反応により左右ほぼ平等(極めてわずかに直接が強いが)に支配されるからである．まれな状況として照明側の縮瞳がみられるものを alternating contraction anisocoria という．照明を左右入れ替えることで確認することができる．このように瞳孔不同が認められた場合は対光反射を調べ，病的縮瞳や散瞳を疑い，図2のフローチャートによって診断を進める．

検査法

a. 大きさ，左右差(図5)，対光反射，輻湊反応

比較暗室において暗室灯の下で図5のごとくやや上方遠方を見てもらい，瞳孔の大きさ，左右差の有無をみる．そのうえでHaab，三田式瞳孔計を眼の下に横に当てて大きさを測定する．次に対光反射と輻湊反応をみる．同じ状態で，ペンライト，またはボンノスコープ(強い明るさの刺激として)の光を一眼に入れ，刺激眼の縮瞳(直接対光反射)，非刺激眼の縮瞳(間接対光反射)をみる．性質は迅速，遅鈍，緊張性，消失．程度は十分，不十分と判定する．次に輻湊反応は被検者(自分)の指を眼前に近づけてその縮瞳をみる．その性質，程度は対光反射と同様に判定する．フローチャートではまず大きさの異常(縮瞳，散瞳)で分け，次に対光反射の異常の有無で分け，さらに輻湊反応の異常で最終的な診断に近づくことになる．なかでも対光反射消失，輻湊反応保存という light-near dissociation(対光反射-輻湊反応乖離)という極めてユニークな病態がみられ，Parinaud症候群，瞳孔緊張症などでみられる．

暗室のみでなく必ず明室でも同様に大きさ，左右差，対光反射，輻湊反応を検査する．これらは縮瞳系の異常(動眼神経不全麻痺，瞳孔緊張症，瞳孔括約筋不全麻痺など)による瞳孔不同などを見いだしやすくする．

b. 視覚系機能検査としての瞳孔

1) 交互対光反射検査 swinging flash light test，相対的求心路瞳孔障害検査(図6)[2]

視覚入力障害(特に視神経障害において左右差がある場合に)の他覚的検査法で，左右眼の交互光刺激により，その瞳孔の動きに注目して相対的な視覚入力の左右差を検出するものである．検査は比較的暗い条件で，やや上方を見させながら行う．まず健眼(右眼)をペンライトで光刺激すると正常の対光反射が起こり，直接，間接反応により両眼とも十分に縮瞳する(図6-a)．ワンツースリー(約2秒)の光刺激の後，次に素早く患眼(左眼)に光を移動(swing)させると，患眼からの求心

入力が障害されているため,その光入力は少なく,惹起されるべき対光反射は起こらず両眼とも瞳孔は散瞳する(図6-b).次に再度右眼に光を移すと両眼ともに再び十分な縮瞳がみられ(図6-c),本試験陽性すなわち,左眼の相対的求心路瞳孔障害 relative afferent pupillary defect(RAPD)があることが確定する.数回繰り返し確認する.この現象は一眼の視神経障害または左右差のある両眼性視神経障害の検出に極めて有力な他覚的検査法であるが,網膜黄斑部疾患でも陽性に出ることがある.乳幼児から大人まで必ず応用されるべき簡便な検査である.白内障と視神経障害による視力低下を区別するにも有用である.外傷後,心因性,詐病などの鑑別にも極めて有用である.その定量法としては,健眼側に濃度の薄いNDフィルタ(0.3 log unit)から当てて本テストを行い,左右の対光反射が中和され,RAPDがみられなくなったNDフィルタが0.6 log unitであれば,-0.6 log unitの視入力の差があると判定する.この場合,中和点を越えてフィルタを濃くして健眼にRAPDを作り出すことができればいっそう正確である(フィルタは0.3 logより始まり0.3刻みで3.6 log unitまでそろえておくとよい).上記のRAPDを示す患眼はMarcus Gunn瞳孔と称されることがある.しかし本来はMarcus Gunn瞳孔は明室で行われる検査で,健眼をカバーしたときに散瞳する患眼瞳孔(同じ求心性瞳孔障害を示す)につけられた名称であり検査法が異なる.

2) escape現象

一眼への光刺激を続けると,一度縮瞳した瞳孔が光刺激中にもかかわらず次第に散瞳してくることがみられるものをいう.視神経の疲労現象と考えられ,脱髄性視神経症などの活動期にみられやすい.これらRAPD, escapeは電子瞳孔計で定量的に記録できる(278頁の図8参照).

c. 細隙灯による検査

細隙灯顕微鏡を用いて虹彩の形の異常,虹彩の異常,瞳孔緊張症における虹彩の分節麻痺とそれに伴うworm-like movementの観察,虹彩炎の有無(三叉神経刺激による,プロスタグランジンによる縮瞳),眼圧測定による緑内障のチェック

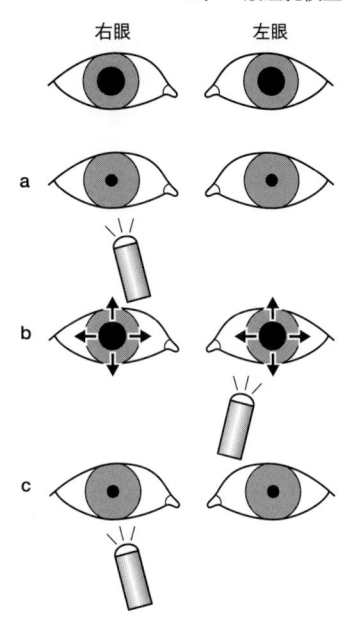

図6 swinging flash light test(新井田ら)
左眼の相対的求心路瞳孔障害(RAPD)を示す(a, b, cとペンライトで光をswingして検査する)

(高眼圧,閉塞隅角緑内障発作による散瞳など)など瞳孔にかかわる局所所見をとらえる必要がある.

d. 点眼試験

点眼試験は瞳孔緊張症やHorner症候群,原因不明の散瞳について,各種の自律神経作動薬,まれには遮断薬を用いて,点眼試験を行う.

実際には,被検者に上方を見てもらい,その下眼瞼に点眼薬を1, 2滴確実に滴下し,5〜10秒そのまま保持し,眼を動かし薬物の吸収を進め,眼を閉じ,出た涙を軽くふく.もう一眼を対照として同様に点眼し,反応を比較する.臨床的に行う点眼試験は,散瞳におけるAdie症候群における脱神経過敏性獲得の有無,原因不明の散瞳に対する鑑別における点眼試験,縮瞳におけるHorner症候群の診断,部位診断のための点眼試験(表1)などが一般的に行われる.

1) 脱神経過敏性獲得 denervation supersensitivityの証明
a) 副交感神経—0.125%ピロカルピン,2.5%メコリール点眼(Adie症候群の診断)[3]

点眼前,点眼後15, 30, 45, 60分と瞳孔の大き

さの変化を瞳孔計で測り記録する．またポラロイド，デジタルカメラなどで記録し判定する．通常正常眼は縮瞳せず，脱神経過敏性獲得眼のみ縮瞳する．原則，患眼が健眼より強く縮瞳した場合には過敏性獲得ありと判定する．定量的にとらえるには，縮瞳率＝点眼前瞳孔径－点眼後瞳孔径/点眼前瞳孔径×100，患眼過敏性＝患眼縮瞳率/健眼縮瞳率で評価できる．

b）交感神経－0.5～1％塩酸フェニレフリン（ネオシネジン®）(Horner症候群の診断)(表1)[4]

交感神経遮断による脱神経過敏を判定する薬物はエピネフリン（エピスタ® 1.25％），塩酸ジピベフリン（ピバレフリン® 0.04％）があり，最も用いやすいものは塩酸フェニレフリン（5％液はネオシネジン® 点眼液）であり，用いるべき濃度は0.5％が正常者を含め散瞳しにくい最低濃度と思われ常用している．1％では正常眼も反応する可能性が高く，特異性において判断が難しいことがある．またこの試験の場合，表1のごとく，眼瞼下垂の消失，改善という反応（上下瞼板筋の麻痺の改善）が10～15分あたりで惹起されるので，点眼後，10，15，30，45，60，90分（特に5％コカインの点眼試験では作用発現がやや遅いことがあり90分）まで観察測定する．薬物の作用が戻り始めるまで確認するのが最も正しい点眼試験判定のプロセスである．

この点眼試験で注意すべきは偽陽性の反応が出る場合である．すなわち角膜の上皮障害，知覚低下，ドライアイ，それらの原因となる顔面神経麻痺，三叉神経麻痺，全身のニューロパチー，さらに加齢による角膜薬物透過性の亢進の場合，薄い濃度の点眼薬であるにかかわらず正常の瞳孔に反応して false positive を示すことがあり注意したい．この問題については内海，杉山らの研究がある．

2）散瞳の原因の鑑別

散瞳においてアトロピン系薬物によるものと，動眼神経麻痺（内眼筋麻痺）との鑑別には0.5％ピロカルピン点眼試験が最も有用．動眼神経麻痺では確実に縮瞳し，一方，アトロピン系薬物での散瞳では回復期を除き反応せず，また縮瞳は不十分である．片頭痛によると考えられる特発性散瞳は，この点眼試験でも縮瞳しないことが多く特異的な状態と考えられる（通常の副交感神経麻痺，交感神経興奮の散瞳の理論からは縮瞳するべき状態と考えられるが）．

e．その他

ポラロイド，デジタルカメラなどを応用して記録することを勧めたい．また点眼試験を電子瞳孔計で測定することもよいが，正確に結果を判断するためには必ず肉眼で自分で観察し，加えてカメラビデオ記録などが必須である．

文献

1) 内海　隆，石川　哲，木村　徹：両眼同時記録赤外線電子瞳孔計による瞳孔運動の日内変動について．神経進歩 20：977-979，1976
2) 新井田孝裕，向野和雄：脳神経の見方　第II脳神経．Clin Neurosci 13：1412-1415，1995
3) 大野新治，向野和雄：動眼神経麻痺の経過中にみられた瞳孔の異常連合運動について．臨眼 27：229-239，1973
4) 大野新治：薬物点眼におけるHorner症候群障害部位判定法．臨眼 29：19-27，1975

C　イリスコーダ（電子瞳孔計）

検査目的

a．対光反射の記録，分析

検査対象となる病態，生理現象，薬物の効果，視覚入力の程度など定量的に分析する．

（1）瞳孔異常：動眼神経麻痺，内眼筋麻痺，Horner症候群，瞳孔不同，他．
（2）自律神経，中枢神経異常：脱髄性疾患，糖尿病，他．
（3）視入力障害：視神経障害，他．
（4）生理的現象：日内変動，加齢変化，他．
（5）化学物質過敏症，IT眼症，心理学的評価，

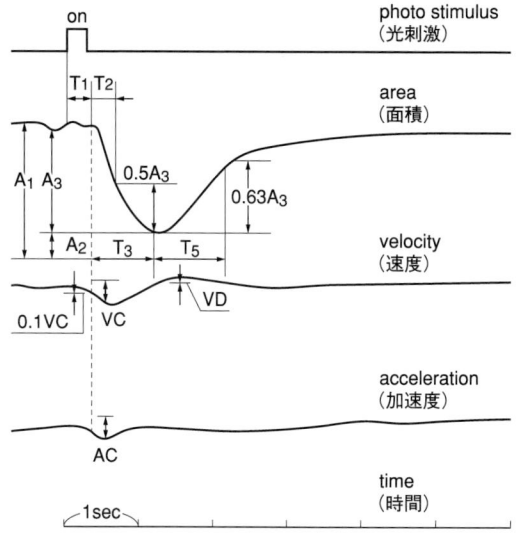

図7 対光反射のシェーマ

A_1：初期状態の瞳孔面積値（mm²）
A_2：光刺激後の最小縮瞳面積値（mm²）
A_3：光刺激後の変化瞳孔面積値（mm²）
CR：縮瞳率 A_3/A_1
T_1：光刺激からの縮瞳開始までの時間②（msec）
T_2：変化面積の1/2まで変化するのに要した時間（msec）
T_3：瞳孔が最小になるまでに要した時間（msec）
T_5：瞳孔が最小から散瞳して，最小値の63%まで回復するのに要した時間（msec）
VC：縮瞳速度の最高値（mm²/sec）
VD：散瞳速度の最高値（mm²/sec）
AC：縮瞳の加速度最高値（mm²/sec²）

疲労，薬物効果，他．

機器の説明

電子瞳孔計は赤外光で照明した虹彩（瞳孔からの反射はない）を赤外線テレビカメラで暗黒のもとに撮影し，瞳孔の大きさ，ゆれ，微細な振動を記録し，さらに対光反射を光刺激（この場合，瞳孔の大きさによって光刺激の量が影響を受けなく一定に設定できる open-loop 刺激装置—Maxwellian view ともいう—を用いている）により惹起し記録解析する．後述する各種の機器があるが，すでに確立し広く用いられている open-loop 双眼性赤外線電子瞳孔計（浜松ホトニクス社，HTV-C 2515 TM）によるデータを示す．本機器は closed-loop 刺激もでき，固視目標が眼前5 cmから無限遠まで光学的に移動が可能で，調節の影響を最小限にできる．またポータブル双眼イリスコーダーC 7364 は電源ユニット，ゴーグル型測定部，データ解析部とから成り立ち，瞳孔反応は1回ごとに13の要素（パラメータ）が on line で分析，出力され，さらに手持ちのコンピュータと自由に接続でき，データのさらなる解析が可能である．最大60分の連続瞳孔（反応）記録が可能となり，薬物負荷，心理的，生理的刺激負荷などの反応記録分析が可能となっている．またゴーグルタイプの測定部から，付属の光刺激ユニットをはずして固視，調節刺激，明暗刺激などを自由に行える大きな魅力がある．後述の瞳孔振動の解析には本器の利点が最大限に発揮されている．

検査法・検査成績の判定

a．対光反射とその分析すべき要素（図7，表2）

HTV-C 2515 を用いて，15分暗順応後，光刺激輝度3,000トローランド，刺激視野15°，刺激時間0.25秒で得られた正常波形（図7），分析すべき要素，その正常値（表2）を示した[1]．

これらの要素を解釈するに際して以下の注意が必要である．変化瞳孔面積（A_3）は反応前面積（A_1）に比例し，最大縮瞳速度（VC），最大散瞳速度（VD）は反応（変化）瞳孔面積（A_3）に比例するという事実があり（大野，内海ら），例えば糖尿病の縮瞳におけるダイナミクスの解析に際して注意が必要と考えられる[2]．

1）入力系障害の判定

対光反射潜時（T_1）の延長，反応面積（A_3）の低下，縮瞳率（CR）の低下が一般的にみられる．なお入力系の特異的検査として次項b（図8）が用いられる．

2）出力系の判定

副交感神経系の作用は縮瞳相（CR，T_3，VC，

表 2 各年代における対光反射のパラメータの平均値

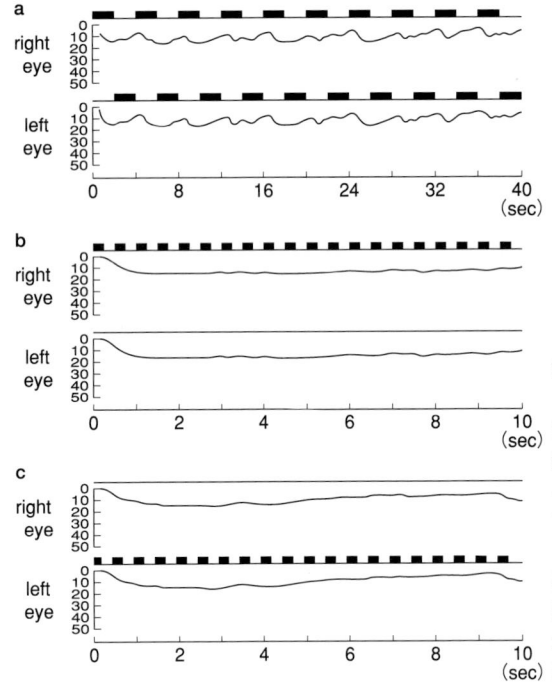

age	sex	below 10	10〜19	20〜29	30〜39	40〜49	50〜59	60〜69	70 over
A_1 (mm²)	M	41.7±4.8	43.7±6.6	44.5±5.9	40.2±5.3	34.0±5.9	31.6±6.7	24.5±9.6	22.3±6.5
	F	37.0±3.9	40.9±3.4	38.9±6.7	38.4±7.5	36.8±3.1	26.5±4.0	24.0±7.2	17.4±5.4
A_3 (mm²)	M	19.2±3.3	19.9±3.8	19.5±2.1	17.5±2.6	17.0±2.1	14.5±5.5	11.8±3.7	11.6±1.9
	F	18.3±2.3	19.8±1.5	19.6±2.0	17.7±2.8	16.8±2.2	13.0±1.9	12.2±3.8	9.0±3.4
CR (A_3/A_1)	M	0.46±0.84	0.46±0.83	0.44±0.68	0.44±0.44	0.50±0.63	0.46±0.55	0.48±0.89	0.52±0.96
	F	0.49±0.46	0.48±0.46	0.51±0.57	0.48±0.79	0.45±0.48	0.50±0.59	0.50±0.80	0.52±0.76
T_1 (msec)	M	296±17	280±19	275±25	286±16	280±25	291±16	293±21	312±20
	F	279±20	274±17	273±26	282±18	289±11	284±15	295±13	304±25
T_2 (msec)	M	194±20	193±16	198±20	188±24	182±26	193±26	200±32	205±24
	F	179±13	183±19	204±25	189±23	184±18	185±17	192±23	191±22
T_3 (msec)	M	658±54	670±54	659±45	654±60	662±60	667±53	664±87	728±54
	F	638±33	644±37	655±45	658±67	654±40	664±51	638±45	719±50
T_5 (msec)	M	1,304±252	1,331±189	1,579±349	1,593±370	1,604±342	1,524±425	1,479±356	1,723±502
	F	1,340±266	1,431±274	1,588±366	1,465±269	1,441±286	1,450±301	1,630±469	1,600±284
VC (mm²/sec)	M	56.9±9.2	58.2±12.0	54.6±9.4	51.4±8.5	52.1±5.6	49.8±5.1	41.3±9.0	38.0±6.0
	F	56.1±7.3	60.7±5.0	55.3±5.6	51.7±7.4	52.3±7.3	47.9±5.3	43.1±11.4	33.8±10.5
VD (mm²/sec)	M	17.0±3.2	16.3±3.0	14.8±2.6	14.3±2.2	13.2±2.3	13.4±2.5	10.9±2.0	9.5±2.0
	F	16.9±2.2	16.0±2.3	13.9±2.0	13.8±2.2	13.4±2.2	11.4±1.8	10.7±3.0	8.1±2.3

浜松ホトニクス社製双眼イリスコーダ C-2515 を用い，RAPD と escape 現象を記録．光刺激は，open loop 方式で輝度 3,000 td，RAPD の記録(a)は，2 秒ずつ左右交互に，escape 現象の記録(b, c)には，片眼 0.25 秒ずつ刺激し，刺激間隔も 0.25 秒である．a は，左眼の球後視神経炎の患者の RAPD で，右眼刺激では反応が認められるが，左眼刺激では対光反射が消失している．b は，右眼の 0.25 秒の連続刺激で刺激開始から終了まで瞳孔は十分縮瞳している．c は，同じ患者の左眼の刺激を示す．刺激の初期は縮瞳するが，光を連続的に与え続けているのにもかかわらず次第に散瞳傾向を示す．このことより左眼は escape 現象陽性である

図 8 イリスコーダ（電子瞳孔計）による RAPD，escape 現象の記録（新井田ら）

図9 瞳孔振動のスペクトル解析(筆者ら)

AC)において判定され,交感神経系は散瞳相(T_5,VD)にて判定できると考えられてきているが,近年の解剖薬理学的研究から副交感神経系は瞳孔括約筋を刺激し,同時に瞳孔散大筋を抑制する二重神経支配があることが知られている.したがって散瞳相の前・中期は括約筋の弛緩と,散大筋の抑制解除の作用によるとする考えが成り立っている.しかしHorner症候群では間違いなく独特の散瞳相の遅延とT_5の延長はみられており,交感神経の作用としてT_5を用いられると考えている.

さらに内海,橋本らは低濃度の自律神経作動薬,遮断薬点眼を用い,4タイプの自律神経異常モデル(副交感神経優位,交感神経優位,副交感神経抑制,交感神経抑制)を作り,それぞれにみられる因子の変化を分析している.

環境微量化学物質中毒症への応用がなされ(白川,石川ら),瞳孔反応の有用性を明らかにした.筆者はハーブの作用につき瞳孔対光反射を用いたが中枢性の作用の解釈においてはより複雑なメカニズムをも取り入れる必要があると考えられ今後の問題である.

b. **相対的求心路瞳孔障害(RAPD)(図8-a), escape現象の記録と解析(図8-b, c)**

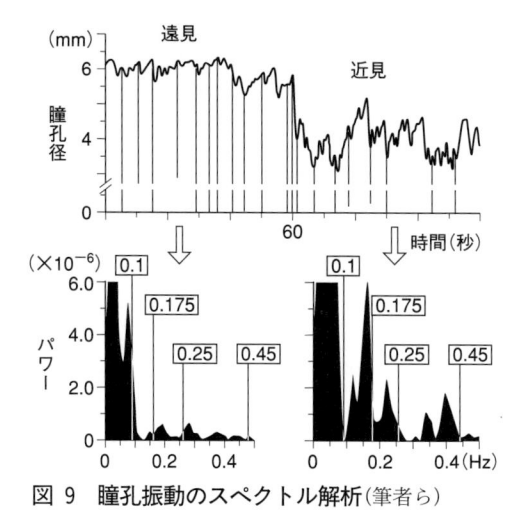

図8に示すように対光反射を用いて視覚入力系障害(特に視神経障害—この例は左視神経障害)の反応を示す.

c. **輻湊反応(近見反応)(Nidek屈折/調節測定装置 AR 3-SV 6 A/A)**

赤外線オプトメータは2つの赤外線ビームを眼底に投射し,その反射光を連続して測定することにより,眼球の屈折の変化を測定するものであり(Consweet型),指標は内蔵され,step刺激(動的反応),ramp刺激(静的反応),サインカーブ刺激(周波数応答)などを記録,分析できる.同時に電子瞳孔計に接続しており,その調節反応における瞳孔の縮瞳反応(近見反応)が同時に記録,分析される.

近年,近見三徴測定装置として,TriIRIS C 9000 (浜松ホトニクス社)が開発され[3,4],輻湊,瞳孔反応を同時に動的に両眼同時連続記録できる初めての装置として,広く用いられつつある.

d. **その他**

以下のような検査項目に応用され,活用されている.

(1) 点眼試験,その他薬物効果と瞳孔反応.

(2) 毛様脊髄反応(音,皮膚痛み刺激—交感神経刺激).

(3) 瞳孔振動とその解析(図9):浜松ホトニクス社製双眼イリスコーダーC 7364にて記録,高速フーリエ変換,スペクトル解析により分析.応用範囲は広く,体内リズム,薬物作用,IT眼症,心理,疲労などと広い.

(4) 瞳孔視野計 pupil perimetry(吉富ら)[6].

(5) Edge-light pupillary oscillation による記録解析.

類似機種

(1) 眼球回旋撮影装置 EF 60-L（ニューオプト）：ビデオ信号で記録.
(2) Refract Screener NRS(NEITZ)[5].
(3) 開放型 電子瞳孔計 View Shot(FP-10000)(テイエムアイ).

文献

1) 石川　哲：D. 眼の自律神経機能検査. 日本自律神経学会（編）：瞳孔検査，自律神経機能検査，第3版，pp 266-271，文光堂，2000
2) 内海　隆，杉山哲也，宮下裕子，他：％縮瞳量，％速度を加えた新しい分析法による対光反応の研究. 第1報　その方法紹介と自律神経点眼薬による対光反応の変動パターンについて. 眼紀　42：223-228，1991
3) 平岡満里，諸田麻里子，遠矢ゆかり，他：近見三徴測定装置―調節の他覚的量的測定への応用. 日眼会誌　107：702-708，2003
4) 石川　均，陶山秀夫，石川　哲，他：白内障手術前後の近見時眼球運動，瞳孔反応，立体視. 眼科手術　17：89-92，2004
5) 庄司倫子，青木　繁，藤山由紀子，他：MTI Photo-screener の内斜視患者への応用. あたらしい眼科　15：1623-1628，1998
6) 吉富健志，石川　哲，松井孝子，他：瞳孔視野計による他覚的視野計測の試み. 日眼会誌　100：825-831，1996

XVII 眼底検査

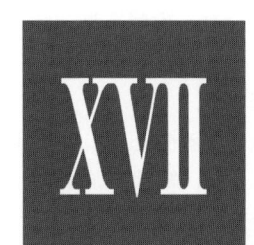

A 眼底検査の進め方

検査対象・検査目的

眼底検査法には表1のような方法がある．それぞれの検査法には一長一短があり，1つの検査だけでは不十分で，検査目的に合わせていずれかを組み合わせて検査する．

(1) 倒像検眼鏡による検査：これには双眼検眼鏡と単眼検眼鏡があり，細隙灯顕微鏡と異なり検者がいろいろな方向からのぞき込むことができるので，網膜全体を把握するために使用される．

(2) 細隙灯顕微鏡による眼底検査：接触型(直像と倒像)と非接触型(倒像)があり，いずれも病変の局所を立体的に拡大し，詳細に観察できる．三面鏡(直像，接触)は最も鮮明に病変をみることができるが，視野が狭い．このため角膜混濁，散瞳不良，後発白内障(特に人工水晶体眼)では観察困難となる．これに対して倒像レンズでの検査は非接触型，接触型はいずれも視野が広く，拡大も可能でレンズを換えれば鮮明に赤道部まで観察可能である．一般に外来では簡便な非接触型レンズが好まれ，レーザー光凝固には接触型が使用される．

(3) 光干渉断層計(OCT)は黄斑病変の組織学的変化をみるものである．蛍光眼底造影検査は血管造影で，循環障害，微細な血管変化に対して使用され，主にフルオレセイン蛍光眼底造影は網膜から色素上皮病変の検索に，インドシアニングリーン蛍光造影は脈絡膜循環あるいは脈絡膜新生血管の検出に使われる．

(4) その他，必要に応じて，ERG，視野などの検査を加えて，診断を確定する(図1)．

眼底検査の手順(図2)

初回検査の場合，問診を十分に行い，どのような疾患が隠れているかを予測して，必要な検査を選択する．黄斑部から鋸状縁まで眼底を隈なく観察すること，眼底病変を要領よく記載することが大切である．使用する器具は検者により多少異なるが，基本的な眼底検査の手順は変わらない．

(1) 眼圧を測定して，散瞳を行う．

(2) 細隙灯顕微鏡で前眼部および前部硝子体を観察する．特に角膜混濁，散瞳不良，人工水晶体

表1 眼底検査法の特徴

検査法	倒像検眼鏡		細隙灯顕微鏡			直像鏡
	双眼	単眼	三面鏡(接触)	非接触レンズ	接触レンズ	
観察像	倒像	倒像	直像	倒像	倒像	直像
拡大倍率	小	小	変倍*	変倍**	変倍**	大
視野	広	広	狭	広	広	狭
立体視	○	×	○	○	○	×
主な検査対象	全体	全体	局所	全体・局所	全体・局所	局所(後極部)
使用目的	圧迫して最周辺部まで立体的に観察	短時間で能率よく観察可能	微細病変の高倍率の立体的観察に最適	立体的，広い視野，変倍で能率もよい	光凝固でなければ非接触レンズで代用可能	視野が狭く，立体視ができない
光凝固での使用	未熟児網膜症で使われる	×	特に黄斑部，周辺部の精密な光凝固に必須	角膜障害の際，まれに使用	広範囲凝固，散瞳不良などに最も使われる	×

*拡大率は細隙灯顕微鏡の観察倍率による
**拡大率は細隙灯顕微鏡およびコンタクトレンズの観察倍率による

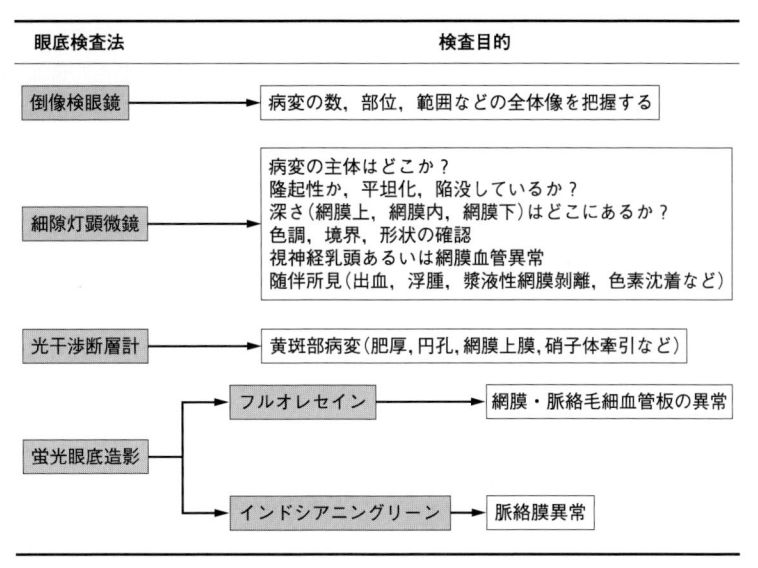

眼底検査法	検査目的
倒像検眼鏡	病変の数，部位，範囲などの全体像を把握する
細隙灯顕微鏡	病変の主体はどこか？ 隆起性か，平坦化，陥没しているか？ 深さ（網膜上，網膜内，網膜下）はどこにあるか？ 色調，境界，形状の確認 視神経乳頭あるいは網膜血管異常 随伴所見（出血，浮腫，漿液性網膜剥離，色素沈着など）
光干渉断層計	黄斑部病変（肥厚，円孔，網膜上膜，硝子体牽引など）
蛍光眼底造影 → フルオレセイン	網膜・脈絡毛細血管板の異常
蛍光眼底造影 → インドシアニングリーン	脈絡膜異常

図1 眼底検査法とその目的

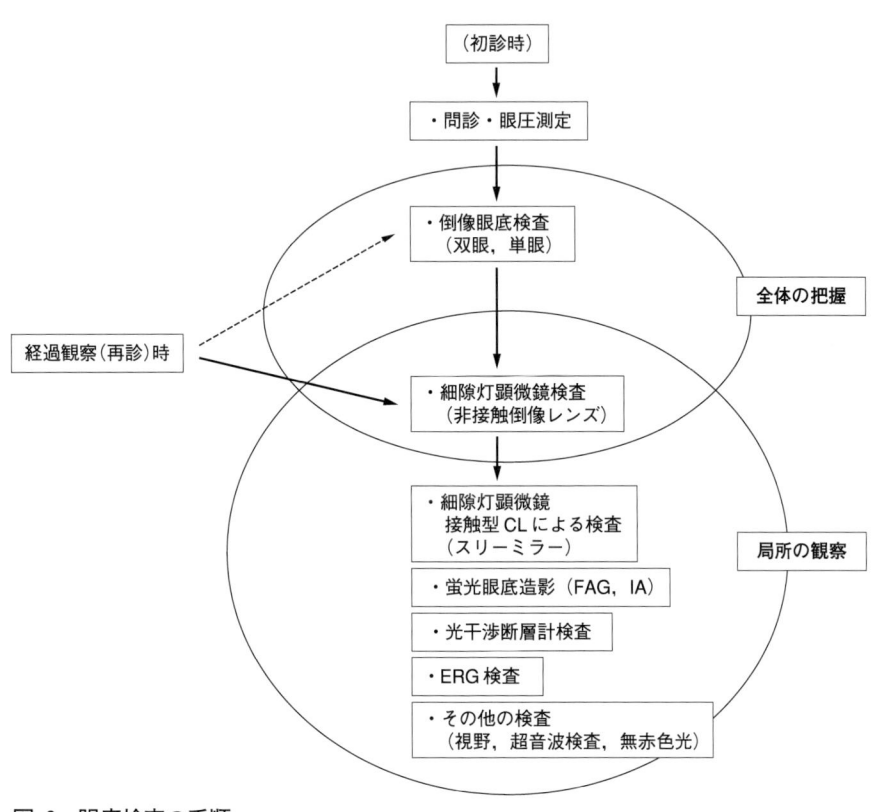

図2 眼底検査の手順

眼，硝子体混濁の有無などによって，検査法を選択する必要がある（表1）．

(3) 倒像検眼鏡による眼底検査（単眼あるいは双眼倒像検眼鏡を使用）をまず行う．眼底全体を観察して眼底異常を見逃さないように病変の部位と性状を確認する．視神経乳頭から，網膜血管の走行と順序だてて，黄斑部から中間周辺部，周辺部まで観察する．このとき，特に周辺部の裂孔，

網膜剥離，網膜変性，網膜出血などの有無を確認する．

(4) 細隙灯顕微鏡により，眼底の異常部分について立体的に観察し，深さ，隆起（黄斑浮腫，網膜上膜，硝子体牽引），陥凹（乳頭陥凹，黄斑円孔），後部硝子体剥離，色調（毛細血管瘤，網膜出血，白色病変），境界（黄斑浮腫，網膜剥離，色素上皮剥離）に注意し，原因となる病変が網膜血管にあるか，脈絡膜にあるか，その他の病変かなどの確認を行う．通常，非接触型倒像レンズは中間周辺部から赤道部の病変（周辺部の裂孔や剥離）では＋135Dを用い，黄斑部付近（黄斑浮腫，網膜上膜，黄斑円孔，漿液性網膜剥離，硝子体牽引，後部硝子体剥離など）は＋60～90Dのレンズで拡大してみるとよい．昔はHrubyレンズ（－55D）が非接触で，後極部の微細変化を見るのに使われたが，視野が狭く，拡大も悪くあまり使用されない．

(5) さらに眼底周辺部の微細な変化を観察するには細隙灯顕微鏡に三面鏡レンズが必要で，鋸状縁から毛様体扁平付近は圧迫子付のレンズを使う必要がある．

(6) 再診（経過観察）時には加齢黄斑変性，黄斑円孔など黄斑部疾患を見るには，他の自覚症状（飛蚊症，視野異常）がなければ，倒像検眼鏡検査を省き，細隙灯顕微鏡（非接触型倒像レンズ）のみでもよい．ただし，周辺部病変でも黄斑部が侵されることが少なくないので，黄斑部は必ず観察する．

眼底検査のコツと患者への説明

眼底はカメラのフィルムによくたとえられる．しかし，フィルムと異なり，中心（黄斑部）のみが格段に視力が良好で自覚症状も強く，発見されやすい．黄斑部以外の疾患は自覚症が少ない．このことから，①症状がなくても必ず網膜全体を観察すること，②また網膜剥離，加齢黄斑変性，網膜血管病変など両眼性の場合が少なくないので，症状がなくとも両眼の検査が必要である．見逃しは医療過誤につながる．

眼球は1つの光学系で，眼底検査により，網膜最外層の色素上皮や網膜血管（ヘモグロビン）まで観察できる．しかも，最新の精密機械に劣らない精度で網膜脈絡膜の生きた微細病変をとらえられる．したがって眼底疾患の診断と治療のために必須の検査である．

眼底検査は非侵襲的な検査であるが，患者にとって，散瞳下での検査は眩しく苦痛なものである．このため，①検者が暗順応しておき，光源を下げたり，②スリットを細くしたり，③周辺部を先に見てから後極部を見るなどの工夫がいる．④眼底検査の意味を十分説明し，患者の協力を得て，短時間で効率よく検査する．

散瞳の副作用への対処

いずれの方法をとるにしても眼底を詳細に観察するためには，十分な散瞳が必要である．散瞳の際に以下の注意が必要となる．

(1) 散瞳により前房が浅い（隅角が狭い）と眼圧上昇（緑内障）発作を起こすことがある．このため散瞳の場合，事前に眼圧測定により眼圧が正常であること，前房が深いことを確認する必要がある．また眼圧上昇があれば直ちに対処できることが必須で，医師の指示のもとに散瞳を行う．

(2) 散瞳剤で時にかゆみ，流涙，充血などアレルギー性の結膜炎を生ずることがある．アレルギーの既往について問診を行うこと，前回の点眼でアレルギーを起こした場合は別な散瞳剤（ミドリンP® 点眼薬からネオシネジン® 点眼薬への変更）の使用などの工夫をする．やむをえない場合，検査前後の抗アレルギー剤やステロイド剤の点眼などで対処する．

(3) 散瞳すると物が眩しく，焦点が合わなくなり，さらに流涙や眼痛を訴える場合がまれではない．帰宅時の自動車の運転，歩行に注意を促すことが必要である．

B 倒像鏡眼底検査（単眼・双眼）

検査対象・検査目的

視神経乳頭および後極部から赤道部まで，また，強膜圧迫子を使用することによって鋸状縁および毛様体扁平部までの眼底全周を広範囲に観察できる．観察倍率は使用する集光レンズの度数に反比例し，2～5倍である．全眼球屈折力を約60Dとすると，約60D÷レンズ度数が観察倍率になる．解像力は直像鏡に比べ劣るが，観察視野が広く周辺部まで容易に観察できるため，病変の有無，位置および概要を明らかにできる．また，協力の得られにくい乳幼児や臥位での検査が可能である．倒像で見えるため，位置関係を把握するには頭の中で上下左右を反対にする必要がある．

a. 単眼倒像鏡（図3）

双眼倒像鏡に比べ習熟が容易であり，手に持てば簡易に検査できる．また双眼倒像鏡に比べ集光性が高く，散瞳不良でも眼底の詳細が判定できる．無散瞳でも赤道部付近まで観察できるが，散瞳しないと詳細な観察はできない．立体視はできないが，双眼アタッチメントをつければ可能であるものの，本体は重くなる．レンズを保持した手で眼瞼を挙上しないといけないので，閉瞼の強い人は十分に開瞼することが難しいことがある．強膜圧迫子を使用することは困難である．

b. 双眼倒像鏡（図4）

単眼倒像鏡に比べ最たる利点は立体視が可能なことである．額帯式であるためレンズを持たない手が自由に使え，眼瞼の挙上，強膜圧迫子や冷凍凝固チップが保持できる．レーザー治療も可能であるが，検査が長時間になると頭頸部が痛くなることもある．強膜圧迫子を用いて最周辺部まで観察が可能で，側視鏡を装着すると左右から検者以外の人も検者と同じ像を観察することができる．直像鏡に比べ，熟練が必要である．

検査法

a. 単眼倒像鏡

(1) 利き手に倒像鏡を持ち，検眼鏡の上部を利き目の眼窩下縁部に固定する．眼鏡を使用している場合は，検眼鏡の上部を眼鏡に接するように固定する．

(2) 集光レンズは利き手でないほうの手で持つ．親指と人指し指でレンズを持ち，中指か薬指を被検者の上眼窩縁に固定させ距離を一定に保つ．

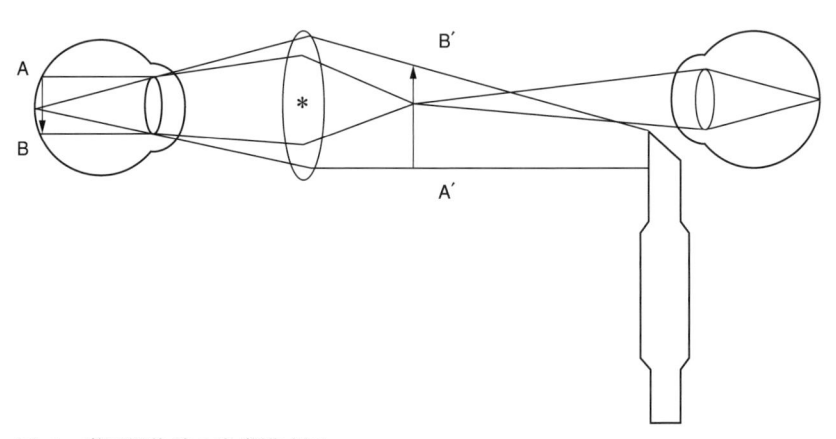

図3　単眼倒像鏡の光学模式図
単眼倒像鏡から発した光は集光レンズ（*）で収束され眼底を照明する（A→B）．眼底からの光は集光レンズと検者間で倒像に結像する（A′→B′）

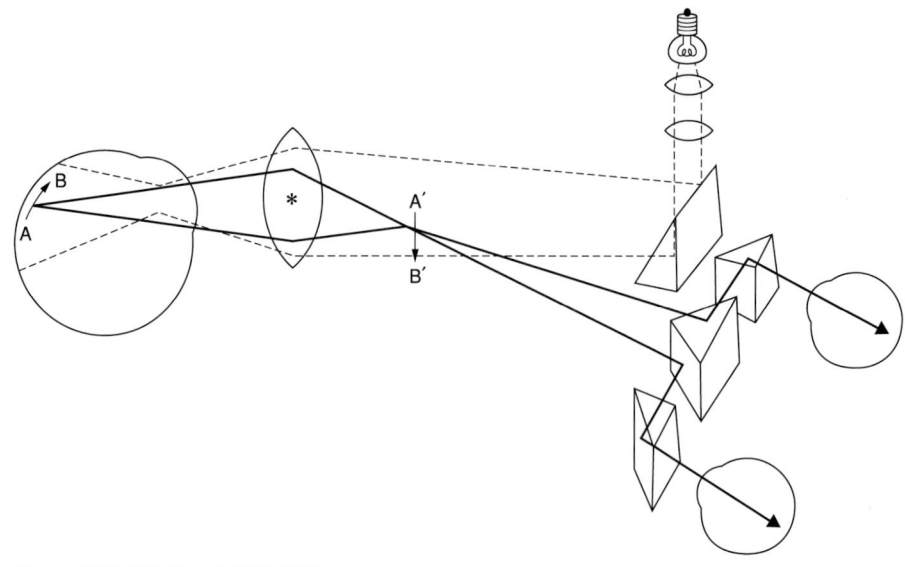

図 4 双眼倒像鏡の光学模式図
双眼倒像鏡から発した光はプリズムで屈折したのち集光レンズ(＊)で収束され眼底を照明する(A → B)．眼底からの光は集光レンズと検者間で倒像に結像する(A′→ B′)が，双眼倒像鏡内の2つのプリズムによって左右に分離され検者の右眼と左眼に入り立体視が可能となる

(3) 検査の反対眼で光を固視してもらい，検査眼の瞳孔中央に光を入れて赤色反射が得られるように位置合わせをする．集光レンズと光軸を同一直線上にして集光レンズを被検者の眼前1.5～2 cm の位置に置く．

(4) 眼底が見えたらレンズを被検者から離していくと〔作動距離はレンズの度数により異なり，(100/レンズ度数)cm である〕，眼底像が大きくなりレンズ一杯に拡大される．

無散瞳下でも観察可能であるが，周辺部まで詳細に観察するには十分に散瞳させたほうがよい．

b. 双眼倒像鏡

(1) 倒像鏡を頭部にかぶり，接眼部が眼前にくるように頭頂部と後頭部にあるネジを調節して固定させ，観察するのに最適な位置に検眼鏡を傾斜させる．

(2) 眼前30 cm に親指を立て，片眼ずつ見たときに各々視野の中央にくるよう瞳孔間距離を調整する．照明光が被検者の瞳孔領上半分から入るようにするため，眼前30 cm に立てた拇指の上半分に光が当たるように照明光の方向を調整する．

(3) 患者は仰臥位にし，検者は立位で行う．詳細に観察するために患者の頭部周囲を動けるように立つ．電動リクライニングチェアを用いると高さの調節も容易である．

(4) レンズを利き手でないほうの手で持ち，検査の反対眼で光を固視してもらう．検査眼の瞳孔中央に光を入れて赤色反射が得られるように位置合わせをする．集光レンズと光軸を同一直線上にして集光レンズを被検者の眼前1.5～2 cm の位置に置く．

(5) 利き手で被検者の眼瞼を挙上させる．眼底が見えたらレンズを徐々に被検眼から離していくと，眼底像が大きくなりレンズ一杯に拡大される．

検査成績の判定

a. 眼底の区分(図5)

後極部眼底と周辺部眼底に分けられる．渦静脈が境界となる．

1) 後極部眼底

渦静脈は刷毛状で橙赤色に観察され，通常1象限に1本で計4本とされているが，個人差が多く5～8本との報告もある．渦静脈膨大部の後端で強膜に侵入する部は半月状の色素斑として観察でき，これを結んだ円より後方(中心窩側)が後極部

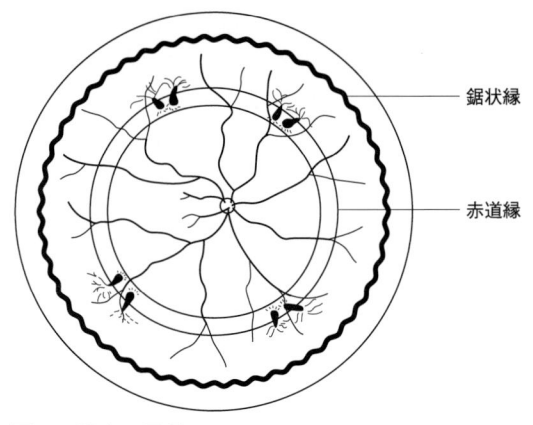

図5 眼底の区分
眼底は後極部と周辺部に，周辺部は赤道部と鋸状縁部に分けられる

表2 集光レンズ

	倍率(倍)	視野(度)	作動距離(mm)
(VOLK社)			
14 D	4.30	35.5	74.0
20 D	3.13	46.0	50.0
28 D	2.27	53.0	33.0
Pan Retinal 2.2	2.68	56.0	40.0
30 D	2.15	58.0	30.0
40 D	1.67	69.0	20.0
(Ocular社)			
14 D	4.29	37.0	72.0
20 D	2.97	50.0	47.0
28 D	2.13	58.0	29.0
Triple Two 22 D	2.72	60.0	39.0

である．

a）視神経乳頭

後極部鼻側の境界鮮明，中心の陥凹部は白色調で周囲は赤色調の縦楕円形の隆起である．

b）黄斑部

中心窩から網膜血管アーケードまでの直径約6mmの領域を黄斑部という．

中心窩を取り囲む直径約1.5mmの範囲を黄斑といい，黄斑色素の存在のためわずかに黄色調に見える．中心は直径約400μmの凹みの中心窩である．これを中心に網膜血管を欠く直径約500μmの範囲が中心窩無血管域である．若年者では，輪状の明るい反射がみられる．

c）網膜血管

視神経乳頭から，上耳側，上鼻側，下耳側，下鼻側にアーケードを形成する．血柱の反射がみられる動脈とわずかに暗赤色に見える静脈が並走し，分枝を繰り返して周辺部に達する．

2）周辺部眼底

a）赤道部

角膜輪部から13mm後方を結んだ円の前後5mmの部をさす．検眼鏡的には各渦静脈膨大部の首を結ぶ線（赤道線）から前後2乳頭径（約6mm）の領域である．

b）鋸状縁部

角膜輪部から耳側8mm，鼻側7mmに位置する鋸状縁の前後5mmの部をさす．検眼鏡的には，鋸状縁の前後2乳頭径の領域である．後方は赤道部網膜，前方は毛様体突起部後縁に達する毛様体扁平部で，赤道部と毛様体突起部後端を結ぶ領域をさす．最前端は歯と呼ばれ，歯の間で毛様体扁平部が後方に向かって湾入する部を湾と呼ぶ．鼻側では湾が深く，歯は太く前方に尖っている．耳側では湾が浅く，歯が短く数が少ない．

備考

a．集光レンズ（表2）

非球面レンズで像の歪みが少なく，鮮明な像が得られる．＋20Dレンズが通常用いられる．＋14Dなど度数の小さいレンズほど眼底が明るく大きく見えるが，観察視野は狭い．一方，＋28Dなど度数の大きいレンズは眼底の広範囲が観察できるが，眼底が暗く小さく見える．＋28Dレンズは小瞳孔や前眼部・中間透光体に混濁がある場合に有用である．前眼部・中間透光体に混濁がある場合には照明光が通過するときに生じる散乱光が観察の障害となるため，散乱しやすい短波長成分が少ない黄色フィルタをつけると観察しやすくなる．同時に患者の眩しさも軽減される．

b．強膜圧迫子

検者の右手中指か人差し指にはめて，眼瞼または結膜上から強膜を軽く圧迫する．

c. 内視現象

眼底を観察するとき，被検者は網膜視細胞の刺激による内視現象を自覚する．内視現象には，暗所で明瞭である眼を急に動かすことにより液化した硝子体の動きが網膜に投影される flick 光視，強膜を透過した光により，中心窩近傍にある網膜血管内の血球成分の移動を自覚する Purkinje 血管像，黄色および青色フィルタを通して見たときに，中心窩に存在するキサントフィルによって中心窩付近を暗く感じる Maxwell 斑，外網状層に由来する，固視点から砂時計様に見える Haidinger brushes がある．

文献

1) 佐藤 節：正常眼底．湯沢美都子，竹田宗泰（編）：実践眼底疾患．pp 1-3, メディカル葵出版, 1998
2) 沖波 聡, 小林 博：眼底検査法．眼でみる眼底検査の進めかた．pp 74-93, 金原出版, 2002

C 直像鏡眼底検査

検査対象・検査目的（図6）

倒像鏡と比べ簡便で，観察倍率は 15 倍と高倍率であるため解像力がよい．直像のため位置関係が把握しやすい．その半面，観察視野が狭く視神経乳頭および後極部から赤道部までは観察できるが，周辺部の観察は困難である．立体視は無理で，水晶体や硝子体に混濁があると観察しにくい．観察時には検者と患者の屈折度を補正する必要があり，被検者が強度の乱視の場合には焦点を合わせにくい．

検査法・検査成績の判定

(1) 直像鏡は片手で持ち，人指し指で補正レンズを動かす．補正レンズの赤はマイナスレンズ，緑はプラスレンズである．

(2) 右眼を観察するときは右手に直像鏡を持ち，被検者の外側から右眼で観察孔をのぞく．左眼のときはこの逆にする．

(3) 被検者の眼前 30 cm から瞳孔内に光を入れ，赤色反射を確認する．光は瞳孔の下半分から入れ，光を上下させて全体が明るく見える所にする．赤色反射に向かってさらに近づいていくと角膜表面の反射がみられ，さらに 1 cm 以内に近づくと反射は消失し，眼底が見えてくる．

(4) 網膜血管に焦点を合わせ，人指し指の補正レンズでピントを合わせる．調節分として -1 から -3 D ぐらいを追加するとピントが合いやすい．

(5) 被検者に検者の右耳を見てもらうか，検者が移動して視神経乳頭を探す．被検者の視線の外側 15°から観察すれば視神経乳頭がみえるはずである．

(6) 視神経乳頭から血管に沿って，周辺部まで観察する．周辺部を観察するときは，直像鏡を持つ手首をひねって光の角度を変えたり，直像鏡と検者の頭部をずらさないようにして観察したい方向と逆方向に回り込んで観察する．

備考

補正レンズで 3 D の差は約 1 mm の高低に値する．網膜面と隆起病変表面のピントが合ったときのジオプトリーの差によって，乳頭浮腫など隆起病変の高さを知ることができる．無散瞳で検査を行うときは，室内を暗くして行う．検眼鏡の観

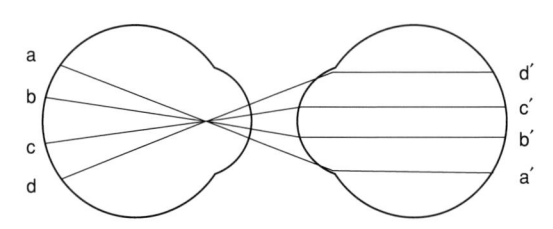

図 6 直像鏡の原理
検者・被検者ともに正視とすると，被検者の網膜から出た光 (a, b, c, d) は瞳孔を経て角膜を出ると平行光線となり，検者の角膜に到達する．光は検者の眼内で収束し，網膜上で結像する (a′, b′, c′, d′)．

察光が強すぎると縮瞳し観察しにくくなるため，直像鏡の絞りをスモールスポットにする．散瞳しているときはラージスポットで観察できる．

文献

1) 沖波 聡，小林 博：眼底検査法．眼でみる眼底検査の進めかた．pp 65-74，金原出版，2002
2) 松山秀一：直像鏡の構造と機能，直像鏡の検査．眼科診療プラクティス，No. 2，pp 152-155，文光堂，1992
3) 西信元嗣：各種直像鏡の扱い方．眼科診療プラクティス，No. 2，pp 156-158，文光堂，1992

D 細隙灯顕微鏡による検査

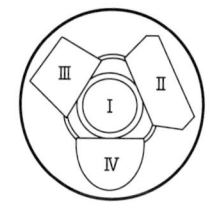

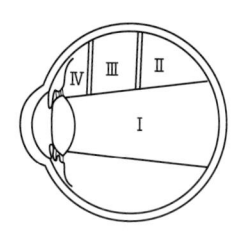

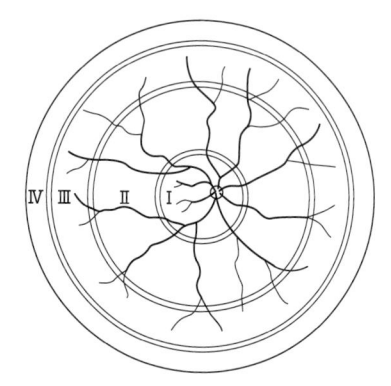

図7 Goldmann三面鏡の観察範囲
I．眼底後極部レンズ：黄斑部を含む30°の範囲
II．赤道部ミラー：30°から赤道部まで
III．周辺部ミラー：赤道部から鋸状縁，毛様体扁平部まで
IV．隅角ミラー：周辺部網膜から毛様体扁平部，および前房隅角

検査対象・検査目的

眼底全般に加え硝子体の動的な観察と網膜との界面部の観察が可能である．倒像鏡検査に比べ分解能が高く微細な変化をとらえることができる．前置レンズには角膜に接触させる接触型と，角膜から一定距離をおいて観察する非接触型がある．前置レンズの視野（静的視野）はレンズと被検者眼を固定させて観察したときのものであるが，レンズを動かしたり，被検者の視線を変えることで約20％拡大する（動的視野）．

a．接触型前置レンズ

眼底のほぼ全体像を観察できる．レーザー光凝固の際に必要である．直像で観察する凹レンズと倒像で観察する高屈折凸レンズがある．

1）Goldmann三面鏡（図7）

接触型前置レンズの基本である．眼底のすべての範囲と隅角が観察できる．以下の4つの鏡面からなり，観察できる範囲が異なっている．眼底後極部レンズ以外は鏡像である．

（1）眼底後極部レンズ：-57.6Dの凹レンズである．黄斑部を含む30°の範囲が観察可能．

（2）赤道部ミラー：後極部レンズと59°の角度をなす．30°から赤道部までの範囲が観察可能．

（3）周辺部ミラー：後極部レンズと67°の角度をなす．赤道部から鋸状縁，毛様体扁平部までの範囲が観察可能．

（4）隅角ミラー：後極部レンズと73°の角度をなす．前房隅角と眼底最周辺部が観察可能．しかし，隅角以外は小瞳孔や中間透光体に混濁があると観察しにくい．眼内レンズ挿入眼では周辺部眼底の観察が困難である．

2）凹レンズ（図8-a）

直像で観察できる．倍率はほぼ1倍で最も解像度が高いが，観察視野が狭く，小瞳孔や中間透光体に混濁があると観察しにくい．眼内レンズ挿入眼では周辺部眼底の観察が困難である．

3）高屈折凸レンズ（図8-b）

倒像で観察できる．観察視野が広く，小瞳孔や中間透光体混濁，眼内レンズ挿入眼の周辺部眼底の観察も可能である．像の大きさと奥行きには以

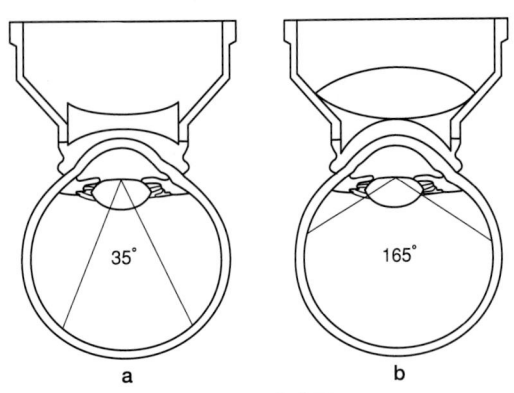

図 8 接触型前置レンズの模式図
a：凹レンズ (Fundus Lens)
b：高屈折前置レンズ (Mainster PRP 165 Laser Lens)

下の関係がある．

像の大きさ：眼前に形成される像が実際の何倍になるかをいい，横倍率という．

横倍率＝眼の総屈折力÷前置レンズの屈折力
　　　＝60÷前置レンズの屈折力

で表される．

像の奥行き：像の奥行き（凹凸度）が何倍になるかをいい，縦倍率という．

縦倍率＝(横倍率)^2

で表される．

つまり，プラス60Dのレンズを前置すれば眼前に形成される像は眼底と等倍である．より高屈折力のレンズを前置すれば眼前に形成される像は小さくなり，特に奥行きは著しく低下し凹凸は判別しにくくなる．しかし，観察視野は広くなり全体像は把握しやすくなる．

b．非接触型前置レンズ

接触型に比べ簡易に眼底を観察できるが，被検者は眩しさのため閉瞼しようとするので検者の指かリッドアダプターが必要となる．慣れないうちは作動距離を一定に保つことが難しい．

検査法・検査成績の判定

a．接触型前置レンズ

レンズ上面にコンタクトレンズ角膜装着保護剤を1〜2滴落とす．被検者に上方視させレンズの下縁を下眼瞼結膜と角膜に接触した後，正面視させレンズが角膜全体に接触するようにする．レンズは利き手でないほうの手の親指と人指し指で持ち，眼球を圧迫しないようにする．レンズを持つ手は固定し疲れないよう肘台に置く．

レンズに気泡が入った場合は，気泡が小さければレンズを軽く押す，軽く眼を動かしてもらう，レンズを回転させる，傾ける等で気泡は消失する．気泡が大きいときにはレンズを装着し直す．

鮮明な眼底像が得られるように，細隙灯顕微鏡のジョイスティックを手前に引く．

赤道部・周辺部・隅角ミラーは鏡像であり，ミラーが12時に位置するとき観察できるのは6時方向の眼底像である．上下は逆で左右はそのままである点に注意する．さらに周辺を観察したいときは，12時の位置なら被検者に下方を見てもらい，ミラーを上方に傾ける．

b．非接触型前置レンズ

利き手でないほうの手で前置レンズを持ち，眼瞼を中指かリッドアダプターで挙げる．レンズにより作動距離が異なり，+90Dでは眼前約6mm，+60Dでは約12mmにレンズを置く．レンズを持つ手は固定し疲れないよう肘台に置く．細隙光と顕微鏡の角度を10°以下にする（慣れないうちは0°）．反射を抑えるため，照明光度は低くしスリット幅は狭くする．

前置レンズは動かさずに，細隙灯顕微鏡をのぞきながら眼底像が明瞭になるまでジョイスティックを，+90Dでは約2.5cm，+60Dでは約4cm手前に引く．レンズ全体に眼底像が見られないときは，角膜と前置レンズの距離を調整するか瞳孔とスリット光の位置を再確認する．眼底像が得られたら，顕微鏡を上下左右に移動し眼底全体を観察する．

眼内レンズ挿入眼ではスリット光が複数見えることがあるが，照明光と顕微鏡の角度を微調整すると1本になる．

類似機種

各種接触型・非接触型前置レンズを**表3，4**に一覧にして示す．

表3 接触型前置レンズ

	静的視野(度)	倍率(倍)	レーザースポット倍率(倍)
(VOLK社)			
3 Mirror Gonio Fundus Laser Lens	—	—	1.11
SuperQuad 160	160	0.5	2.0
QuadrAspheric	120	0.51	1.97
TransEquator	110	0.70	1.44
Area Centralis	70	1.06	0.94
Super Macula 2.2	60	1.49	0.67
Centralis Direct Laser	22	0.93	1.11
Fundus Laser	35	1.25	0.80
(Ocular社)			
3 Mirror Universal Laser Lens	—	—	0.93
Mainster PRP 165 Laser Lens	165	0.51	1.96
Mainster Wide Field Laser Lens	118	0.68	1.50
Mainster High Mag Laser Lens	75	1.25	0.80
Reichel-Mainster Retina Laser Lens	102	0.95	1.05
Fundus Laser Lens	36	0.93	1.08

表4 非接触型前置レンズ

	倍率(倍)	静的視野(度)	作動距離(mm)
(VOLK社)			
Super Pupil XL	0.45	103	4.0
60 D	1.15	68.0	13.0
78 D	0.93	81.0	8.0
90 D	0.76	74.0	7.0
Super 66 Stereo Fundus Lens	1.0	80.0	11.0
Super Vitreo Fundus	0.57	103	4.0
Super Field NC Lens	0.76	95.0	7.0
(Ocular社)			
Max Field 54 D	1.10	86.0	9.8
Ultra Mag 60 D	1.09	76.0	11.0
Max Field 60 D	0.99	88.0	9.8
High Mag 78 D	0.93	84.0	8.0
Standard 90 D	0.75	94.0	5.0
Max Field 100 D	0.60	110	4.0
Max Field 120 D	0.50	120	4.0
Ultra View SP	0.45	99.0	4.0

文献

1) 野田 徹：高屈折倒像型レンズによる眼底周辺部の観察．眼科診療プラクティス，Vol.6, No.8, pp 88-93, 文光堂, 2003
2) 沖波 聡, 小林 博：眼底検査法．眼でみる眼底検査の進めかた．pp 93-118, 金原出版, 2002

E 無赤色光眼底検査

検査対象・検査目的

　無赤色光フィルタ（青緑光フィルタ）を使用すると，透過しやすい長波長成分が除去され脈絡膜からの反射が抑えられ，網膜表層での反射が観察できるため背景とのコントラストが良好となる．細隙灯顕微鏡，倒像鏡，直像鏡すべてに使用可能である．毛細血管瘤，点状出血，網膜色素上皮の色素沈着，網膜浮腫，網膜表層の特に神経線維層（神経線維層欠損）の観察に適している．検査は主に緑内障眼における網膜神経線維層欠損の検出に用いられる．

文献

1) 野田　徹：細隙灯顕微鏡観察法の基本原則．眼科診療プラクティス，Vol. 6，No. 8，pp 2-9，文光堂，2003

F 走査レーザー検眼鏡 scanning laser ophthalmoscope（SLO）

検査対象・検査目的

　主に後極部の硝子体や網膜の三次元的観察を要する疾患が対象となる．
　アルゴンレーザー（ブルー波長488 nm，グリーン波長514 nm），ヘリウムネオンレーザー（波長633 nm），ダイオードレーザー（波長780 nm）の3種類，4波長を選択することによって硝子体，網膜硝子体接面，感覚網膜，網膜色素上皮から脈絡膜までの病変を観察する（表5）．

検査法

SLOの原理

　本装置は，まず，レーザースポットで眼底を高速でX-Y方向に走査し，検出器の前の絞り（aperture）を通った眼底からの直接反射光および間接反射光を測定する．その測定値は，ビデオシグナルに変換され，画像としてテレビモニタに出力され，ビデオ画像に記録される．静止画像は観察記録としてプリントアウトできる．
　この装置の主な特徴は，共焦点方式（confocal system）によってコントラストの高い画像が得られることにある．すなわち，絞りを眼底からの反射光の光路内に設置することができるので，不要な間接光をカットできる．絞りの大きさを変え，間接光量を変化させることによって，いろいろな画像を得ることができる．
　共焦点絞りの開口径 confocal aperture には，C 1（1 mm），C 2（2 mm），C 3（4 mm），C 4（10 mm）の4種類がある．大きな共焦点 aperture を選択すると，直接反射光と間接反射光（散乱光）の両方がとらえられる．小さな共焦点 aperture を選択すると，ほぼ直接反射光のみをとらえ，間接反射光は遮断される（図9-a）．また，暗視野絞りの遮断径 ring aperture〔R 1（1 mm），R 2（4 mm）〕を用いると，セントラルシールドによって直接反射光が遮断され，間接反射光による画像が得られる．このため表面組織による直接反射が抑制され，視神経乳頭や脈絡膜など眼底内で強く光の散乱する組織が明るく見える（図9-b）．以上のように confocal aperture と ring aperture を選択することにより，さまざまな眼底情報を得ることができる．

検査成績の判定

a. アルゴンレーザー

　アルゴンレーザーは，波長が短いので角膜，水晶体の影響を受けやすい反面，硝子体の観察に適している．例えば，網膜硝子体牽引症候群では網

表5 SLOに用いられるレーザーの種類

	波長	光量	眼底観察部位
アルゴンレーザー	488 nm	B1～B9 (60～450 μW) 単色光での観察は通常 B2～B4	硝子体～網膜表層 　網膜硝子体牽引症候群 　硝子体剝離 　網膜上膜 　神経線維層欠損など
	514 nm	G1～G9	
ヘリウムネオンレーザー	633 nm	HeNe 1～11 (14～140 μW) 単色光での観察は通常 HeNe 6前後	アルゴンレーザーより 　深層の網膜 　黄斑円孔 　囊胞状黄斑浮腫 　ドルーゼンなど
ダイオードレーザー	780 nm	IR 1～12 (3～1880 μW) 単色光での観察は通常 IR 5～7	網膜色素上皮および脈絡膜 　網膜色素上皮剝離 　脈絡膜腫瘍 　加齢黄斑変性など

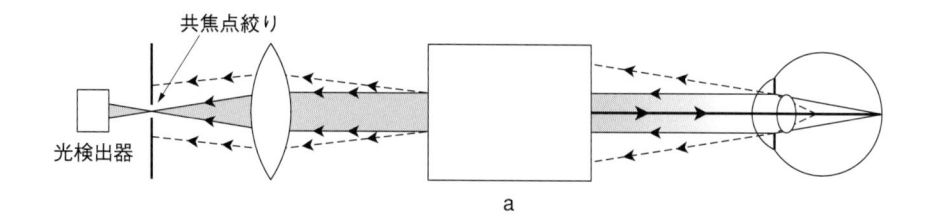

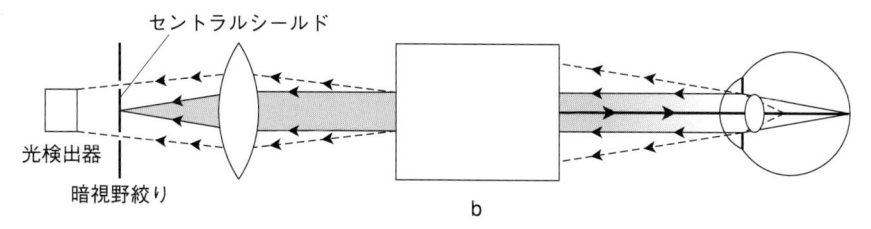

図9 共焦点絞りと暗視野絞り(confocal aperture, ring aperture)
　a：共焦点絞りにより非焦点面からの反射散乱光が取り除かれる．これによって，焦点を通った光線のみによる高いコントラストの画像が得られる
　b：暗視野絞りによって直接反射する光が取り除かれ，間接反射によって構築された画像を得ることができる．このため，強い散乱光を出す組織を強調して映し出すことができる

膜の硝子体牽引が，ピット-黄斑症候群等ではクロケット管が観察できる．このとき，患者に眼球運動を行わせると，それらを動的に観察することができる．また，網膜表層にピントを合わせると網膜神経線維欠損や網膜上膜の網膜ひだを観察できる．

b．ヘリウムネオンレーザー

　ヘリウムネオンレーザーは，網膜の内外網状層に存在するキサントフィルを透過するため，特に黄斑部の網膜の深層の観察に優れている．

c．ダイオードレーザー

　ダイオードレーザーは，中間透光体の混濁の影響を受けにくい．また，網膜の内外網状層に存在

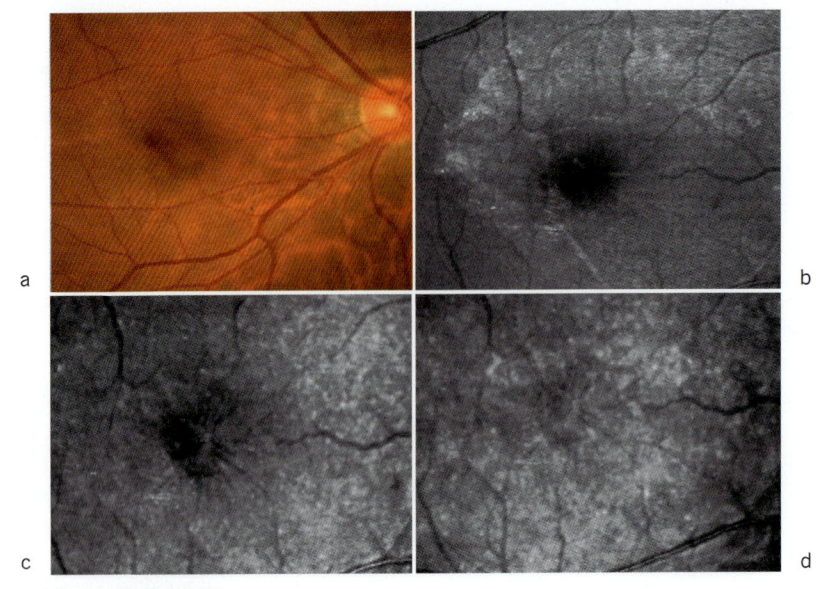

図 10 偽黄斑円孔
　a：カラー眼底写真，b：アルゴンブルー，c：ヘリウムネオン，e：ダイオードで撮影した画像

するキサントフィルに加え，色素上皮のメラニンも透過するので，網膜深層から脈絡膜までのより深層の変化を観察するのに適している．

　図10は偽黄斑円孔を撮影したものである．すべてC2で撮影している．アルゴンブルーでは，網膜表層の線維膜（図10-b）が，ヘリウムネオンでは偽黄斑円孔（図10-c）が，ダイオードでは，網膜深層の放射状の皺（図10-d）が観察できる．図11-aの左側では，アルゴンブルーで開口径をC2でピット-黄斑症候群を撮影したものである．これを図11-aの右側のように開口径をC3に変え，硝子体側にピントを合わせると，より網膜表層の線維膜が明瞭に観察される．また，硝子体の変化は，ヘリウムネオンやダイオードを使用し，開口径C2もしくはC3で撮影すると，網脈絡膜からの反射により，その変化を黒い影として観察することもできる．図11-bの左側は，ダイオードで開口径をC2にして撮影したもので，色素上皮の萎縮と網膜ひだがわかる．これをR2に変えると，右側のように立体的に脈絡膜のひだが観察できる．図11-c左側は，ダイオードで開口径C2にして撮ったものである．これをR2に変えると右側のように脈絡膜血管が明瞭に認められる．

備考

　正しくワークディスタンスが調整されればレーザーの光束は，瞳孔上に直径が約1.5 mmの円形スポットを作るので小瞳孔径でも観察できるが，より鮮明な画像を得るためには散瞳したほうがよい．

　画角は，20°と40°が選択できるため後極部，特に黄斑部の疾患の観察に有効である．前眼部のアタッチメントおよび前置レンズを装着すれば画角は，60°まで観察が可能になる．また本体をスイングさせれば（ただし，上下のティルトはできない）より広い範囲の観察が可能になる．上下方向の撮影は，十分な眼球運動ができる患者でないと困難である．上方の撮影には，顎の位置はそのままで額当てと額の間にタオルなどを挟むとよい．下方の撮影では額はそのままで顎をなるべく引いてもらう．

類似機種

　網膜表層から脈絡層までの観察には眼底カメラによる単色光眼底撮影がある．通常の眼底カメラ

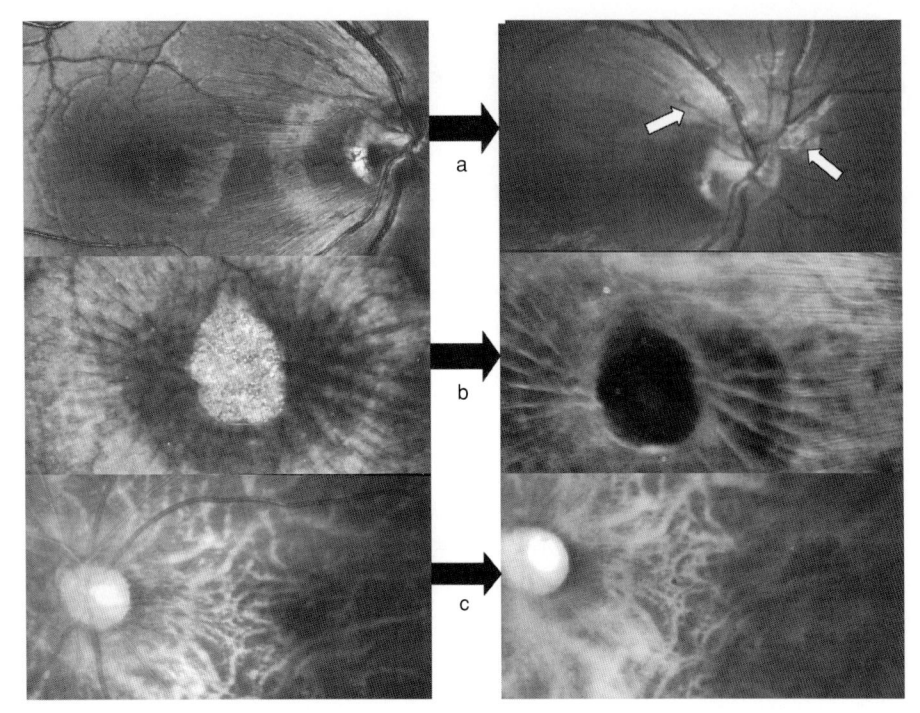

図 11 撮影方法の違い
 a：左が共焦点方式で網膜にピントを合わせた場合．右がピントを硝子体のほうに移動させ，硝子体の変化を記録した場合．矢印の部分は後部硝子体剝離
 b：左が共焦点方式で画角20°で撮影した場合．右が暗視野方式で撮影した場合で，網膜上膜に向かう網膜ひだを立体的に観察できている
 c：左が共焦点方式で脈絡膜血管にピントを合わせた場合．右が暗視野方式で撮影した場合．より明瞭に立体的に脈絡膜血管を観察できる

に透過波長領域を限定する青，緑，赤のゼラチンフィルタを装着してISO 400のネガフィルムで撮影し，増感現像を行う．また，コーワの眼底カメラVX-10と高機能画像ファイリングシステムVK-2を組み合わせて使用すると，通常のカラー眼底写真撮影後，モニタの操作で単色光眼底撮影像を見ることができる．これは画像をRGB方式*で作っているためである．ただし，実際に単色光眼底撮影をした場合に比較して画像の質はやや落ちる．

硝子体の観察装置としては，フォトスリットランプがある．これは，細隙灯顕微鏡にカメラおよびCCDカメラを装着したもので，光量，スリット幅，撮影角度を工夫しながら，いろいろな接眼レンズ使用することによって，記録したい病変の画像を撮影できる．

文献

1) 中島正巳，湯澤美都子：SLO(scanning laser ophthalmoscope)．丸尾敏夫，他(編)：眼科検査法ハンドブック，第3版，pp 315-317，医学書院，1999
2) 田邊宗子：眼底写真撮影．Jpn Orthopt 32：55-66, 2003
3) 福井勝彦，五十嵐弘昌，石子智士，他：共焦点レーザー走査検眼鏡(SLO)による眼底撮影の臨床的有用性，第7報，脈絡膜疾患の断層検索と形態的監察．日本医学写真学会雑誌 40(3)：65-73, 2002

---

* RGB方式：自然光は光の3原色(R赤，G緑，B青)で構成されている．従来のデジタルカメラの画像は，この自然光の情報を一気にとらえる．RGB方式の場合には赤，緑，青の情報を別々にとらえ，その情報を重ねて1つの画像にする方法である．

G 光干渉断層計 optical coherence tomograph (OCT)

検査対象・検査目的

後極部の眼底病変はすべて検査の対象となる．検査の目的は網膜の断層像を，光学組織切片に近い精度で画像化することにある．対象は以下に大別される．

(1) 網膜硝子体界面病変(黄斑円孔，黄斑前膜，偽黄斑円孔，硝子体黄斑牽引症候群など)：網膜と硝子体皮質の関係や網膜前膜による網膜の病態を検索する．

(2) 黄斑浮腫(糖尿病網膜症，網膜静脈閉塞症など)：浮腫の組織学レベルの評価．硝子体手術やトリアムシノロンによる治療効果の判定．

(3) 加齢黄斑変性：脈絡膜新生血管の局在の同定．

(4) 緑内障：視神経乳頭周囲の神経線維厚の測定．

(5) その他：強度近視での中心窩網膜剥離・分離，ピット-黄斑症候群など．

検査法

赤外線ビデオカメラで被検者の眼底をモニタしながら，検査対象となる領域に走査線を移動する．走査線の長さはOCT 3の標準設定では5 mmであるが，随時，変えることができる．1本の走査線以外に，中心窩を中心に30°間隔で6本の走査線で測定して網膜厚を二次元表示する方法や視神経乳頭の周囲を円周状に走査して神経線維層厚を測定する方法が選択できる．

検査成績の判定

従来型の組織解像力は約16 μmであったが，2002年に導入された新機種(CT 3000)では約8 μmに改善された．所見の判定には以下の点に留意する．

(1) 中心窩での硝子体剥離はあるか？：切迫黄斑円孔が疑われるとき，硝子体皮質が中心窩に接着していて中心窩に嚢胞があれば，円孔化の危険が大きいが，すでに中心窩で硝子体剥離が起こっていれば自然寛解が期待できる(図12)．

(2) 円孔か偽円孔か？：偽円孔の場合，中心窩の陥凹が円筒状であり，陥凹の底面には網膜組織がある．

(3) 黄斑浮腫：網膜の膨化，嚢胞様浮腫と漿液性網膜剥離の3要素からなる．これに中心窩厚を加味して浮腫を評価する．硝子体手術後の黄斑浮腫の消退を経時的に評価する(図13)．

(4) 漿液性網膜剥離と網膜色素上皮剥離の鑑別：前者は網膜最外層が色素上皮から剥離しており，色素上皮の高反射層は正常である．後者では色素上皮そのものがドーム状に隆起する．前者を合併することもある．

(5) 脈絡膜新生血管は網膜下か(type 2)，色素上皮下か(type 1)？

(6) 神経線維層厚：視神経乳頭の周囲を360°走査すると，全周の神経線維層の厚さを測定できる．緑内障では神経線維層欠損(NFLD)があると神経線維層が局所的に菲薄化する(図14)．乳頭の陥凹が進むと，神経線維層が全体に薄くなる．

画像のアーチファクト

OCTの原理は超音波断層装置(エコー)に類似している．OCTでは測定媒体として近赤外線低干渉ビームを用いている．低干渉ビームが網膜を通過すると，さまざまな層で散乱反射波が生じる．このうち測定光と同軸に戻ってきた反射波の強度と時間的遅れを空間的位置関係に換算することで網膜の断層像が構成される．このためOCT画像には以下のアーチファクトが生じる．

a. shadow effect

網膜に出血や白斑があると，測定光がそこでブロックされて，その後方に影ができる(図15)．

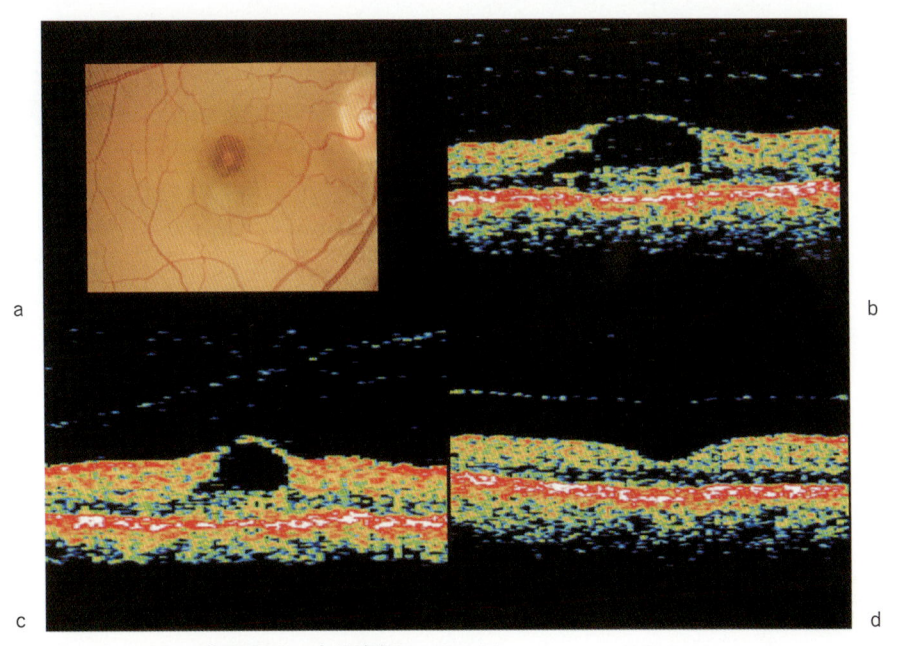

図 12 stage 1 黄斑円孔の自然寛解(49 歳女性)
a：初診時，黄斑囊胞があり視力は 0.6 であった
b：OCT では中心窩に囊胞があったが，硝子体皮質は中心窩から剝離していた
c：1 か月後，囊胞は縮小した
d：7 か月後，中心窩は正常化し，視力が 1.2 となった．硝子体皮質は中心窩から剝離している

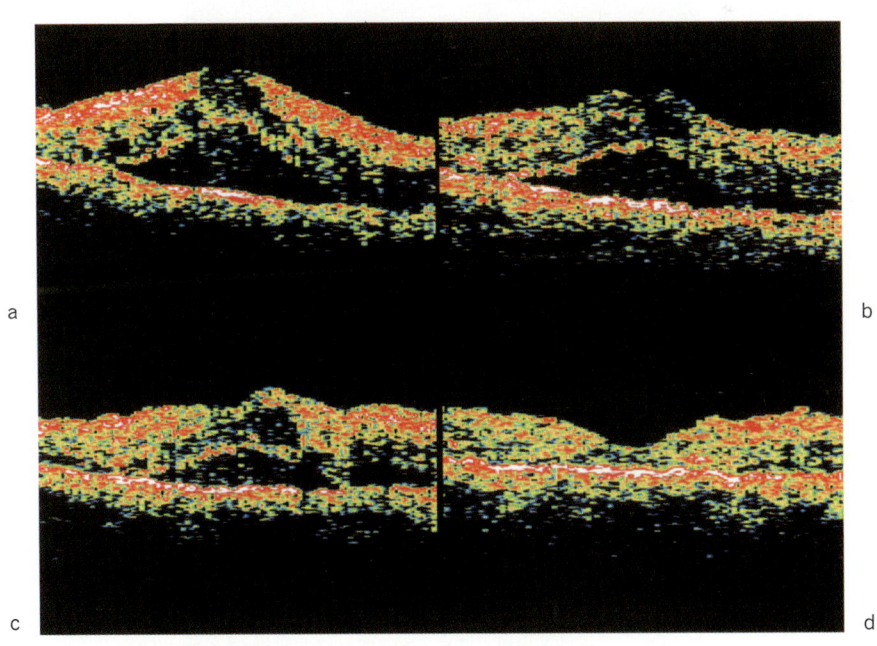

図 13 糖尿病黄斑浮腫への硝子体手術とその経過(53 歳男性)
a：術前，黄斑には漿液性網膜剝離と網膜の腫脹があった
b：術後 1 か月．漿液性網膜剝離の背が低くなっている
c：網膜剝離はさらに減少したが，視力は術前と同じ 0.3 である
d：術後 5 か月で網膜剝離が消え網膜浮腫もなくなった．視力は 0.8 に改善

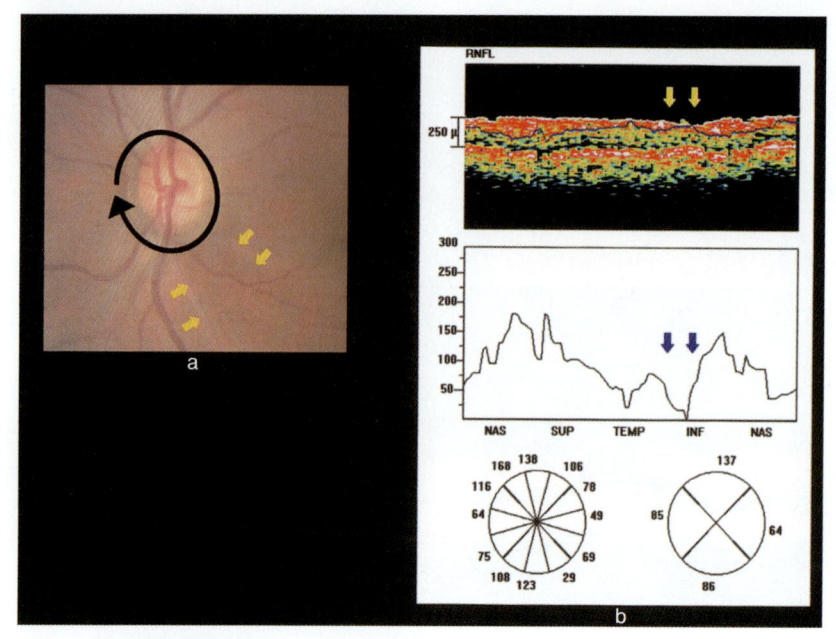

図 14　神経線維層厚測定
　a：乳頭の周囲を走査する．下耳側に神経線維層欠損（→）がある
　b：上段に OCT 像があり，反射密度の高い神経線維層が自動的にプロットされる．中段にその解析結果が示される

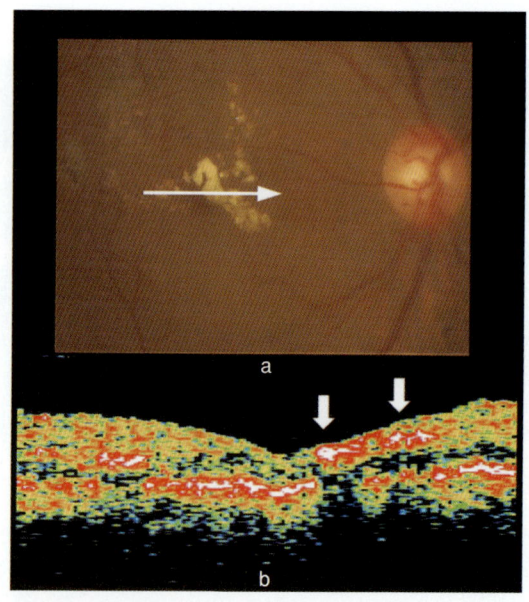

図 15　shadow effect（43 歳男性）
　a：糖尿病網膜症．黄斑に硬性白斑の沈着がある
　b：OCT では硬性白斑で測定光がブロックを受け，その後方が shadow になり，一見組織欠損のように見える

b. 測定光に対する対象物の傾斜

OCT画像は測定光と同軸に戻ってきた反射波により構成される．このため対象が測定光に対し直角にあると反射波は同軸に発生する．一方，対象が傾斜していると，反射散乱光の一部しか同軸には戻っていかない．このため画像上は組織密度が減弱して表現される．

c. 測定光の過剰穿通

網膜色素上皮の萎縮があると，通常は色素上皮でブロックされる測定光が大量に脈絡膜に到達し，一見脈絡膜に肥厚があるかのように表現される．

類似機種

a. 網膜厚解析装置 retinal thickness analyzer (RTA)

ヘリウムネオンレーザーを光源としたスリットを眼底に投影すると，網膜表面からの反射と色素上皮からのbackscatterにより網膜の光学的切断面を明瞭に得ることができる．スリット光を走査することで，1回で2×2 mmの範囲の網膜厚マッピングを得ることができる．RTAでは網膜の内部構造を得ることはできない．

b. ハイデルベルグ網膜断層計 Heidelberg retina tomograph (HRT, ⇒次項参照)

走査レーザー検眼鏡(SLO)はレーザー光で眼底を走査し，焦点の合った点のみをひろって(共焦点方式)，二次元画像を構成する．HRTではダイオードレーザーを用いて，網膜の表面を走査することで偽三次元像を得る．網膜の切断面を得ることはできない．

文献

1) Kishi S, Takahashi H : Three-dimensional observations of developing macular holes. Am J Ophthalmol 130(1) : 65-75, 2000
2) Otani T, Kishi S : Tomographic assessment of vitreous surgery for diabetic macular edema. Am J Ophthalmol 129(4) : 487-494, 2000

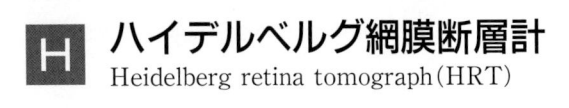

H ハイデルベルグ網膜断層計
Heidelberg retina tomograph (HRT)

検査対象・検査目的

緑内障性視神経乳頭変化の存在の有無を，経験，主観にできるだけ左右されないかたちで評価，記録する目的で使用される．

経験のある者が眼底を観察して緑内障を診断する効率は高いが，各個人の眼底の評価には個人差が存在するため，乳頭変化を含めた緑内障性眼底変化を標準化された方法で評価，判定，記録することは容易でない．このような意味から視神経乳頭を定量的に解析し判定する方法が確立されることは緑内障診療において重要であり，精度が高くまた扱いが容易なコンピュータ画像解析法は有望な解決法の1つと考えられてきた．近年ではレーザー走査技法を用いた解析装置が一般的である．HRTを代表とするこれら解析装置は，散瞳を必要とせず，外来診察中に行え，コントラストの高いデジタル画像を質的，量的に評価することが可能である．データ保存の簡易性，現像などの手間が省ける意味でも，日常の眼底カメラに変わりうる可能性さえも持っている．また，最新のプログラムでは自動診断システムの試みが始まったことも注目される．

測定の原理と検査法

HRTは，共焦点レーザー走査型検眼鏡をベースとして，コンピュータ制御により，焦点面を少しずつずらしながら眼底の光学的断層像を得，それを立体的に再構築することにより，視神経乳頭形態の三次元的情報を得る方法である．HRTでは波長670 nmダイオードレーザーを光源として用いている．256×256画素の二次元イメージを眼球の垂直(Z軸)方向に走査させることにより，32枚の断層像(計65,536画素)を作成し，その後三

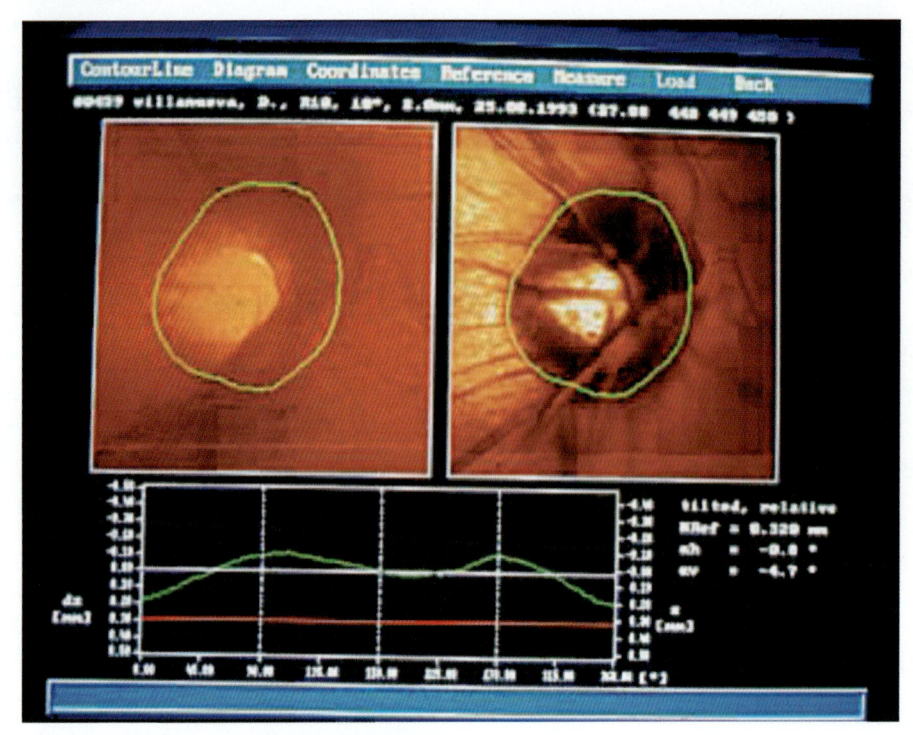

図 16　HRT における正常乳頭の解析例
乳頭縁に沿った網膜表面高のダイアグラムは滑らかな二峰性を示す

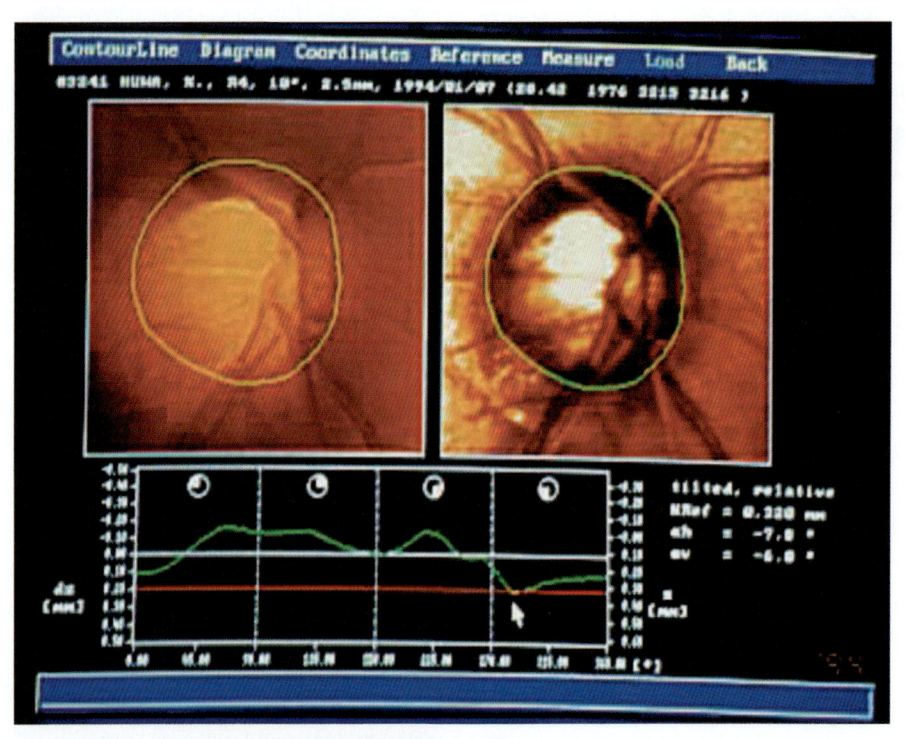

図 17　HRT による縁内障性乳頭の解析結果の 1 例
緑内障眼における乳頭縁周囲の網膜神経線維層高のダイアグラムを示す．耳下側で神経線維層欠損が存在し，それに対応する部のダイアグラム(矢印)が低下しているのがわかる

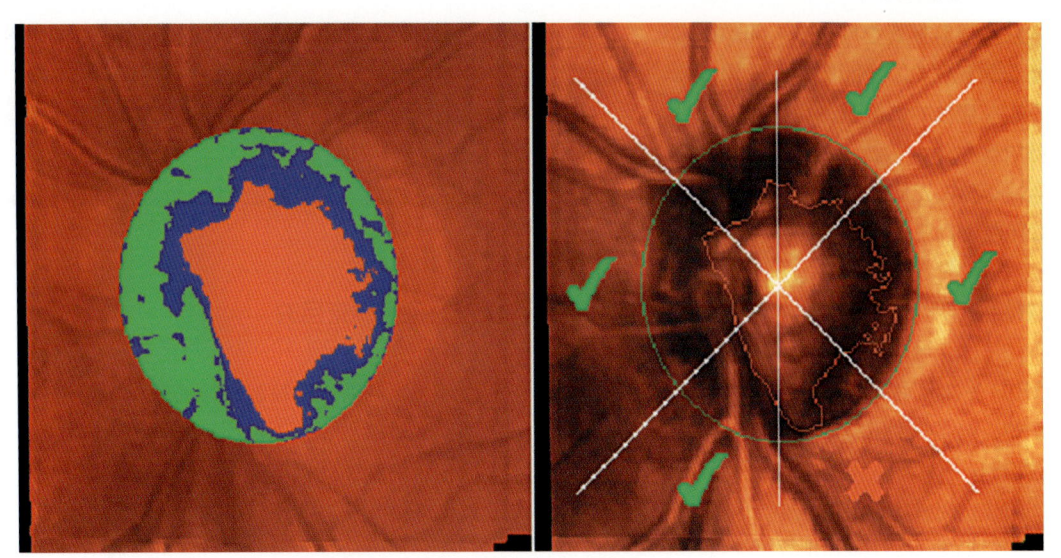

図 18　HRT IIの診断プログラム（Moorfield Regression Analysis）による判定
耳下側のリム面積が正常と比べ有意に薄いと判定されている（赤色の×印）

次元的に再構築し，種々の立体的な視神経乳頭パラメータが得られる．本装置による測定再現性は良好であり（各画素ごとにおける測定変動の標準偏差の平均は30 μm以内），微弱な，長波長のレーザー光源により眼底を走査して観察するため，散瞳の必要はない．実際の画像獲得時間は2秒以内で，検者が視神経乳頭縁（contour line）を決定した後，乳頭パラメータ解析がなされる．画像獲得から解析までの過程は数分以内に完了する．なお，HRTのソフトウェアには，緑内障判定プログラムが付属し自動診断の試みがなされており，さらに，オプションで乳頭周囲網脈絡膜萎縮巣の面積測定プログラムも導入されている．最近，汎用化を目的として，HRTを小型化したHRT IIが開発され，HRTによる眼底計測が簡略化され，よりスピーディな画像取得と解析が可能となってきた．本装置による測定結果は従来のHRTとほぼ同等であり，価格もより廉価となっていることから緑内障スクリーニングを目的とした使用が有望かもしれない．

検査結果の判定

HRTでは検者が視神経乳頭縁を決定すると，その乳頭縁に沿った網膜表面（網膜神経線維層の表面）の凹凸がダイアグラム様に示される．これは，乳頭縁における網膜神経線維層高の変化を知る手がかりとなる．正常眼では通常このダイアグラムは上下側で高く，耳鼻側で低い滑らかな二峰性を示す（図16）．しかしながら緑内障眼ではダイアグラムは特に神経線維層欠損が存在する部で，局所的あるいは全体が低下して正常眼でみられる二峰性パターンが消失していることが多く（図17），また乳頭辺縁の幅は不均一で陥凹は拡大（乳頭内で黒く濃い色で示された部分）しているのが診断の手がかりとなる．これらの変化を観察することにより観察者自身が診断できる可能性は80％近いとの報告がある．また，HRTのソフトウェアにはいくつかの緑内障判定プログラムが付属し自動診断が可能になってきている（図18）．これらのプログラムを用いることによる早期緑内障眼診断の感度は80％，特異度は83％であったと報告されている．

備考

最近の眼底画像解析装置に対して，測定結果より得られた自動診断結果のみが装置の能力として重要視され，場合によってはその判定結果が鵜呑みにされる傾向にある．しかしながら現時点で

は，立体眼底写真を用いて人間が判定しても判断に迷う例も多く，ましてや個人差の多い視神経乳頭形態を機械的に数値的に完全にとらえることは容易ではない．したがって，HRT 結果の解釈には経験を積んだ眼科専門医の最終判断が必要なことは銘記されるべきである．

類似機種

HRT とは測定原理等でまったく違う機種ではあるが，同じ緑内障診断を目的とした装置として，走査レーザーポラリメトリ装置(GDxVCC)が挙げられる．GDx は，共焦点レーザー走査型検眼鏡の1つであり，780 nm のダイオードレーザーを光源として用いている．HRT が視神経乳頭内の定量的解析を主としているのに対し，乳頭周囲の網膜神経線維層(NFL)の高さを測定する．原理的には NFL に偏光ダイオードレーザー光を照射することにより，複屈折性を持つ NFL から2つの通過速度の異なる2つの反射光が得られる．この反射光の通過時間差 retardation が NFL の厚さと正相関することから，NFL の厚さが計算される．眼の屈折系による像拡大に対する補正は必要なく，また NFL の厚みは基準面等を介した間接的なものではないことも利点である．最近個々の検査眼に合わせて角膜の複屈折の影響を排除できる装置にグレードアップされ(GDxVCC)，精度の向上が期待されている．

文献

1) 内田英哉，富田剛司，柴原聡子，他：Heidelberg retina tomograph の緑内障判定プログラムによる緑内障性視神経障害の検出能力．日眼会誌 102：333-339，1998
2) Iester M, Mikelberg FS, Drance SM : The effect of optic disc size on diagnostic precision with the Heidelberg Retina Tomograph. Ophthalmology 104：545-548, 1997
3) 内田英哉，富田剛司，北澤克明：Heidelberg Retina Tomograph II の使用経験．日眼会誌 104：826-829，2000

I 硝子体網膜境界面の検査

検査対象・検査目的

近年，眼底疾患，特に黄斑病変への硝子体の関与の理解が深まってきた．そのため網膜と硝子体の境界面の評価が疾患の予後や治療を考えるうえで重要になってきた．硝子体手術の適応となる疾患では必須の検査である．代表的な検査対象と検査目的は以下の通りである．

a．網膜硝子体界面症候群

網膜表面の硝子体皮質ないし網膜前膜の収縮や牽引によって引き起こされる眼底病変を総称する．黄斑円孔，偽円孔，黄斑前膜，黄斑硝子体牽引症候群などが含まれる．中心窩での硝子体剝離 vitreofoveal separation(VFS)があるか，網膜表面の膜状組織が網膜にどのような変形を与えているかを評価する．

b．糖尿病網膜症

後部硝子体剝離があれば，増殖性網膜症へ進展しない．硝子体牽引により黄斑浮腫，牽引性網膜剝離が生じる．

c．強度近視

硝子体が液化しているため，後部硝子体剝離 posterior vitreous detachment(PVD)の判定が難しい．Weiss ring があっても硝子体皮質が網膜表面に残存していることがある．硝子体皮質の牽引により中心窩の網膜剝離が生じる．

d．家族性滲出性硝子体網膜症 familial exudative vitreoretinopathy(FEVR)

硝子体の液化が強く，一方で分厚い硝子体皮質が網膜面にあり，それにより囊胞様黄斑浮腫をきたす．

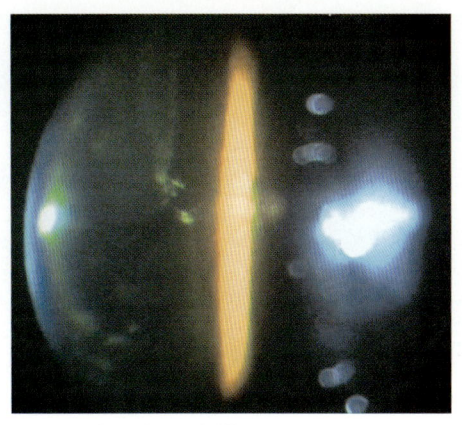

図19　後部硝子体剥離
Weiss ring とそれに連続した後部硝子体皮質を確認できる

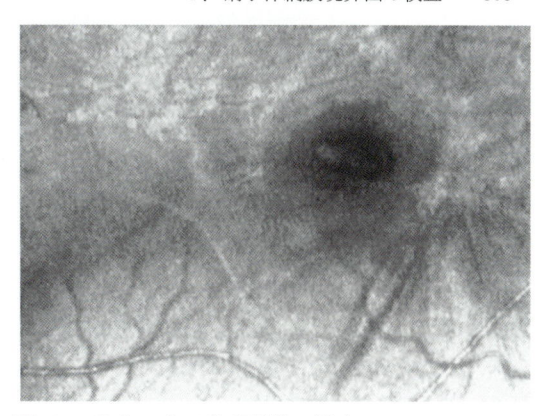

図20　SLOによる黄斑前膜の観察
観察光をアルゴンレーザーにすると網膜表面の前膜が強調される

検査法

a．細隙灯顕微鏡

まず90Dやスーパーフィールドレンズなどの非接触型眼底レンズで視野を広くとってPVDの有無を検索する．剥離した硝子体は下方に沈下していることが多い．被検者の眼球を上下に動かしてもらうと，硝子体が浮き上がってきて，剥離した後部硝子体皮質を同定しやすい．PVDはWeiss ringがあり，それに連続して膜状の硝子体皮質を認めたときにのみ確定とする(図19)．Weiss ringがないときは，硝子体のゲルのみが分離していて，硝子体皮質は網膜面に接着している可能性が大きい．網膜硝子体の境界面を詳細に観察するには，Goldmann三面鏡(⇒289頁，眼底検査のD参照)のような直像型の接触型眼底レンズを用いる．

b．走査レーザー検眼鏡(SLO)

波長の短いアルゴンレーザーで眼底を走査すると網膜の表面構造が強調され，波長の長いヘリウムネオンレーザーでは網膜の深部が強調される．黄斑前膜では前者で前膜が明瞭に写り，後者では前膜によって生じた網膜のしわが鮮明に見える(図20)．

c．光干渉断層計(OCT)

赤外領域の低干渉ビームを用いた一種のエコー断層装置であり，肉眼では見えない網膜硝子体境界面の薄い硝子体皮質を同定できる．網膜の内部構造を光学組織切片のように画像化する．

d．トリアムシノロン硝子体手術

トリアムシノロンアセテート(ステロイドの懸濁液)を術中に硝子体内に注入すると，硝子体ゲルに付着するので透明な硝子体を可視化できる．特に網膜表面の残存硝子体皮質の同定に優れている．

検査成績の判定

(1) ゲルの分離をPVDと誤認しない：血管アーケードに囲まれた後極部には「後部硝子体皮質前ポケット」がある．ポケットの後壁は薄い硝子体皮質からなり，その前方は液化腔(ポケット)がある(図21)．このため黄斑部では常にゲルが分離している(図22)．このゲルの分離をPVDと誤ってはいけない．PVDはあくまで硝子体皮質が網膜から分離した状態をさす．

(2) 黄斑前硝子体皮質の評価：黄斑前硝子体皮質はゲルから分離した薄いコラーゲン膜であり，ポケットの後壁に相当する．黄斑部で網膜から薄く剥離した硝子体皮質(ポケット後壁)は通常肉眼では見えない．このため皮質の評価には想像の部

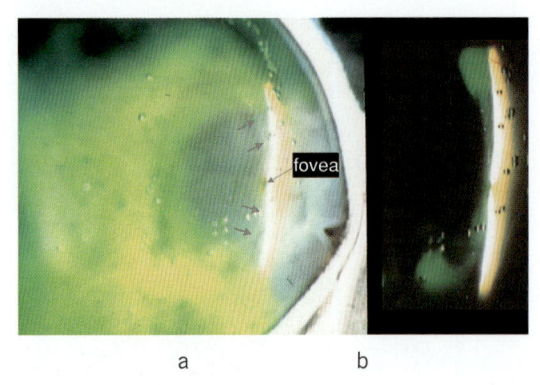

図 21　後部硝子体皮質前ポケット
剖検眼の硝子体をフルオレセインで染色してある．a：黄斑前方にドーム状の液化腔がある．矢印は眼底から薄く剥離したポケット後壁（黄斑前硝子体皮質）．b：ポケットの後壁は薄い硝子体皮質からなる

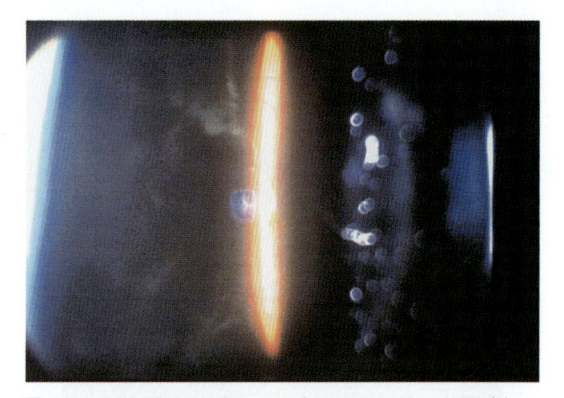

図 22　生体眼でのポケット（フォトスリット写真）
本例では黄斑の下方（写真は倒像なので上方）に薄い PVD がある．黄斑では硝子体皮質が網膜に接着しており，その前方に液化腔（ポケット）がある．ポケットによるゲルの前方分離を PVD と誤認しないよう注意する

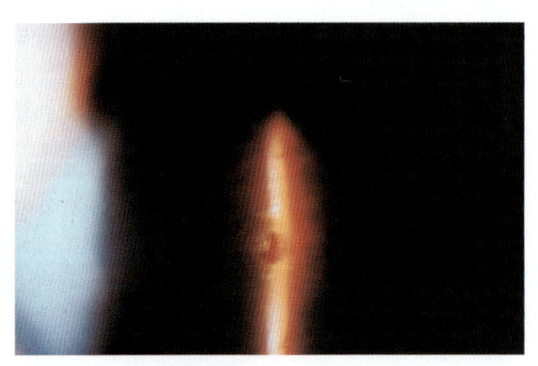

図 23　stage 3 黄斑円孔
蓋は円孔の前方にある．これは黄斑で限局的に PVD が起こっており，薄く剥離した硝子体皮質に蓋が付着しているのだが，硝子体皮質は肉眼で同定できない

分がある．例えば stage 3 黄斑円孔では蓋は円孔の少し手前に位置している（図 23）．これは黄斑でわずか前方に剥離した硝子体皮質に付着しているはずである．現在，黄斑前硝子体皮質を客観的に同定できるのは OCT だけである．

備考（Goldmann 三面鏡の落とし穴）

三面鏡は最も解像度のよい検査法である．しかし観察範囲がミラーにより分断されているので，硝子体の全体的な把握がしづらい（図 24）．

(1) 後極用ミラー（Ⅰ）：後極用のⅠミラーではポケットによるゲルの分離を PVD と誤認しやすい．

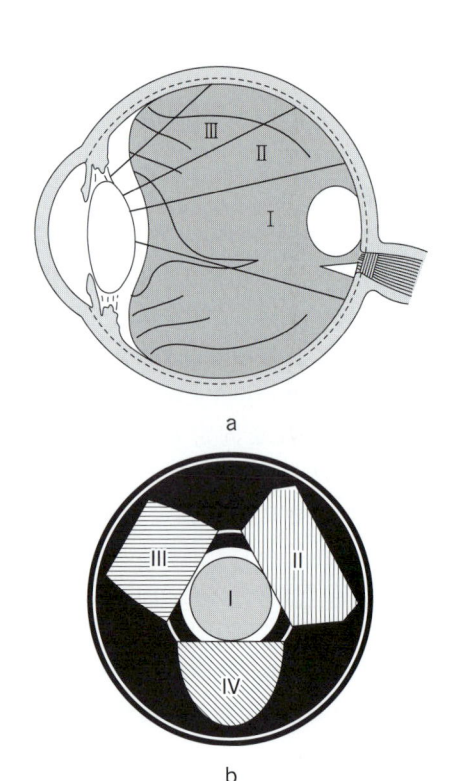

図 24　Goldmann 三面鏡：各ミラーの守備範囲と落とし穴
Ⅰではポケットによるゲルの分離を PVD と誤認する．Ⅱ，Ⅲでは硝子体ベール（tractus）を PVD と誤りやすい

(2) Ⅱ，Ⅲミラー：中間周辺部（Ⅱ）と周辺部（Ⅲ）用のミラーでは tractus と呼ばれる硝子体ベールを PVD と誤認しやすい（図 25）．特に鋸状縁から後極に向かう tractus preretinalis は厚い

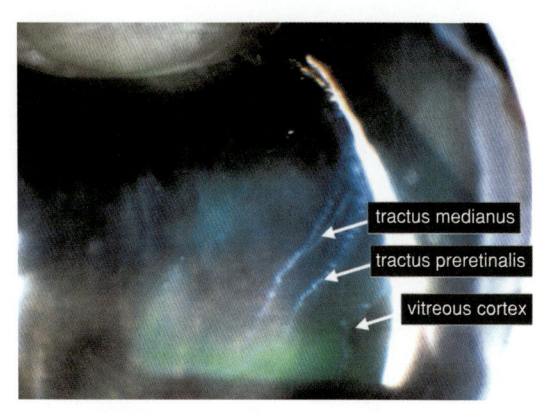

図25 硝子体ベール：PVDのある剖検眼
網膜から硝子体皮質が剥離している．硝子体内には鋸状縁から後極に向かう tractus preretinalis と毛様体扁平部の中央から立ち上がる tractus medianus が見える

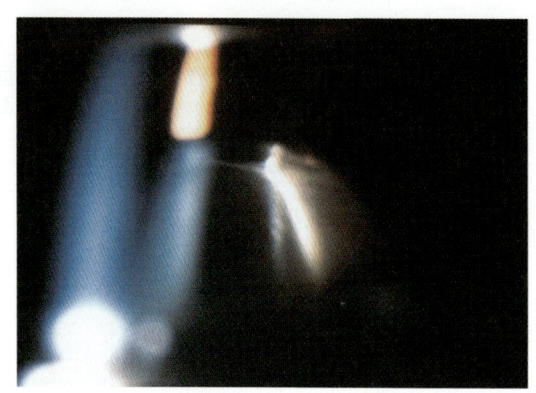

図26 鋸状縁裂孔と tractus preretinalis
裂孔の縁から硝子体ベールが立ち上がっている．これはPVD ではなく，tractus preretinalis である

ため PVD と混同しやすい（図26）．

文献
1) Kishi S, Shimizu K : Posterior precortical vitreous pocket. Arch Ophthalmol 108(7) : 979-982, 1990

J 眼底写真

1. 眼底写真

検査対象・検査目的

眼底撮影は，眼底の状態を客観的に記録できるので，眼科診療のみならず，健康診断施設や内科でも行われる．特に本邦では，かつてみたことのないスピードで高齢化社会を迎え，糖尿病網膜症，緑内障，加齢黄斑変性が失明原因の上位を占めるようになってきており，眼底写真撮影の重要性が増している．

検査法

眼底カメラは最近改良が進み，操作性がよくなり，鮮明な眼底写真を簡単に撮影できるようになってきている．また，フィルムレスデジタル化が進み，撮影画像をダイレクトにパソコンへ入力・ファイリングする機種が主流になってきている．装置の構造については，文献を参考にしていただきたい．

眼底カメラには，散瞳型，無散瞳型，手持ち型がある．

a. 散瞳型眼底カメラ（表6）

原則的には散瞳した状態で撮影する．種々の画角を選択できる．小瞳孔（4.0, 4.5 mm 径）に対応した機種があり，この場合には画角を小さくして撮影する．通常，35 mm あるいはインスタントフィルムに撮影するが，最近，デジタル化された画像をパソコンに取り込み，さまざまな画像処理や画像解析を行えるシステムを備えた機種が主流になってきている．また，蛍光眼底造影への切り替えも，迅速，確実に行えるよう工夫されている．さらに ICG 蛍光眼底造影を行える機種も多くなってきている．

b. 無散瞳型眼底カメラ（表7）

散瞳せずに眼底撮影を行えるので，検査終了

表 6 散瞳型眼底カメラ

	画角(度)	所要瞳孔径 (mm)	作動距離 (mm)	蛍光造影	ICG 蛍光造影	デジタルファイリングシステム	その他の特徴
キヤノン CF-60 UVi	60, 40, 30	4.0(30°)	45	○	○	○	拡大撮影(オプション)
コーワ VX-10	50, 25	4.0(45°)	39	○	×	○	無散瞳,散瞳一体型
コーワ PRO III	50, 35, 20	5.5	38	○	○	○	
コーワ RC-XV 3	50, 35, 20	5.5	40	○	×	○	
トプコン TRC-50 AX/50 EX	50, 35, 20	4.5(35°)	39	○	×	○	ステレオ撮影機能付
トプコン TRC-50 LX/50 IX	50, 35, 20	4.5(35°)	39	○	○	○	ステレオ撮影機能付
カールツァイス VISUCAM	45	4.0	40	○	×	○	ノンフラッシュ撮影
カールツァイス FF 450 plus	50, 30, 20	4.5	42	○	○ (FF 450 plusIR)	○	

表 7 無散瞳型眼底カメラ

	画角(度)	所要瞳孔径(mm)	作動距離(mm)	その他の特徴
キヤノン CR 6-45 NM	45(小瞳孔 37)	4(小瞳孔 3.7)	45	まばたき検知機能
キヤノン CR-DG 10	45	4(小瞳孔 3.7)	45	
コーワ nonmyd α	45, 20	4(小瞳孔 3.7)	30	
トプコン TRC-NW 6 SF/NW 6 S	45, 30	4	40.7	蛍光撮影,パノラマ画像作成
トプコン TRC-NW 100	45	4	40.7	
ニデック NM-1000	45	4	43.3	パノラマ画像作成

後,患者に近見障害や緑内障発作を生じる可能性がない.そこで,健康診断での眼底検査の際に広く用いられている.また,眼科診療では,患者の都合(車を運転して来院した場合,検査後仕事に行く場合など)で,散瞳できず,直像鏡や前置レンズを用いても,後極部病変を明確にとらえられないことがある.このような場合,無散瞳カメラを使用すれば,黄斑部を含んだ45°の範囲を撮影できるので,診断に有用である.

しかし,どの機種も瞳孔径が直径4.0 mm(機種によっては3.7 mm)以上ないと撮影には適切でない.そこで,両眼を撮影する場合には,片眼を撮影後,しばらく暗順応させてからもう片眼を撮影する必要がある.一般に高齢者では,縮瞳傾向が強く,白内障を認めることも多いので,診断に有用な画像を得られないことも多い.また,後極部の撮影はできるが,周辺部の撮影は難しい.最近,85°のパノラマ画像の自動作成(図27-a)や蛍光眼底造影のできる機種も発売された.

c. 手持ち型眼底カメラ

通常,乳幼児や寝たきり老人などのベッドサイドでの撮影に用いる.コーワからGENESISが市販されているが,通常の眼底カメラに比べて取り扱いが難しく,撮影には訓練を要する.観察軸と撮影軸にずれ(角度がついている)があるため,眼底が見えても,写真が撮れるとは限らないという欠点があり,また,作動距離が短いので,慣れるまで注意が必要であった.最近,GENESISは改良され,観察軸と撮影軸が平行になり,撮影が容易になった.また,CCDカメラが搭載され,メモリーカードに保存されるので,撮影直後にモニタ画面で写真の確認ができるようになり,使いやすくなった.額当てもつき,安全性も高くなった.撮影時には,瞳孔下縁に集光するようにセッティングした後,フォーカス合わせを行うとよい(図27-b).

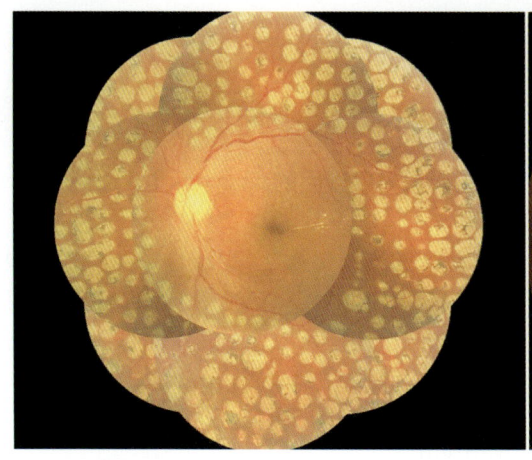

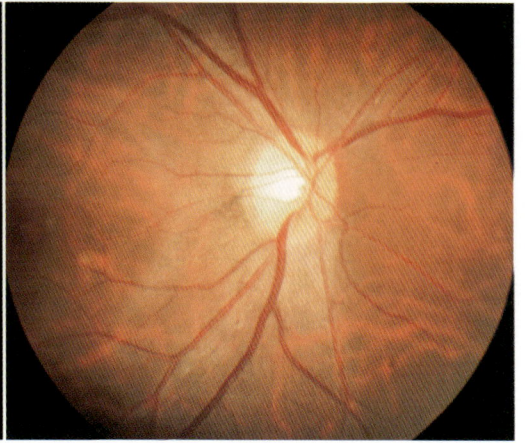

図 27　眼底写真
　a：パノラマ画像（トプコン・TRC-NW 6 S）
　b：手持ち眼底カメラ（コーワ・GENESIS-D による直像撮影）

備考（撮影法のコツ）

臨床では，散瞳型眼底カメラを用いることが多いので，散瞳型眼底カメラ撮影の際の留意点について述べる．

a．対物レンズの清掃

対物レンズに涙液などの汚れがつくと，できた写真に白濁ができるので，レンズペーパーを用いて拭いておく．汚れが取れない場合には，レンズクリーナー液を少量つけ，中央から同心円状に拭くとよい．ティッシュペーパー（製造過程で砂を使用しているため，レンズに傷がつく），眼鏡用のシリコン布（レンズにシリコンがつく）を用いて清掃してはならない．

b．視度調節

視度調節は，フィルム面と撮影者の網膜面とを光学的に同じ距離にするための基本的な操作の1つである．接眼部についている視度調整用つまみを遠視側から近視側へ回し，視度調整用の十字線がはっきり見え始めるまで回す．このときに調節力の強い若年者では器械近視が起こらないように注意する．

c．散瞳

よい写真を撮るには，十分な散瞳が必要である．散瞳が不十分な場合には，小瞳孔用装置を使うとよい．ただし，画面の周囲が白っぽくなる場合には，広角をあきらめて，画角を小さくして撮影する．

d．撮影体位

撮影中に安定した姿勢をとれるように椅子と眼底カメラの高さを調節する．患者の眼の位置が顎台のポールについているアイレベルマーカーにくるように顎台を調節する．顔を顎台に載せ，額を額当てにしっかりつけてもらう．周辺部を撮影する場合，上方の病変では額を離したり，下方の病変では顎を引かせたりしないと撮影できないこともある．

e．ピント合わせ，位置合わせ

まず，眼底カメラの横から観察しながら，焦点の合ったシャープな照明リングの結像が角膜の中央にくるように調節する．次にファインダーをのぞき，眼底全体の光が均一になっているかを確認する．角膜に近すぎると全体が白っぽくなり，遠すぎると周辺が暗くなる．白っぽい場合には，カメラを後ろに引き，周辺が暗い場合には，前に押し込む．左右にフレアが入る場合には，反対方向

にジョイスティックを移動させる．そして，撮影しようとする部位あるいはその付近の網膜血管にピントを合わせ，シャッターボタンを押す．この際に，力が入るとジョイスティックが動き（手ぶれ），ピントが合わない写真になるので注意する．白内障があって眼底がよく見えない場合，少し左右上下にずらすと撮影できることがある．また，眼内レンズなどで反射が入る場合には，ファインダーで観察しながら，反射が出ない位置にカメラを動かして撮影する．無水晶体眼，高度近視眼などでは，ピント合わせする際に内蔵されている補正レンズを用いるとよい．

最近の眼底カメラは，スプリット指標によってピント合わせが簡単になり，また，アライメント輝点によって位置合わせが容易になった．しかし，周辺部の撮影では，うまく機能しない．また，腫瘍などの隆起性病変では，その部にピントを合わせる必要がある．日頃から自分の眼で，ピントを合わせするように訓練しておく必要がある．

f．眩しさ対策

よい写真を撮るためには，眩しさを軽減する必要がある．眩しいと開瞼が困難になり，流涙も強くなり，撮影が困難となるからである．そのためには，観察光量を必要最小限にする．患者が眩しくて苦痛に感じるのは，撮影時のストロボの光よりも，観察光量によることが多い．そこで，眼底が観察できる必要最小限の観察光量を使用するようにする．最近の眼底カメラには，スプリット指標やアライメント輝点がついているものも多いので，それらを利用することによって観察光量を少なくすることができる．

文献

1) 金上貞夫：眼底撮影装置．本田孔士（編）：眼科診療プラクティス 2．眼底の描き方．pp 188-191，文光堂，1992
2) 田邊宗子：眼科写真記録と装置．眼底．眼科 44：1889-1896，2002
3) Saine PJ：Fundus Photography：Instrumentation and Technique. Saine PJ, Tyler ME (ed)：Ophthalmic Photography. pp 13-95, Butterworth-Heinemann, 2002

2．立体眼底写真

検査対象・検査目的

眼底病変を三次元的に記録する．立体的に観察することによって多くの情報を伝えることが可能になる．例えば，1枚の写真では，透明性の高い硝子体の様子などはよく写らないが，立体撮影では，網膜と硝子体との関係が明瞭になる．また，病変や出血の深さもよくわかる．

検査法

立体感は視差によって得られる．立体写真も同様に Panum 融像感覚圏に入る 2 枚の視差の付いた写真を撮影することによって作ることができる．眼底の立体撮影には，以下の 2 つの方法がある．

a．平行移動法

経時的に行う 2 回の撮影で左右 1 対の像を得る方法である．まず，眼底撮影の要領で，眼底が最も鮮明に見える位置にカメラを合わせる．その位置からジョイスティックを左右いずれかに傾ける．傾けた側の画面の端がやや暗くなったところで 1 枚撮影する．続いて逆方向に同様の操作を行い，もう 1 枚撮影する．できあがった 2 枚の写真を 2 コマ用立体ビューワーで観察する．

撮影時には，十分に散瞳していることを確かめ，被検者には，2 回の撮影が終了するまで顔，眼を動かさないように説明しておく．ジョイスティックは上下に動かさないようにする．蛍光眼底造影実施時には，2 枚の写真の時間差をできるだけ少なくする．また，できた写真を観察するには，ジョイスティックをずらす量によって立体効果が変わってくるので，単純に病変の高さ（深さ）を比較できない点に注意する（図 28）．

b．同時立体撮影法

専用の同時立体眼底カメラで撮影する．手技は

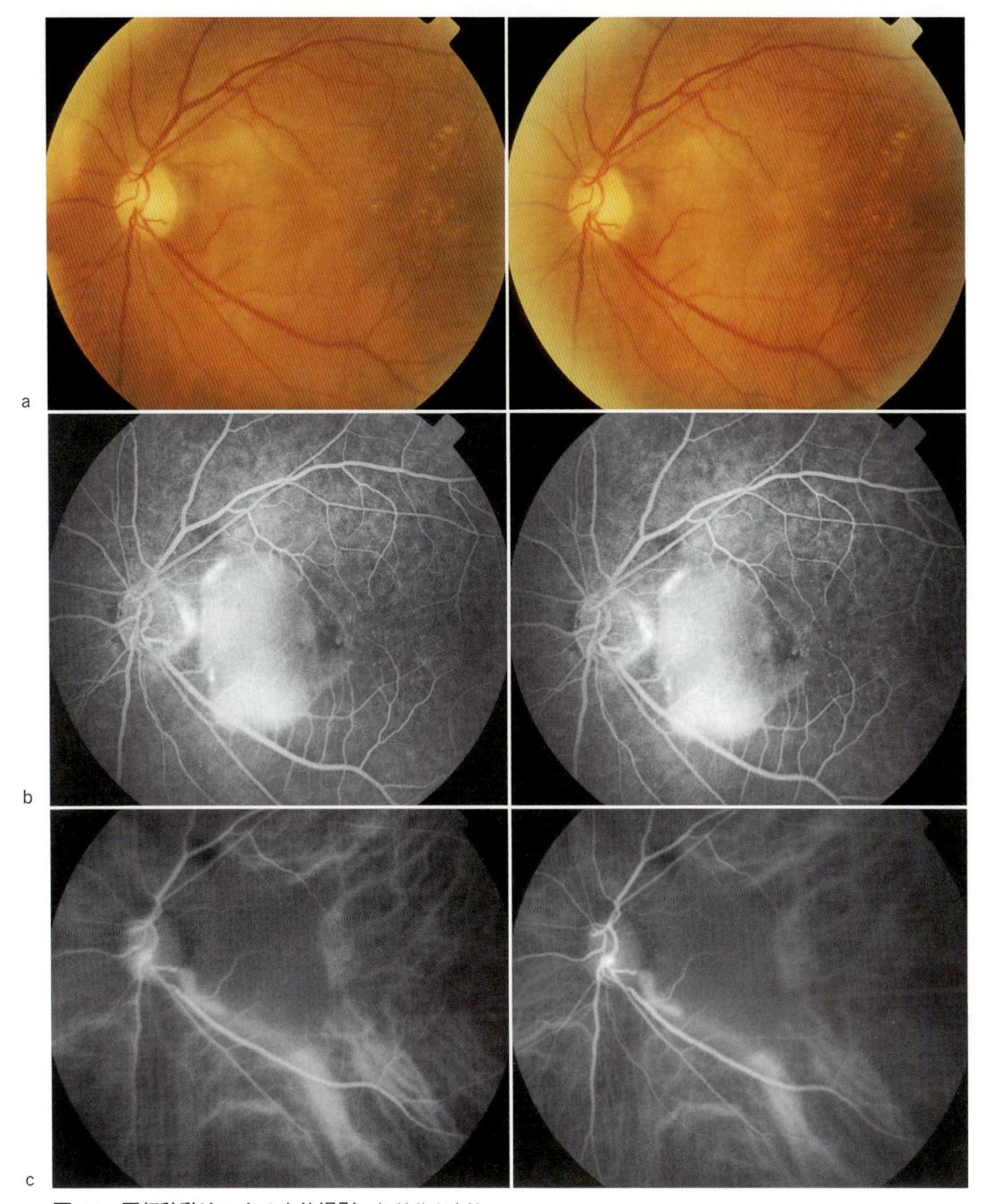

図 28 平行移動法による立体撮影　加齢黄斑変性
　a：眼底写真，b：フルオレセイン蛍光造影，c：ICG 蛍光造影

眼底カメラと同様であるが，ファインダーが2つあり，きれいな画像を得るためには，フォーカスを合わせると同時に各ファインダー像にフレアが入らないようにしなければならない．視差のついた2画像の入った写真となるので，1コマ用立体ビューワーを用いて観察する．

一定の stereo base で同時に写し込まれるため画像計測等には精度の高い資料になる．また，蛍光眼底造影では，時間差がないので初期像の観察に適している．しかし，画角が小さいので大きな病変の撮影には不向きである（図29）．

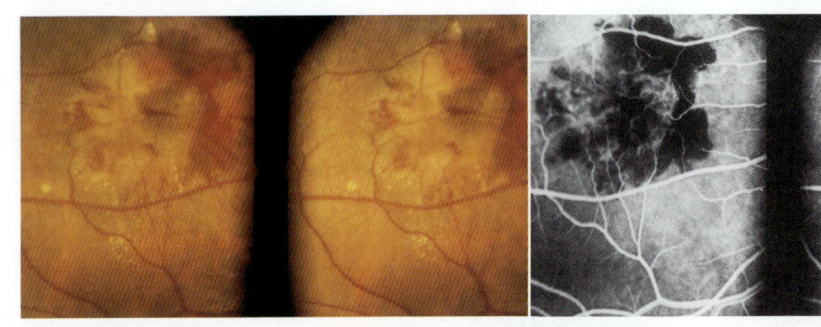

図 29 同時立体撮影（トプコン・TRC-SS 2）　加齢黄斑変性
a：眼底写真，b：フルオレセイン蛍光造影

備考

　立体撮影は，欧米，ことにアメリカではルーチンに行われている．一方，本邦では，視神経乳頭陥凹の経過を記録するのに用いられることもあるが，現時点で利用頻度は低い．平行移動法を用いれば，カラー眼底撮影はもちろんフルオレセイン蛍光眼底造影，ICG 蛍光眼底造影も容易に立体写真として記録でき，その重要性が指摘されている（図 28）．

　観察には，ビューワーが必要であるが，訓練によりビューワーなしでも立体的に見ることができるようになる．また，最近，IMAGEnet（トプコン）に 3 D ビューソフトがオプションで搭載され，モニタ上でも容易に観察できるようになった．

文献

1) 松井瑞夫，他：眼底撮影における立体撮影の意義．眼紀　54：491-494，2003
2) Gass JDM：Stereoscopic atlas of macular diseases diagnosis and treatment. Mosby，1997
3) 畑崎泰定：立体撮影．眼科診療プラクティス 18．眼科診断機器とデータの読み方．pp 54-55，文光堂，1995

3. 倒像眼底写真

検査対象・検査目的

　小児の眼底検査，特に未熟児網膜症，網膜芽細胞腫の観察記録，成人では非協力的な患者，ベッド上安静の患者が対象である．また，動物実験の際の眼底撮影にも使用される．

検査法

　コーワから GENESIS（蛍光眼底撮影も可能）が販売されている．倒像撮影は，カメラに接続するアタッチメントに非球面レンズを取り付けて行う．非球面レンズは，+28 D が使われる．単眼倒像眼底検査に慣れている場合には，アタッチメントなしで容易に撮影することもできる．カメラの光束は，検眼鏡部のプリズムに近い位置で収束し，その後，開散光束となるためカメラとレンズの距離を近くしたほうが有効に光束を利用することができ，明るい写真を撮影できる．

類似機種

　検眼鏡に CCD カメラを取り付けたものもある．ナイツからテレビカメラ型双眼倒像鏡（IO-αTV II），テレビカメラ型ファイバー単眼倒像鏡（BS-FTV）が市販されている．

文献

1) 佐野秀一，他：手持ち眼底カメラ撮影法．眼科診療プラクティス 46．金上貞夫，丸尾敏夫（編）：眼科写真撮影法．pp 30-32，文光堂，1999
2) 稲用和也：手持ち眼底カメラによる倒像撮影法．眼科診療プラクティス 46．金上貞夫，丸尾敏夫（編）：眼科写真撮影法．pp 34-35，文光堂，1999
3) 金上貞夫：手持ち眼底カメラの使い方 2．田野保雄（編）：眼科診療プラクティス 30．診療に必要な眼底アトラス．p 155，文光堂，1997

K 蛍光眼底造影写真

1. フルオレセイン蛍光眼底造影(FA)

検査対象・検査目的

a. 網膜血管の異常の検出

血管の形態学的異常(拡張，蛇行，狭窄，血管瘤，無血管野の形成など)，循環動態，内側血液網膜関門としての網膜血管壁の異常，網膜新生血管．

b. 網膜色素上皮の異常の検出

色素の変化，萎縮，裂孔などの形態学的変化，外側血液網膜関門の機能的異常．

c. 脈絡膜血管の異常の検出

脈絡毛細血管板の萎縮消失，脈絡膜循環動態の異常，脈絡膜新生血管．

これらの所見は，眼底所見からある程度は類推できることもあるが，FAを行うことによって，より詳細に確認できる．また，充盈遅延，毛細血管閉塞領域，脈絡膜新生血管の検出には，FAが不可欠である．そこで，光凝固を行う際には，必須の検査法である．蛍光眼底造影用CCDカメラが搭載され，撮影画像をダイレクトにパソコンへ入力・ファイリングし，すぐにプリントアウトできる機種もある．この機種は造影直後に光凝固を行う際に大変便利である．

検査法

a. 原理

フルオレセイン(フルオレサイト®注射液1号)を静注すると，心臓，大動脈，眼動脈を経て網膜，脈絡膜の血管に達する．このとき，眼底を青色光で照明すると血中のフルオレセインから520 nmにピークをもつグリーンイエローの蛍光が発生する．この蛍光を白黒フィルム，あるいはコンピュータに直接入力し，画像化する．現在，蛍光眼底カメラには，490 nmにピークをもつ励起フィルタと520 nmにピークをもつ濾過フィルタが使われている．

b. 使用法

まず，カラー眼底写真を撮影し，病変部を確認しておく．病変部にピントを合わせ，確保された肘静脈から，フルオレサイト®注射液1号，1アンプル5 mlを静注する(最近の眼底カメラでは，高解像度CCDカメラが搭載されており，1/2アンプルでも十分に撮影できる)．同時にタイマーをスタートさせ，病変部にピントが合っていることを確認後(10 a. 眼底写真，撮影のコツ参照)，フィルタを入れ，照明光量を上げる．直後に蛍光が見えれば，自発蛍光あるいは偽蛍光であるので，すぐにシャッターを押す．通常は，蛍光を認めないので，蛍光が見えてくるまで待つ．静注開始後，10秒前後で脈絡膜動脈に色素の流入がみられるので，その頃より撮影を開始すれば，動脈の造影像を撮影できる．動静脈相まで連続撮影することによって眼底の血管，特に網膜血管系の循環状態と形態異常を知ることができる．

その後の撮影は，目的とする病変の種類により異なる．可能であれば，対側眼も撮影したほうがよい．診断の参考になる場合や見逃していた病変が見つかることもあるからである．また，糖尿病網膜症のように左右の眼底全体を撮影する場合には，まず，活動性の高いほうの眼の後極部を撮影し，その後，上方より時計回りに1周(8方向)撮影し，再度，後極部を撮影する．その後，反対側の後極部を撮影し，同様に上方より時計回りに1周(8方向)撮影する．そうすることにより，毛細血管閉塞領域や網膜新生血管の部位を判断しやすい．必ず10分過ぎまで待って，後極部を撮影する．

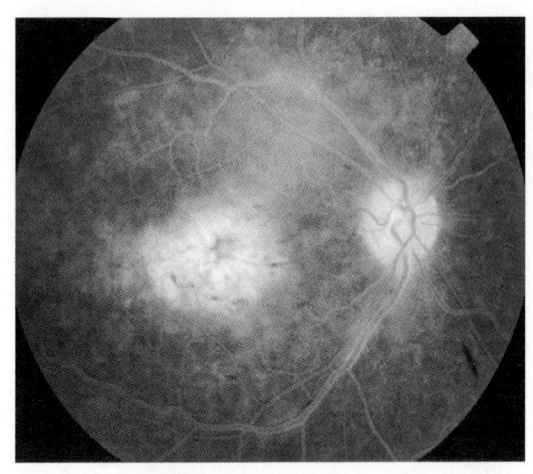

図30 ぶどう膜炎
フルオレセイン蛍光造影（後期像）．pooling（嚢胞様黄斑浮腫）とstaining（静脈壁の組織染）

検査成績の判定

蛍光眼底造影写真に認められる異常所見は，過蛍光と低蛍光に分けられる．

a．過蛍光

正常ではみられない部に発生する蛍光，あるいは正常よりも明らかに強い蛍光がみられる場合である．

(1) pooling（蛍光貯留）：組織間の空隙に色素が貯留した場合（図30）．

(2) staining（組織染）：組織が蛍光色素に染色された場合（図30）．

(3) window defect（透過蛍光）：網膜色素上皮細胞内の色素含有量の低下あるいは色素顆粒の分布の変化のために脈絡膜蛍光が強く透見された場合（図31-b）．

このうちpoolingとstainingはいずれも蛍光色素が漏れ出して生じるものであるので，総括してleakage（色素漏出）という．その他に，色素注入前にみられる過蛍光（自発蛍光，偽蛍光）がある．

b．低蛍光

正常でみられる蛍光が認められなくなったり，弱くなったりする場合である．

(1) blocked（蛍光遮断）：蛍光がその前方に存在する色素にさえぎられ，暗く見える場合（図29-b）．

(2) filling delay（充盈遅延）：蛍光色素の流入が通常よりも遅れる場合（図32-b）．

(3) filling defect（充盈欠損）：血管が完全に閉塞あるいは消失しているために，造影早期から後期まで低蛍光が持続する場合（図31-b）．

過蛍光を認めた場合には，網膜，網膜色素上皮，脈絡膜のどこのレベルの異常なのか，まず，判別する．window defectは経時的に拡大傾向がなく，脈絡膜背景蛍光の減弱につれて，過蛍光が弱くなることから蛍光貯留，組織染と鑑別できる．網膜血管由来の場合には，眼底写真で異常な網膜血管像が認められるので，出血などによる蛍光遮断を伴わなければ，対比することにより容易に判定できる．また，過蛍光部と網膜血管との関係（網膜血管とつながっているか，周囲の網膜血管に変化はないか，網膜新生血管では硝子体に拡散する旺盛な蛍光漏出を示すか）がないかを調べる．

低蛍光を認めた場合には，まず，眼底写真と対比してみる．蛍光色素をブロックする出血，色素沈着などがないか調べる．あればブロックによる低蛍光である．また，網膜血管・脈絡膜血管に対するブロックによって，病変の深さも推定できる．しかし，網膜色素上皮レベルの黄白色病巣に一致した低蛍光の場合には，脈絡毛細血管板レベルの循環障害によるものか，黄白色病巣によるブロックなのか，あるいはその両方なのかを鑑別できないことも多い．また，脈絡膜レベルのブロックは，ブロックを生じる物質の厚さや存在している部位によって所見は異なり，後期まで低蛍光として認められる場合と，後期には目立たなくなる場合がある．図33にフルオレセイン蛍光眼底造影の異常所見の分類を示す．

備考（注意事項）

2002年，日本眼科学会が眼底血管造影実施基準をまとめているので，検査を実施する先生は必ず一読していただきたい．

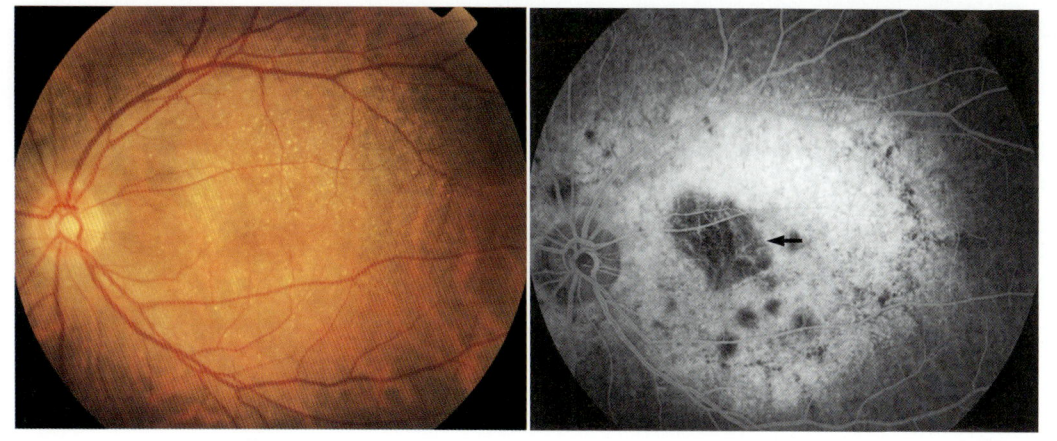

図 31 クリスタリン網膜症
window defect（網膜色素上皮の萎縮）と filling defect（網膜色素上皮・脈絡膜萎縮）
網膜色素上皮・脈絡毛細血管板の萎縮が高度な部位では，filling defect による低蛍光を示し，その中に脈絡膜中大血管像が透見される（矢印）．その周囲に window defect による透過光がみられる

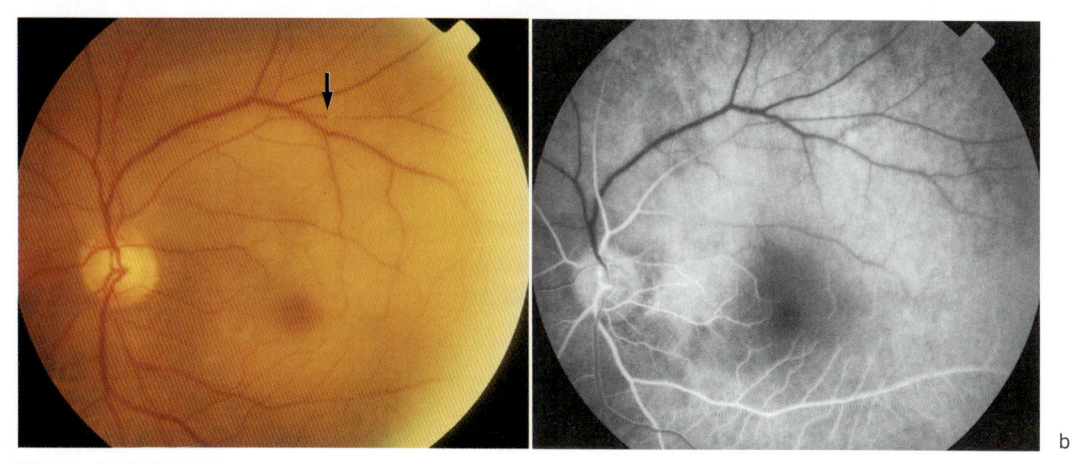

図 32 網膜動脈閉塞
眼底後極部に網膜の白濁と cherry-red spot が認められる．上耳側動脈には，塞栓子（矢印）もみられる（a）．
この写真は初期治療後であるが，上耳側動脈に filling delay の残存がみられる（b）

a．インフォームドコンセントの実施

 検査の必要性，副作用の可能性を十分に説明したうえ，書式による承諾を得る．具体的には，静脈に点滴を行うこと，造影剤を静脈に投与すること，連続撮影すること，皮膚の黄染，尿の黄褐色着色が起こることを説明する．また，検査中に，まれであるが，嘔気，瘙痒感などの異常の起こる可能性があることを告げておき，何か異常があれば直ちに知らせるように話す．また，1983年には，死亡例が約5万人に1例，重篤な副作用が約2万人に1例の割合で発生していると報告されたこと，2002年には，重篤な副作用の頻度が低下してきていると報告されたこと，また，現在，副作用を予知する方法が研究されていることについて言及する．そして，このような異常があっても直ちに対応する準備ができていることを告げ，患者の不安を少しでも少なくするように心がける．

b．検査時の注意

1）ショックに注意

 重篤な副作用が出現した場合，血管確保はぜひ必要である．まず，血管を確保したうえで，側管より造影剤を注入する．また，検査前の血圧は，検査中の血圧低下の判定のためにも，必ず測定す

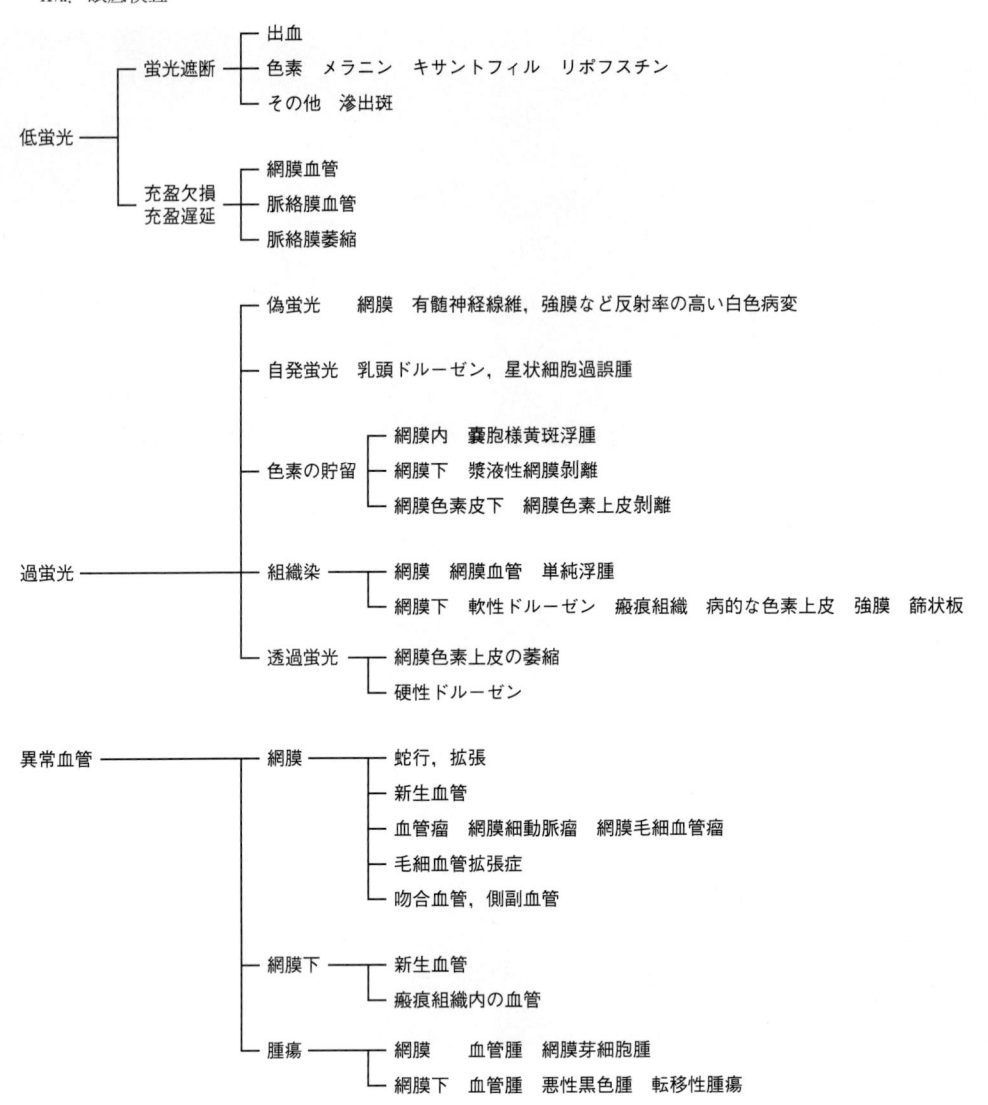

```
低蛍光 ─┬─ 蛍光遮断 ─┬─ 出血
        │            ├─ 色素　メラニン　キサントフィル　リポフスチン
        │            └─ その他　滲出斑
        └─ 充盈欠損 ─┬─ 網膜血管
           充盈遅延   ├─ 脈絡膜血管
                     └─ 脈絡膜萎縮

過蛍光 ─┬─ 偽蛍光　網膜　有髄神経線維，強膜など反射率の高い白色病変
        ├─ 自発蛍光　乳頭ドルーゼン，星状細胞過誤腫
        ├─ 色素の貯留 ─┬─ 網膜内　囊胞様黄斑浮腫
        │              ├─ 網膜下　漿液性網膜剥離
        │              └─ 網膜色素皮下　網膜色素上皮剥離
        ├─ 組織染 ─┬─ 網膜　網膜血管　単純浮腫
        │          └─ 網膜下　軟性ドルーゼン　瘢痕組織　病的な色素上皮　強膜　篩状板
        └─ 透過蛍光 ─┬─ 網膜色素上皮の萎縮
                     └─ 硬性ドルーゼン

異常血管 ─┬─ 網膜 ─┬─ 蛇行，拡張
          │        ├─ 新生血管
          │        ├─ 血管瘤　網膜細動脈瘤　網膜毛細血管瘤
          │        ├─ 毛細血管拡張症
          │        └─ 吻合血管，側副血管
          ├─ 網膜下 ─┬─ 新生血管
          │          └─ 瘢痕組織内の血管
          └─ 腫瘍 ─┬─ 網膜　　血管腫　網膜芽細胞腫
                   └─ 網膜下　血管腫　悪性黒色腫　転移性腫瘍
```

図 33　フルオレセイン蛍光眼底造影の異常所見の解釈(文献 1 を改変引用)

る．撮影中，患者の様子を絶えず観察し，異常がないか時々，声をかけるようにする．重篤な副作用の前駆症状，対策などを熟知しておき，症状が出現したらベッドに寝かし，応援の医師を呼ぶ．当然，緊急用具，薬品を準備しておく．不安・緊張により迷走神経性反射が起こることがあるので，空調に配慮し，患者に不快な気分を与えないようにする．観察光量を必要最小限にするように努力する．また，フルオレセインナトリウム液は，血管外に漏れると大変疼痛が強く，神経麻痺をきたしたという報告もあるので注意する．ショック対策については，文献を参考にしていただきたい．

2）読影に適した写真を撮る

写真の画角が狭く，また両眼同時に撮影できないため，観察したい病変部を中心に撮影する必要がある．網脈絡膜循環障害や脈絡膜新生血管では，造影早期の写真が必要であり，囊胞様黄斑浮腫の確認には，造影後期の写真が必要である．また，糖尿病網膜症では，眼底全体像が必要であり，どこをどのように撮るか考えながら，自分で撮影するとよい．他の人に撮影してもらう場合には，撮影したい部位・時期の適切な指示を出すようにする．

類似機種

Rodenstock社製走査型レーザー検眼鏡（SLO，292頁参照），Heidelberg社製走査型レーザー検眼鏡（HRA，299頁参照）がある．SLO，HRAでは，コントラストのよい画像が得られ，傍中心窩毛細血管網を走る輝点を観察することもできる．また，眼底カメラよりも被験者の羞明感が少ない．一方，画角が小さいため，眼底全体の把握や周辺部の観察は困難である（HRAでは前置レンズを用いて撮影すれば，周辺部まで容易に観察できる）．

文献

1) Sharma MC, Ho AC：Fluorescein angiography-digital and film. Retina and optic nerve imaging. pp 13-22, Lippincott Williams & Wilkins, 2003
2) 松井瑞夫，他：眼底血管造影実施基準について．日眼会誌　106：121-127, 2002
3) 佐渡一成，他：眼科ショック対策システムの提案．日本の眼科　74：219-221, 2003

2. ICG（indocyanine green）蛍光眼底造影（IA）

検査対象・検査目的

検査対象は，フルオレセイン蛍光眼底造影（FA）と同様であるが，IAでは励起光，蛍光が近赤外域にあり，網膜色素上皮にほとんど吸収されず，脈絡膜の病変をとらえられる．そこで，FAでは検出されにくい以下の病変がよい適応である．
(1) 脈絡膜循環障害の検索．
(2) 網膜色素上皮下（特に血管異常）の病変の検索．
(3) 網膜前および網膜下出血下の病変の検索．

特に加齢黄斑変性を代表とする脈絡膜新生血管の診断・治療方針の決定にIAは有用である．また，ポリープ状脈絡膜血管症 polypoidal choroidal vasculopathy（PCV），retinal angiomatous proliferation（RAP）の疾患概念は，IA所見によって確立されたものなので，これらの疾患の診断には，必須の検査法である．フルオレセインに対してアレルギーがある場合もよい適応である．

検査法

基本的にはFAと同様であるが，通常，後期像として30分後まで撮影する必要がある．初期像を撮影後，5分，10分，15分と5分おきに30分まで撮影する．初期像では，画像が大きく変化するので，可能であれば動画で記録したほうがよい．また，後期像では蛍光が弱くなるので，撮影光量を上げないと撮影できない．器質化した網膜下出血や線維性組織の一部などでは，偽蛍光を示すことがあるので，撮影前に撮影光量を上げ，チェックしておく必要がある．成人にはICG（必ずオフサグリーン®注射用25 mgを使用する．ジアグノグリーン®は，蛍光眼底造影用として認可されていない）を添付の注射用蒸留水2 mlに溶解し，静注する．不溶のICGが静注されると，悪心，発熱，ショック様症状を起こすおそれがあるので，完全に溶解していることを必ず確認する．

検査成績の判定

a. 低蛍光

IAでは，励起光，蛍光が近赤外にあるとはいえ，ブロックによる低蛍光は少なくない．カラー写真と対比し，蛍光遮断を引き起こす物質の有無で判定する．出血によるブロックはさまざまであり，厚い出血は，初期も後期も低蛍光を示す．薄い出血では，後期にのみ低蛍光を示し，初期には，低蛍光は不明瞭である．漿液性網膜剝離，網膜色素上皮剝離，硬性白斑，軟性ドルーゼンでも後期にブロックによる低蛍光が起こりえる．

IAでは，脈絡膜血管が明瞭にしかも長時間観察できるので，脈絡膜循環障害の検索に有用である．しかし網膜毛細血管レベルの変化をとらえることは困難である．

b. 過蛍光

IAでは，網膜新生血管が蛍光漏出を示すこと

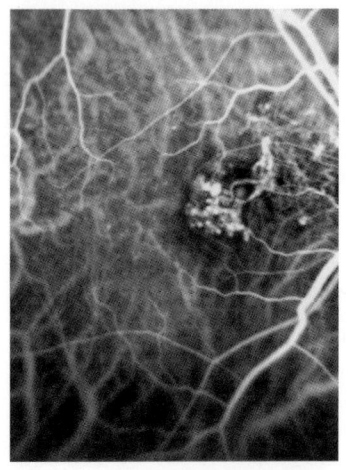

図34 ポリープ状脈絡膜血管症
樹枝状の異常血管網とその先端部にポリープ状病巣が造影されている

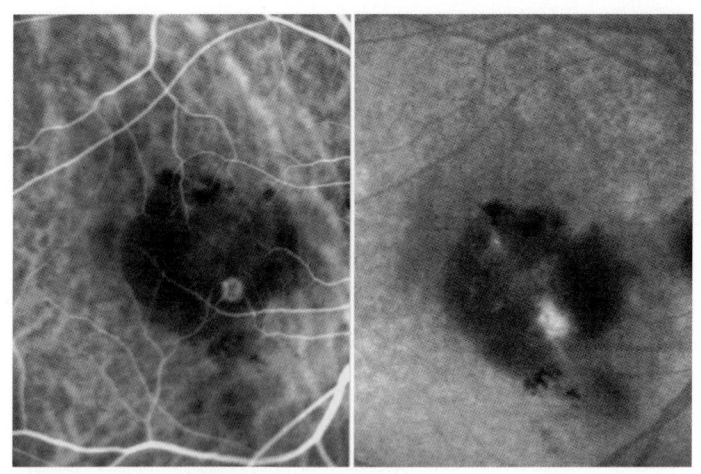

図35 retinal angiomatous proliferation
新生血管は過蛍光斑を示し，網膜血管との咬合も観察される(a)．造影後期には，ウニのとげのように伸びる網膜内への蛍光漏出を認める(b)

はまれであり，中心性漿液性網脈絡膜症でもIAのほうが蛍光漏出を検出しにくい．IAで蛍光漏出を示した場合には，血液網膜関門の障害が強いと考えられる．脈絡膜内ICG蛍光漏出は，脈絡膜血管の透過性亢進を示す所見と考えられているが，FAでその部位を見ても，漿液性色素上皮剝離などの異常所見を認めないことが多い．

IAでは，網膜色素上皮によるブロック効果は少なく，網膜色素上皮の萎縮によるwindow defectはまれである．また，網膜色素上皮に加え脈絡毛細血管板にも萎縮があると逆に低蛍光を示すようになる．FAのwindow defectに類似する変化として，網膜色素上皮裂孔や強膜の菲薄化がある．

c. 血管異常

IAは，PCV(図34)や脈絡膜新生血管の検出(特にFAでoccult CNVの造影パターンを示す場合)など，網膜色素上皮下の血管病変の検出に有用である．RAPでは，新生血管は過蛍光斑を示し，造影後期には，「ウニ」のとげのように伸びる網膜内への蛍光漏出が特徴的である(図35)．また，網膜血管，脈絡膜血管の双方が造影されるので，網膜血管や脈絡膜新生血管との吻合も明瞭に観察される．FAのほうが網膜血管の変化をとらえやすいが，出血，滲出などによって病変部が隠されている場合には，IAのほうが病変部を観察しやすい．

図36にICG蛍光眼底造影の異常所見の分類を示す．

備考

2002年6月にICGは網膜脈絡膜血管造影剤として厚生労働省によって認可され，今後，急速に普及すると思われる．また，撮影装置も改良され，鮮明な画像が得られるようになってきている．

a. 注意事項

1) インフォームドコンセントの実施

フルオレセイン蛍光眼底造影(FA)と同様に検査の必要性，副作用の出現する可能性のあることを十分に説明したうえ，書式による承諾を得る．ICGはヨウ素を含有しているため，ヨード過敏症を起こすおそれがあり，ヨード過敏症の既往のある患者では禁忌である．また，悪心，嘔吐などの軽症の副作用は，FAよりも発生頻度が低く，また，重症の副作用も，FAと比較して多くない(30～50万人に1例)と報告されていることを告げ，患者の不安を少なくするように心がける．

2) ICG再注入

造影開始30分以降では，蛍光が非常に弱くな

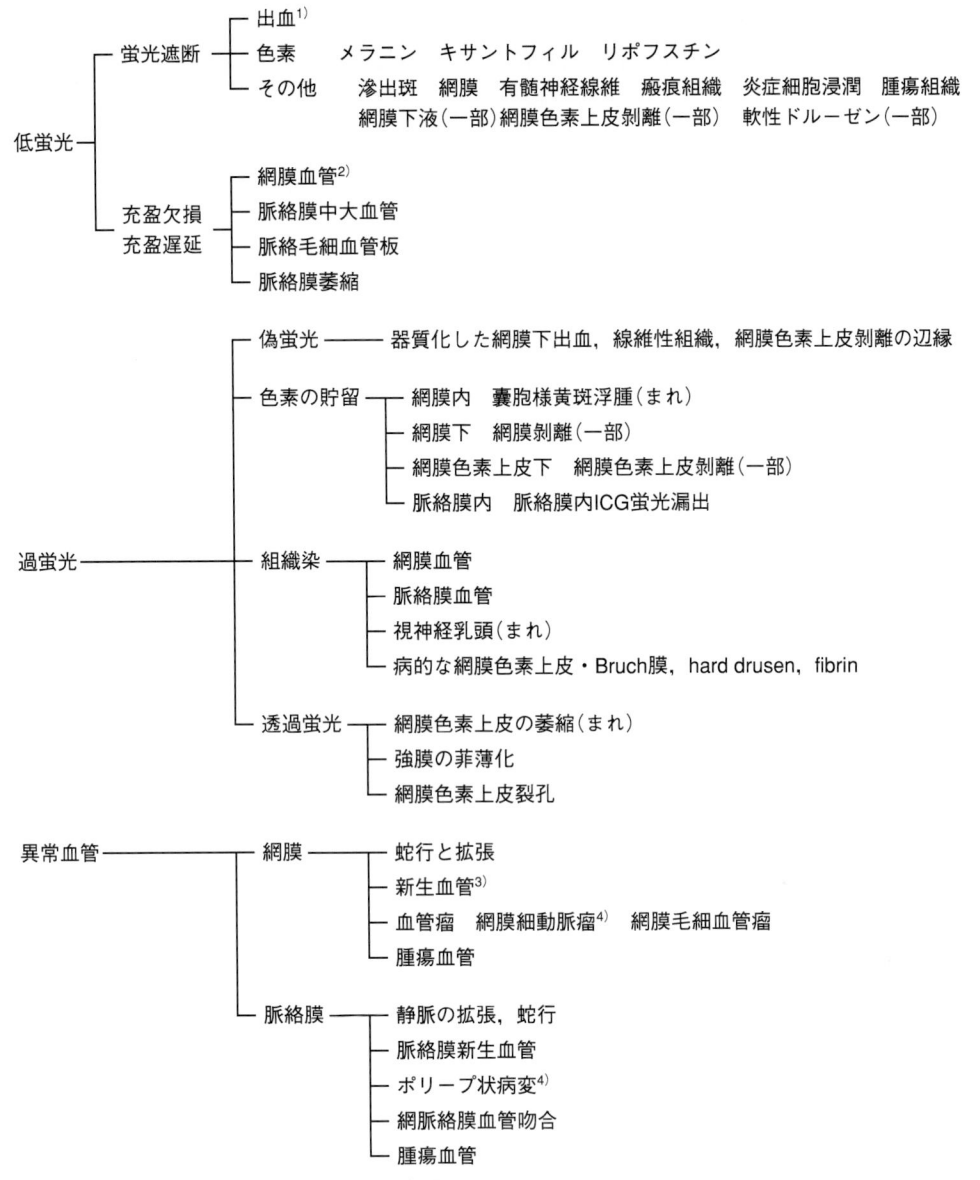

```
低蛍光 ─┬─ 蛍光遮断 ─┬─ 出血[1]
        │            ├─ 色素      メラニン  キサントフィル  リポフスチン
        │            └─ その他    滲出斑  網膜  有髄神経線維  瘢痕組織  炎症細胞浸潤  腫瘍組織
        │                        網膜下液(一部) 網膜色素上皮剥離(一部)  軟性ドルーゼン(一部)
        │
        └─ 充盈欠損 ─┬─ 網膜血管[2]
           充盈遅延  ├─ 脈絡膜中大血管
                    ├─ 脈絡毛細血管板
                    └─ 脈絡膜萎縮
```

```
過蛍光 ─┬─ 偽蛍光 ──── 器質化した網膜下出血,線維性組織,網膜色素上皮剥離の辺縁
        │
        ├─ 色素の貯留 ─┬─ 網膜内        嚢胞様黄斑浮腫(まれ)
        │              ├─ 網膜下        網膜剥離(一部)
        │              ├─ 網膜色素上皮下  網膜色素上皮剥離(一部)
        │              └─ 脈絡膜内      脈絡膜内ICG蛍光漏出
        │
        ├─ 組織染 ─┬─ 網膜血管
        │          ├─ 脈絡膜血管
        │          ├─ 視神経乳頭(まれ)
        │          └─ 病的な網膜色素上皮・Bruch膜, hard drusen, fibrin
        │
        └─ 透過蛍光 ─┬─ 網膜色素上皮の萎縮(まれ)
                    ├─ 強膜の菲薄化
                    └─ 網膜色素上皮裂孔
```

```
異常血管 ─┬─ 網膜 ─┬─ 蛇行と拡張
          │        ├─ 新生血管[3]
          │        ├─ 血管瘤  網膜細動脈瘤[4]  網膜毛細血管瘤
          │        └─ 腫瘍血管
          │
          └─ 脈絡膜 ─┬─ 静脈の拡張,蛇行
                    ├─ 脈絡膜新生血管
                    ├─ ポリープ状病変[4]
                    ├─ 網脈絡膜血管吻合
                    └─ 腫瘍血管
```

図36 ICG蛍光眼底造影の異常所見の解釈

注
1) 厚い出血は初期も後期も低蛍光を示す.薄い出血では後期にのみ低蛍光を示す
2) 網膜毛細血管レベルの変化をとらえるのは困難である
3) 蛍光漏出のみられることはまれである
4) 拍動を認めることがある

るので,再注入により初期像の再撮影が可能である.初期像の撮影に失敗した場合,対側眼の初期像が必要な場合,栄養血管を確認する場合に行う.ICGは通常,半量を再注入する.眼底にはICGがわずかに残っているので,撮影前から病変部にピントを合わせておくことができ,鮮明な初期像を得られやすい.

類似機種

IA所見は,撮影装置により造影所見が異なる場合があり,機種の特性を知る必要がある.装置

は，眼底カメラ型と走査レーザー検眼鏡型に分けられる．眼底カメラ型では，反射光，散乱光の影響でややコントラストの弱い画像になるが，造影後期に脈絡膜内の蛍光をとらえやすい．一方，走査レーザー検眼鏡型では，直接光を主にとらえるので，コントラストのよい画像が得られるが，脈絡膜内の弱い蛍光をとらえにくい．

(1) 眼底カメラ型：トプコン TRC-50 LX/50 IX，キャノン CF-60 UVi，コーワ PRO III，カールツァイス FF 450 plus．

(2) 走査レーザー検眼鏡(SLO)：Rodenstock 社製，Heidelberg 社製走査レーザー検眼鏡(HRA)．

文献

1) Stanga PE, et al：Indocyanine green angiography in chorioretinal diseases：Indications and interpretation. Ophthalmology 110：15-24, 2003
2) 三木徳彦，林　一彦(編)：ICG 蛍光眼底造影マニュアル．メディカル葵出版, 2002
3) 湯沢美都子(編)：インドシアニングリーン蛍光眼底アトラス．南山堂, 1999

XVIII

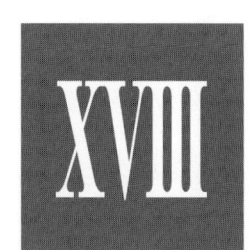

眼写真術

A　写真の基礎知識

a. 写真の基礎

写真をとるためには，①カメラ，②レンズ，③フィルム，④光が必要である．光をフィルムの上に結像させるためにレンズを用いる．

眼科で扱う撮影機器はすべて36×24 mmの画面サイズ（35 mmサイズという）であるので，ここではこれに限定して述べることにする．

1）カメラ

一般のカメラには，絞り（光の量を調節する）とシャッタ（フィルムに与える光の量を調節する幕）がついていて，この両者を加減することによって一定の光をフィルムに送り撮影を完了する．絞りは通常fと表す．レンズ交換式のカメラには光を通す時間を制御するシャッタがカメラボディに組み込まれており，これをフォーカルプレーン式といい，レンズを取り外してもフィルムが感光しないようになっている．眼底カメラやフォトスリットはこのタイプである．シャッタはシャッタボタンを押すことにより撮影するときだけ必要な時間開き，適正な光量をフィルムに与えるようになっている．シャッタスピードは秒の逆数で表示される．

2）レンズ

レンズには凸レンズと凹レンズがある．写真に使うレンズは数枚のレンズから構成された凸レンズで焦点を調節する機構と絞りのついた鏡筒に収められている．35 mmカメラ用レンズは焦点距離（レンズから焦点までの距離）が50 mm前後のものを標準レンズという．焦点距離が長ければ，画角が狭くなり遠くのものが近づいたように写る．短いものほど広角になり遠近感が誇張される．1本のレンズで焦点距離を変えられるものをズームレンズという．焦点はカメラと被写体との距離によって変わるのでピント合わせを行う．距離が短くなるほど焦点は長くなるので，レンズは前方に繰り出される．一眼レフカメラ（レンズを交換できるカメラ）でも通常30 cm程度までしか被写体に接近できないので，これより近くに寄って撮影したいときはマクロレンズなどを用いる．医学写真ではこの種のレンズをよく使用する．

3）レンズの明るさと絞り

被写体の明るさとフィルム面上の明るさの比をレンズの明るさといい，$F=2.8$などのように表示する．この数字はレンズの最大の明るさを示すもので，数字が小さいほど明るくなる．絞りはレンズ群の間に置かれ虹彩絞りが多く用いられているが，眼科で用いるものには差し込み絞りや回転絞りのものもある．

b. 露出（露光，露光量）

フィルムなど感光材料が光で照射されることを露光といい，この露光を行うために絞りを設定しシャッタ開閉速度を調節することを露出という．フラッシュ光を使用するときは，その光量を調節するか絞りを調節してフィルム面に到達する光の量を決定する．写真として鑑賞できる範囲の明るさのものを適正露光という．

c. フィルム

現在使用されているフィルムは，"ハロゲン化銀"を主体にした乳剤を用いている．ここでは特に眼科分野で多く使用されているものについてのみ述べる．

1）35 mmフィルム

最も一般的に使用されているフィルムで，画面サイズが36×24 mmである．パトロネ（フィルムの入っている筒）にはDXコードが印刷されていて，フィルムの種別や感度などの情報を持っている．近年のカメラはDXコードを読み取る機構がついており，フィルムを入れると自動的にすべての条件がセットされる．

2）フィルムの感度

フィルムには必ず表記されている．これは国際標準化機構（ISO）に統一されている．数字が小さいほど感度は低くなり，大きいほど感度が高くなる．すなわち感度の高いフィルムのほうが暗い所でもよく映るということである．ISO 100の2倍の感度は200になり，撮影光量は1/2になる．

3）カラーフィルム

カラーフィルムにはスライド用のリバーサルフィルムとプリント用のネガフィルムとある．また，光の種類によってデイライトタイプとタングステンタイプとに分けられる．一般的に用いられるものは前者で，後者は写真電球やハロゲンランプの下で撮影するときに用いる．

a）リバーサルフィルム

医学写真の撮影にはほとんどこれを使用する．これは色の再現性が優れていること，表現できる階調域が広いことなどが長所であるほか，医学の分野ではスライドとして利用することが多く，保存性や経済面でも有利である．短所としては，鑑賞にやや不便であること，露出に対する許容度（ラチチュードという）が狭いことなどが挙げられる．特に過度の露光では白く抜けてしまうので注意を要する．

b）現像

現在市販されているフィルムは，どこのメーカーのものでも互換性があるので，もよりの現像所で処理できる．プロ用の現像所では3時間くらいで現像できるので，緊急時には便利である．

c）カラーフィルムの色再現

カラーフィルムの発色は同一ではなく，さまざまな条件によって微妙に違いが出る．メーカーによる違いが一番顕著であるが，同じメーカーでも種類によって微妙な差がある．また，同じフィルムでも保存条件や現像所，また乳剤番号によっても差がみられる．

4）白黒フィルム

a）一般撮影用フィルム

眼科では白黒フィルムを使うことが多い．最も多く使用するのが蛍光眼底造影である．接触式のスペキュラーマイクロスコープや眼位撮影などに用いる．これらの撮影には通常 ISO 400 の高感度フィルムが便利である．

また，瞳孔状態を暗室にて撮影するときには赤外線フィルムを使用すると，光による縮瞳がなく有用である．現在市販されている赤外線フィルムはコニカ・コダック社製の2種類しかなく，入手は困難である．赤外線フィルムは取り扱いが非常に難しく，撮影条件も被写体や撮影場所により異なるため，写真の専門知識を必要とする．

b）白黒フィルムの現像処理

蛍光撮影を行ったフィルムなど眼科から発注するときは増感現像の指定をすることが多い．増感現像とはそのフィルムの固有の感度より高い感度になるように現像を調節することである．例えば ISO 400 のフィルムを3倍増感すれば ISO 1200 のフィルムを使用したのと同じことになる．

5）インスタントフィルム

眼科の撮影機器にはインスタントフィルムを使用することが多い．カラーのインスタントフィルムにはポラロイドフィルム（ポラロイド社製）とフォトラマ（富士フィルム社製）とがあり，ISO 600 や 800 の高感度である．白黒のインスタントフィルムは ISO 3000 と高感度のものを使用する．インスタントフィルムは 35 mm フィルムに比べて発色の安定がやや悪く，常に同じような色調にならないことがある．したがって有効期限や保存状態に注意する．インスタントフィルムには自動的に送り出されるオートタイプとタブを引いて一定時間後に引きはがすピールアパートタイプとある．よく撮影後に早く画像を出そうとインスタントフィルムを振っていることがあるが，これはまったく意味がない．しいてするならフィルムを暖めると温度が上がりわずかだが早く画像が出てくる．

6）保存

フィルムは保存条件により発色などに影響を受ける生ものである．少量でも高温多湿な環境に置くことは禁物である．冷蔵庫に保管し撮影の数時間前に取り出して使うのが理想的である．フィルムの外箱には使用期限が表記されているので，必ず期限内に使用する．期限切れのフィルムを使うと発色がおかしくなる．

現像済みのフィルムはプラスチックまたはペーパーマウントに挟みファイルしておく．ネガはネガフォルダーに入れ傷がつかないように保管する．取り扱うときフィルムに直接指が触れないように注意する．指紋や湿気がついているとカビやシミの原因となり取れなくなる．

d. エレクトロニックフラッシュ（ストロボ）

ストロボの波長分布は太陽光と非常に近いので，カラー撮影に適している．また閃光時間が1/1,000以下と短いのでカメラブレが起こらない．

一般の撮影では，フィルム感度と撮影距離によって光量を調節するが，眼科撮影機器は目的によってあらかじめ設定し，フィルムの感度やサイズによって光量を加減する．近年のカメラはスイッチを入れると自動的に設定してくれるものが多い．眼科撮影機器は強力なフラッシュ（最大300 w/s）を使用しているが，眼底カメラは放電後1秒以内に再充電が行える．

ストロボ撮影時にはデイライトタイプのフィルムを使用する．

e. 電子画像

近年電子画像機器が目覚しく発達し，眼科の領域でもファイリングシステムを導入している病院が多くなった．第二カメラに今まではインスタントカメラをつけていたが，ここにデジタルカメラやCCDカメラを取りつけファイリングシステムにつなぎコンピュータに画像を取り込むというものである．

デジタルカメラは一般的にも広く普及してきており，今まではレンズ交換のできないものがほとんどであったが，近年レンズ交換可能な1眼レフデジタルカメラもできてきた．デジタルカメラの画質は画素で表し，数字の大きいものほど高画質（より鮮明な画像）を得ることができる．眼科撮影機器に使用するものは，一般的には200万画素前後のものがほとんどだが，近年は600万画素のデジタルカメラも登場した．画質はとてもすばらしいが，価格もまだまだ高く200万画素に比べると大きさも大きく光量も強くなるのが欠点である．

今まで眼科においての電子画像はICG造影だけだったが，近年は眼底写真，蛍光眼底造影（FAG），フォトスリットランプ，ノンコンスペキュラーマイクロスコープなどデジタル信号を出力できる機器はすべてファイリングシステムに接続，保存ができる．

電子画像の特徴は，撮影と同時に画像がモニターに表示されるので，患者へのインフォームドコンセントやレーザー治療を行うのに便利である．またプリンターを接続すればカルテ用にプリントを作ることもできる．保管するにあたってCDやDVDに書き込み保管できるので，今までのスライドフィルムとは違い場所を取らず画像の劣化もない．また，コンピュータに取り込み学会発表などのスライド作成や画像の加工が容易にできる．

近年，細隙灯顕微鏡にCCDカメラもしくはデジタルカメラを取り付け撮影することが頻繁に行われているが，撮影部位により明るさが大幅に違い，また明暗が強く出るため思ったような画像を得ることができないことがある．スリットの入射角や幅など部位に適したものを選び，なるべく反射が入らないよう工夫しなくてはならない．光量の調節はスリット幅によって照明光量を増減して行う．

XIX

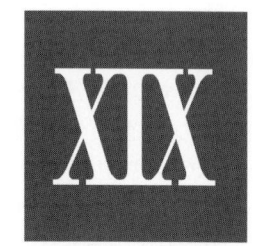

電気生理検査

A　電気生理検査のフローチャート

　眼科における電気生理学的検査の目的は，視機能の他覚的検査と神経眼科的検査が主である．眼球に入った視覚情報は，網膜で受けとられ視神経を介した視路を経て，後頭葉視中枢に到達し，さらに高次視中枢で認識される．そして眼球運動やその他の身体運動として表現され，視覚情報が入力系から統合系，出力系までに到達して視覚が成立している．入力系の検査として網膜電図 electroretinogram(ERG)，視覚誘発電位 visual evoked potential(VEP)，眼球電図 electro-oculogram(EOG)，視覚反応画像システム multi-focal ERG, visual evoked response imaging system(VERIS)が，統合系の検査としてERP（事象関連電位）が出力系の検査としてEOG，EMG，pupillogramがある．

　ここでは最も頻繁に施行される眼底疾患と電気生理学的検査につき，フローチャートを示して解説する（図1）．

　日常の眼科診療において頻度の多い白内障，緑内障，網膜・硝子体疾患などの診断や予後判定に使用される電気生理学的検査では，まず眼底が透見可能かどうかにより以後の検査が決まる．

① 眼底透見可能な場合には眼底検査で診断のつく場合も多いが鑑別診断，確定診断にERG，EOGが用いられる．
② 眼底検査で異常のある場合には，鑑別診断，確定診断と網膜機能の評価のためにERG，EOGを施行する．網膜色素変性症，白点状網膜炎，X染色体劣性網膜分離症，網膜中心動脈閉塞，卵黄様黄斑変性（Best病），小口病などの診断に際してERG，EOGが有用となる．
③ 眼底検査で異常がない場合には，停止性夜盲や弱視，occult macular dystrophyなどが考えられ，その他の眼科的検査が必要となる．暗順応，屈折，視野，色覚などの検査が行われる．
④ 眼底に明らかに異常のある進行性夜盲症では，ERG，EOGは異常，停止性夜盲は眼底は正常であるがERGは異常，その他心因性視力障害ではERG，EOG，VEPはいずれも正常．球後視神経炎ではVEPが異常．occult macular dystrophy

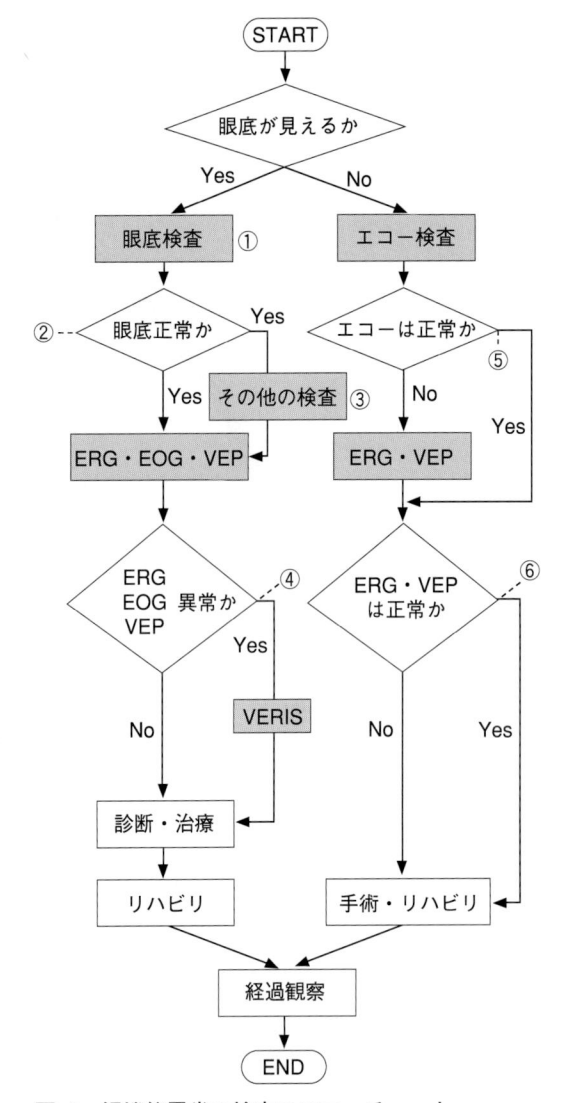

図1　視機能異常の検査のフローチャート

ではVERISは異常．
⑤ 眼底検査で角膜，水晶体，硝子体に病変がみられ，眼底透見不能の場合に，まずエコーにて眼内の状態を検査し，膜様エコーのある場合は網膜剝離を考えて次の電気生理学的検査に移る．角膜混濁，白内障だけの場合には硝子体エコーは正常で，硝子体出血，混濁などはその程度をエコーにて知ることができるが，網膜・視神経の機能はわからない．
⑥ 白内障，硝子体出血などで眼底透見不能な症例や角膜混濁でエコーでは水晶体・硝子体に異常のない眼の視機能を他覚的に検査するのにERG，VEPが有用である．ERGが正常に近いのにVEPが消失していれば，視神経疾患が考えられる．ERGが消失型でVEPが出現しているのは，網膜色素変性などの併発白内障などにみられる．

B 網膜電図 electroretinogram (ERG)

検査対象・検査目的

ERG(electroretinogram, 網膜電図)は,光刺激によって網膜全体から発生する電位を記録する検査法である.したがって検査の対象は,網膜にある程度の広範囲な機能障害が疑われる場合である.特にERGが有用である対象を以下に示す.

a. 中間透光体の混濁により眼底が見えない場合

角膜白斑,白内障,硝子体混濁など,中間透光体に混濁があって眼底が透見できない場合で,網膜機能の評価をしたい場合に用いる.ただし,この場合に注意すべき点は,ERGには視神経細胞層とそれより中枢の視機能異常は反映しないこと,および網膜の限局した障害は反映しないことである.したがって緑内障,視神経萎縮,黄斑円孔などによる視機能障害があってもERGには異常が検出されない.

b. 夜盲性疾患の診断と鑑別

夜盲性疾患には停止性のものと進行性のものがあり,両者の鑑別に用いる.停止性疾患の中には眼底が特異な変化を示さないものがあり,ERGが診断の決め手となる.網膜色素変性のような進行性の夜盲性疾患ではERGは著しい異常を示すことが多い.

c. 網膜全体に機能異常があるかどうかの鑑別

前述したように障害が黄斑部に限局している場合には,ERGでは異常は検出されない.しかし検眼鏡的に病変が限局しているように見えても,網膜に広範囲な機能異常が存在していることがある.例えば標的黄斑症(bull's eye maculopathy)を示す疾患群の中で,錐体ジストロフィでは錐体系ERG(後述)に強い減弱がみられるが,黄斑部に障害が限局するStargardt病ではERGが正常であることが多い.

d. 網膜血行不全

ERGのb波,律動様小波は網膜血行不全に敏感に反応することが知られている.糖尿病網膜症では比較的早期より律動様小波の頂点潜時が延長する.網膜中心動脈閉塞では律動様小波に加えb波の振幅が減弱を示すことが多い.もし,a波にも強い異常がみられたら眼動脈閉塞を疑う.

e. 乳幼児の網膜機能検査

乳幼児では自覚的機能検査ができないため,ERG検査の重要性が増す.

検査法

a. 強い白色閃光刺激によるERG

強い白色のフラッシュ刺激を用いて記録するもので,現在本邦で使用されているERG装置の多くはこのERGに主眼をおいている.200〜300 μV の a 波,300〜500 μV の b 波,それにb波の上行脚にみられる律動様小波の3つの成分が評価の対象とされる.ここでは,本邦で最も広く用いられているトーメーPEシリーズの使用法について述べる(現在この型は製造中止となっているが,実際日本で使用されているERG装置の8割近くがこの装置である).

まず,患者を仰臥用枕に寝かせ,散瞳薬を点眼する.暗順応開始前に明室で電極を用意しておく.不関電極は前額部の中央に,接地電極は耳朶(左右どちらでもよい)に置く.いずれの部位も接着前にアルコール綿でよく拭き,電極糊を電極の内側につけ,電極のコードの端子が本体に正しく接続されていることを確認しておく.続いて30分の暗順応を行う.暗順応後,ベノキシールを点眼して局所麻酔を行い,角膜電極の内側にスコピゾールを2〜3滴落としてから角膜上へ装着する.この操作は暗所の赤色光下で行う.以上のセッティングを終えたらスタートボタンを押してキセノンフラッシュを発光させる.発光,波形計測,記録プリントまですべて自動である.図2に本装

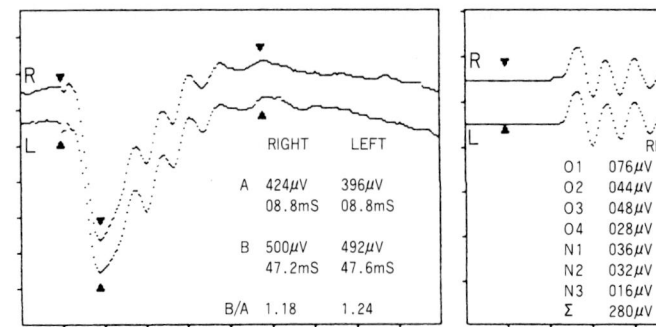

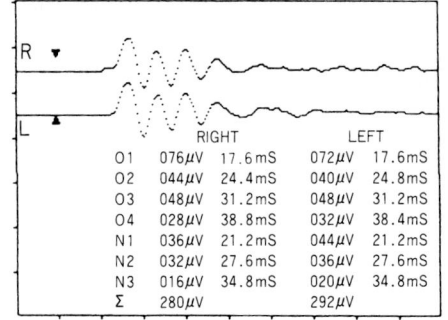

図 2 正常 ERG 波形
刺激は 20 ジュールの白色閃光刺激．左図中の最初の矢印は刺激光開始点．2 番目の矢印は a 波．3 番目の矢印は b 波を示す．b 波の上行脚に律動様小波がみられる．右図は律動様小波の分離波形を示す．a 波，b 波，律動様小波の振幅，潜時，および a 波と b 波の振幅比が示されている

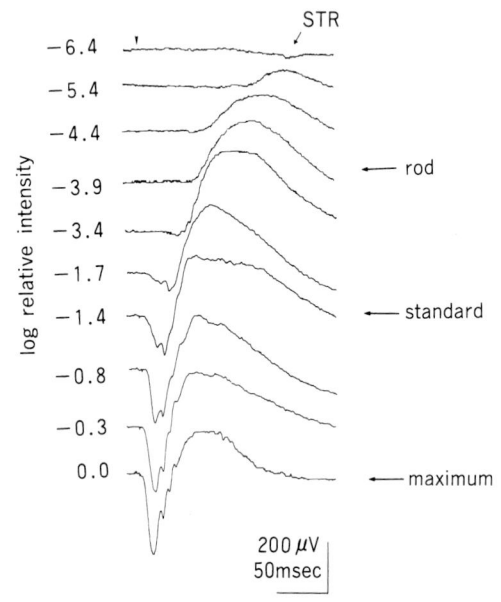

図 3 暗順応後に種々の刺激強度で記録した正常 ERG
rod：杆体系 ERG, standard：標準刺激光で記録した ERG, maximum：最大刺激光で記録した ERG

置で記録した正常 ERG の例を示す．

b. 錐体系，杆体系 ERG の分離記録

本邦で汎用されている強い白色刺激による ERG は，錐体系反応と杆体系反応が混合した反応である．そのため，これだけでは両者の反応がどの程度障害されているかを知ることができない．ここでは，ISCEV（国際臨床視覚電気生理学会）の提唱する標準を基にその記録方法について簡単に述べる．錐体系，杆体系 ERG の分離記録を行う場合，刺激光は網膜全面を均等に刺激することが必要であり，そのためにはドーム状のGanzfeld 刺激装置か LED 内蔵コンタクトレンズ電極が必要である．現在市販の装置で簡単に錐体系，杆体系 ERG の分離記録ができるものとして，Ganzfeld 刺激装置型のプリムス（メーヨー），あるいは LED 内蔵コンタクトレンズ電極型の LE-2000 および 3000（トーメー）の 2 つがある．

1）杆体系 ERG

杆体系 ERG の記録は暗順応後に弱い光刺激を用いて記録するが，これには使用する刺激の強さを決定しておく必要がある．図 3 に 30 分の暗順応後に Ganzfeld 刺激を使って記録した ERG を示す．左端の数字は刺激強度の対数であり，上から順に刺激を強くしていった場合に得られる ERG が示されている．最も弱い刺激光（−6.4）では陰性波の scotopic threshold response（STR）がみられ，刺激強度（−5.4）から陽性波の杆体系 b 波が出現し，順に大きくなってくる．−1.7 より a 波が出現し，徐々にその振幅を増す．−0.8 より律動様小波がみられ，最も強い刺激（0.0）ではそれが明瞭になる．

杆体系 ERG を得るための刺激の強さを決定するには，まず標準刺激光（standard flash）を規定することが必要である．もし正確な測光装置があれば，この標準刺激光は被験者の眼の位置で測って 1.5〜3.0 $cd \cdot m^{-2} \cdot sec^{-1}$ の間にあることが必要である．この標準刺激光より約 2 log（100 倍）弱い

刺激で記録したERG(図3では-3.4)を杆体系ERGとするように規定されている．杆体系ERGは陽性のb波のみがみられ，陰性のa波はみられない．市販されているプリムスとLE-2000ではこの刺激強度がすでに設定された状態にある．

2) 錐体系ERG

錐体系ERGの分離記録には2つの方法がある．1つは杆体系機能を抑制する背景光下にフラッシュ刺激を用いて記録する方法である．杆体系機能を抑制するには17〜34 cd・m^{-2}程度の強さが必要であるので，この背景光下で記録する．フラッシュ刺激の強さは標準刺激光の強さでよい．図5の左列cに正常者から記録された錐体ERGを示す．錐体ERGのa波，b波の振幅は小さく，潜時も短い．

もう1つの錐体系ERGの記録方法は錐体系のみが追従できる速いフリッカ光を用いて記録する方法で，通常30 Hzのフリッカ刺激を用いる．刺激強度は，ISCEV protocolによると標準刺激光の強さを使用することになっている．図5の左列dに正常者から記録されたフリッカERGを示す．正常者では正弦波様の反応が得られる．

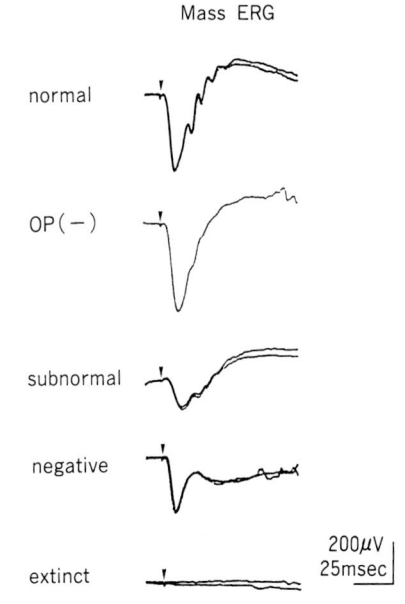

図4 強い白色閃光刺激によるERG
OP(-)：律動様小波の選択的減弱，subnormal：準正常型，negative：陰性型，extinct：消失型

検査成績の判定

a. 強い白色閃光刺激によるERG

前述したように，この記録は錐体系と杆体系の混合反応である．図4に正常ERGと異常波形の種々のタイプを示す．正常ではa波，b波，律動様小波(OP)が観察され，b波の振幅はa波のそ

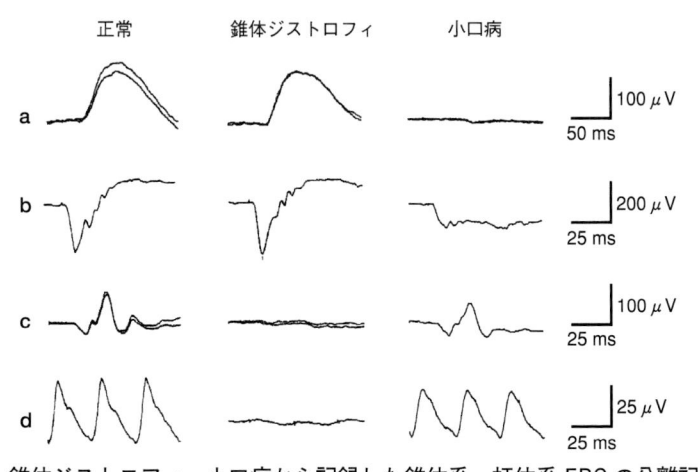

図5 正常者，錐体ジストロフィ，小口病から記録した錐体系，杆体系ERGの分離記録
a：杆体反応，b：杆体錐体混合反応(強い白色閃光刺激によるERG)，c：錐体反応，d：30 Hzフリッカ反応(錐体系反応)

れよりも大きい．律動様小波のみが選択的に減弱する〔OP(－)〕疾患としては，糖尿病網膜症，網膜血行不全，高安病などがある．a波，b波，OPともに平行して減弱する(subnormal ERG)疾患には，網膜剝離，ぶどう膜炎などがある．a波の振幅は正常だがb波の振幅がa波のそれより小さくなるnegative ERGを示す疾患には先天停止性夜盲，先天網膜分離症などがある．すべての成分が消失するextinct ERG(消失型)を示す疾患には網膜色素変性症，網膜全剝離，眼動脈閉塞，眼球癆などがある．

b．錐体系，杆体系ERGの分離記録

図5に正常者，錐体ジストロフィ，小口病における錐体系，杆体系ERGの分離記録例を示す．錐体ジストロフィでは錐体系機能を示すフラッシュ刺激の錐体系ERG(錐体反応)と30 Hzフリッカ反応は正常に比べて著しく減弱しているが，杆体系ERG(杆体反応)は正常である．一方，小口病では錐体系機能は正常であるが杆体系機能は強い異常を示している．

備考

ERGは生体の小さな電気反応を増幅して記録するものであるため，電気的雑音を除いた状態で検査を行う必要がある．現在市販されているERG記録装置の多くはこの雑音に関しても十分な配慮がなされているが，接続に問題がないにもかかわらず雑音に悩まされる場合には専門家やメーカーに相談する．

類似機種

現在一般に市販されているERG装置は以下の2つのみである．
(1) プリムス(メーヨー)：Ganzfeld刺激を用いている．ISCEVの推奨するERGの記録条件があらかじめ設定されている．パターンERG，フラッシュVEP，パターンVEP，EOGも1台で記録できる．
(2) LEシリーズ(トーメー)：刺激として白色LEDをコンタクトレンズに組み込んだものが使用されている．このコンタクトレンズが刺激と記録の両方を兼ね備える．
・LE-1000：強い白色閃光刺激によるERGとフリッカERG(矩形1：1刺激)が記録できる．
・LE-2000：LE-1000に加えて，杆体反応，錐体反応，フリッカ反応が記録できる．
・LE-3000：LE-2000に加えてフラッシュVEP，パターンVEP，ロングフラッシュERGが記録できる．

文献

1) 三宅養三：ISCEV protocolとその問題点．眼紀 44：519-524，1993
2) Marmor MF, Zrenner E：Standard for clinical electroretinography. Doc Ophthalmol 97：143-156, 1999

C 眼球電図 electro-oculogram (EOG) (眼球運動)

検査対象

眼運動神経麻痺，核上性眼球運動障害，機械的眼球運動障害，眼振などの自発性異常眼球運動，さらには斜視などの眼位・眼球運動障害を有する患者すべてがこの検査の対象となる．スクリーニング(特に水平方向)の検査には，EOG〔electro-oculogram，眼球電図：耳鼻科領域での電気眼振計(ENG)もまったく同じ〕で十分であるが，微細な眼球運動障害や垂直成分のある異常の検査にはPEOG(光電素子法，photo-electro-oculography)またはスクレラルサーチコイルが，回旋成分を伴う眼球運動の検査にはスクレラルサーチコイルが必要である．

検査目的

眼球運動障害の記録で，Hess 複像表などでは記録不可能な自発的異常眼球運動や時間的な変化，さらには眼位(注視方向)による変化などの記録を行い，眼球運動の定性評価あるいは定量解析を行う．

検査法

a．EOG(日本光電　眼振計 MEN-1104)

1) 原理

眼球には常に角膜側が(＋)，網膜側が(－)になるような常存電位の電位差が存在している．この電位差を眼球周囲の皮膚上に貼った電極で記録すると，角膜側がその電極に接近したとき(眼球がそちら側を向いたとき)(＋)側に振れる電位が記録される．この方法で眼球運動を連続的に記録したのが EOG である．

2) 記録・増幅装置

後に挙げる EOG・ENG 専用記録装置が市販されているが，一般の生体現象記録装置(脳波形などのポリグラフ)で十分記録可能である．ただ左右眼を別々に記録することが望ましいので，最低2チャンネル，できれば視標の動きと微分波形(速度波形)も同時に記録したいので4チャンネルでの記録が望ましい．

3) 電極

脳波測定用の銀皿電極で十分である．まず皮膚接触面をベンジンまたはアルコールで丁寧に清拭した後，水平方向の記録では電極を図6のようにできるだけ眼球側に寄せて貼付する．垂直方向の記録には眉毛上部と頬骨上端に電極を貼付する．電極糊は銀皿電極だけでなく，あらかじめ皮膚面にも少しすりこむようにすると電位が安定しやすい．

b．PEOG(はんだや：ピュピロ EOG)

1) 原理

角膜と強膜では光線の反射の程度に大きな差がみられる．この原理を利用して赤外線を眼前から

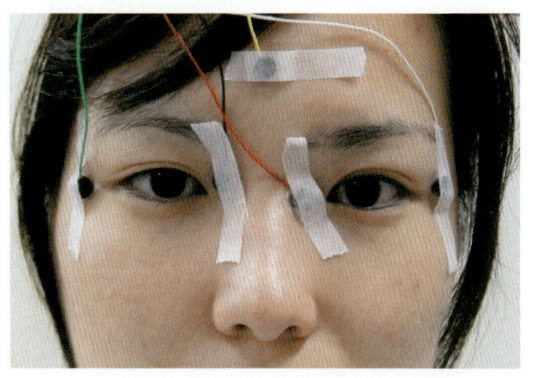

図6 水平方向の EOG 記録の電極の貼付位置
それぞれ測定眼の右側の電極を陽性に，左側の電極を陰性に接続する．前額部に貼付しているのは不関電極で耳朶に貼ってもよい．垂直方向の眼球運動記録の場合は，眉毛上方と頬骨上端の皮膚面に電極を貼付し，眉毛上方の電極を陽性に，頬骨上端の電極を陰性に接続するが，垂直方向の眼球運動には眼瞼の上下運動も伴うため筋電図などのアーチファクトが入りやすい

輪部付近に照射して，その反射光線の量を光電素子で記録し，眼球運動の記録としたものが PEOG である．

2) 記録・増幅装置

記録された電位を増幅する装置には EOG 用の生体現象記録装置を使用する．

3) 赤外線照射・記録光電素子装置

両眼の眼鏡枠の前方下方に赤外光源があり，光源の左右に1対の光電素子が配置されている．この眼鏡枠を患者に装用させ，赤外光源および受光光電素子が角膜中央の下方にくるよう調整する(図7)．最近ではゴーグル(Ober 2)やヘッドマウントディスプレイの中にこの両者を内蔵するタイプが市販されている．

c．スクレラルサーチコイル

1) 原理

コンタクトレンズに埋め込まれた受信用コイルを眼球に装着し，90°位相の異なる正弦波を出す高周波発振器を接続した磁界コイルで発生した磁場内に入れ，記録された電圧を増幅して眼球の位置の情報に利用する方法である．

2) 磁界コイル，受信用コイル

磁界コイルとしては後述する3社のものが入手しやすいが，演算子工業のものは木枠を自作する

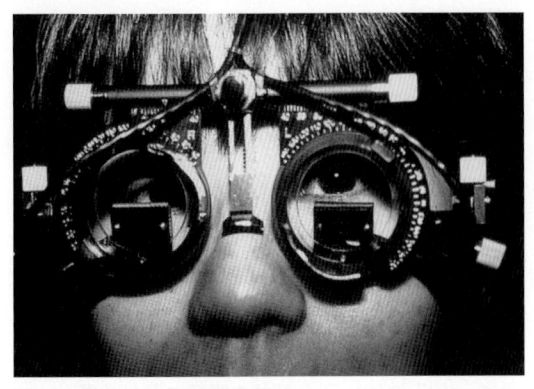

図7 PEOGの適切な装用法
患者の眼の真下から赤外光が照射するよう眼鏡枠の調整を行う

必要があり，Remmel社のものは組み立てが必要なので，経済的に余裕のある場合はSkalar社製のものがよい．受信用コイルもソフトコンタクトレンズ2枚の間に線を巻いて自作可能であるが，Skalar社製のものを注文するほうがはるかに確実である．

検査成績の判定

EOGでの正常例を図8に示したが，図8-aのような衝動性眼球運動では，視標が移動してから眼球運動が実際に起こるまでの時間（潜時；latency，通常200 msまで），眼球運動の緩徐化，行きすぎ（overshoot）あるいは不十分な眼球運動（undershoot）の有無などをみる．片眼だけの異常であれば健眼をコントロールにしてもよい．図8-bのような滑動性追従眼球運動では，眼振や衝動性眼球運動の混入による階段状波形（staircase pattern）や利得の低下の有無を観察する．

備考

a．注意事項

いずれの記録中でも瞬目運動が入ると眼球粗動（ocular flutter）や閃光様眼球運動（lightning eye movements）のような自発異常眼球運動と誤解しやすい．これを防ぐためにはできるだけ医師または視能訓練士が検査に立ち会い，記録中には瞬目

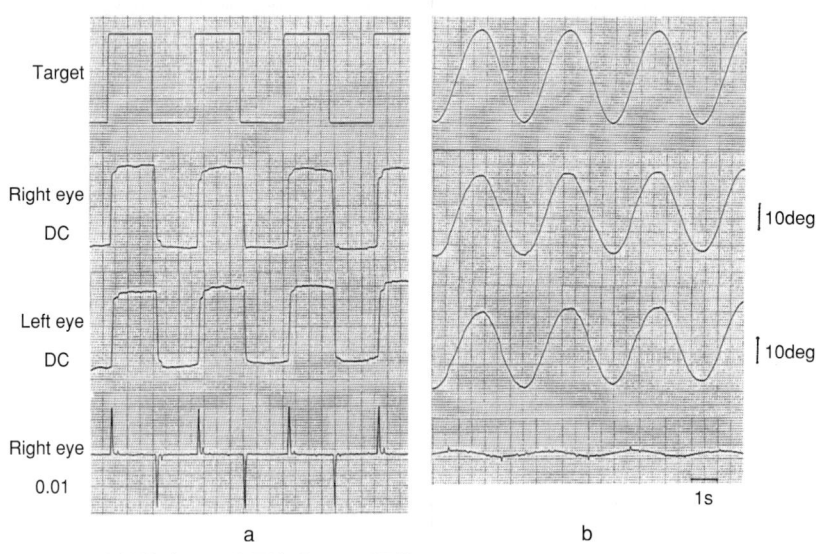

図8 正常被検者での水平方向EOG記録
a：衝動性眼球運動，b：滑動性追従眼球運動
上段より視標，右眼原波形〔図はDC（直流）記録であるが，時定数3.0秒の記録でも臨床上はまったく問題ない〕，左眼原波形，右眼速度波形（時定数0.01秒で，眼球運動の速い成分のみを強調したもの，微分波形ともいう）．いずれも記録紙上で上方が右側への動き，下方が左側への動きを示す

をできるだけ控えるよう患者に直接声をかけることと，瞬目が起こった際には記録紙上に鉛筆などで直接マークをすることである．

PEOGは眼前に設置してある赤外光源による長時間照明のため，スクレラルサーチコイルでは点眼麻酔下で大型のコンタクトレンズを装着することにより，いずれも角膜にびらんをきたしやすい．記録時間はできれば15分，長くても30分以内にとどめるべきである．

b. 検査のコツ

EOGの場合うまく記録できないのは，ほとんど電極の装着に問題がある場合である．電極は少しでも怪しければ何度でも装着し直すことである．また少し汗ばむ季節や患者が緊張しているときなど，汗のためになかなか基線が安定しないので，そのようなときには少し薄着にさせ，汗が引いてから電極を再装着したほうがよい．

PEOGでは他の照明光がノイズの原因になるため，できるだけ部屋を暗くする．また光電素子をできるだけ角膜に近づけると，電位差が大きくなり記録しやすくなる．

c. 最近の画像技術進歩による変化

以前から眼球運動をビデオにより記録しようとする試みはあったが，器械の測定精度はEOG，PEOGよりはるかに劣るものであった．しかし，最近では測定精度が飛躍的に向上し，十分な記録解析ができるビデオ眼振計が市販されている（松下電工：ビデオ眼振計メディテスターVOG，Eye Tech社：Quick Glance 2）．

類似機種

a. EOG
- 日本光電：誘発電位検査装置 MEB-9204（4チャンネル），MEB-2216（16チャンネル）
- 第一医科：ニスタグモグラフ FNG-1004
- リオン：眼振計 NY-20（4チャンネル）
- オプション：眼振分析装置 ETS-500 A

b. PEOG
- Eye Link社：Eye Link 2 System
- Permobil Meditech社：Ober 2
- PennState社：Eye Tracking System

c. スクレラルサーチコイル
- 演算子工業：眼位測定装置 ENS-1200
- Skalar社：Skalar 3000-111
- Remmel社：Scleral search coil
- Primelec社：Angle Meter NT

D EOG（網膜機能）

検査目的

眼球の角膜の頂点と後極部との間には，角膜側（＋），後極側（－）に電位差（約6 mV）が存在する．これを網膜常存電位という．この常存電位は網膜色素上皮細胞と視細胞に由来することが知られており，この電位を測定することは網膜外層機能の指標となる（図9）．

また，この常存電位は明順応状態と暗順応状態でその大きさが変化する．通常は明室の状態から暗順応を行うと，網膜常存電位は次第にその大きさが減少し，約8～12分で最小値（dark trough；Dt）をとる．さらにしばらく暗順応を行うと網膜常存電位はわずかに増大し，暗順応開始後より40分以上経過すると一定の値となる．このときの値を基準値（base value）という．その後，明順応を行うと，時間経過とともに常存電位の大きさは増大し，約10分で最大値（light peak；Lp）となる．この最大値（Lp）は，暗順応下の最小値（Dt）に対して約2倍程度の大きさになる．この現象をlight riseという．light riseが正常に起こるためには，視細胞機能が正常に保たれていることが重要である（図10）．

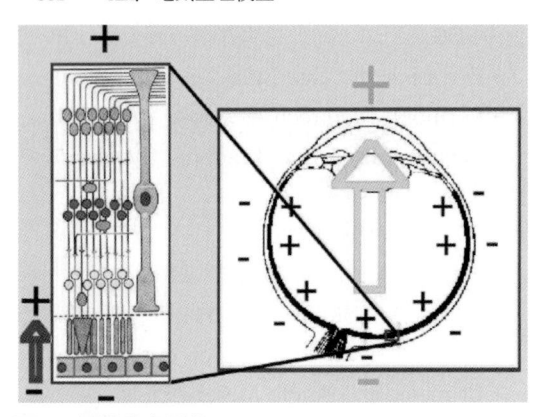

図9 網膜常存電位
網膜常存電位は網膜色素上皮細胞層と視細胞との間で作られる電位で，眼球全体としてみると角膜の頂点が(＋)，後極部側が(－)の電位勾配を持つ

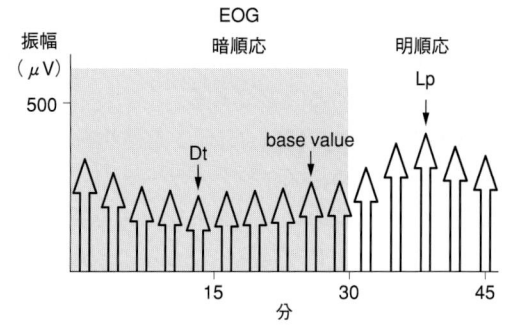

図10 EOG（網膜機能）
常存電位は明順応状態と暗順応状態でその大きさが変化する．暗順応を行うと網膜常存電位は次第にその大きさが減少し，約8～12分で最小値（dark trough；Dt）をとる．さらにしばらく暗順応を行うと網膜常存電位はわずかに増大し，暗順応開始後より40分以上経過すると一定の値となる．このときの値を基準値（base value）という．その後，明順応を行うと，時間経過とともに常存電位の大きさは増大し，約10分で最大値（light peak；Lp）となる

検査対象

(1) 網膜外層機能の障害が疑われる疾患．
(2) 脈絡膜循環障害，眼虚血症候群．
(3) MEWDS，AZOOR，AIBSE などの outer retinopathy．
(4) Stargardt 黄斑症の一部．

なお，EOG 異常が診断学的に特に有用な疾患として，次のようなものが挙げられる．①網膜色素変性症，②Best 卵黄様黄斑変性症，③地図状脈絡膜炎，④choroideremia，⑤クロロキン網膜症．

検査法

a．測定原理

網膜常存電位の測定は，角膜の頂点と後極部との間の電位差を測定することになるが，ヒトにおいて後極部に電極を持っていくことは侵襲が大きいため事実上不可能である．そこで，電極の位置を内眼角部と外眼角部に置いて，眼を左右に動かしてもらいながらその電極間の電位差を測定する．このとき眼を動かす角度を常に一定に保つことにより常存電位の大きさの変化を相対的に測定することができる．

b．記録室

暗順応を行うため，暗室となる部屋で行う．暗室は部屋を遮光カーテンなどで仕切ればよい．

暗順応を行う前に照度35～70 lux の明室で約15分程度の前順応を行うため，調光可能な部屋が理想であるが，あらかじめ明室時の照度を35～70 lux の間に固定しておけばよい．

EOG の電位は心電図の約半分程度であるため被験者の体からアースをしっかりとればシールドルームでなくとも記録は可能である．

c．電極（図11）

脳波測定用銀-塩化銀皿電極を用いる．

電極の位置は，両眼の内眼角と外眼角の皮膚の部分を簡単に酒精綿で拭いてから，脳波用ペーストを用いて固定する．このとき左右眼とも右側をプラス，左側をマイナスにしておくと，右方視のときにプラス側，左方視のときにマイナス側に電位変化が記録されるため解析のとき都合がよい．

電極取り付け後のインピーダンスは30～200 Hz の範囲で10 k オーム以下となるようにする．アースは額中央部ないしは耳朶に置く．

d．刺激装置

暗順応，明順応ともに全視野において均一な明るさの条件下で記録する必要があるため，ドーム型の全視野（Ganzfeld）光刺激装置が望ましい．

D. EOG（網膜機能）　333

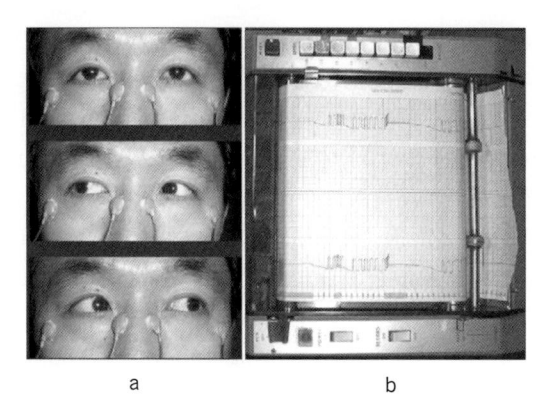

図11　電極と記録装置
内眼角と外眼角に右側を(+)，左側を(−)となるように電極を付ける(a)．較正用電極(キャリブレーション)を記録しておく(b)

固視用の視標は，赤のLEDを全視野ドーム型(Ganzfeld)刺激装置の中に2か所置いて，眼球が水平に視角30°動くようにする(図12-a, b)．

e. 記録装置
EOGの記録には，2チャンネルの生体アンプとペン書きオシログラフ(ペンレコーダー)が必要である(図11)．最近では，ペン書きオシログラフの代わりにデジタルメモリーオシログラフを用いコンピュータ画面上で解析できるものもある．

1) 生体アンプ
EOGの電位の大きさは数百μVの電位で200〜500μV/div(5,000〜2,000倍)の増幅率を持ったものであればよく，通常用いられる脳波や心電図に用いられるもので記録可能である．通常直流(DC)で増幅すればよいが，シールドが十分でなく基線レベルの揺れが激しい場合は交流(AC)で増幅してもよい．この場合，low-cut filterを0.1Hz以下とし，high-cut filterを20Hz以上50Hz以下の値にセットする．

2) ペンレコーダー
ペンレコーダーで記録する場合は，1秒間に1〜2mmの紙送り速度で記録する．検査を始める前に較正用の電位を記録して1 divisionあたりの振幅の大きさを記録しておく(キャリブレーション)(図11)．

交流増幅で記録した場合はきれいな矩形波にはならないので，振幅を測定する場合，測定位置を

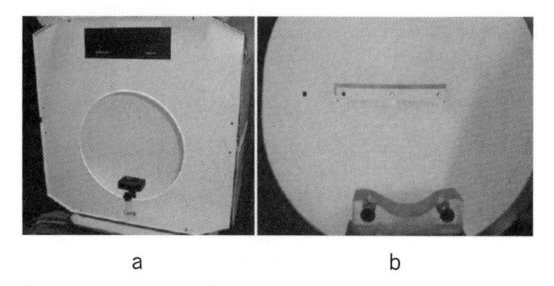

図12　Ganzfeld刺激装置(全景，a)と刺激用LED(b)

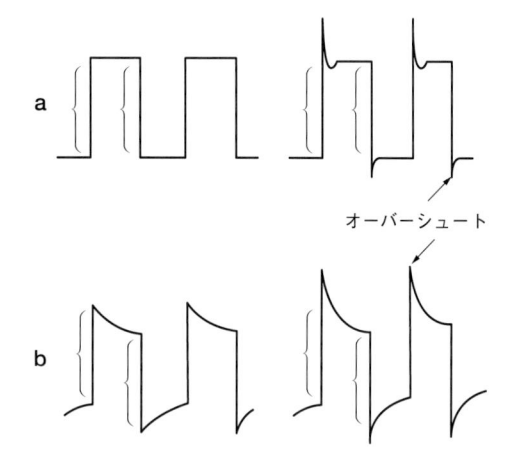

図13　EOG波形
a：直流増幅，b：交流増幅
直流(DC)で増幅すると得られる波形は矩形となるが，基線が安定しない．実際には交流(AC)で増幅して記録する．この場合，得られる波形は矩形波とはならず減衰するため振幅は図のように測定する．オーバーシュートは振幅に含めない

間違えないようにする(図13)．

実際の記録

a. 散瞳
散瞳したほうが，網膜を均一に明順応させることができるため理想的であるが，臨床上は散瞳しなくても記録，評価可能である．ただし，明順応を行うときのGanzfeldドームの明るさを，散瞳時は50〜100cd/mm^{2}とし，散瞳しない場合は400〜600cd/mm^{2}として記録するのがよい．このため，検査はあらかじめどちらかの条件に統一しておいたほうがよい．

b. 前順応

照度 35～70 lux の明るさの部屋で約 15 分ほど前順応を行う．実際には，この間に検査の説明と電極の装着等を行えばよい．実際に視標がどのように動くかなどを被験者に確認してもらい視標を眼で追う練習などしてもらうとよい．

検査前 1 時間以内ぐらいの間に眼底検査や蛍光眼底撮影などを行うと結果に影響するおそれがあるため，EOG 検査の前には蛍光眼底撮影の予定などを組まないようにする．

c. 暗順応

記録前に必ずキャリブレーションを記録する．部屋の照明を消し 15 分間 EOG を記録する．視標は 1～2.5 秒ごとに交互に点滅させ，1 分間に 10 回ずつ眼球運動を行ってもらい，残りの時間は休んでいてもらう．11～12 分後ぐらいに最小値 (dark trough；Dt) をとり，その後やや大きくなり，一定の値をとるようになる (dark baseline or base value)．

注) dark baseline が一定になるのには最低 40 分の暗順応が必要とされているが，実用上は 15 分の暗順応で検査を行う．

d. 明順応

15 分の暗順応の後，明順応を行う．前述したとおり散瞳下では，Ganzfeld ドームの明るさを 50～100 cd/mm² とし，散瞳しない場合は 400～600 cd/mm² とする．暗順応同様，視標を 1～2.5 秒ごとに交互に点滅させ 1 分間に 10 回ずつ眼球運動を記録し，残りの時間は休んでいてもらう．明順応直後 30～40 秒の間振幅がやや低下する (fast oscillation)．その後徐々にその大きさは増大し，7～14 分で最大値をとるようになる (light peak；Lp)．明順応後 15～20 分の記録を行い最大値を確認し検査を終了する．

検査結果の処理法

1 分ごとに 10 回 (5 往復) の記録を行って，それぞれの振幅の平均を計算しグラフにプロットする．直流 (DC) で増幅した場合は，得られる波形は矩形波に近い形をしているが，実際には低周波のノイズのため基線 (baseline) が大きく揺らぐことがある．この場合，交流 (AC) 増幅で low-cut filter を 0.1 Hz 以下で設定して記録すると基線は安定する．筋電図のような高周波のノイズが多い場合には high-cut filter を低め (少なくとも 20 Hz 以上) に設定する．交流 (AC) 増幅で記録すると，矩形波にはならず図 13 のように減衰する．したがって眼球運動の starting point から ending point までを振幅とする．症例によってはオーバーシュートやアンダーシュートが認められることがある．オーバーシュートは振幅には含めないので注意する (図 13)．

1 分ごとの平均をプロットしたグラフより暗順応時の最小値 (Dt) と明順応時の最大値 (Lp) を求める．最大値を最小値で除した値 (Lp/Dt) を Arden 比といい，正常であれば，この比は約 2 となる．

暗順応の最後 (15 分後) の値を base value とする．

a. 正常値

得られる電位は，電極を付ける位置や環境の条件によってばらつきが大きいが，Arden 比をとることにより比較的ばらつきを少なく抑えることができる．

それでも記録条件などによって施設間でやや差があり，理想的には自分の施設における正常値を測定しておく．参考として標準的な判定基準を表 1 に示した．

b. EOG の結果の記載方法

(1) Arden 比＝light peak (μV)/dark trough (μV)
(2) d 値＝light peak (μV) − dark trough (μV)
(3) base value (μV)
(4) dark trough と light peak の潜時 (分)
(それぞれ暗順応開始時と明順応開始時を起点として測定)

その他，論文に記載する場合は，固定の条件として，散瞳の有無，前順応の時間と照度，明順応の照度，刺激指標のインターバル，アンプの記録

条件(DC or AC, low-cut, high-cut)を記載する．

EOGの薬物応答

高度な中間透光体の混濁などで，明順応が十分にできないような場合は，EOGの薬物応答を観察することにより網膜色素上皮細胞層の機能評価が可能である．

a．検査法

暗順応の状態で30分間EOGの記録を行い，常存電位が安定したのを確認したら，薬物を負荷して20分間記録を行う．

変化率＝$(V_0-V_{min})/V_0×100(\%)$

V_0：投与前の振幅，V_{min}：投与後の振幅の最小値

b．負荷する薬物

(1) 重炭酸ナトリウム(メイロン® 0.83 ml/kgを5分かけて静注)：変化率 15.2〜28.6%(正常値)
(2) 高浸透圧剤(15%マンニトール＋10%フルクトマニト® 循環血液量*の3.7%相当の量を20分間点滴静注)：変化率 22.9〜45.0%(正常値)
(3) 炭酸脱水酵素阻害剤(ダイアモックス® 500 mgを1分間かけて静注)：変化率 32.1〜52.9%(正常値)

c．異常を示す疾患

糖尿病網膜症では重炭酸応答と高浸透圧応答が早期より減弱する．原田病やサルコイドーシスでは重炭酸応答が早期よりしばしば減弱する．

---

* 循環血液量(l) ＝0.168×{身長(m)}**3+0.05
　　　　　　　　×{体重(kg)}+0.444(男性の場合)
　　　　　　　 ＝0.250×{身長(m)}**3+0.063
　　　　　　　　×{体重(kg)}-0.662(女性の場合)

表1　EOGの判定基準

	Q値＝Lp/Dt (Arden比)	d値＝Lp-Dt	base value
正常	Q値≧2.0	d値≧100μV	base value ≧100μV
異常	Q値＜1.5		
ボーダーライン	2.0＞Q値≧1.5 or	100＞d値≧50μV or	base value＜100μV

Lp：light peak(μV)，Dt：dark trough(μV)．Arden比の正常値は2以上．ただし，base valueが100μV以上あることが必要．Arden比1.5以下は異常とし，1.5〜2.0はボーダーラインとする．われわれの施設ではArden比1.8以上を正常としており，各施設の環境下における正常値をもっておくことが望ましい

E 視覚誘発電位 visual evoked potentials(VEPs)

検査対象

他覚的な視機能評価法であり，臨床的には以下の場合に有用である．

(1) 視神経障害の疑われる疾患．
(2) 視路障害の疑われる疾患：頭蓋内疾患による視力，視野障害．
(3) 中間透光体の混濁等により眼底が透見できない場合の視路障害の有無の評価：高度な角膜混濁，白内障，硝子体混濁．
(4) 視力が測定できない乳幼児の視機能評価をする場合．
(5) 検眼鏡的所見から原因が明らかでない視力，視野障害：心因性視覚障害，詐病，皮質盲，弱視(視覚発達遅延を含む)など．検眼鏡的所見があっても，視力，視野障害の程度と一致しない．

フラッシュ刺激によるVEPは，パターン刺激によるVEPよりも個人差が大きいので，眼底にパターン刺激を投射することができるのであれば

a. フラッシュVEP　　　　　　　　　　b. パターンVEP

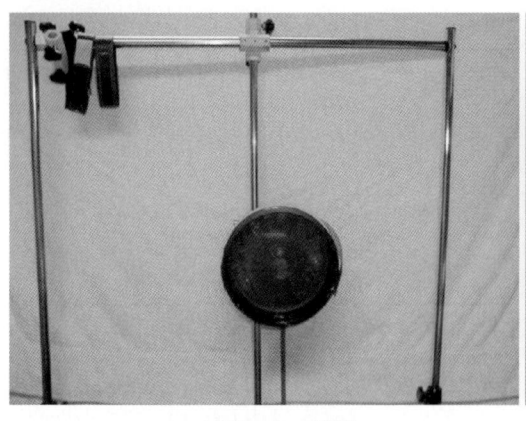

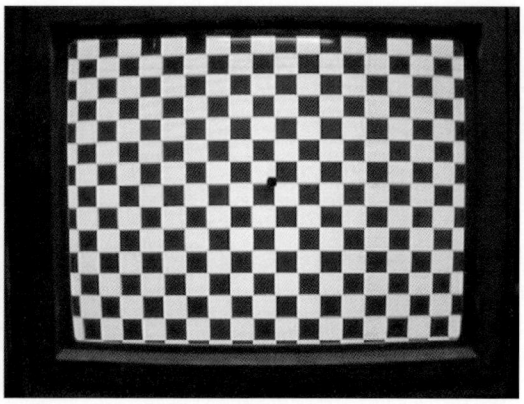

図14　VEPの刺激方法

原則としてパターンVEPを選択する．フラッシュVEPは中間透光体の混濁等により眼底が透見できない場合に第一選択となる．

視力低下の程度が著しく，パターンVEPでほとんど反応が得られないほど障害されている場合（矯正視力0.1以下）もフラッシュVEPを選択する．矯正視力0.1以下でも，心因性視覚障害が疑われるようなケースではパターンVEPが有用である．

検査法

VEPは，視覚刺激に対して後頭葉第一次視覚野で誘発される脳波を記録するので，後頭結節のやや上方に導出用の電極を置いて記録を行う．VEPの電位の大きさは十数μV（網膜電図は数百μV）であるが，環境ノイズはだいたい50μV程度あるため，ノイズに埋もれてしまいそのまま記録することは困難である．このため平均加算法を用い，ノイズから誘発電位を抽出する．平均加算法では，誘発電位が刺激から一定時間後に必ず同じ位相で反応が得られるのに対して，ノイズの場合は位相がばらばらであるため，刺激後一定時間の反応を加算していくと，誘発反応は強調され，ノイズはキャンセルされて小さくなっていく．一般にS/N比signal to noise ratioはN回加算すると$\sqrt{N}$倍で改善されるので，100回加算すると50μVのノイズは5μV相当となる．

VEPの正常値は記録の条件や環境によっても違いがあり，各施設で独自の基準となる正常値データを持ち評価をしている．施設間における差をできるだけなくす目的から，1995年に「国際臨床視覚電気生理学会：ISCEV（International Society for Clinical Electrophysiology of Vision）」がVEPを臨床の場で記録するときの指針としてISCEV standard guidelines for VEP[1]を定めているので，できるだけISCEV standardに即して記載する．

a. 刺激方法（図14）

ISCEV standardでは，①フラッシュ光刺激，②パターン反転刺激，③パターンonset/offset刺激の3つの刺激方法が定められている．①フラッシュ光刺激は中間透光体の混濁が強い場合に用いる．②パターン反転刺激は他覚的に視力を評価したい場合で，多くのケースではパターン反転刺激を選択するのが一般的である．ISCEV standardではコントラストを75％以上としているが，純粋にパターン固有の刺激による反応を記録するのであれば刺激画面のコントラストは30％程度の低い値に設定する．コントラストが高いとパターン固有の反応以外に輝度変化による反応が混入するため，視力との相関が悪くなると考えられるからである．③パターンonset/offset刺激は，新生児や小児で十分な固視が得られないような場合に用いることがある．

1）フラッシュ光刺激（図14-a）

初めにISCEV standardの条件を示すと，刺激強度：3（cd/m²sec），刺激時間：5 msec以下，刺激範囲：視角20°以上となっている．

刺激装置にはLED式発光装置やキセノンランプによるフラッシュ光が用いられる．ERG用の全視野刺激装置を用いてもよい．閃光刺激であるため刺激輝度を測定することは実際は難しく，ISCEV standardの条件は参考程度に考えればよい．

実際の刺激条件に合わせて各施設において正常値を持つ必要があると思われる．刺激時間はできるだけ短いほうがよい．キセノンランプを用いた場合は，約1 msec程度であるが，LED式発光装置を用いた場合は少し長めになる．発光時間が5 msec以上となると，VEPの潜時や波形に影響する．

刺激強度は，NDフィルタneutral density filterを用いて4～5段階に変化させる．ND1は光刺激強度を1/10に減弱させる．ND2はND1のフィルタを2枚重ねたもので$10^{-2}=1/100$に減弱させて記録する．ERGも同時記録して，眼底が透見できない場合に，網膜主体の障害なのか視神経主体の障害なのかを判断する．

2）パターン反転刺激（図14-b）

パターン反転VEPは，白黒のチェッカーボードパターン（市松模様）ないしは白黒縞模様を刺激用CRT displayに提示し，一定の間隔で白と黒を反転させる．ISCEV standardの条件を示すと，白黒のエレメントの数は同一で，刺激画面中の平均輝度は，刺激中常に不変となるように設定する．刺激画面のサイズは視角（visual angle）15°以上，チェックサイズは1°と15分ないしは1.0 c/degと4.0 c/deg，画面の輝度は白のチェックの部分で80（cd/m²sec）以上．コントラストは75％以上となっている．

筆者らの施設では，刺激のチェッカーサイズをさらに細かくし，5 min，10 min，20 min，40 minで記録している．コントラストは80％と30％で記録している．高コントラストの刺激では輝度変化による反応の混入があるため，他覚的に視力を判断したい場合はコントラストを30％程度に落として測定する．

パターンVEPはフラッシュVEPと比較して個人差が少なく信頼性が高いため，眼底に結像できるのであれば通常はパターンVEPを行う．

3）パターンonset/offset刺激

パターンonset/offset VEPは，appearance/disappearance VEPともいわれ，刺激画面が現れたときの反応と消えたときの反応をそれぞれ解析する．

刺激パターンは白黒チェッカーボードパターン（市松模様）ないしは白黒縞模様を用い，白黒のエレメント数を同一にする．onset時およびoffset時の平均輝度が不変となるようにする．刺激のインターバルはonset時，200 msecとしoffset時は400 msecとする．刺激画面サイズは視角15 deg以上．チェックサイズを1 degと15 minないしは1.0 c/degと4.0 c/degとする．刺激面輝度は白のチェックの部分で，80（cd/m² sec）以上とし，コントラストを75％以上とする．

4）その他の注意事項

① 視角（visual angle）

visual angle
　$=180(\text{deg})\tan^{-1}${チェック幅（mm）/眼前までの距離（mm）}

チェックサイズ1 degは，およそ57.3 cm離れて幅1 cmのチェックを見たとき．

② コントラスト

コントラスト（％）$=\{(L_{max}-L_{min})/(L_{max}+L_{min})\}\times 100$

L_{max}：白のチェックの輝度
L_{min}：黒のチェックの輝度

③ 測定環境

部屋の明るさは，刺激画面の平均輝度に近いものとし，測定環境はいつも同じに保つ．

b．電極の装着

頭皮に直径約8 mm程度の脳波用皿電極（塩化銀電極ないしは金電極）を用い装着する．

電極の装着位置を決めたら，アルコール綿で頭皮をよく拭いて水性のマジックなどでマークをしておく．マークの位置に脳波用電極ペーストを載せておき，電極側にもペーストをつけて固定し，

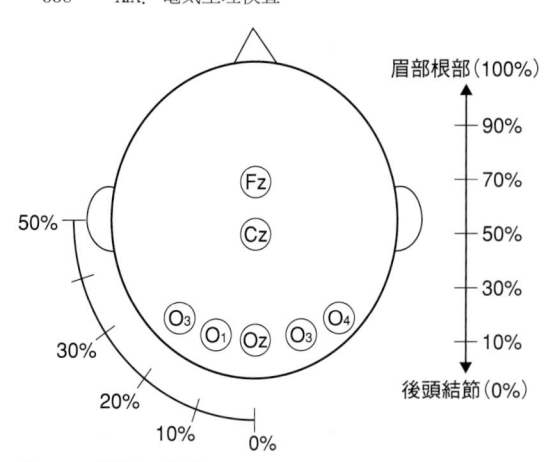

図 15 電極の位置
国際 10-20 法に基づいた Oz の位置を VEP の導出用電極（＋）とし，Fz を不関電極（－）とする．Cz にはアースを置く．半視野刺激を行う場合はさらに，01（10％左），02（10％右），03（20％左），04（20％右）にも導入用の電極をおいて解析を行う

電極と頭皮の間に空気が入らないようにする．電極の位置は国際 10-20 法による後頭部 Oz の位置を導出用関電極（＋）とし，前頭部 Fz を不関電極（－）とする．接地電極（アース：E）頭頂部を Cz と ISCEV standard では定めている．さらに半視野刺激を行い半盲の有無まで評価する場合は，さらに O_1, O_2, O_3, O_4 の 4 か所にも電極を装着する．電極装着後の各インピーダンスは 5 kΩ 以下となるようにする（図 15）．

国際 10-20 法に基づく実際の各電極の装着方法は以下の通りである．

正中線上の inion（後頭結節）から nasion（鼻根部）までを 100％とし，inion から 10％上方の所を Oz とし，50％の所を Cz とする．Cz よりさらに 20％前方を Fz とする．

Oz より水平方向に頭囲全周を 100％としたときの 10％側方に O_1, O_2 と 20％側方に O_3, O_4 をそれぞれ奇数が左，偶数が右となるように置く．

視神経疾患などの解析には Oz からの電位を見ればよく，O_1, O_2, O_3, O_4 からの電位は，半視野刺激などと組み合わせて，同名半盲などの視交叉より後ろでの病変の解析に用いる．

被験者によって頭の形が違うため，VEP の導出に最適な電極の位置は必ずしも Oz にあるわけではなく，筆者らの施設では，Oz の±5％上下（inion より 5％と 15％上方の正中線上）に導出用電極を 2 か所置き，同時に記録を行って反応のよいほうを選択している．不関電極と接地電極はそれぞれ両側の耳朶に置いて記録してもよい（図 16）．

c. 記録条件（図 17）
脳波用電極はインプットボックスへ接続され，記録された脳波は生体アンプへ入力される．生体

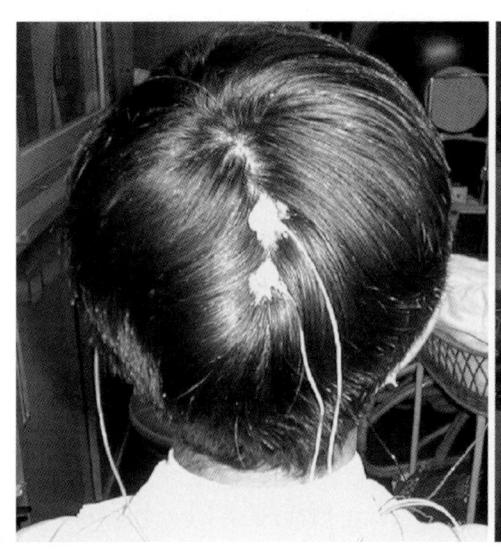

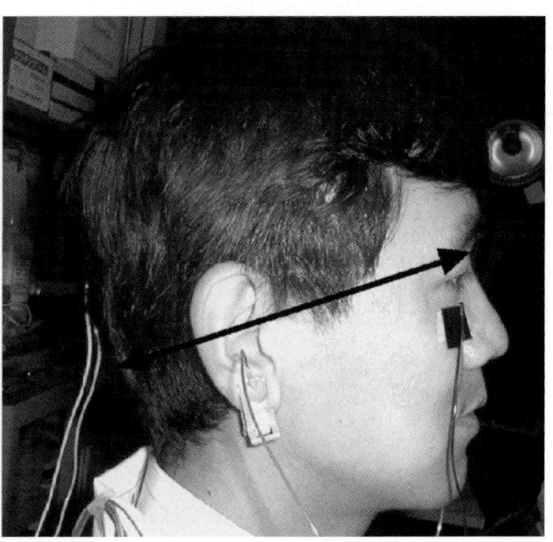

図 16 電極の位置
後頭結節より 5％と 15％上方に関電極を装着（a）．下眼瞼に網膜電図を同時記録するための電極を装着している（b）

E. 視覚誘発電位　339

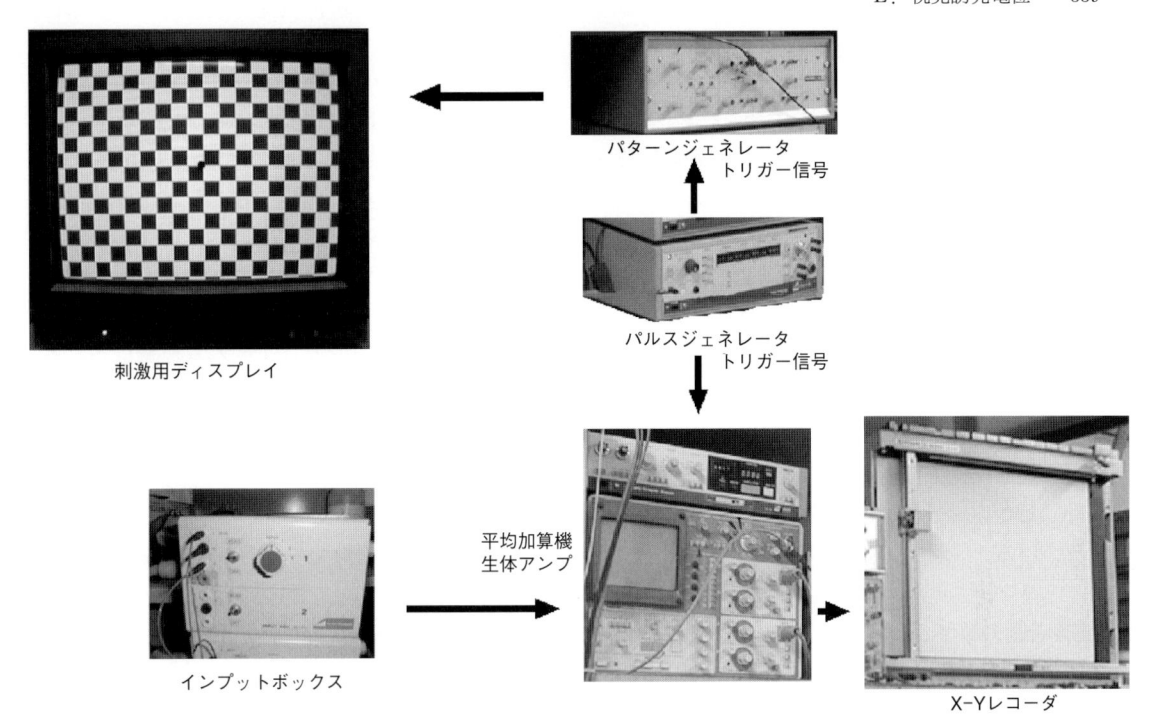

図 17　VEP 記録システム

アンプの増幅率は 20,000〜50,000 倍(測定感度；20〜50 μV/div)に設定する．効率よくノイズを除去するため交流で増幅し，バンドパスフィルタの設定を行う．high pass filter (low cut) を 1 Hz 以下，low pass filter (high cut) を 100 Hz 以上とする．ハムフィルタは，電源ノイズに特化したノッチフィルタ(特定の周波数帯のみカットするフィルタ)で地域の電源周波数に合わせて，関東では 50 Hz，関西では 60 Hz に設定する．A/D コンバータ analog to digital converter を介してデジタルで解析する場合は，sampling rate を 500 Hz 以上に設定する．

生体アンプで増幅された信号は平均加算機へ入力される．刺激に誘発された反応を加算するためには，刺激装置と同期したトリガー信号を入力する必要がある．通常パルスジェネレータを使って刺激の頻度を設定し，刺激装置と加算機にトリガー信号を送るのであるが，刺激装置にも刺激頻度の設定やトリガー信号を発生する機能が組み込まれていることも多く，この場合はパルスジェネレータを必要としない．

加算回数は S/N 比によるが，最低でも 64 回以上は必要であろう．

解析時間は 250 msec 以上とし，できれば刺激のタイミングよりも 20〜50 msec のプレトリガー時間を記録しておくと，基線レベルがわかりやすい．

記録は X-Y レコーダやプリンタに出力し解析を行う．方眼用紙 1 cm あたり 5 μV になるように記録しておくとよい．記録結果にはかならずキャリブレーション(1 division の大きさ)を記録しておく．

d. 刺激頻度による VEP の違い(transient VEP と steady state VEP)

パターン VEP は，その刺激頻度によって transient VEP と steady state VEP に大別される．VEP の記録をするときに，その刺激頻度(反転頻度)を 0.5 Hz ぐらいから少しずつ上げていくと，初めのうちは刺激と刺激の間に十分な時間があるため，個々の刺激において独立した反応が得られるが，その刺激頻度が 4 Hz 以上になると，前の刺激による VEP の反応が終わらないうちに次の刺激が始まってしまうため，刺激の前後で VEP が

影響を及ぼしあうようになる．さらに刺激の頻度を上げていくと，8〜10 Hz ぐらいで定常状態となり，サイン波様の反応を示す．

刺激の前後で独立した反応が得られる刺激頻度のときのVEPを transient VEP という（通常2 Hz 以下）．また，定常状態になる刺激頻度のときのVEPを steady state VEP といって区別している（通常4 Hz 以上）．transient VEP においてチェッカーサイズを変えることで視機能の空間周波数特性を評価できるのに対して，steady state VEP において刺激頻度を変化させることで時間周波数特性を評価することができる．視力を他覚的に評価したい場合は，transient VEP が広く用いられている．

e. 被験者側の準備

フラッシュVEPの記録を行う場合に網膜電図と同時記録を行うのであれば散瞳して検査を行う．パターンVEPを記録する場合は刺激画面へ焦点を合わせづらくなるので散瞳剤は用いずに行い，瞳孔径を記録しておく．

パターンVEPの記録では，眼鏡等による矯正を行わないと正しい結果が得られないため必ず行うようにする．心因性視覚障害例では，調節が極めて不安定な場合がある．このようなときには例外的にサイプレジン等を用い調節を麻痺させたうえで完全矯正をして検査を行う．

アイパッチは完全に遮光できるようにする．これには，アルミ箔を2枚のアイパッチでサンドイッチにしたものを使うとよい．特にフラッシュVEPを行うときなどは紙テープなどで閉瞼させただけでは不十分である（眼瞼はフラッシュ刺激に対してND 1〜2程度のフィルタの効果しかない）．

被験者のコンディションも結果に大きく影響するため，検者は十分に配慮する必要がある．被験者側で記録上注意すべき点は，刺激画面の固視，過度の緊張による肩や首からの筋電図混入，疲労，傾眠傾向によるアルファ波などの自発ノイズなどが挙げられ，検査の予定を組むときに事前に被験者に体調を整えておくように説明しておくとよい．

f. 記録環境

1) シールドルーム

VEPは非常に微弱な電位であるため環境ノイズの影響を受けやすい．そのため，理想的にはシールドルームの中で記録することが望ましい．あらゆる電子機器はノイズの発生源になるため，刺激装置と脳波用電極のインプットボックス以外は，シールドルームの外に設置する．装置の設置をするときに配線などが長すぎたり煩雑になったりするとノイズの発生源となる．また，アースは必ずとるようにする．

環境ノイズの測定は，5 kΩ の抵抗の両端に電極をつけて実際のVEPの条件で記録すればよい．100回の加算回数でS/Nは10倍改善されることから，10〜20 μV の電位であるVEPを記録するためには，環境ノイズは，50 μV 以下にしたい（理想的には10〜20 μV 以下）．

シールドルームが無理であれば，シールドシートを被験者の下に敷く．この場合は，電極を装着後，刺激をせずにモニタオシロスコープでノイズを観察する．

室内の明るさは，刺激の平均輝度に近い明るさで常に一定の条件で記録する．

検査成績の判定

a. フラッシュVEP

視覚刺激が行われてから約70 msec 後に出現する陰性波をN 70成分といい，約100 msec 後にピークを持つ陽性波をP 100成分といい，いずれも後頭葉第一次視覚野からの反応と考えられている．N 70の出現するまでの時間を潜時といい，P 100のピークまでの時間をP 100潜時，N 70からP 100のピークまでの電位の大きさを振幅としてVEPの評価を行う（図18）．

正常者におけるP 100潜時は，おおむね90〜120 msec であるが，年齢差がある．生後まもなくの場合，P 100潜時は150 msec 前後で正常であり，1歳以降で成人と同じ100 msec 前後になる．また，高齢者ではやや遅い傾向にある．

N 70-P 100振幅は，数 μV から数十 μV である．小児のVEPの振幅は成人より大きく1.5〜

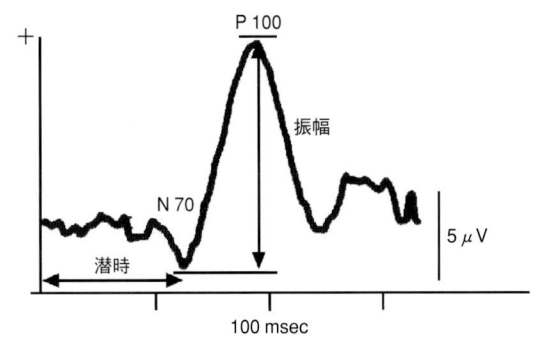

図 18 VEP の波形
眼科では習慣上，通常の脳波とは逆に上を＋とする
刺激から反応までの時間を潜時という．フラッシュVEPでは，約 70 msec の陰性波（N 70）と約 100 msec の陽性波（N 100）で評価し，振幅は N 70-P 100 間の大きさを測定する（文献 2 より転載）

表 2 フラッシュVEP の臨床応用

1) 白内障や眼底出血などの中間透光体の混濁があるために，眼底にパターン刺激の画像を結像させることができない場合
2) 乳幼児などパターン刺激に対する固視の協力が得られない場合
3) 高度な視力障害（0.1 以下）を認め，パターン刺激では反応が得られないような場合

2.0 倍程度であるが 7～8 歳で成人とほぼ同程度となる．

パターンVEPと比べると，フラッシュVEP は個人差が大きいため左右差で評価することが一般的である．また，検査環境などによっても左右されるので，各施設で正常範囲となるデータを持っておくことが大切である．

このため，フラッシュVEP はパターンVEP ほど普及していないが，**表 2** のような場合には有効である．

網膜電図(ERG)との同時記録によるフラッシュVEP の有用性

過熟白内障や硝子体出血で眼底が確認できない場合，白内障や硝子体手術によって視力の回復が期待できるかどうかを判断しなければならない．網膜病変の有無については網膜電図が有用であるが，網膜電図が正常であっても視神経に障害があって，術後視力の回復が得られないという場合もある．フラッシュVEP と網膜電図の同時記録は，このような場合の視力予後を予測するのに有用である．

フラッシュVEP は，ND フィルタを用いて刺激強度を段階的に変化させて記録し，刺激強度-振幅曲線と刺激強度-潜時曲線を作成し，左右差の有無で評価する．振幅と潜時に左右差があっても，視神経に障害がある場合と中間透光体の混濁のため，刺激の強度が減弱してしまっているだけ

の場合がある．振幅に極端な低下がみられる場合や，振幅の低下の割に潜時が大幅に遅延している場合は視神経障害が疑われるが，振幅も潜時もND フィルタの分だけ平行移動している場合は，視神経障害よりも中間透光体の混濁による変化と考えられる．これをフィルタリングエフェクトという（**図 19**）．実際には，平行移動しているように見えても視神経に障害を認める場合もある．そこで，フラッシュVEP と網膜電図の同時記録を行う．

同時記録を行う場合，網膜電図（ERG）はわざと下眼瞼に脳波用の電極をつけて導出する（**図 16**）．これにより，光刺激強度に対する ERG の導出感度よりフラッシュVEP のほうがよくなる．

ND フィルタを用いて刺激強度を段階的に変化させていくと，同時に記録した網膜電図（ERG）よりも VEP のほうが約 1 log ほど弱い刺激で出現する（**図 19**）．この関係は，中間透光体の混濁があっても保たれるので，フラッシュVEP の振幅に左右差を認めるような場合でも，ERG よりも VEP がより弱い刺激強度で観察されていれば，振幅の左右差の原因は視神経の障害のためではなくフィルタリングエフェクトによるものと判断できる．逆に，ERG よりも VEP の感度が悪ければ，視神経に障害がある可能性が高いと判断する．これにより，個人差にとらわれずに評価可能となる．

b．パターン反転 VEP

パターン反転刺激のチェックサイズを変えて検査をすることにより，ある程度視力との相関が得られるため他覚的に視力を推測することができる．筆者らはチェックサイズを視角 5 分，10 分，20 分，40 分の 4 通りで測定しており，視角 5 分で

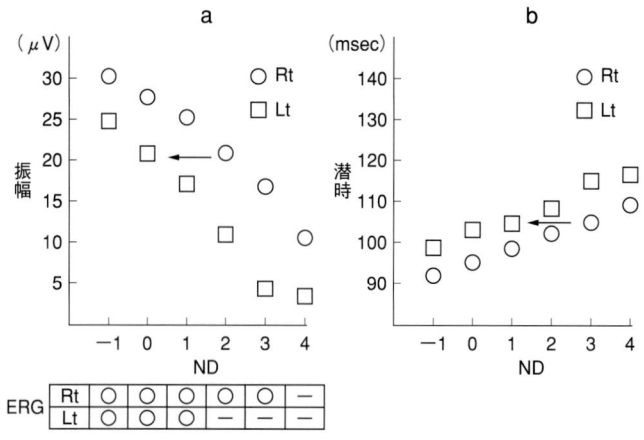

図 19 フラッシュVEP のフィルタリングエフェクト
a は刺激強度-振幅曲線，b は P 100 の刺激強度-潜時曲線を示す．左眼は中間透光体の混濁が強いため，振幅，潜時ともに左方にシフトしている．同時記録した ERG では，右眼が ND 3 で初めて観察されるのに対して左眼は ND 1 で初めて観察されている．VEP と ERG の関係をみると左右ともに ERG より VEP のほうがより弱い刺激で観察されていることから，左眼の振幅の低下は視神経障害より中間透光体の混濁によるものと判断できる

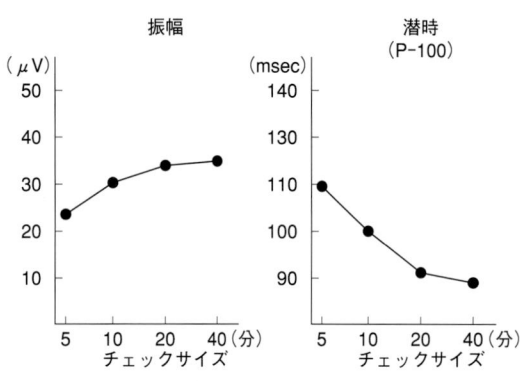

図 20 パターン反転VEP
一般的にチェックサイズを大きくしていくと，潜時は次第に早くなるが振幅はある程度のところでピークとなり，それ以上大きな刺激ではかえって小さくなる

表 3 パターン反転 VEP の臨床応用

1．視路障害（特に視神経障害）の検出
脱髄性疾患(MS など)の診断
視神経炎
虚血性視神経症
圧迫性視神経症
弱視
2．他覚的に視力の評価を行う
乳幼児の視機能評価
心因性視覚障害の診断
詐盲の判定

正常な VEP が得られた場合，経験的に視力 0.6 以上が期待されると判断している．

パターン反転 VEP の波形は，75 msec 付近の陰性波（N 75）〜100 msec 付近の陽性波（P 100）〜135 msec 付近の陰性波（N 135）から構成され，やはり後頭葉第一次視覚野に起源を持つと考えられている．N 75 から P 100 のピークまでの電位の大きさを振幅とし，N 75 と P 100 の潜時を評価する．

図 19 にチェックサイズと振幅，P 100 潜時の関係を示す．刺激のチェックサイズを大きくしていくと，潜時は次第に早くなる傾向が認められるが，振幅はある程度のところでピークとなり，それ以上大きな刺激ではかえって小さくなる．このことは，縞視力を使ったコントラスト感度テスト contrast sensitivity test による自覚的な視力特性によく一致している（図 20）．

パターン反転 VEP の臨床応用

臨床上パターン反転 VEP が有効である場合を表3に示した．

パターン VEP の振幅は，視力と相関するため，前眼部疾患や中間透光体に起因する視力低下にお

表 4 現在利用できる主な装置 (文献2より転載)

装置名称	ニューロパックシリーズ	ポータブル VEP & ERG LE-3000＋PS 410	PRIMUS	UTAS-E 2000 EPIC-2000
メーカー	日本光電	トーメー	メーヨー	メーヨー
記録可能な誘発電位	オプションで必要に応じてEOG, ERG, VEP, 事象関連電位など組み込み可能	ERG フラッシュVEP パターンVEP Transient Steady-state	EOG ERG フラッシュVEP パターンVEP	EOG ERG フラッシュVEP パターンVEP
取り扱い	やや煩雑	簡便	比較的簡便	やや煩雑
特徴	臨床用, 研究用に幅広く対応可	記録条件の自由度が少なく, 臨床用に特化している	臨床視覚電気生理検査はすべて対応	同社のPRIMUSより自由度が高く研究用にも利用できる
設置面積	大型	コンパクト	コンパクト	大型
コスト	高価(組み合わせによる)	安価	安価	やや高価

いても減弱するが潜時は正常である．網膜疾患では，特に黄斑部の障害で視力低下を認める場合に振幅の低下を認め，時に潜時の遅れを伴う場合もある．しかしながら，特別な網膜疾患(AZOORやオカルト黄斑症など)を除けば検眼鏡的所見や網膜電図から視神経疾患との鑑別は可能である．

視路障害のなかでも同名半盲のように視交叉より中枢の障害例で，特に黄斑回避があり視力低下の認められない症例ではかならずしもパターン反転VEPに障害を認めないことがあり，視路障害のなかでも主として視神経障害の検出に優れている．

視神経障害では視力低下が軽度ないしは正常範囲であるにもかかわらずパターン反転VEPの振幅の低下と潜時の遅延を認める．視神経障害のなかでも特に多発性硬化症(MS)などの脱髄性疾患による視神経炎ではパターンVEPの潜時が極端に遅延するため診断価値の非常に高い検査といえる．また視神経炎を伴わない多発性硬化症例においては，潜時の遅延はなくとも低振幅であることがある．弱視においても潜時の遅延と振幅の低下を認める．

また，視力を測ることができない乳幼児(3歳未満)の視力の判定に有効である．

心因性視覚障害の診断にパターンVEPは欠かすことのできない検査である．心因性視力障害は，なんらかの心的ストレスが原因で視力障害や視野障害をきたす疾患であるが，診断を行ううえで球後視神経炎をはじめとする器質的な障害を鑑別しなければならない．心因性視覚障害例では，視路に器質的な障害を認めないことからパターンVEPは正常を示す．自覚的な検査と他覚的な検査の間の不一致を検出することにより診断が可能となる．

同様に詐盲の判定にも利用される．詐盲はもともと正常であるからパターンVEPは基本的に正常である．この点において心因性視覚障害との鑑別には注意が必要である．心因性視覚障害では，見えるようになりたいという気持ちが強く，検査に協力的であり刺激画面の固視も非常に良好である．このため結果に再現性があり，繰り返し検査を行っても良好なVEPの反応が得られるが，詐盲の場合は，あまり検査に協力的ではなく再検するとわざと刺激を見ないようにしてVEPが不良になることがある．この場合でも潜時の遅延を認めることはない．検査中よく観察していると刺激画面をわざと固視しないなど，挙動不審を発見するきっかけとなることもある．

装置

VEPを記録するための装置の主なものを**表4**に示す．

VEPの記録は，眼科の検査室の一部として行わ

れている施設と，臨床検査部門の脳波検査室で行われている施設とがある．臨床検査部門の一部として行われている施設では，各種誘発電位の1つとして取り扱われているため日本光電の「ニューロパックシリーズ」のように，各種誘発電位，事象関連電位，筋電図などに対応できる機種が導入されている．

眼科で視覚電気生理検査室を持つような所では，トーメーの「ポータブル ERG & VEP」やメイヨーの PRIMUS が眼科的検査に特化しており，取り扱いも簡便に作られている．「ポータブル ERG & VEP」は LED 型の ERG 用光刺激電極を装備しているので，Ganzfeld ドームを必要とせず，非常にコンパクトに作られており設置場所を選ばない．電気生理の知識や経験がなくとも単純なボタン操作で ISCEV 基準にのっとた記録ができる．メイヨーの PRIMUS は，これ1つで EOG，ERG，フラッシュ VEP，パターン VEP のすべての視覚電気生理検査ができる．UTAS-E 2000，EPIC-2000 は，刺激や記録条件の自由度が高く研究にも利用可能である．ニューロパックが各種誘発反応に対応しているのに対して，こちらは視覚電気生理に特化している．

文献
1) URL：http://www.iscev.org/standards/
2) 大出尚郎：VEP Visual evoked potential．眼科 46（臨時増刊号）：1394-1400, 2004

F 多局所 ERG multifocal ERG, visual evoked response imaging system (VERIS)

検査目的

多局所 ERG（VERIS）は，後局部の網膜から多数の局所 ERG を記録し，その振幅を使って網膜機能を他覚的にマッピングすることのできる装置である．網膜の後極部に機能障害があると考えられる症例で，障害部位の範囲と程度を他覚的に測定したい場合に本装置が使われる．

検査対象

網膜の後極に機能異常があると考えられる症例であればどのような網膜疾患に用いてもよい．VERIS が特に有用である疾患は，眼底が正常であるにもかかわらず視力低下や視野欠損がある症例である．視野の異常部位に一致して VERIS で振幅の低下が認められれば，その視野異常が網膜性であることがわかる．逆に VERIS の結果がまったく正常であれば視神経疾患や中枢疾患が疑われる．

(1) 眼底変化に乏しい遺伝性網膜疾患：occult macular dystrophy，Stargardt 病など．
(2) 眼底変化に乏しい後天性網膜疾患：acute zonal occult outer retinopathy (AZOOR)，消失性白点症候群，acute idiopathic blind spot enlargement など．
(3) 視神経疾患か網膜疾患かの鑑別に．
(4) 黄斑疾患の手術前後の機能評価として．
(5) その他あらゆる網膜疾患の局所錐体機能評価として．

検査法

まず検眼を散瞳し，点眼麻酔後に専用のコンタクトレンズ型電極を装着する．対眼はアイパッチなどで遮蔽する．用いる電極としては Burian-Allen 型（メイヨー）か GoldLens（Doran Inc.）が最適である．必要であればコンタクトレンズ型電極を装着した状態で矯正レンズを用いて矯正を行う．接地電極は同側の耳朶に装着する．

以上の準備を終えたら，被検者に頭部を専用の顎台に載せてもらい，テレビモニタの中心の固視点を見るように指示する．検査が始まると，テレビモニタの刺激図形が素早く白あるいは黒に変化するが，被検者には常に中央の固視点を見ているように指示する．この間，リラックスした状態で瞬目をなるべくがまんするように被検者に絶えず声をかけるとよい．検査時間は合計で約4分間で

あるが，30秒ごとに休憩を入れて，8回に分けて検査を行うことが多い．眼球運動や瞬目による雑音が多いセットがあれば，そのセットを再度記録し直すこともできる．VERISの特殊な刺激方法により局所ERGを抽出する理論はやや複雑であるが，これには他の論文を参照されたい．

検査成績の判定と評価

VERISで使われる刺激画面を図21-aに示す．測定される視野の範囲は直径約50°である．刺激には多数の六角形が組み合わされた模様が使われる．六角形の数は103個か61個であることが多い．刺激画面の中心部にある六角形の面積は小さく，周辺にある六角形の面積は大きく設計されているが，これは各部位から記録される局所ERGの振幅が正常者においてだいたい等しくなるようにあらかじめ設計されているためである．

図21-bに正常者の左眼から記録された局所ERGの記録例を示す．矢印の部位が視神経乳頭の位置であり，周囲の局所ERGに比べて振幅が比較的小さいことがわかる．Mariotte盲点の部位からも反応が記録される理由として，①刺激に使われる六角形の面積が盲点の面積より大きいため，および②視神経乳頭で反射された刺激が周辺の網膜を刺激することによる，の2つが挙げられる．

図21-cに正常者の左眼から記録された網膜機能の3Dプロットを示す．これは，網膜の単位面積あたりの振幅を高さで表示したもので，正常者では中心部で最も高く，周辺部にいくにつれて低くなる．VERISで得られる反応は錐体反応であるため，錐体系細胞の分布が最も高い中心部で最大振幅を示す．

VERISが診断的に最も有用である疾患は，検眼鏡的に異常が認められないもかかわらず局所の網膜が障害される疾患である．暗点の部位に一致して多局所ERGで振幅低下が確認されれば，これらの疾患を網膜性であると診断することができる．その代表疾患はAZOOR(acute zonal occult outer retinopathy)とoccult macular dystrophyである．図22と図23にAZOORとoccult macu-

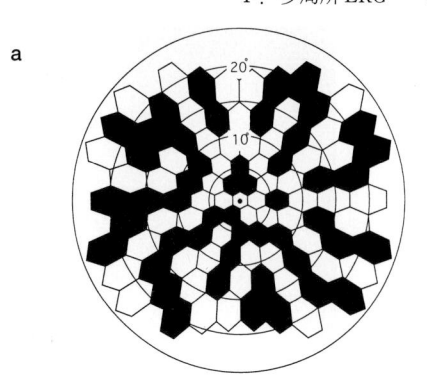

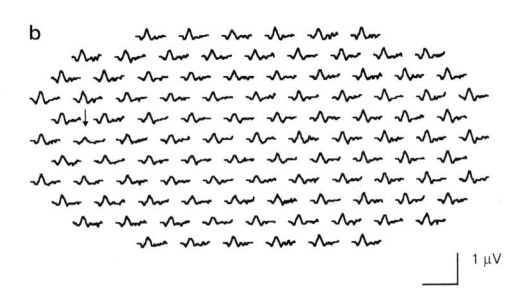

図21
a：VERISの刺激画面．全体の大きさは直径約50°である．通常103個の刺激エレメントが用いられる
b：VERISで得られる103個の局所ERG(正常者の左眼から記録)．矢印は，Mariotte盲点の位置を示す
c：VERISで作成される視野図(3Dトポグラフィ)

lar dystrophyから記録したVERISの結果を示す．これらの患者では眼底は正常であるが，視野欠損に一致して局所ERGの振幅が低下しており，網膜性の視野欠損であることが診断できる．

また，最近のVERISでは陽性波のピーク時間(潜時)を自動計測して，その値を3Dプロットで表示するシステムも備えられている．これを用いると，どの部位の局所ERGに潜時の遅れがあるのかが一目でわかる．

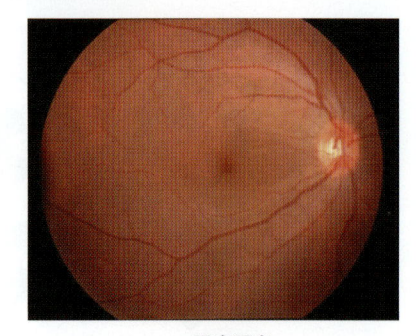

a．眼底写真

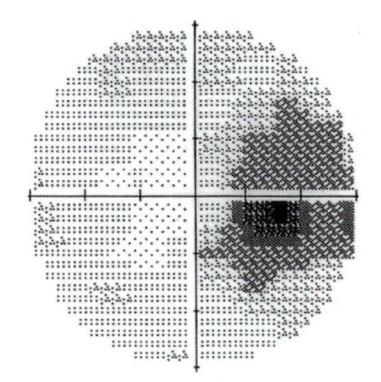

b．静的視野（ハンフリー）

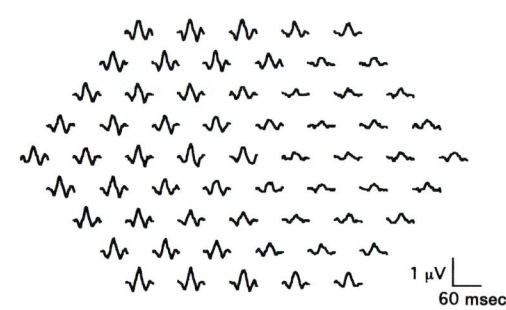

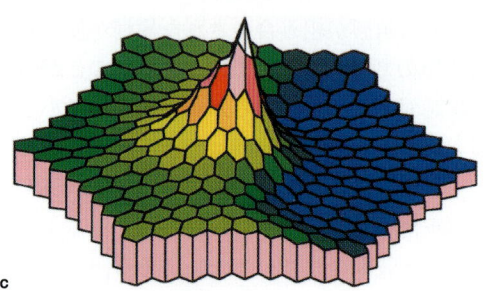

c．多局所ERG（局所応答）

d．多局所ERG（3Dプロット）

図22　AZOOR（35歳女性，矯正視力1.0）から記録したVERISの結果
a：眼底は正常であった．b：ハンフリー静的自動視野では右眼の耳側視野に暗点がみられた
c，d：多局所ERGを施行すると，静的視野の暗点にほぼ一致して多局所ERGの振幅が低下していた

備考

（1）本装置では，検査中にテレビモニタの中央の固視点を固視し続けなければいけない．そのため固視不良の症例では結果の信頼性が低くなる．また，白内障や硝子体出血など，中間透光体の混濁が強い症例も適応外である．

（2）専用のコンタクトレンズ電極に気泡が混入することがあるので，検査の前後に装着状態を確認する必要がある．

（3）ERGには神経節細胞より中枢の関与は極めて小さいので，緑内障や視神経萎縮などの症例にVERISを使用しても異常は検出されない．

（4）反応がすべてノイズのみであったとしてもVERISではその結果から振幅を計算して3Dプロットを作成してしまう．3Dプロットだけに頼らずに必ず実際の波形を見て評価するようにする．

類似機種

現在VERISには従来の大きさのVERIS（CRTディスプレイが17インチでデスクトップ型コンピュータ）に加え，小型のVERISジュニア（CRTディスプレイが7インチで，ノートブックコンピュータ）がある．VERISのソフトウェアとしては，より操作が簡単な臨床検査向きのVERIS Clinicと研究向きのVERIS Scienceの2つがある．現在VERISの製造元はメイヨーで，販売はトーメーが扱っている．

文献

1) Sutter EE, Tran D：The field topography of ERG components in man. 1. The photopic luminance response. Vision Res 32：433-446, 1992
2) 近藤峰生，三宅養三：Multifocal ERG．増田寛次郎（編）：眼科学体系．pp 2-7, 92, 中山書店, 1996
3) 島田佳明：多局所網膜電図における投影成分の考え方．日眼会誌　106：69-76, 2002

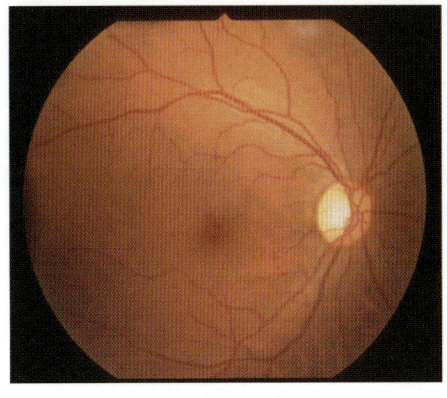

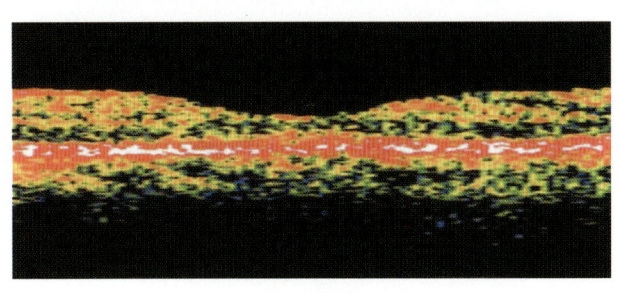

a．眼底写真　　　　　　　　　　　　　　　　b．OCT

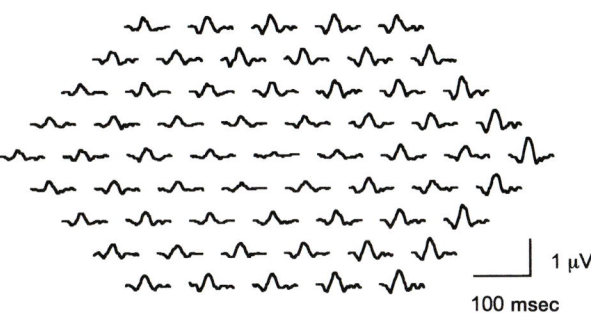

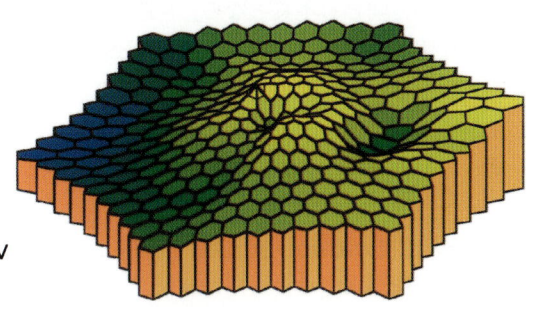

c．多局所 ERG（局所応答）　　　　　　　　　　d．多局所 ERG（3Dプロット）

図 23　occult macular dystrophy（52 歳男性，矯正視力 0.2）から記録した VERIS の結果
a：眼底はまったく正常である．b：OCT による黄斑形態にも異常はみられないが正常よりわずかに薄い．c，d：多局所 ERG では中心部の振幅が低下しており，視力低下が網膜性であることがわかる

G　視運動性眼振 optokinetic nystagmus（OKN）

検査対象・検査目的

OKN（optokinetic nystagmus，視運動性眼振）は，白と黒の縞模様のドラムを眼前で回転させたとき，回転方向と反対方向へ出現する眼振である．

OKN 検査は，発現に関与する網膜から後頭葉を経て脳幹（水平系では橋，垂直系では中脳）に至る病変を検索する目的で行われる．

検査対象は，

(1) 視力検査が不可能な乳幼児の視覚の判定
(2) 後天性視力障害と心因性盲や詐病との鑑別
(3) 同名半盲例における頭頂葉病変の確認
(4) 脳幹病変の検索
(5) 輻湊後退眼振の誘発
(6) 先天眼振の補助診断

である．

検査法

(1) 大きなドラムの内側面や外側面に描いた白黒の縞模様を電気的に一定速度で回転させ，それぞれドラムの内側と外側から縞模様を注視．
(2) 白黒の縞模様を描いた手持ちの小さな OKN ドラムを手で回転させ，縞模様を注視などの誘発方法がある．前者は装置が大がかりになるが OKN は解発されやすく，電気眼振計を用いる

と定量的に分析できる．しかし日常診療では，後者の手持ちの小さなドラムを用いた定性的な観察でも十分な情報が得られる．通常は，両眼開放下でドラムを右から左，左から右へと回転させ，解発されるOKNの頻度や振幅に方向による差がないか観察する．

検査成績の判定

a．視力検査が不可能な乳幼児の視覚の判定

両眼に高度の視覚障害があれば，OKNの解発は左右両方向とも不良となる．片眼の視力障害では，片眼を遮閉して障害眼で解発させたOKNが不良となる．ただし，生後6か月までの乳児では，正常でも片眼ずつOKNを解発させると，鼻側方向へのOKNの解発のほうが耳側方向より悪い．

b．後天性視力障害と心因性盲や詐病との鑑別

両側後頭葉病変による皮質盲など，後天性の視力障害ではOKNの解発は左右方向とも不良である．しかし，心因性盲や詐病では正常に解発されることから，鑑別に役立つ．

c．頭頂葉病変の確認

同名半盲がある場合，病変が後頭葉に限局していれば，OKNの解発は左右方向とも良好である．しかし，頭頂葉へ病変が進展していると，同名半盲側へ向かうOKNの解発が不良となる．

d．脳幹病変の検索

脳幹の眼球運動経路の病変では，OKNの解発に異常が生じる．診断にOKNが役立つ代表的な疾患に，水平および垂直注視麻痺と核間麻痺がある．水平および垂直注視麻痺では，それぞれの注視麻痺方向へのOKNの解発が不良となる．核間麻痺では，健側眼の外転方向への解発は良好であるが，患側眼の内転方向へのOKNの解発速度と振幅が低下する，特徴ある非対称現象を示す．

e．輻湊後退眼振の誘発

輻湊後退眼振は，上方向きのOKNの解発を促したときに誘発されやすい．垂直方向への注視が障害されている症例でこの眼振が確認できれば，中脳水道近傍病変と診断できる．

f．先天眼振の補助診断

先天眼振では，OKNの解発に錯倒現象（逆転現象）がみられ，補助診断として有用である．

　1）完全型

左右両方向へのOKN刺激に対し，それぞれ本来とは逆方向へOKNが解発される．

　2）不完全型

いずれの方向へのOKN刺激でも，一定の方向のOKNしか解発されない．

備考

検査中は，縞模様をしっかりと注視するよう指示する．注視が不十分であると，OKNは解発されにくい．また，ドラムの回転速度もOKNの解発に大きく影響する．回転速度が速すぎると，正常者でもOKNの解発はみられなくなる．

類似機種

OKNドラムの代わりに，巻き尺や，検影法に用いる板付きレンズを眼の前でゆっくり動かしても，OKNの観察は可能である．定性的な判定しかできないが，臨床的には十分である．

文献

1) 藤野　貞：神経眼科臨床のために，第2版．p 291，医学書院，2001

XX 超音波検査

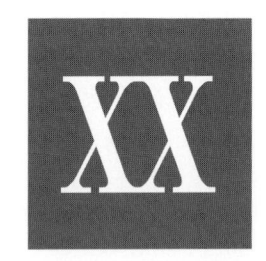

A 超音波検査のフローチャート

　眼科における超音波診断の流れを図示すると図1のごときフローチャートになる．眼科診療において超音波検査の対象となる疾患は眼球内，眼窩内の疾患に分けられる．眼球内は特に超音波検査が有用であるが，同時にCT，MRIなどの画像診断も重要である．眼窩内は，CT，MRIが診断的価値が高いが，超音波検査も有用であることが多い．

　①まず眼球内の超音波検査の対象となる疾患は，角膜白斑，白内障，硝子体混濁・出血など眼底透見不能の疾患や

　②眼底透見が可能な脈絡膜腫瘍や網膜芽細胞腫などの眼内腫瘍や網膜下出血，脈絡膜剝離などがある．また眼窩疾患では，症状としては眼球突出，複視，視力障害などがある．眼球後方の腫瘍では，網脈絡膜襞が眼底検査でみられることもある．

　③眼球内病変で，前眼部・中間透光体が混濁して眼底透見不能の場合，超音波Bモードエコー検査を施行する．例えば白内障のため眼底透見不能の場合，硝子体，網膜にエコー上異常がなく，かつ視覚誘発電位 visual evoked potential(VEP)が正常であれば，白内障の手術の適応となる．

　④また眼内，例えば硝子体内に膜状エコーを認める場合には，その膜状エコーがどの範囲に存在するか(部位別解析 topographic エコー)，眼球を動かした場合に膜状エコーがどのように動くか(動的 kinetic エコー)，また膜状エコーがAモードでどの程度の反射率(振幅)であるか(量的 quantitative エコー)を行うことにより眼球内の異常エコーの性質を知ることが可能で後部硝子体剝離，網膜剝離，硝子体出血，硝子体増殖膜，脈絡膜剝離などの診断が可能となる．眼窩疾患では，topographic エコーにて病変の大きさ，部位，範囲などを検査し，kinetic エコーにてプローブを強く押し当てたときの病変の移動性をみて囊胞状 cystic 病変の検査を行ったり，quantitative エコーにて病変部の反射率をみて粘液囊腫(低振幅のエコー)，リンパ腫(中等度の振幅のエコー)，海綿状血管腫(高振幅のエコー)などの鑑別診断を行う．

B 眼球内・眼窩内

検査対象・検査目的

　眼科領域で用いられる超音波検査法は，Aモード，Bモードが最も多く用いられる．装置には振動子がセクタースキャンで動く接触式の高速機械走査のリアルタイム表示のものが最近では最もよく使用されているので，ここでは本方式について述べる．その他に電子スキャン方式もある．なお水槽を使用する装置も以前はよく使用されたが，

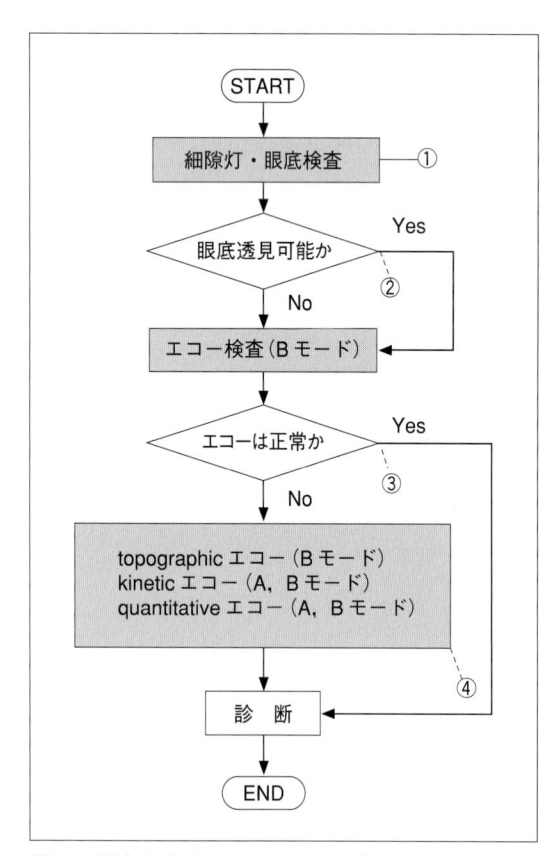

図1　超音波検査のフローチャート

現在では別に述べるUBM(356頁参照)以外はほとんど使用されていないのでここでは述べない．検査対象として，以下のものがある．

(1) 前眼部・中間透光体に混濁があり，眼球内が光学的に透見困難な場合
(2) 眼底鏡で病変は観察できるが，網膜下の病変を知りたい場合
(3) 眼球突出があり，眼窩内病変が考えられる場合

検査方法

直接法A・Bモード検査装置は現在最もよく使用されており市販の機種も多いのでこの装置につき述べる．本装置は最近Bモードのみではなく，Aモードも同時に行え，またBモードの画像のある眼球の断面をAモードにより検査できる．また本装置のほとんどに，増幅の型式としてlinear増幅，log増幅，S字型増幅と3つの増幅型式があり，組織の性質を診断するのにはOssoinigの提唱したS字型増幅がよい．この場合Bモードで病巣を把握し，その病巣をAモードのS字型増幅で調べるのがよい．また反射率の低い硝子体中の病変などはlog増幅でgainを大きくすることで検出可能となる．本装置は直接眼球に接触して使用することができ，以前のBモード装置のように水槽を作る必要がないので便利であるが，眼瞼，角膜，虹彩，毛様体などの病変部の検査は超音波の発信エコー(initial echo)内にこれらのエコーが隠れてしまい十分な検査が行えない．この場合は水槽を作るか後で述べるUBM(356頁参照)のほうがよい．

まず装置の電源を入れたら，画面に注目し眼内の検査では画面を拡大し，眼窩の検査では画面を縮小し，ゲインコントロールをあらかじめその装置に設定された標準値(例えば80 dB)に合わせる．画面がスキャンを行う状態にあるのを確かめて，探触子にスコピゾル(またはアクアソニック)などのcoupling mediumを塗布し，眼瞼を軽く閉じてもらい，眼瞼の上に探触子を載せる．探触子には○印などがついており，この方向は画面の上方になるように設定されていることが多いが，検査前に取り扱い説明書をよく読んで確認しておく．筆者は○印をいつも水平断の場合には耳側，垂直断の場合には上側にするようにしているが，そうすると後で困ることはない．眼球内・眼窩内にかかわらずまず患者に閉瞼したまま，真正面を見るように指示し，水晶体，視神経の陰影をチェックしておき，これを参考にして異常エコーの位置を知ることができる．

超音波検査法の基本的手技

a. 部位別解析超音波検査 topographic echography

眼内・眼窩内において病変がどの部位に位置するか，まだどの程度の大きさかを検査する方法である．この方法ではBモードのエコーグラムが用いられ，最近の新しい機器では網膜剥離の範囲や後極部からどの程度剥離しているかも測定可能である．また，眼内腫瘍の高さや広がりの程度も量的に測定できる．

b. 定量的超音波検査 quantitative echography

Ossoinigらが開発した方法で，Kretz-Technik 7200 MA装置で8 MHzの振動子を用い感度調節域を0～80 dBにセットしたものである．この装置ではOssoinigは既知濃度のクエン酸ナトリウム血液の棘波を用いたが現在では，Tillの開発したテストブロックが用いられている．このテストブロックを用い，取り扱い説明書に書かれているtissue sensitivity(通常74～76 dB)を基準として，Aモードで行う．この方法で脈絡膜メラノーマの超音波検査を行うときれいな階段状の波形が得られ診断が可能となる．また膜状のエコーが検出された場合，増殖膜かあるいは網膜剥離かの鑑別が必要であるが，Bモードである程度の予想はつくが，Aモードで強膜棘波の高さと膜様エコーの反射率を比較して診断する方法がある．画面の中央に水平線を設定して，この線に膜状のエコーのAモードのスパイクの頂点が達するようにgainの目盛りを合わせ，この目盛りを読み，次いで強膜のスパイクの頂点がこの中央の水平線に達したときのgainの目盛りを読んで，その差が14 dB以

表1 市販超音波診断装置

1. デジタルBモデル4000（日本アルコン）
2. 超音波画像診断装置 UD-1000（トーメー）
3. 超音波画像診断装置 UD-6000（トーメー）
4. Bスキャン/BスキャンS超音波診断装置
　（クワンテルメディカル社，JFCセールスプラン）
5. Bスキャンコンパクト超音波診断装置
　（クワンテルメディカル社，JFCセールスプラン）
6. 眼科用超音波診断装置 3 Di-Scan/i-Scan
　（ニデック）
7. 眼科用超音波診断装置 US-3300（ニデック）
8. 眼科用超音波診断装置 US-2500（ニデック）

下であれば網膜剥離が，その差が20dB以上であれば増殖膜が考えられる．

この方法は，実施や判定にある程度の熟練を必要とするが，重要なことは超音波診断にあたりいかに眼科的知識があるかということも必要である．

c. 動的超音波検査 kinetic echography

眼球を左右または上下に動かしてもらい，ブラウン管上に認められる眼球内の病巣の動きから病巣の状態を知る方法である．本来はAモードで行われた方法であるが，近年ほとんど実際にBモードにて行われている直接法（超音波探触子を直接眼瞼に当て，眼球と眼窩のBモード断層像をとる方法）で，このkinetic echographyを行うと膜状エコーを検出した場合に膜の動揺性や膜が眼球のどの部分に付着しているかなども知ることができ，網膜剥離や硝子体内膜形成などの鑑別診断に役立つ．

眼球内病変の診断

a. 検査対象

検査対象としては，角膜混濁，白内障，硝子体混濁・出血などのために眼底透見不能の場合と，眼底は透見できるが，剥離網膜下に腫瘍や出血などの存在するときなどである．

b. 直接法Bモードによる眼球内病変の診断

本方式の診断装置が最もよく使用されており，市販されている製品を表1に掲げる．各社の装置

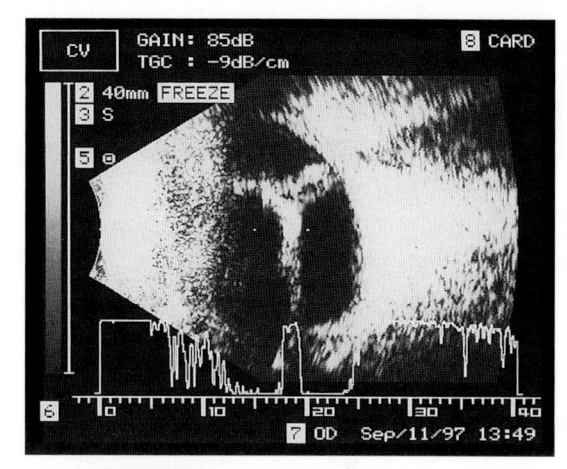

図2 全網膜剥離のA・Bモードエコー
ロート型の全剥離をエコー上で示す．エコー像は視神経乳頭と連続している

ともに使用方法は本質的にはあまり変化はないので，機器の設定については各社の取り扱い説明書に任せるが，検査の手順について述べる．

機器のメインスイッチを入れ，感度(dB)をその装置の標準感度（76dB前後が多い）に設定し，増幅の形をlog増幅としておく．装置によっては患者の名前，カルテ番号，左右の表示などが入力可能であるので後ほどの整理のことを考えて入力しておく．次にA，Bモード両方が一画面に出るモードにしておくと便利である．装置によっては拡大が連続的に可能なものがあるが，適当な大きさに設定しておく．機器の用意が整ったならば，患者を仰臥位にし眼瞼を軽く閉じてもらう．アクアソニックなどのcoupling mediumを探触子に載せて眼瞼の上に探触子を当て検査を開始する．水平断・垂直断で検査を行う．まずオリエンテーションをつけるために，視神経の陰影を確認して病巣の位置を推定する．眼内病変では病巣の大きさ，広がりなど探触子をずらして幅広く検索することが必要で，確定診断をするには，quantitative echography，kinetic echographyを行って病巣からのエコーの反射率や動揺性などについて検査する．

1）網膜剥離（図2）

Bモードでは，膜状のエコーが検出され必ず後壁に付着している箇所がある．全剥離の場合でも視神経乳頭部の箇所は後壁から連続してエコーが

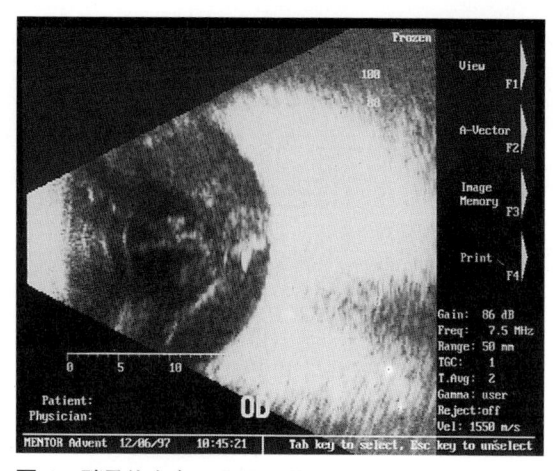

図3 硝子体出血のBモードエコー
硝子体中にびまん性に硝子体出血が認められ後極部に近い部は凝血塊がある

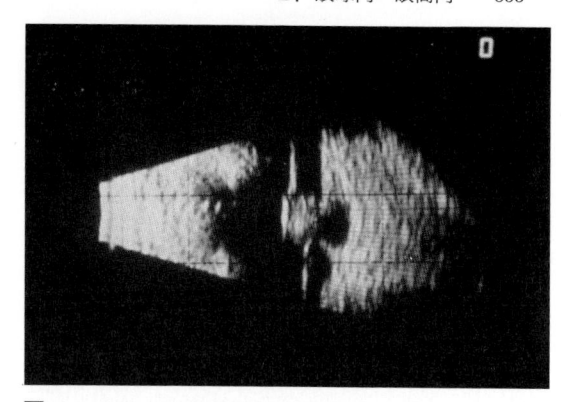

図4 メラノーマのBモードエコー
後極部前方に突出したメラノーマエコーを認め，choroidal excavationを認める

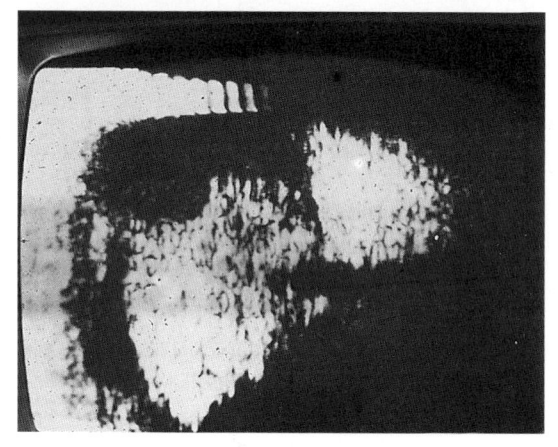

図5 網膜芽細胞腫Bモードエコー
硝子体腔中に突出する大きな腫瘍エコーを認め，その後方の眼窩組織のエコーの欠損が著明である

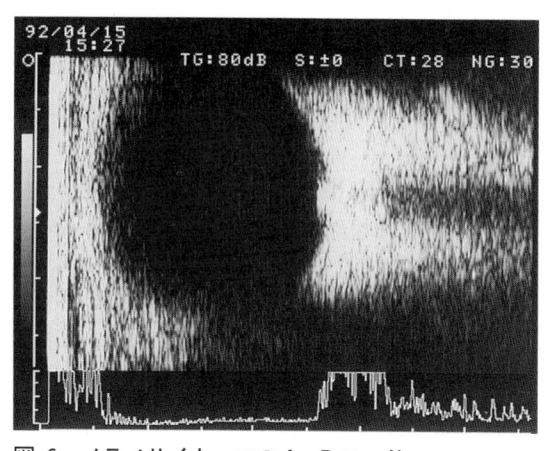

図6 メラノサイトーマのA・Bモードエコー
視神経乳頭上に存在するメラノサイトーマのエコーを検出する．Aモードでは中等度のスパイクを示す

見える(図2)．後部硝子体剝離では，移動性が大きくAモードでは反射率が網膜剝離に比べて低いのが特徴である．胞状網膜剝離では，眼球の動きによって剝離網膜の可動性は大きいが，剝離部分が浅い網膜剝離では可動性が小さい．

2) 硝子体出血(図3)

糖尿病，網膜裂孔，網膜静脈分枝閉塞症などのときに多いが，硝子体腔中に可動性のエコーを認める．出血の程度により異常エコーは少量のものから硝子体腔中を充満するものまである．後部硝子体剝離を伴っているかどうかを診断しておくことは，硝子体手術を行う場合に重要となる．

3) ぶどう膜メラノーマ(図4)

Bモードでは充実性の腫瘍エコーを検出する．超音波の反射率は中等度でAモードでamplificationをSモードにすると階段状の波形が認められるのが特徴である．その他，メラノーマの特徴としてchoroidal excavationやacoustic vacuoleなどもみられる．

4) 網膜芽細胞腫(図5)

Bモードで充実性の反射率の高い腫瘍エコーが認められ，眼窩脂肪組織のエコーの反射率の減少または欠損(眼窩エコーの吸収)が認められる．

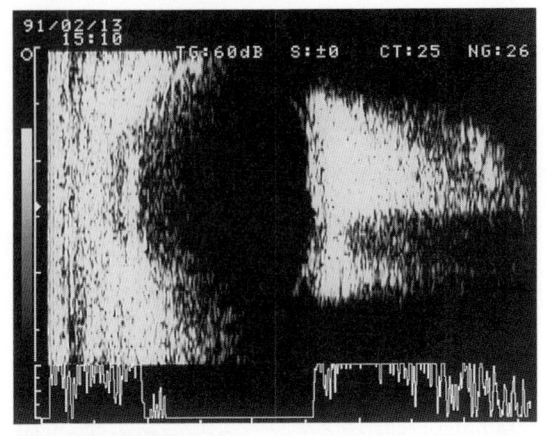

図 7　後部強膜炎のA・Bモードエコー
眼球後壁の前方に反射率の高い膜状エコーを認め，その後方に音響学的に比較的反射率の低いゾーンを認める．脈絡膜の肥厚と考えられる

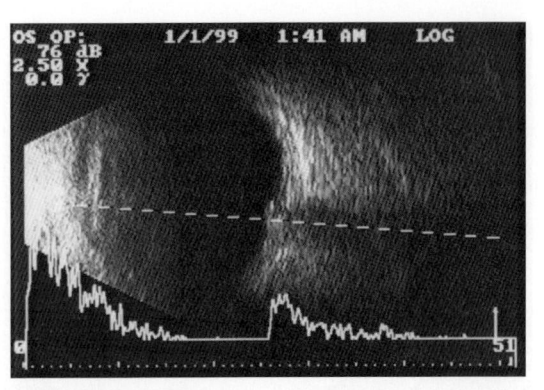

図 8　うっ血乳頭のBモードエコー
視神経乳頭部に硝子体中に盛り上がったエコーを認める

5）メラノサイトーマ(図6)

乳頭上に存在するメラノサイトーマのBモードにて充実性のエコーが認められる．反射率は中等度である．

6）後部強膜炎(図7)

Bモードで後極部に脈絡膜の肥厚のエコー像を認める．

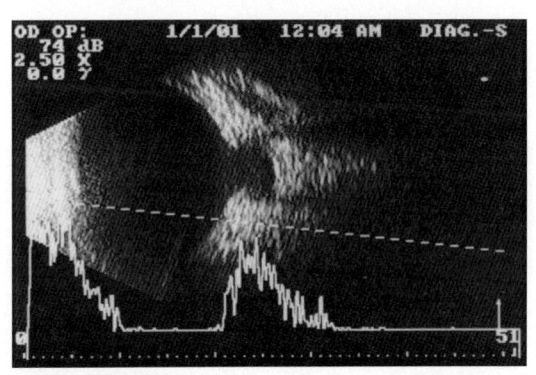

図 9　朝顔症候群のBモードエコー
視神経乳頭部付近の陥凹がみられる

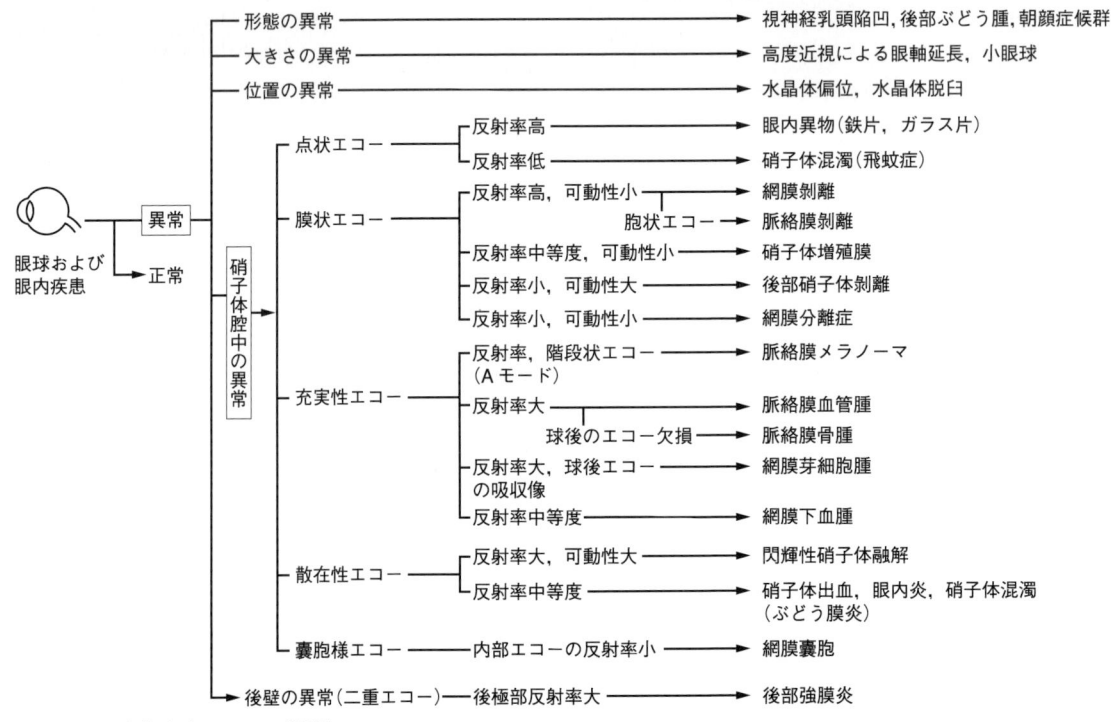

眼球および眼内疾患	異常 → 硝子体腔中の異常	形態の異常		視神経乳頭陥凹，後部ぶどう腫，朝顔症候群
		大きさの異常		高度近視による眼軸延長，小眼球
		位置の異常		水晶体偏位，水晶体脱臼
		点状エコー	反射率高	眼内異物(鉄片，ガラス片)
			反射率低	硝子体混濁(飛蚊症)
		膜状エコー	反射率高，可動性小	網膜剥離
			胞状エコー	脈絡膜剥離
			反射率中等度，可動性小	硝子体増殖膜
			反射率小，可動性大	後部硝子体剥離
			反射率小，可動性小	網膜分離症
		充実性エコー	反射率，階段状エコー(Aモード)	脈絡膜メラノーマ
			反射率大	脈絡膜血管腫
			球後のエコー欠損	脈絡膜骨腫
			反射率大，球後エコーの吸収像	網膜芽細胞腫
			反射率中等度	網膜下血腫
		散在性エコー	反射率大，可動性大	閃輝性硝子体融解
			反射率中等度	硝子体出血，眼内炎，硝子体混濁(ぶどう膜炎)
		囊胞様エコー	内部エコーの反射率小	網膜囊胞
	正常			
	後壁の異常(二重エコー)	後極部反射率大		後部強膜炎

図 10　眼球内病変のエコー診断

B．眼球内・眼窩内　355

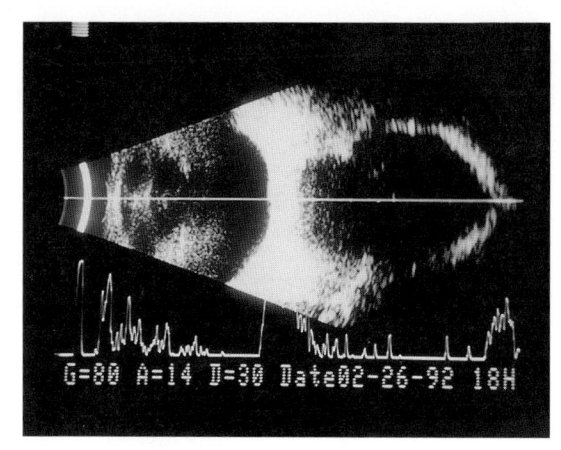

図11　粘液嚢腫のA・Bモードエコー
眼窩内後方に嚢胞様のエコー像を認め，内腔は音響的にはわずかなエコーを認めるのみである

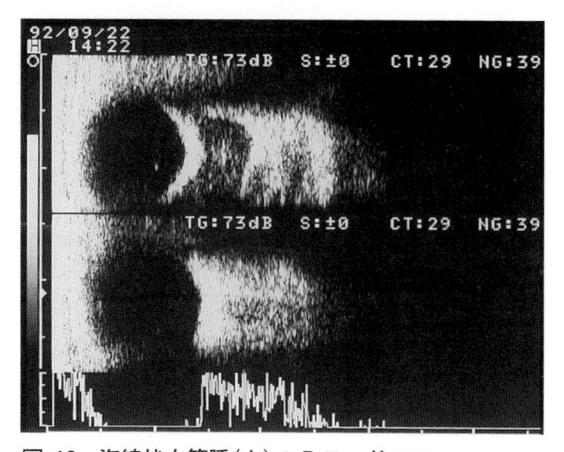

図12　海綿状血管腫（上）のBモードエコー
（下方は正常の左眼）
球後筋円錐内に境界鮮明な内部比較的反射率のよいエコー像を検出する

　7）うっ血乳頭（図8）
　視神経乳頭の浮腫のため硝子体内に突出するエコー像を認める．
　8）朝顔症候群（図9）
　視神経乳頭部に一致してエコー像が陥没しているのが検出できる．
　眼内の異常エコーをまとめてみると図10のようになる．

眼窩内病変の診断

　眼窩内病変の診断法では，Bモード法が最もよく使用され，病変の大きさ，位置などを知ることができる．患者に軽く閉瞼してもらい，その眼瞼上にcoupling mediumを塗布した超音波振動子を置き，paraocularとtransocularの方向で，眼窩の異常エコーの探索にあたる．通常は，transocularで眼球のエコーを描出して眼窩のエコーを調べる．transocularのときに，水晶体を避けて行い，まず視神経の陰影をチェックし，その後眼球を上下左右に移動してもらい，外眼筋の異常もチェックしておく．眼窩は骨壁に囲まれており，骨壁より後方からはエコーを得ることはない．また眼窩の奥を検査したい場合には，超音波診断装置の画面を眼内用から眼窩用に切り換え，画面を広範囲に見られるようにすることも必要である．

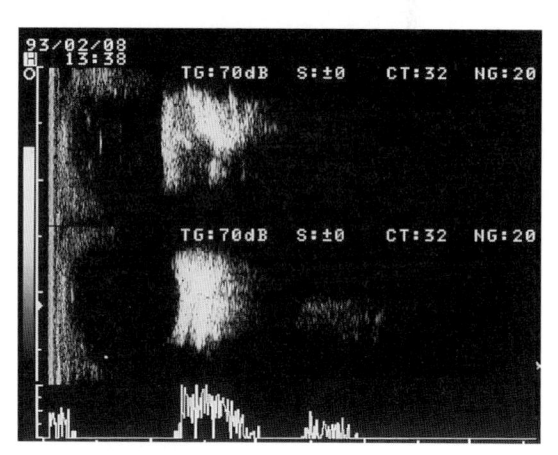

図13　リンパ腫のBモードエコー
球後から内後方に向けて，筋円錐外の腫瘍を検出する

　眼窩病変では眼球突出が最も多いが，超音波診断ではまず病変部を発見し，topographic echographyで病変の大きさ，広がり，深さなどを検査し，病巣の輪郭が明瞭か不明瞭かを見たり，また病巣が筋円錐内にあるか円錐外か，骨欠損があるかなどを検査する．次にquantitative echographyで，病巣の性質を検査する．充実性の腫瘍かあるいは粘液嚢腫などのような嚢胞かは，内部エコーを観察することにより判定する．さらにAモードにて，反射率をチェックする．充実性腫瘍の場合には連続したエコーが認められ，嚢腫の場合には反射率の低い散在性のエコーが認められる．kinetic echographyでは，A-V fistel（動静脈

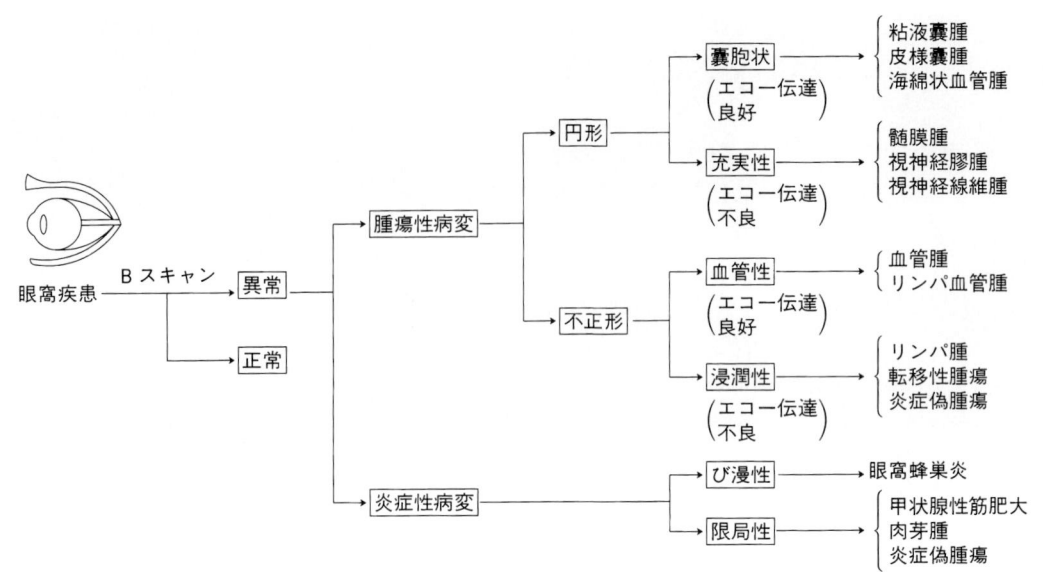

図 14 眼窩疾患のエコー診断
(小口芳久：眼窩疾患と画像診断．眼科診療プラクティス10．文光堂，1998 より引用)

瘻)の際に自発性のエコーの動きがみられ，病変が軟性のものでは振動子を眼瞼部より圧迫すると病変部のエコーの縮小がみられることがある．

1) 粘液嚢腫(図 11)

眼球後方に境界鮮明な嚢腫が認められる．内容は，低振幅のエコーが散在性に認められる．膿瘍，神経鞘腫なども同様のエコー所見を呈すが，粘液嚢胞よりやや内部エコーが多く，振幅も低〜中等度である．

2) 海綿状血管腫(図 12)

眼球後方筋円錐内に嚢胞状の腫瘍エコーを認め，反射率は比較的高い．

3) リンパ腫(図 13)

眼球内後方に比較的境界不正な円錐外の腫瘍エコーを認め，反射率は中等度である．

眼窩疾患のエコー鑑別診断を図 14 に示す．眼窩疾患のエコー診断は無侵襲で簡便な方法であるが，診断医の眼科的知識と超音波診断法に精通していることが診断率の上昇につながる．CT，MRI などの他の検査法を含めて診断することが重要である．

C UBM

UBM(ultrasound biomicroscopy，超音波生体顕微鏡検査)は 1990 年 Pavlin らにより開発され，30 Hz 以上の高周波数の超音波を使用し，約 50 μm という高解像度で前眼部の詳細な超音波像を観察できるほか，それまで観察困難であった虹彩裏側の形態，後房，毛様体の観察が可能となり，また定量的な生体計測(biometry)が可能となった．

検査目的

前眼部の詳細な超音波像の観察，特に虹彩裏側の形態，後房，毛様体の観察，さらに距離，角度，面積など前眼部組織の生体計測(biometry)が可能．

検査対象

(1) 角膜, 結膜: 角膜混濁やスティーブンス-ジョンソン Stevens-Johnson 症候群など細隙灯顕微鏡で観察し得なかった症例の前眼部の状態の把握.

(2) 前房, 虹彩, 隅角: プラトー虹彩や周辺虹彩前癒着, 外傷性隅角解離, 虹彩腫瘍などの観察, 隅角線維柱帯切除術後の濾過胞の状態の把握.

(3) 水晶体, 眼内レンズ: 水晶体亜脱臼, 眼内レンズ固定の確認.

(4) 毛様体: 皺襞部の腫瘍, 嚢腫の観察, 扁平部剥離, 脈絡膜上腔の観察.

(5) 硝子体: 前部硝子体の混濁, 増殖膜の牽引の確認.

検査法

機種によって操作法に違いがあるが, まず検査日時, 被検者の情報, 検査眼の選択, ゲインなど画像のパラメータの設定を行う.

a. 水浸法 (UD-6010, HiSCAN)

患者を仰向けに寝かせる. 検査眼に局所麻酔を点眼する. 開瞼し, アイカップを装着し, 瞼裂に入れる. アイカップ内にメチルセルロースを注ぐ. トランスデューサー先端でメチルセルロースの泡を除去した後, アイカップ内に生理食塩水を入れる. トランスデューサー・プローブの下部を持つ. 手は患者の額におくとコントロールしやすい. 直視下で, プローブをアイカップ水槽内に入れ, ゆっくりと眼球に近づけ, 走査を開始する. 眼球に近づけすぎると走査は自動的に停止する. UD-6010 の場合, リアルタイム画像を見ながら, 適当な箇所をフットスイッチでフリーズし, 保存する. HiSCAN の場合, 20 秒間 AVI ファイル形式の動画としてパソコンに保存され, 静止画を取り出すこともできる.

b. 直接法

患者を仰向けに寝かせる. 検査眼に局所麻酔を点眼する. 開瞼状態でプローブと眼球にメチルセルロースを多めにつけ, 通常の B モード同様に走査を開始する. 眼球を接触させると眼球が変形してしまうので, やや浮かせ気味にプローブを持つ. リアルタイム画像を見ながら, 適当な場面でフットスイッチにて画像をフリーズし, 保存する.

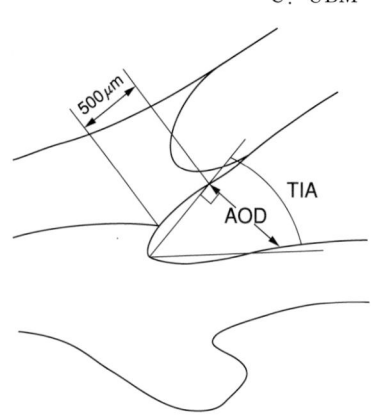

図 15 狭隅角の判定
AOD: angle opening distance
TIA: trabecular-iris angle

検査成績の判定

狭隅角の判定 (図 15)

1) angle opening distance (AOD)

Pavlin らは強膜岬より 500 μm 前方の角膜内面から直角な線を虹彩表面まで落とし, その角膜-虹彩間の距離を angle opening distance (AOD) と定義し隅角の開度を判定する.

2) trabecular-iris angle (TIA)

AOD の線分を底辺とし隅角底を頂点とした三角形の頂角を trabecular-iris angle (TIA) とし, その角度により隅角の開度を判定する.

図 16〜19 に症例の代表的像を示す.

備考

水浸法の場合, プローブが角膜に接触しないように注意が必要である. また, アイカップの装着が不具合だと, 検査中に注いだ生理食塩水が漏れ, 被検者の衣服を汚すことになる. 直接法の場合, 眼球に接触させると眼球が変形してしまい, 本来

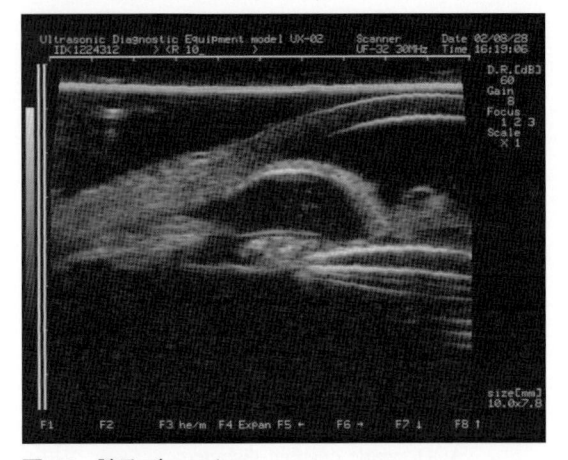

図 16　瞳孔ブロック
眼内レンズに虹彩が癒着し iris bombé となっている

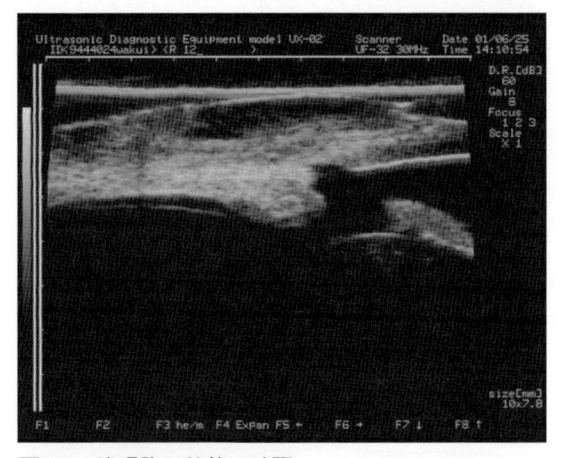

図 17　濾過胞の状態の確認
MMC 併用トラベクレクトミー後で，線維柱帯切除部に濾過胞が形成されている

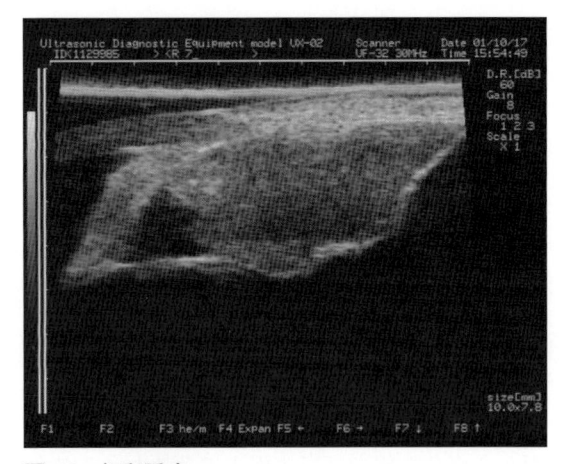

図 18　虹彩腫瘍
毛様体に及ぶ虹彩腫瘍

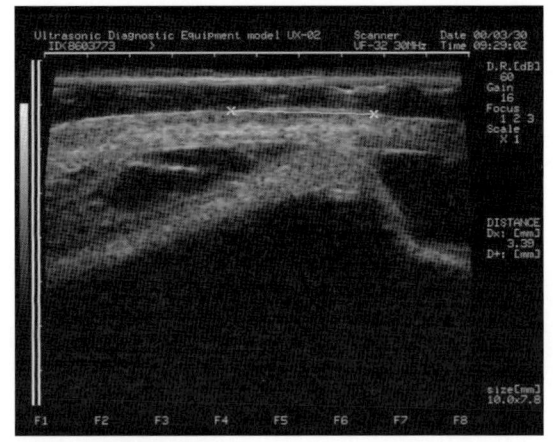

図 19　脈絡膜剝離
低眼圧による脈絡膜剝離

表 2　UBM 機種の比較

モデル名	UD-6010	HiSCAN
メーカー	トーメーコーポレーション	オプチコン
検査法	水浸法	水浸法
使用周波数	40 MHz	50 MHz
解像度	50 μm	50 μm
測定深度	50 mm	60 mm
記録方式	静止画，動画	静止画，動画

の位置関係が不明になり，判定を見誤ることになる．

類似機種(表2)

これまでに販売されてきた装置は，① P 45 Ultrasonic Workstation(Paradigm Medical Industries)，② UX-03(リオン)，③ HiSCAN(オプチコン)，④ UD-6010(トーメーコーポレーション)の4種類ある．しかしながら，2006 年 2 月の時点において日本で購入できるのは UD-6010(トーメーコーポレーション)，HiSCAN(オプチコン)の 2 種類である．

P 45 の前身の model 840 と UX-03 の前身の UX-02 の間で比較した検討では 90％超の相関が得られ，前房深度以外のパラメータで水浸法の model 840 が有意に良好な再現性を得られると報告されている．また，model 840 と UD-6010 の間で比較した検討では，像の鮮明さは同等で観察範囲が UD-6010 の方が広いと報告されている．

文献

1) Pavlin CJ, Sherar MD, Foster FS：Subsurface ultrasound microscopic imaging of the intact eye. Ophthalmology 97：244-250, 1990
2) Pavlin CJ, Harasiewicz K, Sherar MD, et al：Clinical use of ultrasound biomicroscopy. Ophthalmology 98：287-295, 1991
3) Kobayashi H, Kobayashi K：Quantitative comparison of Zeiss-Humphrey model 840 and Rion UX-02 systems of ultrasound biomicroscopy. Graefes Arch Clin Exp Ophthalmol 237：381-386, 1999
4) 杉本浩多，宇治幸隆，伊藤邦生，三浦巧也，松永功一，古田基靖，小郷　実：新しい超音波生体顕微鏡プローブ UD-6010 の使用経験．あたらしい眼科 22：1411-1414, 2005

XXI 放射線診断

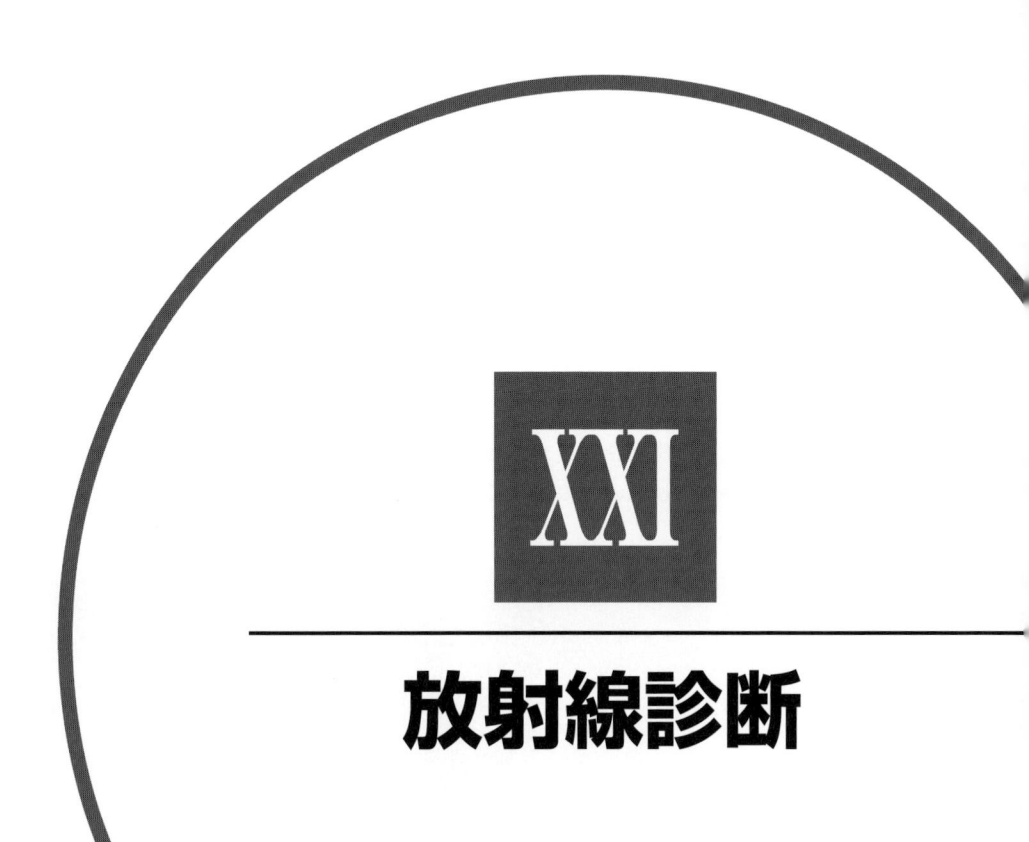

眼科領域の検査は眼球自体に対する鏡顕的検査が多く，眼科に備えられている器械ですませられる場合が多い．そのためか，放射線関連の検査は比較的なじみが薄い．しかし画像検査こそ，眼の解剖を知っている眼科医によって診断がなされるべきであり，大いに多用すべきである．

検査法

a．X線検査法

単純X線検査は放射線診断の基礎となるものである．簡便であり，全体の俯瞰図が得られ，被曝量が少なく，意外な病変を発見できることがある．眼窩疾患や外傷では念のため撮っておくとよい．眼窩内の鉄片異物を認めた頭部単純写真を図1に示す．

外傷の場合，頭部外傷では正面，両側面の撮像が基本である．さらに受傷部位が眼窩の場合はWaters'法を，上頬部など顔面に及ぶ場合には頬骨弓を，眉毛外側では視神経管撮影を追加する．眼窩壁骨折の場合は骨の変位が大きいと確認することができるが，線状骨折はほとんど判別できない（図2，3）．

眼窩腫瘍の場合，骨破壊像や腫瘍内の石灰化を確認することができる．

実際には単純撮影のみで診断と治療方針が立てられることはむしろまれで，CTやMRIといった断層撮影との組み合わせが必要になる．

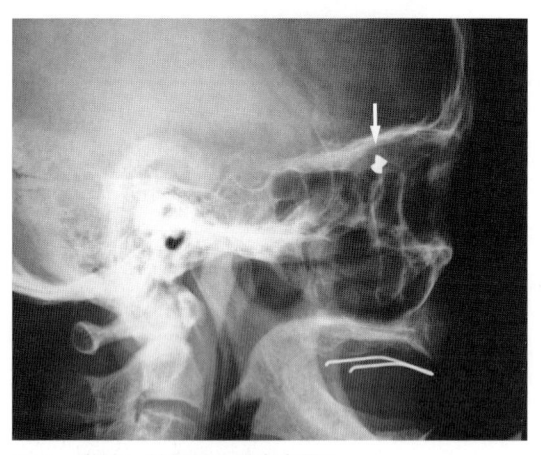

図1　単純X線側面：眼窩内異物
空気銃の弾丸を異物として認める

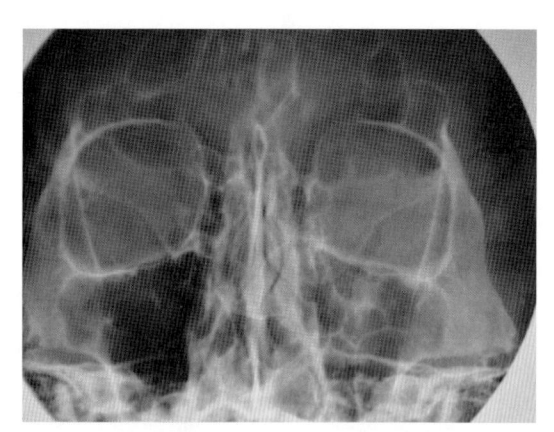

図3　単純X線Waters'法：左眼窩下壁骨折
眼窩下神経溝にて骨折を認める

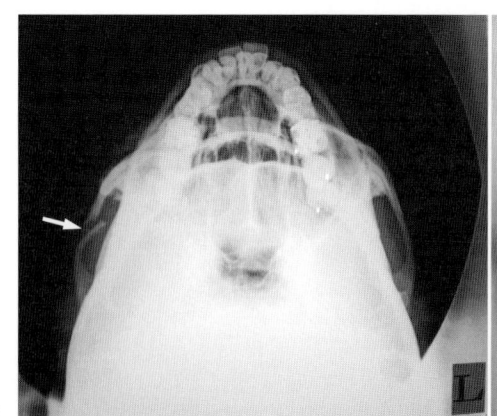

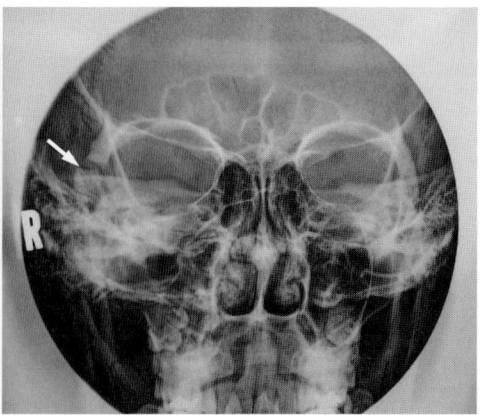

図2　単純X線頬骨弓撮影，Waters'法：右頬骨骨折
正面(a)と頬骨弓撮影(b)で明らかにわかる

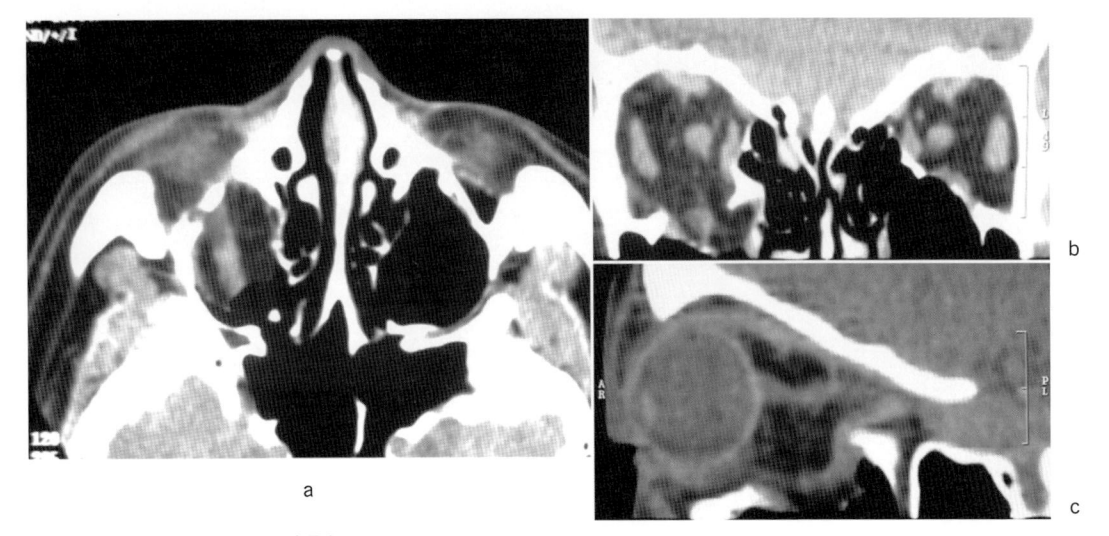

図4 単純CT：右眼窩下壁骨折
水平断(a)，前額断(b)，矢状断(c)を示す．診断と治療方針の決定には前額断が不可欠である．写真は再構成されたもので，アーチファクトもなく，下直筋と骨折部の関係まで細部を観察ができる

b．CT

　眼窩の病変に関して見当がつかない場合，第一選択で施行する．MRIに比べて撮像時間が短く，緊急性のある場合や小児の症例に簡便に施行できる．放射線による撮像であるので，骨構造を尊重した画像が得られる．眼窩壁骨折，眼窩腫瘍の診断に欠かせない．眼内腫瘍，後部強膜炎にも有用である．

　眼窩腫瘍では，腫瘍の局在，骨破壊像，腫瘍内の石灰化，静脈瘤における血管内石灰化を確認することができる．

　眼窩壁骨折は眼部の鈍的打撲の症例で眼球運動制限がある場合に疑われる病態である．図4に典型的な眼窩下壁骨折の3方向のCT画像を呈示する．

　なんらかの眼窩手術を検討している場合は必須である．腫瘍摘出術ではアプローチに際して骨切除をする必要があるかどうかを判断する材料となり，術中には骨構造を参照しながら位置を確認するからである．

・骨条件

　通常は軟部条件で撮像されるが，設定を変えて骨条件で撮像すると，それまで真っ白だった骨構造の中の濃淡が明らかになり，骨髄や骨折線がよく観察できるようになる．この条件は，眼窩以外の部位では線状骨折を確認するために有用とされ，広く用いられている．

　眼科領域では，視神経管損傷の診断に欠かせない(図5)．通常の条件では視神経管は，周囲の骨の影響を受けて観察できないことが多い．眼窩壁骨折の場合，骨条件はあまり役に立たないことが多い．病変の主座は骨自体にはなく，脱出した軟部組織の状態にあるためである．

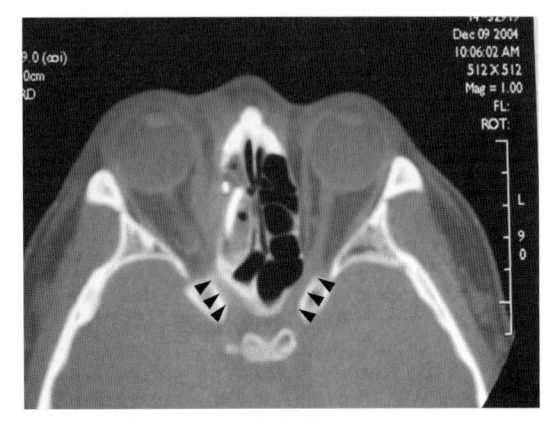

図5 CT骨条件での視神経管
骨条件でないとわかりにくい

c．MRI

　観察したい対象が筋肉・眼瞼・腫瘍といった軟部組織の場合に選択する．疾患では眼窩腫瘍，甲

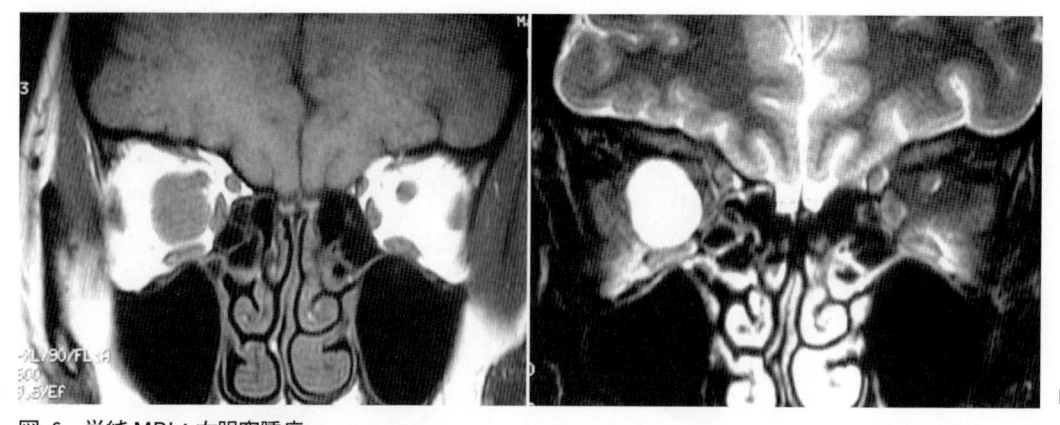

図6 単純MRI：右眼窩腫瘍
T1では解剖を，T2では質を観察しやすい．T1で右視神経の下耳側に腫瘍を認める(a)．T2でhigh intensityであるので，血管腫か神経鞘腫が考えられる(b)

状腺眼症，蜂窩織炎，眼瞼腫瘍，眼内腫瘍に有用である．

特に眼窩腫瘍では周囲組織との関係を最もよく把握でき，有用である．眼内腫瘍では悪性黒色腫や網膜芽細胞腫の鑑別に有用である．

1) T1・T2強調画像

T1では解剖を，T2では炎症や組織の状態を把握することができる．T1では占拠性病変の局在など解剖に基づいた画像を得ることができる．スクリーニングの機能が高いので，必ず撮像するべきである．T2は水やヘモグロビンが白く写る条件である．眼球や血管腫が白く写り，炎症のある部分も水を含むため白く写る．甲状腺眼症ではT2の前額断を撮像するよう指示する必要がある．撮像前に病態を把握できていない場合や腫瘍の場合は，両方の条件で，水平断，前額断をやっておいたほうがよい．眼瞼の病変には両方の条件で矢状断を指示する．骨は黒く写ってよく見えないため，眼窩壁骨折の場合はCTで不十分な部分を補う役割を担う程度に考えておいたほうがよい．MRIでは炎症や境界不明瞭な腫瘍が大きく写りがちである．1つのスライスで判断せずに，さまざまな条件やCT所見と合わせて局在診断を下すべきである．

2) 造影

造影剤を静注することによって，観察不能だった病変が観察でき，詳細な所見を得ることができる．意外であり，注意したいのは血管が造影されるわけではなく，造影剤に親和性のある組織が増強されるということである．一般に腫瘍を疑う場合は造影したほうがよいが，これで血管腫を常に見分けられるわけではない．また，炎症のある部分は増強されやすい．甲状腺眼症等で筋肉が腫大している場合では，ただ筋肉が真っ白く描出されるだけであまり意義を感じない．T2強調で十分と考える．

造影剤アレルギーのある患者では重篤なショック症状をきたすことがある．よって造影の適応は必要最小限にとどめたい．

d. 眼窩CT・MRIのオーダーのしかた

眼科医が画像のオーダーに慣れていないように，放射線技師にも眼窩撮像の経験が少ない場合が多い．臨床に応用するのはわれわれであるので，撮像に関しては眼科医から多くの条件を指定したほうが無駄な画像を撮らずにすみ，患者さんに還元できる．

オーダーをする際には以下のことを指定するとよい．

(1) 水平断は両視神経に沿って
(2) 前額断も必要
(3) CTの前額断はできる限り再構成画像で

(1) 眼窩の解剖で中心となる視神経がいくつかのスライスにまたがってしまうと，位置関係が理解しにくくなる．このように両側の視神経に沿って撮像するよう指定する必要がある．よく眼窩上

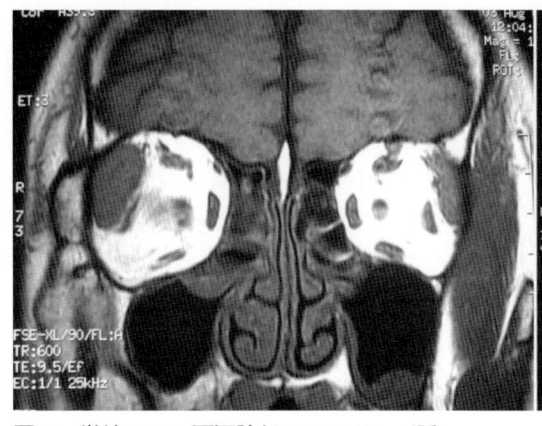

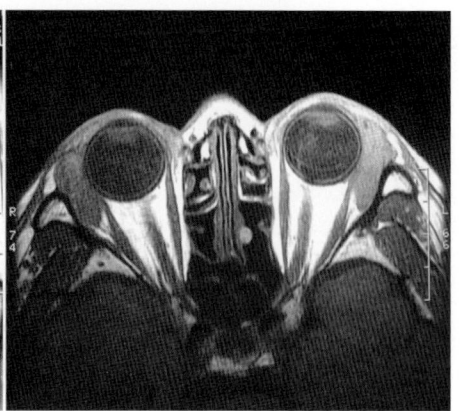

図7 単純MRI：両涙腺部MALTリンパ腫
a：前額断，b：水平断
周囲組織との関係はT1強調画像の条件が最もわかりやすい

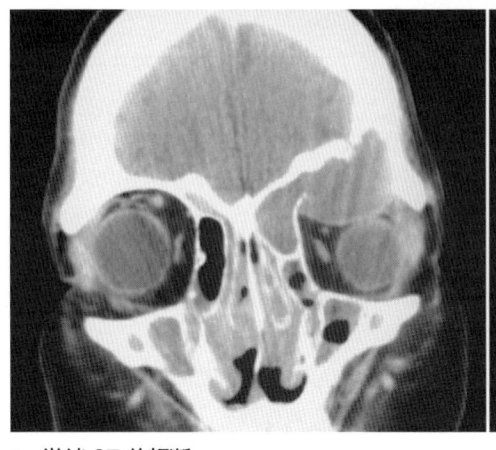

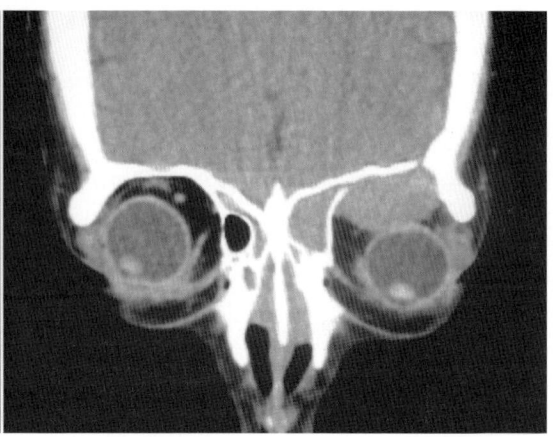

図8 単純CT前額断
頸部後屈させて撮る方法では，a：十分後屈させれば前頭洞炎の眼窩内進展だとわかるものが，b：不十分だと顔面に平行に撮像できず，眼窩腫瘍に見えてしまうことがある．c：後屈をしっかりすると，顔面に平行な前額断を通常のCTで撮像できる

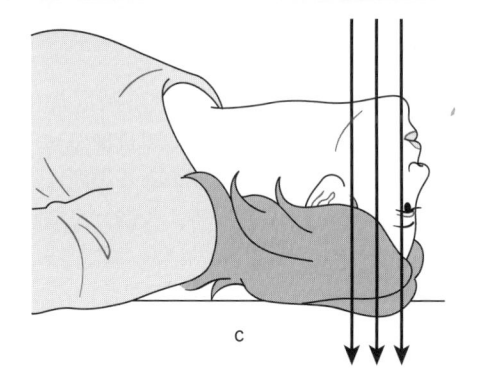

壁に平行な断面で撮像されてしまうことがある．

（2）眼窩の構造上，前額断にて非常に有用な情報を得られることが多い．通常水平断のみルーチンで行うが，前額断も合わせて施行してもらうとよい．

（3）水平断で得た情報をコンピュータ処理することで，断面を任意に再構成することができる．前額断や矢状断画像の構成が可能となる．また通常前額断は頭部を後屈させて水平断と同じやり方で直接撮像するが，歯冠の金属によってアーチファクトが生じてしまうことがある．しかし再構成画像ではきれいな画像が得られる．

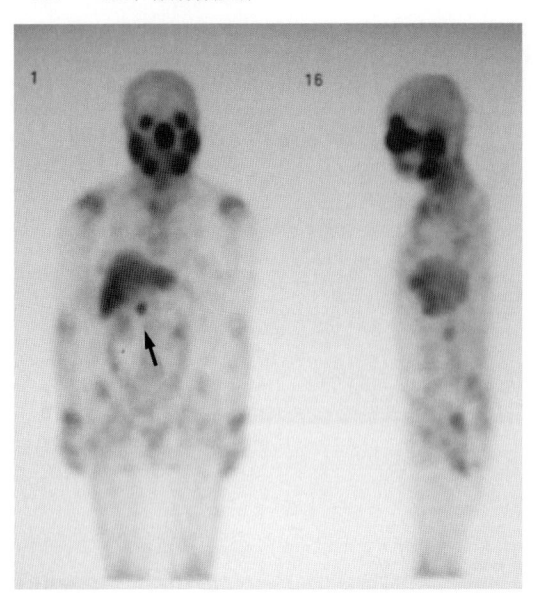

図9 ガリウムシンチグラフィ：悪性リンパ腫
両涙腺，耳下腺，顎下腺，鼻腔，肝下部に異常集積を認める

これはある程度新しい型のCT装置でないと不可能で，技師による操作が必要なので時間がかかることがある．

e．シンチグラフィ

眼科領域では主に悪性腫瘍の転移巣検索目的に用いられる．眼窩悪性腫瘍を疑ったとき，他のどこに異常があるかわからない場合に施行する．放射線同位元素でラベルした物質を静注する．

1）ガリウムシンチグラフィ

^{67}Ga-citrate を静脈注射し48～72時間後に計測する．撮像前夜に下剤を投与して排便させておく必要がある．悪性腫瘍や炎症のある場所に集積する．正常でも肝臓，脾臓，骨，骨髄，鼻咽腔，唾液腺，涙腺，大腸，外陰部，乳腺が描出される．

集積が特異的かどうかの判断は放射線科医の読影に委ねる．多発した悪性リンパ腫の例を呈示する（図9）．

眼科疾患でガリウムシンチグラフィが有用な疾患は，MALTリンパ腫等の悪性リンパ腫，サルコイドーシス，悪性腫瘍である．両側の涙腺と耳下腺に集積した所見は「パンダサイン」と呼ばれ，サルコイドーシスに特徴的とされている．

2）骨シンチグラフィ

病院で行われる核医学検査のうち，最も多く実施されているものである．^{99m}Tc-MDP または ^{99m}Tc-HMDP を静脈注射し，3時間後に計測する．撮像直前に排尿させておく必要がある．悪性腫瘍の骨転移を検出するのに有用である．

備考

画像検査はあくまでも検査の1つである．当然臨床情報を重視して診断を下すべきである．特にMRIや造影検査は過信され気味であるが，万能ではないことを心得ておく必要がある．また撮像の方法によって画像の出来は変化する．臨機応変に立体像を頭の中で組み立てねばならない．

しかし撮ったはいいが読影は放射線科医に頼ってしまうという問題は残る．平素より解剖を把握し，画像に見慣れておきたい．

文献

1) 西村恒彦（編）：臨床医のための核医学検査ガイドブック．プリメド社，1999
2) 高橋睦正（編）：必修放射線医学，第4版．南江堂，1999

XXII 検体採取法

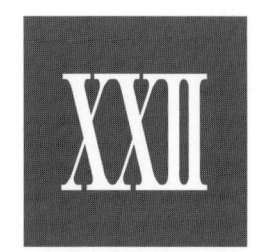

A 微生物検査

1. 表面，前房水

検査対象・検査目的

a．対象

感染性眼疾患（結膜炎，感染性角膜潰瘍，眼瞼炎，涙嚢炎，眼内炎など），アレルギー疾患，および内眼手術前症例．

b．目的

感染性眼疾患の場合，起炎微生物の分離・同定．アレルギー疾患では確定診断．手術前検査としての培養では，結膜嚢常在細菌の把握や手術前後に使用する抗菌薬選択の参考資料の取得．

検査法

a．検体採取方法

1）結膜炎

眼脂は細隙灯顕微鏡下あるいは直視下で採取し，スライドグラス上にガラス棒かスパーテルで十分薄く伸ばし，各種染色方法に従って染色する．瞼結膜の乳頭や濾胞は，点眼麻酔後に綿棒でやや強めに擦過し，その綿棒をスライドグラス上に転がすようにして検体を塗布する．

2）角膜潰瘍

a）擦過・掻爬

滅菌済みの円じん刀を使い，擦過の場合は病巣境界部の角膜上皮を，掻爬の場合は健常部角膜実質も含めて潰瘍底を強く擦る．角膜が融解し薄くなっている場合は，角膜穿孔に注意する．使用した円じん刀に付着した検体は，一部を各種培地に突き刺し分離・培養に，残りはスライドグラス上に塗布し，目的に応じた染色を行う．

b）生検

診断目的で，病巣部角膜を楔形に切除するか，小さな直径（例えば皮膚生検用：直径2～3 mm）のトレパンを用いて，角膜表層切除の要領で採取する．原則として手術場で施行する．

3）眼瞼炎

瞼縁を綿棒でゆっくり転がすようにして採取する．ブイヨン培地を瞼縁に塗布しスポイトで吸引してもよいが，皮膚常在菌の混入は避けられない．

4）涙嚢炎

涙嚢部皮膚をイソジン消毒後，23 G 針と 5 cc の注射器を用いて経皮的に穿刺・吸引する．

5）眼内炎

抗菌薬の頻回点眼後，27 G 針を 1 cc の注射器につけ角膜輪部から前房内に刺入し，前房水を約 0.2 cc 採取する．その際，鑷子でしっかり眼球を固定する．検体は，スライドグラスと各種培地に滴下する．白内障手術用スリットナイフで前房穿刺した後に鈍針を利用し採取してもよいが，前房水の漏出が多くなることを念頭におく．外来処置室で施行する場合，前房の浅い症例では清潔な眼内灌流液を準備しておく必要がある*．

6）手術前症例の結膜嚢培養

a）液体培地を使用する場合

下眼瞼を反転して円蓋部結膜を露出し，同部に滅菌済みのスポイトで吸引したブイヨン培地を滴下し数回ポンピングする．その際，液体培地が手指に付着しないよう注意する．

b）市販の検査用培地を用いる場合

おおむね滅菌綿棒で結膜拭い液を吸収させるようになっている．先端を生理食塩水で湿らせた後，円蓋部結膜を1～2往復拭う．

b．主な染色方法

a）ギムザ染色

血液塗抹標本や原虫の染色に古くから使用され

---

* 眼内灌流液が準備できない場合，一時的に前房内空気置換で対処する．その際，瞳孔ブロックによる虹彩虚血に伴う不可逆性の散瞳（Urrets-Zavalia 症候群）を避けるため十分散瞳させ，眼圧に注意しながらゆっくり空気を注入する．

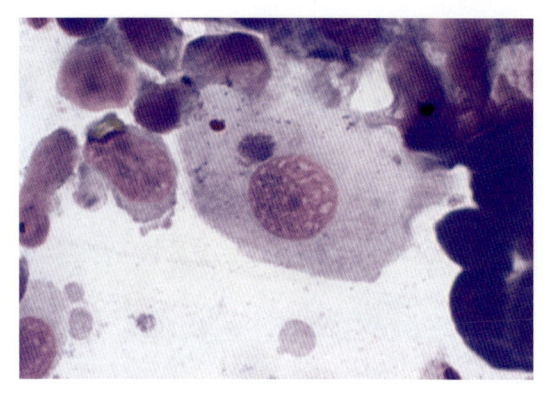

図1 細胞質内封入体のギムザ染色像

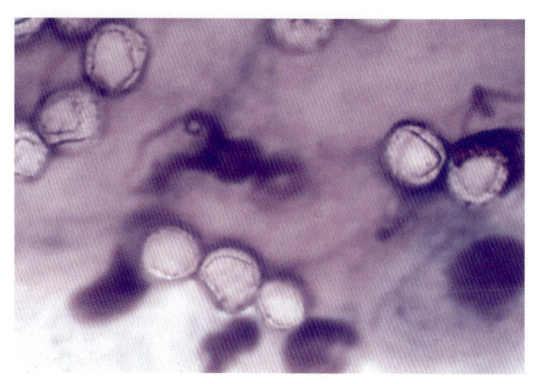

図2 アカントアメーバcystのギムザ染色像

ているが，眼科臨床では，感染症とアレルギー反応のスクリーニングを目的として使用する．細菌のグラム陽性・陰性の区別はできない．ディフ・クイック®染色であれば，数十秒でギムザ染色同等の結果が得られる．

　b）単染色

採取した検体中の細菌を検出する目的で使用する*．

　c）グラム染色

感染症における起炎微生物観察の最も基本的な染色方法である．2〜3分で染色できる．人体由来組織はすべてグラム陰性に染色されることを念頭において観察する**．

　d）蛍光抗体法

主としてウイルスやクラミジアの迅速診断法として利用されている．鏡検には蛍光顕微鏡を用いて暗室で行う．特異蛍光が時間とともに減弱するので，所見を取る際には必ず写真を撮影し，必要以上の時間をかけずに検査と評価を施行する．

検査成績の判定

a．光学顕微鏡

原則としてまずは100倍，400倍でオリエンテーションをつけ，次いで1,000倍油浸で精査する．

　1）ギムザ染色

核は赤紫色，細胞質は青〜淡青色，好酸球性顆粒は赤色，細菌・真菌は濃青色に染色される．クラミジア感染症では細胞質内封入体が検出される（図1）．アカントアメーバ角膜炎では，cystの二重壁構造が明瞭に染色される（図2）．好酸球を1つでも認めれば，アレルギー性疾患と断定できる．

　2）単染色

細胞核は淡青色に，細菌は濃青色に染色される．細菌の有無を観察する目的の染色法であり，基本的にはグラム染色と併用する．

　3）グラム染色

細菌感染では，採取した組織や，擦過・掻爬した人体由来組織がグラム陰性に染色されている中，まずは多核白血球を探し，その近傍のグラム陽性菌またはグラム陰性菌を探す．細菌の形態は均一であり他の残渣物と区別できる．検出した細菌が，起炎菌なのか常在菌なのかの判定は容易ではないが，淋菌性角結膜炎のように，特徴的な病歴や臨床所見と眼脂のグラム染色所見だけで確定診断可能な症例もある．角膜真菌症では，酵母型真菌および糸状型真菌（図3）双方ともグラム陽性に染色される．ウイルス感染症では，検体中に多

---

*　単染色では十分脱脂したスライドグラスを用い，手指で触れたものは使用しないようにする．一般に濃い染色液で短時間染色するより，薄い染色液で長時間染色したほうがきれいに染色される．

**　いかなる染色法であっても，検体を直接鏡検するためにスライドグラスに塗抹する際，できるだけ薄く伸ばすことが重要である．特にグラム染色の場合，塗抹検体が分厚いとグラム陽性に染まる傾向がある．

表 1 主な細菌・真菌の単染色像とグラム染色性

細菌・真菌の種類	形態と特徴	グラム染色性
ブドウ球菌	ほぼ球形，直径0.5〜1.5μm，ブドウの房状	陽性
肺炎連鎖球菌	球形または卵円形，直径0.8〜1.0μm，双球菌	陽性
コリネバクテリウム属菌	0.3〜0.8×1〜8μmのややカーブした桿菌	陽性
緑膿菌	0.5〜0.8×1.5〜5.0μmの桿菌，両端が鈍な円形	陰性
淋菌	腎形またはソラマメ形，直径0.6〜1.0μm，双球菌	陰性
モラクセラ菌	約1.0×2.0μmの桿状または直径0.6〜1.0μmの球状	陰性
インフルエンザ菌	0.3〜0.5×0.5の小桿菌，多形態性	陰性
カンジダ	酵母型では3〜5μmの円形ないし卵円形	陽性
アスペルギルス	二分岐性真性菌糸	陽性

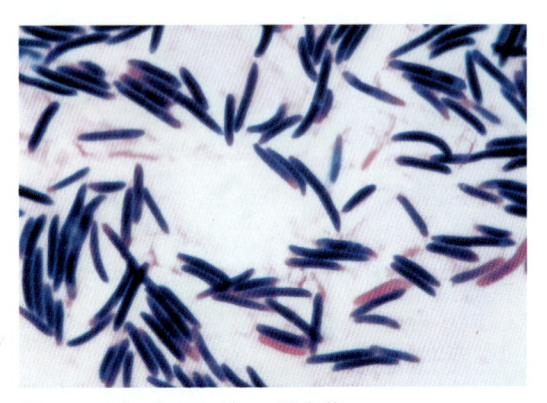

図3 フザリウムのグラム染色像

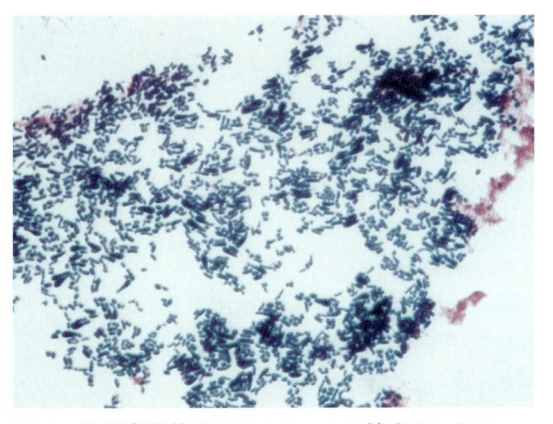

図4 結膜嚢培養でのコロニーから検出されたコリネバクテリウム属菌のグラム染色像

数の単核球を認める．主な細菌・真菌の単染色やグラム染色の所見(**表1**)は，手術前結膜嚢培養時に採取した細菌を塗抹・鏡検し(**図4**)，常日頃からその形態を観察しているとよい．

b．蛍光顕微鏡

感染した細胞がアップルグリーンに染まる．ファンギフローラY染色では，真菌やアカントアメーバが同様に染色される．

2．硝子体液

検査目的

感染症の診断における3要素は，①所見，②背景，③臨床検査であり，これは眼科領域においても同様である．このうち臨床検査に関しては各疾患により対象となる検体が異なる(**表2**)．細菌性疾患のうち細菌性眼内炎は眼内液から菌を検出することが必須である一方，梅毒性ぶどう膜炎では梅毒血清反応が，結核性ぶどう膜炎ではツベルクリン反応や結核菌細胞壁成分に対する血清抗体の測定が診断の根拠となる．ウイルスの眼内再活性化による疾患では眼内液中のウイルスDNAや抗体の検出を試みる．真菌性眼内炎の場合は眼内から真菌が証明されれば確定診断となるが，むしろその可能性は低く，実際には血清学的診断に頼らざるを得ないことが多い．眼トキソカリア症や眼トキソプラズマ症においても血清診断が主体である．

検査の実際

a．硝子体液の採取
　1）前処置
硝子体液を採取する際，切開創周囲の血液や微

生物の混入を完全には避けられない．したがって，用途により異なるが，微生物感染の「痕跡」を硝子体液に求めたいのであれば，少なくとも眼表面においてはそれらの「痕跡」がないことを同時に示さなければならない．特に感度の高い PCR 法などを用いる検索では注意を要する．硝子体液の採取に際しては消毒薬などを用いて眼表面を十分に消毒，洗浄しておくことはもちろんのこと，硝子体カッターを挿入する直前の結膜ぬぐい液などを採取しておき，硝子体液と同様の検索に用いて結果を比較検討する．

2）硝子体手術時

手術の初めに硝子体液を採取する場合でも，必ず硝子体手術のすべてのセッティングを行い，検体採取中のトラブルに迅速に対応可能な態勢を整えておく．特に硝子体液をサンプリングした後の眼球虚脱が長く続かないように，直ちに眼内灌流液が注入できるようにしておかなければならない．あらかじめ硝子体カッターのチューブ途中にある活栓部に 5 ml のシリンジを着け，術者が硝子体を切除する間，助手がシリンジをゆっくり吸引する．術者は吸引するに従って虚脱する眼球を指で圧迫しながら低眼圧になりすぎないように注意する．ある程度の量をチューブ内に吸引できたら，いったん吸引を止め，灌流液を注入すると同時にカッターを抜く．次にシリンジの内筒をさらに引くことでチューブ内の硝子体液をシリンジ内に回収する．ボシュロム社製の硝子体カッターの場合，カッター先端から活栓部までのチューブ内容積がおよそ 1.5 cc であることを参考に必要量を採取する．われわれは通常，チューブを通った硝子体液がシリンジ内に出てくるまで (1.5 cc) 吸引を行っている．硝子体原液を多く採取するために眼球虚脱に対して空気を入れる方法もあるが，十分な硝子体切除を行う前に空気を注入することは避けるべきである．

3）注射針による吸引

細菌性眼内炎において緊急に抗菌薬の硝子体内注射を行う局面でも，その後の診断のためには，まず硝子体液を採取しておかなければならない．硝子体液の採取には 1 ml のシリンジに 25 ゲージ針 (27 ゲージ針では吸引しにくい) をつけたもの

表 2 感染性眼内炎の診断に有用な検体

疾患	前房水	硝子体	血清
細菌性疾患			
細菌性眼内炎	○	○	
梅毒性ぶどう膜炎			○
結核性ぶどう膜炎			△
ウイルス性疾患			
ヘルペス性虹彩毛様体炎	○		
急性網膜壊死	○	○	
サイトメガロウイルス網膜炎	○	○	
HTLV-1 関連ぶどう膜炎			○
真菌性疾患			
真菌性眼内炎	○	○	
その他			
眼トキソカリア症			○
眼トキソプラズマ症			○

を用いる．洗眼および十分な局所麻酔 (点眼麻酔あるいはテノン囊内麻酔) を行い，角膜輪部からおよそ 3.5 mm の毛様体扁平部に針を刺入する．慣れていないと針が網膜に達することをおそれ，あるいは針先を確認したい心理から刺入角度が浅くなりがちであるが，強膜面にほぼ垂直に刺入するように心がける．吸引に際して針先を確認できれば安心だが，眼内炎では前房や硝子体が混濁していることも多く，実際には盲目的な判断で針先が硝子体腔に到達したと考えられた時点でおよそ 0.2〜0.3 ml の硝子体液を吸引する．このとき，ゲル状の硝子体液を細い針で吸引しようとするためにシリンジ内が陰圧になるが，このままでは抜針するときに刺入部付近の結膜に存在する細菌をシリンジ内に吸引してしまう可能性がある．したがって，抜針する前にはシリンジ内筒を自由にして陰圧を解除する．

b. 細菌学的検査

1）硝子体液の意義

白内障術後眼内炎において前房水から菌の同定が可能だったものが 23% であったのに対し，硝子体液は 55% というデータが示すように，細菌性眼内炎の場合は，硝子体液から細菌が同定されることのほうが多い．しかし，少ない頻度ながら前房水のみから細菌が検出される場合もあり，検出率を高めるためには常に前房水と硝子体液の両者を

2）対象疾患と想定起炎菌

白内障術後数日以内に発症する急性細菌性眼内炎ではグラム陽性球菌（メチシリン耐性表皮ブドウ球菌を含むコアグラーゼ陰性ブドウ球菌―主に表皮ブドウ球菌，メチシリン耐性菌を含む黄色ブドウ球菌，溶血連鎖球菌，肺炎球菌，腸球菌）が，術後数週から数か月後の遅発発症例ではグラム陽性桿菌である *Propionibacterium acnes* が原因菌として多い．一方，緑内障の術後では菲薄化した結膜濾過胞からの感染が原因であるために発症時期は定まっておらず，原因としてはグラム陽性球菌のほか，グラム陰性桿菌であるインフルエンザ菌が多い．糖尿病や悪性腫瘍などの免疫不全状態を背景に肝膿瘍など他臓器の化膿巣から眼内に血行性感染が起こる内因性眼内炎（転移性眼内炎）では肺炎桿菌に代表されるクレブシエラ属，大腸菌，緑膿菌などのグラム陰性桿菌が多い．また，外傷性眼内炎では一般的なグラム陽性球菌のほか，土壌中にも存在するグラム陽性桿菌（バシラス属）やグラム陰性桿菌（緑膿菌など）が起炎菌となる．

3）検査方法

採取した硝子体液を直ちに専用の細菌培養用輸送チューブに入れ検査室に提出し，細菌培養を行う．当日，提出できない場合には冷蔵庫（4℃）に保存する．可能であれば，検体の一部を塗抹し検鏡するのが原則である．ただし，例えば眼内炎で，「グラム陽性球菌の可能性」が示されたとしても，薬剤耐性菌であるか否かが不明である以上は直接治療に結びつかないことも多い．

c．ウイルス学的検査

1）硝子体液の意義

急性網膜壊死やサイトメガロウイルス網膜炎においては前房水を用いたPCR法によるウイルスDNAの検出が確定診断の主体となっている．この理由としては前房水でも100％近い検出率があること，これらの疾患では発症早期に硝子体手術を行う機会の少ないことが挙げられる．しかし，急性網膜壊死に関しては網膜剥離を予防する意味で早期に手術することも検討されており，その場合，硝子体液から得られる情報が確定診断につながることも考えられる．

2）対象疾患と想定ウイルス

急性網膜壊死の原因ウイルスはherpes simplex virus type-1（HSV-1），herpes simplex virus type-2（HSV-2），varicella-zoster virus（VZV）であり，サイトメガロウイルス網膜炎ではcytomegalovirus（CMV）が原因となる．ヒトTリンパ球向性ウイルス1型関連ぶどう膜炎（human T lymphotropic virus type 1 associated uveitis；HAU）の場合は特徴的な硝子体混濁を主体としたぶどう膜炎所見と血清抗体陽性が診断の根拠となり，眼内液中のウイルス核酸や抗体検出の結果は問われない．

3）検査方法

最も確実な方法はPCR法によって眼内液中のウイルスDNAを検出する方法である．一方，血清抗体価と眼内液の抗体価を測定し抗体率を算出することでもかなり確かな病因診断が可能である（**表3**）．また，急性網膜壊死において眼内液中のウイルス抗体価の単純な大小比較のみで病因ウイルス（HSVか，VZVか）を同定可能であるかについて検討してみた結果，前房水（発症から採取まで11～66日：平均18日）では15例中13例（87％），硝子体液（18～70日：平均30日）では21例中20例（95％）が病因ウイルスのほうが他方より高い抗体価を示したことより，眼内ウイルス抗体価の大小比較のみでもウイルス同定が可能と考えられた．ただし，発症早期（10日以内）の場合には眼内での抗体産生が不十分なために抗体率の算出あるいは抗体価の比較ができない点に注意を要する．また，HSVの型別に関しては型特異的抗体価測定キットが十分に普及しておらず，現状ではもっぱら眼内液を用いてのPCR法に頼らざるを得ない状況である．

d．真菌に対する検査

1）硝子体液の意義

確定診断のためには眼内からの真菌の検出が必要であるが，血液や硝子体からの培養陽性率は高くないので，IVHなどの体内留置材料使用歴や全身症状，さらには血清学的検査から診断される例が多い．

表 3 抗体率の算出

$$\text{抗体率}_{\text{(Q 値)}} = \frac{\text{眼内液ウイルス抗体価} \div \text{眼内液中の IgG 量}}{\text{血清ウイルス抗体価} \div \text{血清中 IgG 量}}$$

Q 値>1	当該ウイルスに対する局所での抗体産生が行われている可能性あり
Q 値≧6	有意な抗体産生であり，当該ウイルスを病因と同定可能

2）対象疾患と想定真菌

真菌性眼内炎の原因の多くは酵母である Candida 属(Candida albicans, Candida tropicalis)であるが，まれに糸状菌である Aspergillus 属，Cryptococcus 属，Fusarium 属などが原因となる．

3）検査方法

硝子体液から真菌培養を試みると同時に血清同様にカンジダの細胞質にある糖蛋白を検出するキット(カンジテック®)や真菌の細胞壁を構成する主要な多糖類である β-D グルカンを検出するキット(ファンギテック G テスト®，β グルカンテストワコー®)を用いて真菌抗原の検索を行う．

文献

1) Barza M, Pavan PR, Doft BH, et al：Evaluation of microbiological diagnostic techniques in postoperative endophthalmitis in the endophthalmitis vitrectomy study. Arch Ophthalmol 115：1142-1150, 1997
2) 秦野 寛，他：日本の眼内炎の現状．発症動機と起炎菌．日眼会誌 95：369-376, 1991
3) Endophthalmitis Vitrectomy Study Group：Results of the Endophthalmitis Vitrectomy Study. A randomized trial of immediate vitrectomy and of intravenous antibiotics for the treatment of postoperative bacterial endophthalmitis. Arch Ophthalmol 113：1479-1496, 1995
4) Greenfield DS, Suner IJ, Miller MP, et al：Endophthalmitis after filtering surgery with mitomycin. Arch Ophthalmol 114：943-949, 1996
5) 薄井紀夫：急性網膜壊死．あたらしい眼科 20：309-320, 2003

B 病理検査

検査目的

病理学とは，病気の原因となった，あるいは病気の結果として生じた臓器組織の構造上および機能上の変化を研究し，病気の成り立ちと原因を明らかにする学問である．臨床医にとっての病理学とは，"診断のための病理学"と"病態を考えるための病理学"に大別される．前者は，臨床診断が確定できないとき，病変部の切除を行い，病理診断によって確定診断を得ることである．後者は，得られた検体から，その病態に至るまでの経緯や治療の効果について熟考し，今後の医学・医療に役立てることである．

検査対象

病理診断のために必要な眼瞼，結膜，虹彩などの腫瘍性病変の切除，角膜移植時の母角膜，緑内障手術や硝子体手術時の切除組織，涙腺や眼窩腫瘍，そして摘出眼球などが病理検査の対象となる．

検査法

病理標本の作製について記載する．アーチファクトのない美しい組織標本を得るためには，標本作製のすべてのステップが重要である．特に眼球の標本作製は，眼球内部組織の速やかな固定，人工的網膜剝離の防止，組織の方向性など他臓器に比べて留意すべき点が多い．

a．組織標本の採取

1）生検

試験的に病変部の一部を採取することを生検 biopsy という．生検は，切開生検 incisional biopsy と切除生検 excisional biopsy に大別される．

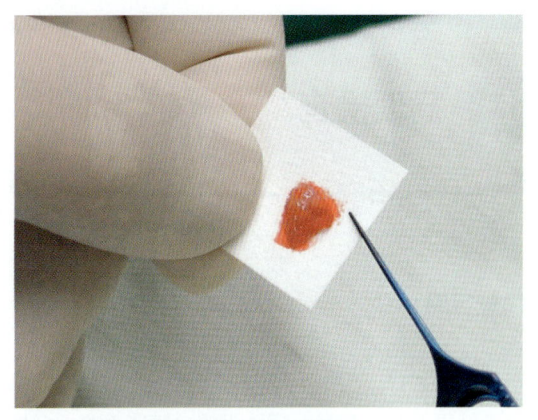

図5 結膜組織の濾紙上への伸展
翼状片などの結膜切除検体は，組織の収縮や変形防止のため乾燥した濾紙の上に伸展してから固定液に入れる

前者は，病変部の一部をくさび状に切除するものであり，後者は病変部全体を切除するものである．眼瞼皮膚や結膜の生検が一般的であるが，眼窩腫瘍の針生検など特殊な手法もある．生検は，壊死や変性した部位を避け，肉眼的に所見が異なる場合は複数か所から採取する．切除範囲は，必要にして十分な生検を考えて決定する．

2）切除，摘出

悪性腫瘍の場合，切除断端部における腫瘍細胞の浸潤の有無について術中迅速診断を行い，断端部陽性であればさらに追加切除を行う．翼状片などの結膜組織はそのまま固定液に入れると収縮し変形したまま固定されてしまう．これを避けるため，乾いた滅菌濾紙や MQA の上に組織を伸展してから固定液に入れる（図5）．眼内腫瘍で眼球摘出をする場合は，視神経を長めに切断し，断端部の横断面の標本の作製を行う．

b. 組織標本の固定

固定 fixation とは，"生体を構成している物質，特に蛋白質を不溶化し，蛋白分解酵素を失活させ自己融解を防ぎ，組織の構造を良好に保持すること"である．得られた検体は速やかに固定する必要がある．固定はその後の標本の善し悪しを決めるので重要である．固定液には多くの種類がある．通常の病理診断には病院で用意されている10％ホルマリン溶液（ホルマリン原液：水＝1：9）でよいが，組織化学的検索には4％パラホルムアルデヒド（pH 7.2, 0.1 M リン酸緩衝液）がよい．光学顕微鏡だけではなく電子顕微鏡による観察も必要と考えられる場合は，2％パラホルムアルデヒド・1〜2.5％グルタールアルデヒド混合液（pH 7.2, 0.1 M リン酸緩衝液）がよい．グルタールアルデヒドは強い固定力を有するので，人工的網膜剥離の防止にも役立つ．しかし，グルタールアルデヒドは，抗原性の失活や非特異的染色が生じやすいという欠点をもつ．すなわち固定液の選択は検査の目的により異なってくる．

c. 眼球の固定と切り出し

摘出された眼球は，速やかに固定液に入れ，5分間表面の固定を行う．その後，網膜など眼球内組織の固定を速やかに行うために，輪部に平行に毛様体扁平部にカミソリで5〜10 mm の割を入れ，再度固定液に浸漬する．毛様体扁平部に割を入れずに，毛様体扁平部から注射針で固定液を硝子体腔内に注入してから，再度固定液に浸漬するという方法もある．いずれかの処置後，数時間〜1晩眼球の固定をしてから眼球に割を入れるが，①2分割する方法と②3分割する方法がある．分割する方向は，乳頭と黄斑を含む水平方向の場合や病変部を含むように斜め方向の場合もあり，症例により異なる．

2分割する方法とは，視神経，黄斑部，角膜中央を通る水平面で眼球を2分割することであり，視神経乳頭の断面や乳頭とその他病変との関係を観察したい場合有用である．しかし，分割時の水晶体脱臼の可能性という欠点がある．2分割する場合は，まず視神経にカミソリを入れ，眼球後方から眼球前方へ向かって割を入れていく．そして水晶体を切る際は角膜面を下にして一気に押し切りする．その後，包埋カセットに割面を下にして眼球を入れるが，カセットに入りきらない部分はカットする．

3分割する方法とは，眼球の側面を角膜周辺部から眼球後方に向かい眼軸に平行な面で切除し，次に反対側も同様に切除し，眼球を3分割する方法である（図6, 7）．カミソリによる割の入れ方の要点は，数枚のティッシュペーパーで眼球を優し

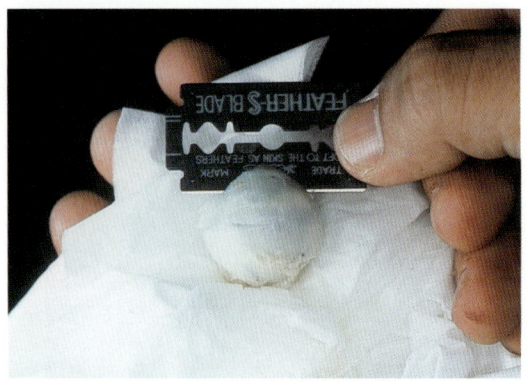

図6 眼球の3分割の方法
数枚のティッシュペーパーで眼球を優しく保持し，カミソリは角膜周辺部から眼球後方に向けて刃を進めていく

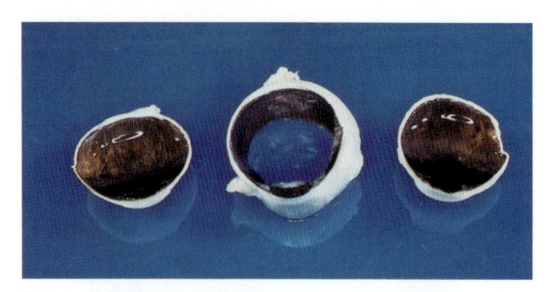

図7 3分割された眼球
中央の部分を標本にする．人工的網膜剥離や水晶体の脱臼はない

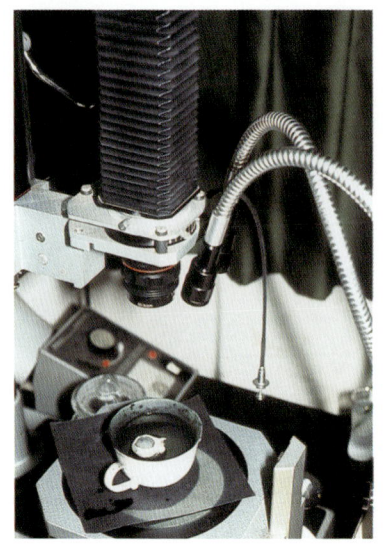

図8 マクロ写真撮影（液浸撮影）
眼のマクロ写真をとるため液浸撮影をしているところ．容器はコーヒーカップの内側を黒くスプレーしたもの

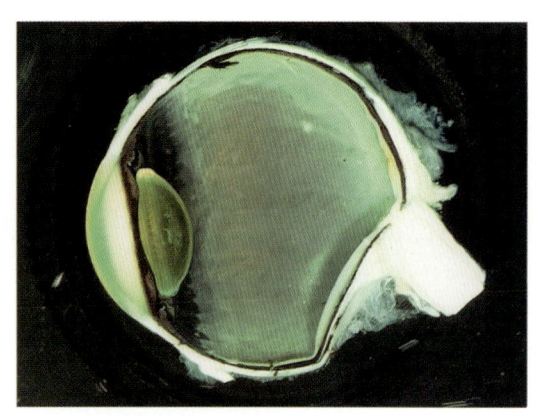

図9 摘出眼球の液浸撮影
2分割された眼球であるが，生理食塩水に浸してあるため反射のない自然な写真に仕上がっている

く保持し，カミソリは必ず角膜周辺部から眼球後方に向けて刃を進めていくことである（図6）．これにより鋸状縁で刃が網膜にうまく食い込むため人工的網膜剥離が生じにくい．3分割後，さらに1晩以上固定を行う．3分割の中央部の水晶体は割による傷がないため，水晶体の固定にはかなりの時間を要する．3分割の中央部を包埋カセットに入れ標本とするが，残りの部分も包埋して標本とする．この方法は，眼球の変形や水晶体脱臼がないよい方法であるが，角膜中央から視神経を通る2分割面を観察したい場合，その面まで延々と薄切を続けるという欠点がある．

d．マクロ写真撮影（液浸撮影）

固定された組織は包埋の前に写真撮影を行う．眼球はそのまま写真を撮ると光の反射や硝子体の虚脱などの問題を生じる．そこで，生理食塩水中に浸した状態で撮影を行うと美しいマクロ写真の撮影ができる（図8，9）．

e．組織標本の切り出しとオリエンテーション

検体は，どこを標本として顕微鏡観察したいのか，標本の"切り出し"と"マーキング"によって目的の部位を明らかにしておく．マーキングの方法は，①糸をかける，②マーキュロクロムあるいは市販のマーキング用色素で色をつける，③濾紙の上に伸展した検体は濾紙に鉛筆で記入する，などがある．角膜の切り出しは，通常半割するこ

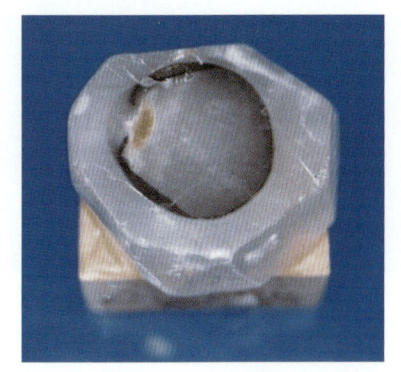

図 10　パラフィンに包埋された眼球

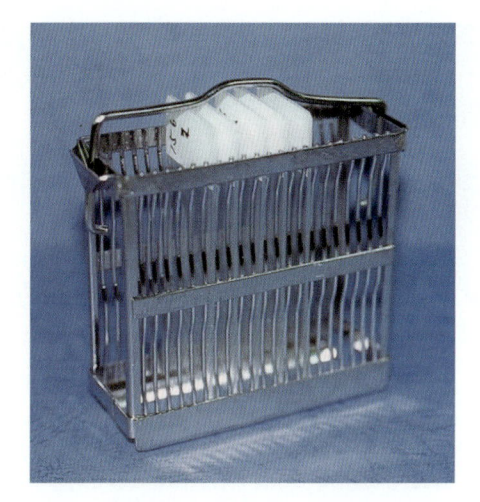

図 11　未染色の切片がのったスライドグラス

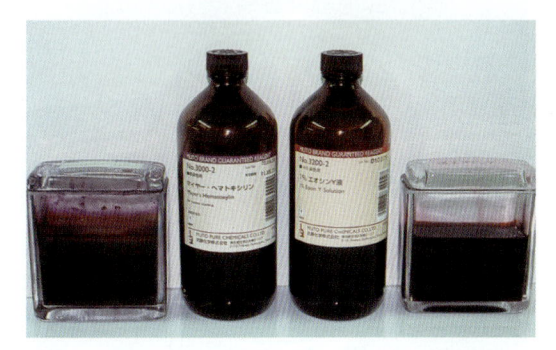

図 12　ヘマトキシリン染色液とエオジン染色液

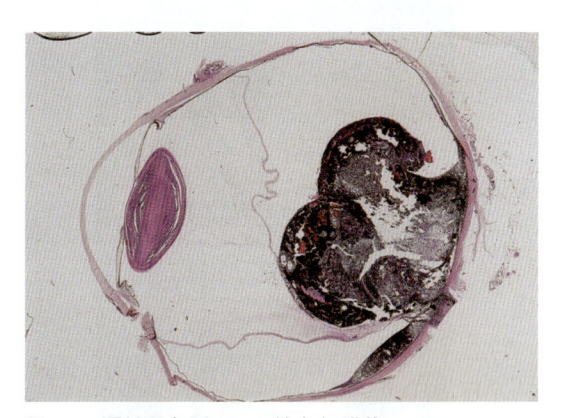

図 13　悪性黒色腫の HE 染色組織像

とによって行うが，観察したい部位が割面に入るように注意をする．眼瞼の切除検体や摘出眼球の場合，オリエンテーションがわかるように1か所糸をかけておく．

f．病理の申し込み用紙の書き方

病理の申し込み用紙には，臨床診断，病歴，手術所見，マーキングの位置，何をみてほしいのかなどを記載する．必要に応じて特殊染色のオーダーも行う．

g．組織標本の包埋と薄切

固定と切り出しが終了した組織は，自動パラフィン包埋装置を用いて，アルコールによる脱水，キシレンによる中間剤処理，パラフィン浸透を行う．終了後，パラフィンが浸透した組織は包埋容器に観察したい面を下に向けてパラフィンに包埋する．パラフィンが固まった後，包埋容器から取りはずし，台木や包埋カセットにパラフィンでロウづけする（図10）．パラフィン切片の作製は，ミクロトームを用いて通常 4 μm の厚さで薄切される．切片は，スライドグラスに伸展後，乾燥させ，脱パラフィン後に染色を行う（図11）．

h．組織標本の染色

ヘマトキシリン・エオジン（hematoxylin and eosin；HE）染色が病理診断の基本である（図12, 13）．HE 染色以外の染色を特殊染色という．診断の補助になる特殊染色と眼疾患の関係を表4に示す．脂腺癌が疑われる場合，脂肪染色は診断の補助となる．脂肪染色をするためには凍結切片が必要である．通常のパラフィン切片ではパラフィンに包埋する過程で脂肪は溶出するため脂肪染色ができない．あらかじめ病理の申し込み用紙に，脂肪染色を依頼する旨を記載しておく．

表 4 特殊染色と眼疾患

染色法	染まるもの	組織ならびに疾患
PAS：periodic acid Schiff	糖蛋白質，多糖類	角結膜上皮基底膜，デスメ膜，水晶体嚢，Bruch 膜，内境界膜，血管基底膜，結膜杯細胞，真菌
Alcian Blue, Colloidal Iron	酸性ムコ多糖	斑状角膜ジストロフィ，硝子体，結膜杯細胞
Masson Trichrome, Azan	膠原線維	顆粒状角膜ジストロフィ，ボウマン膜，線維化
EVG：Elastica van Gieson	弾性線維	翼状片，瞼裂斑
Congo Red	アミロイド	格子状角膜ジストロフィ，膠様滴状角膜ジストロフィ
Gram	グラム陽性菌，陰性菌	細菌性角膜潰瘍，細菌性結膜炎，眼内炎
Giemsa	血球系細胞	感染症，悪性リンパ腫
Grocott	真菌	真菌性角膜潰瘍，真菌性眼内炎
von Kossa	カルシウム	帯状角膜変性症
Berlin Blue	鉄	眼球鉄症，円錐角膜の Fleischer 輪
Oil Red O, Sudan III, IV	脂質	脂腺癌，老人環，黄色板症
Klüver-Barrera	髄鞘	視神経の脱髄病変(多発性硬化症など)
Bodian	軸索	視神経萎縮

検査成績の判定

通常，認定病理医が病理診断を行う．臨床医は，病理のレポートが返ってきたら，プレパラートを自ら顕微鏡で観察し，臨床所見との対比を考えることが望ましい．

備考

病理検査における標本作製は通常病理検査室で行われる．検査を無駄なく円滑に遂行するために，臨床医は病理医や検査技師と良好な意思疎通を図っておくことが重要である．顕微鏡で観察したい部位がプレパラートになっていなければ所見は陰性となってしまう．特に貴重な検体を扱う場合は，手術の前に十分な打ち合わせをしておくが肝要である．

文献
1) 沖坂重邦：眼組織の組織病理標本の作りかた．沖坂重邦(編著)：眼病理アトラス．pp 1-8, 文光堂, 1992

C 分子生物学的検査

遺伝子操作技術と分子生物学的知見の集積により，遺伝子検査が急速に進歩してきた．その結果，従来の臨床検査に比べて，測定感度や特異性が格段に向上した．さらに，ゲノムプロジェクトの結果，2001 年には人間の遺伝子配列がすべて明らかにされ，21 世紀はポストゲノムの時代といわれる．すなわち，これまで体質という言葉で曖昧にされていた分野が，遺伝子の個体差で説明されようとしている．

本項では，分子生物学的検査の代表ともいえる，(広義の)遺伝子検査について概説する．

検査目的

遺伝子検査を大別すると，正常では存在しない特異的遺伝子の検出を目的とする場合と，元来存在する遺伝子の変異の有無を調べる場合との 2 つに分けられる(表 5)．

前者の中には，細菌やウイルス遺伝子の定量，すなわち，感染症の検査がある．検体は血液だけ

表5 目的別に見た遺伝子検査

目的	分類	具体例
特異的遺伝子の検出	外来遺伝子	病原性微生物の核酸（結核菌，HCV）
	腫瘍細胞に由来する遺伝子	腫瘍マーカーmRNA（AFP，CEA）
		白血病・リンパ腫における遺伝子再構成
原因遺伝子の変異検出	疾患原因遺伝子の変異	一部の先天代謝異常，角膜変性症，緑内障
	遺伝子多型	疾患感受性，薬剤感受性の判定
	未知の遺伝子を検索	大部分の遺伝性疾患の原因解明

表6 緑内障遺伝子と染色体マッピング

遺伝子座	染色体部位	遺伝子	緑内障の型	遺伝形式	診断年齢
GLC 1 A	1 q 23-25	MYOC	若年性開放隅角緑内障	常優	5〜77歳
GLC 1 B	2 cen-q 13	不明	開放隅角緑内障	常優	>40
GLC 1 C	3 q 21-24	不明	開放隅角緑内障	常優	>40
GLC 1 D	8 q 23	不明	開放隅角緑内障	常優	
GLC 1 E	10 p 15-p 14	OPTN	開放隅角緑内障	常優	23〜65
GLC 1 F	7 q 35-36	不明	開放隅角緑内障	常優	25〜70
GLC 3 A	2 p 21	CYP1B1	先天緑内障	常劣	<1
GLC 3 B	1 p 36	不明	先天緑内障	常劣	<1

GLC 1：開放隅角緑内障，GLC 2：閉塞隅角緑内障，GLC 3：先天緑内障
Human Genome Organization/Genome Database Nomenclature Committee によるGLC分類

でなく，前房水や分泌物などでも可能である．PCR（polymerase chain reaction：ポリメラーゼ連鎖反応）による遺伝子増幅により，検体量も少なく，かつ比較的短時間で目的遺伝子を検出できるようになった．しかし，一方では検査感度が高いため，わずか1細胞のコンタミネーションでも，検出される可能性があるため，十分に留意する必要がある．詳細は別項（微生物検査）を参照されたい．

また，腫瘍にのみ存在する遺伝子を検出することにより，診断に役立てることができる．特に白血病では確定診断や病期の決定に遺伝子検査が不可欠である．眼科領域でも，リンパ腫で単クローン性（遺伝子再構成）を証明することが診断に応用されており，また網膜芽細胞腫では fluorescence in situ hybridization（FISH）法を用いたRB遺伝子変異の検出により，遺伝性の有無の判定がなされている．

一方，遺伝子変異の有無を調べる場合の代表例には，疾患原因遺伝子の変異の検出がある．眼科の分野でも，遺伝性の網膜色素変性や角膜ジストロフィあるいは緑内障では，疾患原因遺伝子が同定されている（表6）．当施設でも緑内障遺伝子変異と臨床上の病型・重症度との関連を調べている（図14）．この疾患原因遺伝子の変異が発見されると，遺伝性が証明されることになり，早期発見につながるが，残念ながら現時点では治療に直結するものではない．ホットスポット（遺伝子変異が生じやすい範囲）がわかっている場合には，外部委託検査となる可能性があるが，ほとんどの場合は，遺伝子の全領域を調べなければならず，研究室レベルで行われている．

遺伝子変異を調べるもう1つの代表例は，体質診断ともいえるものである．ヒトゲノム計画で蓄積された遺伝子情報をもとに，疾患にかかりやすい体質といったものが，遺伝子の一塩基多型（single nucleotide polymorphism；SNPs）で判明するようになってきた（表7）．「多型」とは，人口の1％以上に存在している遺伝子のバリエーションをいう．それに比べると，「変異（mutation）」は

C. 分子生物学的検査

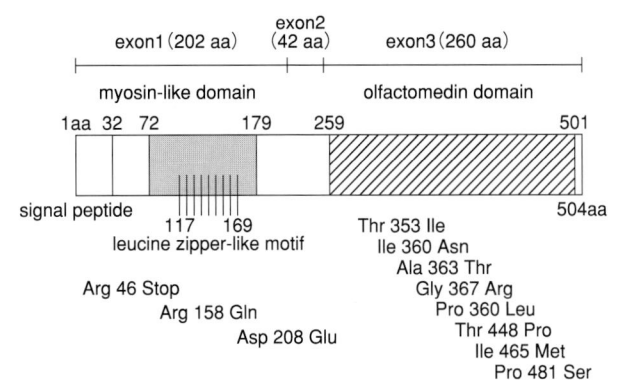

```
            exon1 (202 aa)  exon2    exon3 (260 aa)
                           (42 aa)
            myosin-like domain    olfactomedin domain
          1aa 32  72    179  259                    501
              signal peptide                          504aa
                     117  169    Thr 353 Ile
              leucine zipper-like motif  Ile 360 Asn
                                         Ala 363 Thr
                    Arg 46 Stop           Gly 367 Arg
                        Arg 158 Gln       Pro 360 Leu
                             Asp 208 Glu  Thr 448 Pro
                                          Ile 465 Met
                                          Pro 481 Ser
```

図 14　日本人緑内障患者のミオシリン遺伝子（MYOC）変異

はるかに頻度が少ない．SNPとは遺伝子上の1個の塩基が置き換わっているもので，薬剤感受性の個人差もこのSNP解析で同定されると考えられている．

解析されたヒトゲノム塩基配列データは，DDBJ (DNA Data Bank of Japan)，EMBL (European Molecular Biology Laboratory)，GenBankなど公共データベースに蓄積され，サイト上で公開されている．これらのデータベースを利用して，疾患関連遺伝子の検索が種々の疾患において行われている（**表5**）．

検査対象（どのような遺伝子変異を検出できるか）

（1）小さい範囲の遺伝子異常：PCR法により遺伝子を増幅し，点突然変異や数塩基の欠落・挿入を検出することにより，疾患原因遺伝子の異常を検出する．

（2）中程度あるいはマクロな遺伝子異常：転座，逆位，欠失などの遺伝子異常や染色体異常がこれに含まれる．染色体検査やFISH法などが用いられる．

また最近では，allele specific oligonucleotideによるハイブリダイゼーションを用いることにより，より微量の検体で種々の変異を同時に検出できるDNAアレイも開発されている．これはガラスなどの小さな担体上に遺伝子断片を高密度に配置したものであり，数千〜数万の遺伝子の発現量を同時に解析できる．現時点では，基礎研究レベ

表7　SNP解析により疾患関連遺伝子が検索されている疾患

循環器	虚血性心疾患，高血圧症，閉塞性動脈硬化症など
脳神経	Alzheimer病，脳血管障害，統合失調症など
代謝	糖尿病，高脂血症，肥満，骨粗鬆症など
悪性腫瘍	肺癌，大腸癌，胃癌，前立腺癌，白血病など
眼科	緑内障，白内障

ルで利用されているにすぎないが，将来は臨床の場でも応用されると期待される．

検体採取方法

一般的に遺伝子検査（染色体検査を含めて）は，末梢血中の白血球を利用して行う．すなわち，EDTA加試験管を用いて，患者末梢血を採取する．DNAの変性を避けるために，血液が凝固しないように，また凍結保存しないように注意する．

ヘパリンが入るとPCR反応に影響することがあるので，ヘパリン加試験管は用いない．

備考（倫理的問題）

以上の遺伝子検査の施行にあたって，インフォームドコンセントが必要であることはいうまでもない．病原性微生物の検出や悪性腫瘍の遺伝子診断については，倫理的問題は少ないと思われる．しかしながら，疾患原因遺伝子の変異検出については，保険では当然認められておらず，また出生前診断などにもつながる可能性があり，遺伝

相談やカウンセリングと一体になっていなければならない．さらにSNP解析については，遺伝情報の秘密保持などの社会的コンセンサスがいまだに明確にされていないので，就業や生命保険の加入などへ流用される危険もあり，倫理的な問題を内包していることを十分に留意すべきである．

このような点を配慮して，「ヒトゲノム研究に関する倫理指針」(http://www.mext.go.jp/a_menu/shinkou/seimei/genomeshishin/index.htm)が定められている．

要点をまとめると，以下のようになる．
(1) インフォームドコンセント
(2) 各施設の倫理審査委員会の承認
(3) 患者の自由意志による任意協力
(4) 検体提供者またはその家族のプライバシー保護

血液サンプルは個人が同定されないように，診療簿とは別個に，番号にて保管・管理しなければならない．そして，遺伝子解析結果は試料提供者の希望により開示する．

まとめ

疾患原因遺伝子や疾患進行にかかわる危険因子(SNP解析)が明らかになれば，遺伝子レベルでの病態解明に非常に役立ち，ひいては新たな治療薬剤の開発や根本的な疾患予防へとつながる．しかし，遺伝子解析結果は生涯変化することのない情報であり，本人だけでなく血縁者にも一部共有される情報であるため，特別な配慮が求められる．

文献

1) 北村 聖：遺伝子検査の基礎，基本．なぜ遺伝子検査か．検査と技術 30：899-904, 2002
2) Ohtake Y, Tanino T, Suzuki Y, Miyata H, Taomoto M, Azuma N, Tanihara H, Araie M, Mashima Y：Phenotype of cytochrome P450 1B1 gene(CYP1B1)mutations in Japanese patients with primary congenital glaucoma. Br J Ophthal 87：302-304, 2003

D 髄液検査

髄液は中枢神経や末梢神経の神経根の異常を反映する重要な検査で，検体のみでなくその採取時の圧も重要な所見であり，採取に際し基本手技を守る必要がある．

髄液の採取には，①腰椎穿刺，②後頭下穿刺，③側方頸椎穿刺，④脳室穿刺の4種類があるが，最も頻回に行われる腰椎穿刺を中心に述べる．

1. 腰椎穿刺

適応・禁忌

Vogt-小柳-原田病，くも膜下出血，髄膜炎・脳炎・脊髄炎，中枢神経・末梢神経の脱髄性疾患(多発性硬化症，急性散在性脳脊髄炎，ギラン・バレーGuillain-Barré症候群，慢性炎症性脱髄性多発神経炎など)，神経ベーチェットBehçet，サルコイドーシス，ミトコンドリア脳筋症など髄液所見が診断，病勢把握に有用であるときに行う．禁忌は後頭蓋の腫瘍や頭蓋内圧亢進の著明な場合で，髄液採取により脊髄腔圧の低下を生じ，大後頭孔に延髄が陥入して圧迫され，呼吸循環障害をきたす．

穿刺方法

a. 穿刺時の体位

座位と側臥位があるが通常は側臥位で行う．被検者に両手で膝を抱えるような体位をとらせ，十分に棘突起間が開くようにする．この体位では圧を測定するときには腹圧がかかり，圧が高値となりやすいので注意する．座位での場合には被検者を低めの椅子にかけさせ，開脚して，手が床につくほどに前方にかがむような体位にする．

b. 穿刺部位の決定

通常脊髄の終端である円錐部は第2腰椎の上端で終わり，それより尾側は馬尾となるので穿刺は第3，第4腰椎の棘突起間で行うのが基本である．第4腰椎棘突起はJacoby線(左右の腸骨稜最上端を結ぶ線)上にあるので位置が確認しやすい．このレベルで穿刺が不首尾に終わったときは第4，第5腰椎間，第2，第3腰椎間でも可能である．

c. 穿刺部位の消毒・麻酔

刺入部位にヨードチンキを含ませた綿球を置き，そこかららせん状に外方へと直径25 cmほどの範囲を丁寧に消毒する．次いで過酸化水素を含ませた綿球で同じように消毒し，脱色させる場合もある．検者は滅菌手袋を装着し，滅菌した穴あきコンプレッセンを刺入部位が穴の中央にくるように置く．穴あきコンプレッセンは被検者の腰部全体を覆う広さのものを用いる．

穿刺部位を確かめ，適当な局所麻酔薬を用いて麻酔を行う．皮下に少量注入した後，一度針を抜き，刺入方向に向け2〜3 cmの深さの間で2，3か所に少量注入する．麻酔効果が出るまでの間に必要な器具がそろっていることを確認する．

d. 穿刺手技

麻酔の際に変化した体位を正し，穿刺部位を再確認して針を刺入し，棘突起の傾斜に合わせてやや吻側に向けて針を進める．このときに中央線上で穿刺すると固い棘間靱帯に当たるので，中央線から1 cmほどずらして穿刺するのがよいとの指摘があるが，この場合にはずらした分だけ刺入角度を加減する必要がある．筆者はこの角度づけの工夫が煩わしいので中心線上で穿刺しているが，棘間靱帯を通過させるのに困難な例はさほど多くない．穿刺困難な場合は高齢で靱帯の骨化があるような患者であるが，そのときには無理をせず刺入部位をずらす．

穿刺部位と刺入方向を決めたらゆっくりと針を押し進めると筋層にあたる．ここを通過すると黄色靱帯に突き当たるが，このときに若干の抵抗がある．ここを抜けると硬膜に到達するが，黄色靱帯と硬膜は同一抵抗塊にあり，次に急に抵抗がなくなって軟膜腔に入る．マンドリンを抜くと髄液が出るので穿刺が成功したことが確認できる．

穿刺時に針の方向がぶれないように刺入部位で針を両人差し指にて固定する方法をとることがあるが，汚染を回避するためにできる限り穿刺針には触らないほうがよい．

e. 髄液採取

髄液採取の前に髄液圧を測定する．圧が高いときには髄液が噴出するが，その場合には頭蓋内圧が亢進しており，小脳扁桃ヘルニアの可能性があるのですぐにマンドリンを穿刺針に戻し，場合によっては脳圧を下げるために高張液を点滴する．

髄液圧測定には細い20 cmのガラス管(両端の太さが異なり，磨りガラスとなっており，液を漏らすことなく連結延長することができる)を用いる．まず，マンドリンを抜いて髄液の流出を確認し，素早く液圧測定口にガラス管を立て，穿刺針のつまみを回して髄液腔とガラス管腔を連絡させる．通常ガラス管は3本セットされており，20 cmで短い場合は連結して計測する．

髄液圧を測定し，Queckenstedt現象(指で両側頸静脈を圧迫すると直ちに液圧が上昇する現象)をチェックした後，滅菌したビーカーもしくはガラス容器を髄液流出口に置き(汚染を防ぐため，流出口には接触させない)，必要最少量の髄液を採取し，マンドリンを挿入した後，穿刺針をゆっくり抜き取る．

f. 髄液採取後の処置

穿刺時と同じように消毒し，刺入部位に滅菌ガーゼを当て，枕を外し，頭部を低くして少なくとも2〜3時間は臥位を保つ．この安静が不十分であると髄液採取後の頭痛が出現する．場合によっては頭痛が持続することがあり，低髄液圧性頭痛の可能性がある．

2. 後頭下穿刺（大槽穿刺）

適応・禁忌

　脊髄腔にブロックがある場合，腰部の皮膚の感染性病変や脊椎異常があり，腰椎穿刺ができない場合に適応となる．上記の適応項目を満たす場合でも穿刺部位に感染性病変のある場合や後頭蓋か組織の異常（後頭骨・上部頸椎の先天奇形・腫瘍，小脳扁桃の下垂など）のある場合は禁忌である．

穿刺方法

　穿刺時の体位は座位または左側臥位（検者が右利きの場合）で，頸を強く前屈させる．両側乳頭突起を結んだ線の中点が外後頭隆起と第2頸椎の中点に一致し，ここが刺入部位である．またこの部位は，外耳道と鼻根部を通る面における正中点にあたる．触診でこの部位を探る場合は首を前屈正中位にして外後頭隆起から正中線を尾側に向かって指で押さえていく．抵抗が最も少ない部位が刺入部位にあたる．穿刺部位の消毒のため項の毛生え際の剃毛を要する．長い髪は幅の広いセロテープでアップした状態で止め，後に下ろせば剃毛部位はカバーできるので，剃毛は感染防止のために十分に広く行う．その後の消毒は腰椎穿刺に準ずる．皮膚の部分を麻酔した後，刺入部位で正中前方へと穿刺針を進めるが，やや上方に向け，後頭骨下縁に当て，そのときに針先を少し下方に向けて進めると環椎後頭靱帯の抵抗を感ずる．この靱帯を通過し，針が約2.5 cmの深さまで入ったらマンドリンを抜き，髄液の流出の有無を確認しながら0.5 cmずつ針を進める．このときマンドリンを抜いたままに進める方法と度毎にマンドリンを戻して進める方法があるが，前者のほうが髄液腔に入ったことを早く知り得る．成人での平均的な穿刺深度は4 cm強であるが，個人差があるので必ず少しずつ進む方法で行うが，どんな場合でも6 cmまでにとどめる．髄液圧は髄液の流出の様子で推測し，ガラス管を立てて計測することはほとんどない．その他は腰椎穿刺に準ずる．

3. 側方頸椎穿刺

　後頭下穿刺では血管を傷つけ，出血を起こす可能性があり，透視下で行う本法のほうが安全性が高いとして主に脳外科や整形外科で用いられている．

　仰臥位で枕を外してできるだけ首をまっすぐにさせ耳後部から頸部側面を広く消毒する．刺入部位は乳頭突起の最下端より1 cm尾側，1 cm背側で，この部を麻酔し，腰椎穿刺針を用いてベッドに平行，首に垂直に穿刺する．透視で針の位置を確認し，かつ時々マンドリンを抜いて髄液の流出を見る．その後は腰椎穿刺に準ずる．

4. 脳室穿刺

適応・禁忌

　大泉門の閉鎖していない乳児（脳神経外科手術で頭蓋骨に欠損部分がある場合も含む）で髄腔が閉塞している場合，水頭症の減圧，脳室造影などで脳室穿刺が適応となる．

穿刺方法

　穿刺時の体位は側臥位で，頭部を固定し，穿刺部位を剃毛のうえ，消毒を十分にする．穿刺部位は大泉門の中心から2 cmほど外側で刺入し，穿刺針を前内方に向けて進めると約4〜5 cmで側脳室に到達する．髄液は清潔な注射筒をマンドリンを抜いた穿刺針に接続して髄液を採取する．穿刺後は安静臥位に保つ．

　注意すべき点は，初心者は必ず習熟した医師の監督下で実施すること，うまく髄液腔に達しない場合に何度も穿刺を繰り返さず，検者交代や日を改めて行うことである．

XXIII

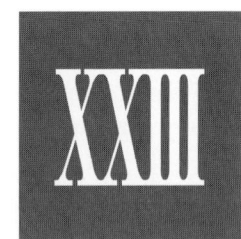

眼科診療とデータ管理

はじめに

　眼科は自科での検査項目が非常に多く，視力検査から画像診断まで多岐にわたっていることが特徴である．特に近年は光干渉断層計 optical coherence tomograph（OCT）を筆頭に新しい検査法も広く普及してきたので，日々の診療で多種多量のデータが次々と集積される．多くの症例を正確に，かつ効率的に診療していくためには，これら膨大なデータを一括して管理することが不可欠となってきた．

　従来の紙カルテでは，データを書き写したり，プリントアウトしたものを貼り付けたりしていたため手間がかかり，保管場所の確保やカルテの取り出しに多くの場所や人手を要するという問題点があった．さらに，多くの機器でデータのデジタル化が進んでいるため眼科で扱うデジタルデータが増加した．そこで近年急速に注目されてきたのがデータファイリングシステムであり，データをまとめて蓄積，整理することで検索や保管が容易になる．

　一方で，現在医療制度改革の一環として医療IT化のさらなる推進が図られており，ここ数年以内に国公立病院を中心に電子カルテが多く導入される見通しである．これは，診療録記載のほかにも，オーダリングや処方，予約，会計といった診療システムの一部，あるいは全部をIT化することで医療の効率をあげようとするものである．

　したがって現在の眼科では，このデータファイリングシステムと電子カルテを使用する新たな診療体系が始まりつつある．データファイリングシステムや電子カルテにもさまざまなものがあるが，その一般的な利点と欠点について述べる．

a．データファイリングシステム

　通常市販されているデータファイリングシステムの多くは，機器からのデジタルデータしか取り

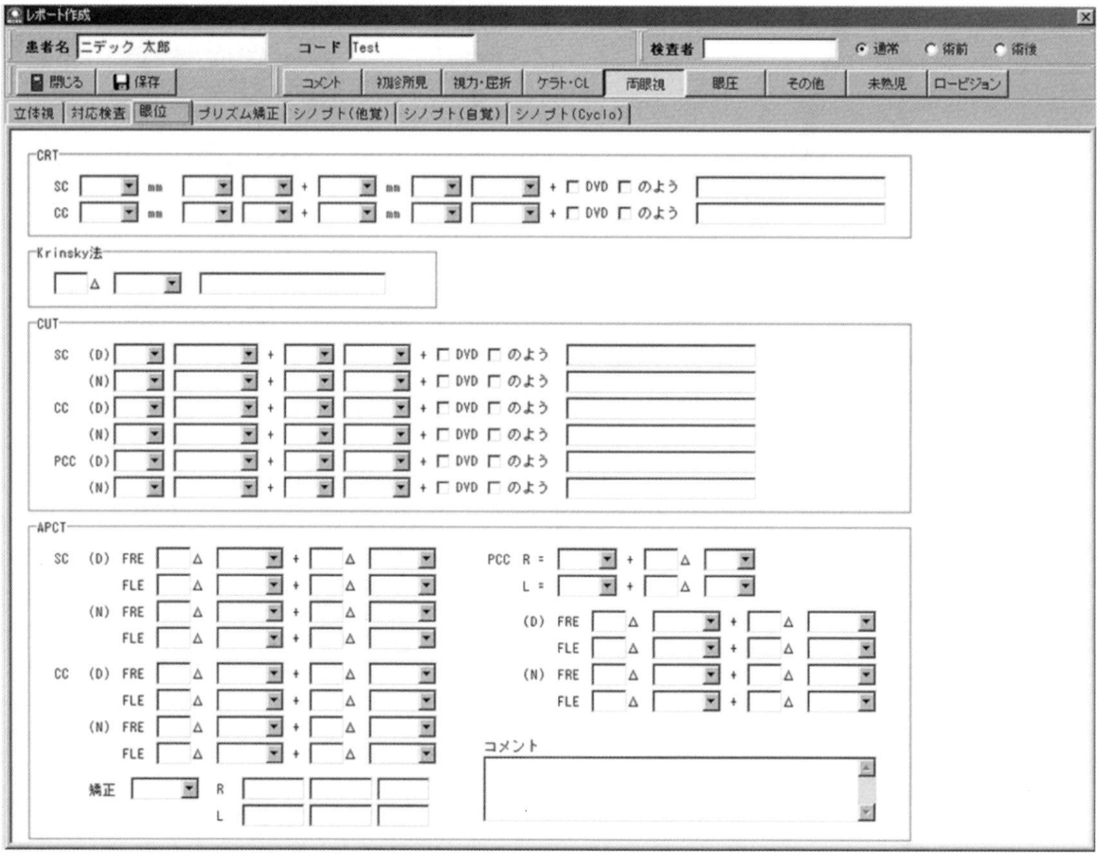

図1　データ入力用のテンプレート

込めない．しかし，実際は眼科診療でファイリングすべきデータは以下のとおり多岐にわたっている．

(1) 問診，要約，次回予定など文で記入するもの(手入力)．
(2) 屈折，視力，眼圧など数値で記入するもの(手入力)．
(3) 角膜混濁や眼底所見など医師がスケッチで記入するもの(手入力)．
(4) 動的視野検査や Hess スクリーンテストなど，専用の検査記録用紙に記入されるもの(スキャナ入力)．
(5) 眼底写真，蛍光眼底造影，超音波検査などの画像(デジタルデータであれば機器から直接入力)．
(6) 患者が持参した写真，他院からの紹介状など(スキャナ入力)．

現在いろいろな種類のデータファイリングシステムが市販されているが，導入するにあたってどのデータまでがファイルできるのかを熟知する必要がある．データで取り込めないものがあればカルテに添付するか，専用の検査記録用紙に記載して別途保存したり別のコンピュータに保管することになるからである．これでは診療の際，データファイリングシステムのほかに紙カルテや別のファイル，別のコンピュータを並べて見比べなければならず，非常に不便である．

ファイリングシステムに文字や数値を入力する場合，キーボードでの直接入力ではなく，効率をあげるために使いやすいテンプレート(図1)を用意する必要がある．さらにキーボード入力を極力減らし，ペンマウスを使用したタッチパネル式ディスプレイを採用すれば入力時間は格段に短縮できる．眼科診療で利用されることが多いスケッチ(図2)に関しても，ペンマウス記入で十分対応できる機能があるかどうか非常に重要である．し

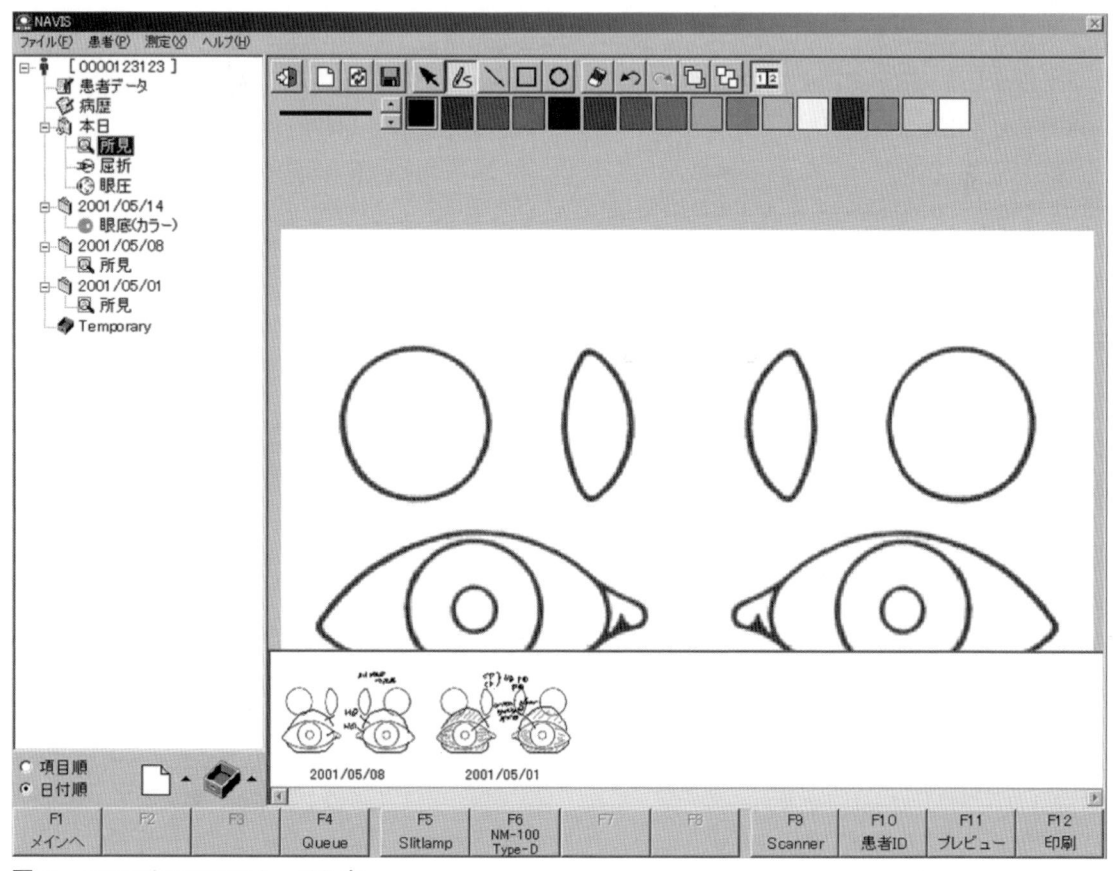

図2 ペンマウスでのスケッチ入力

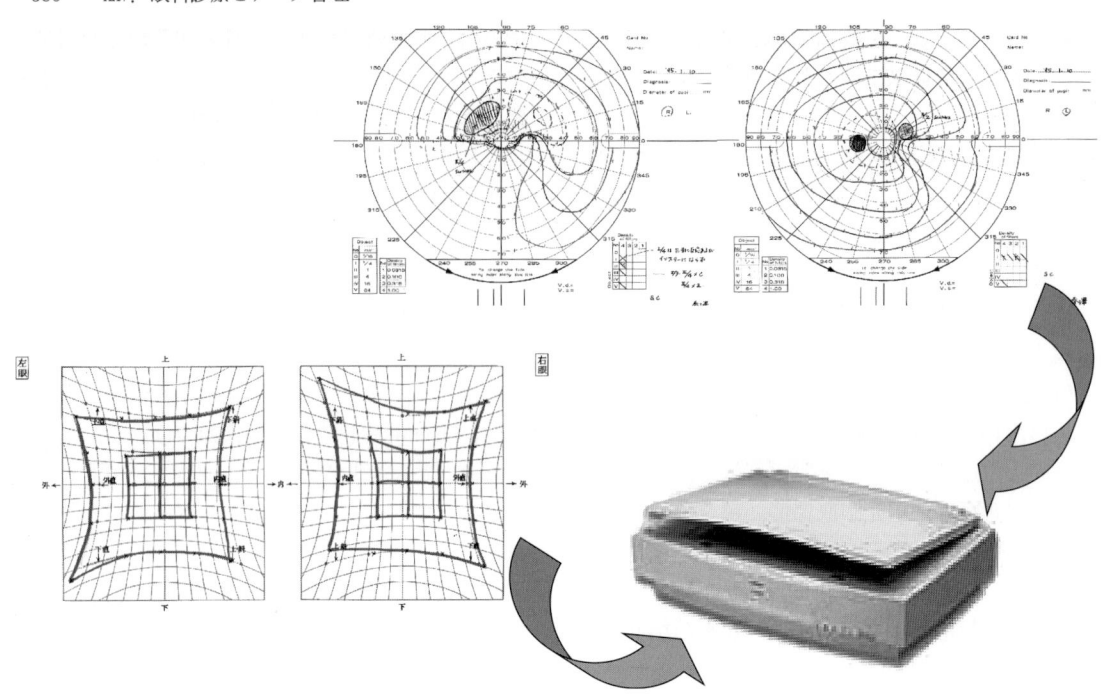

図3 スキャナ入力

かし，眼底の詳細なチャート等は今でも手書きのものをスキャナ入力するしかない．

映像信号を出力する機能をもった検査器械や，オートレフラクトメータなどの結果データをRS-232C形式の通信形式で出力する検査器械については，直接データファイリングシステムにデジタル信号として取り込めばいいが，機種に制限があることも多いので注意が必要である．

紹介状や動的視野検査の結果などは，スキャナで取り込む．スキャナが完備されていれば，デジタル化できずにプリントアウトしたデータなどにも応用でき，大変便利である（図3）．

取り込んだデータを検索する意味でも，全データが患者ごとに，項目別，日付別にまとめられるものが望ましい（図4）．

b．電子カルテ

カルテの機能を大きく分けると，①診療録の記載，②オーダリングシステム，③処方，④予約，⑤会計の5つに分けられる．それらの一部，あるいは全部をデジタル機器で運用するようにシステム化したものが電子カルテである．

開業医や，眼科単科病院で電子カルテを使用する場合は，ファイリングシステムを一部代用すれば診療録記載も比較的スムースに行うことができ，処方や予約でも効率化が図られ，電子カルテが有効に生かされるであろう．紙カルテと比較して，重大な問題もあまり起こらない．

ところが総合病院で電子カルテ（全科共通カルテシステム；共通システム）を取り入れた場合，内科等の他科の記載方式が主体となる．一方で眼科では自家での検査が多く，スケッチでの記載も多く，その診療形式が極めて特殊であることが大きな問題となる．したがって共通システムをそのまま使用することは極めて難しい．以下に，共通システムの利点と欠点を列挙する．

1）利点

a）診療録の記載が読みやすい

文字はワープロソフトで入力されるので読みやすい．ある程度入力方法が統一されているため記載がわかりやすい．「他人に見られるカルテ」という意識が出てくるので記載が丁寧になる．修正が記録されるので改ざん防止となる．患者に説明するときも理解されやすい．

図 4

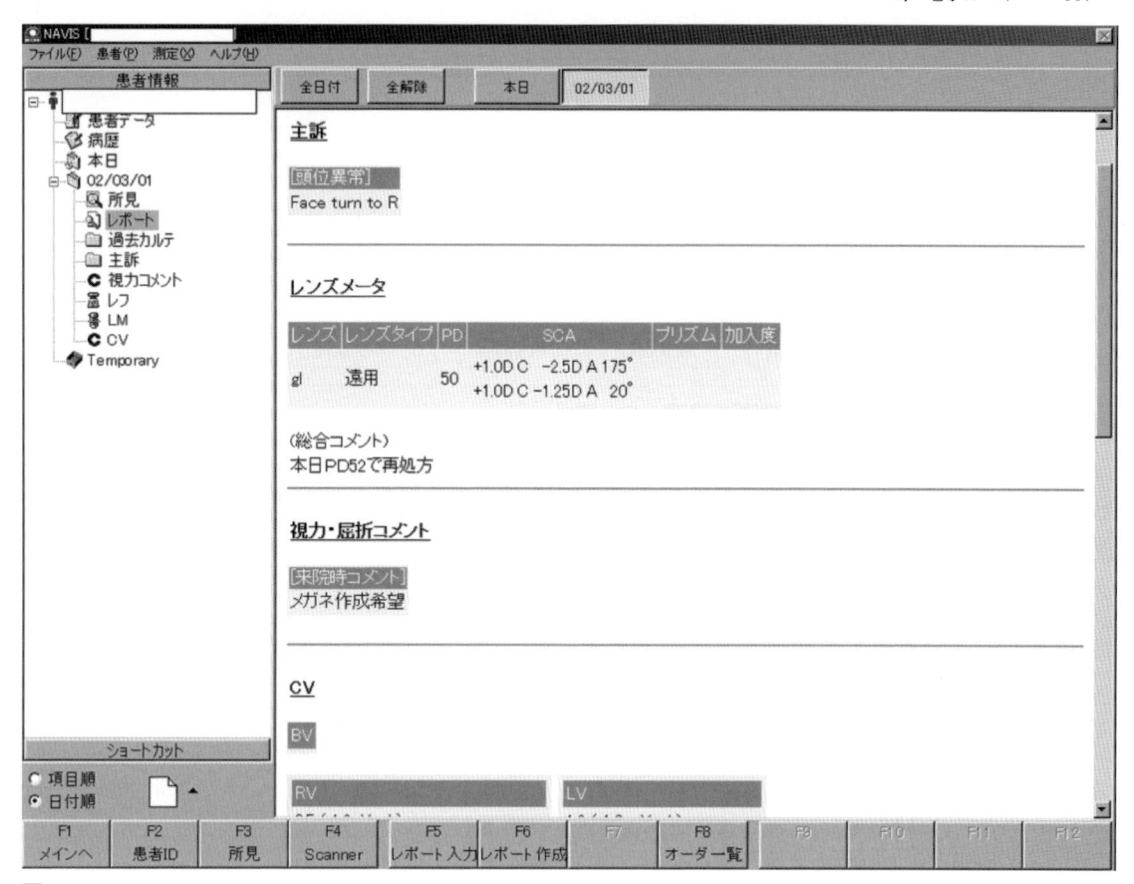

b）病院内のどこからでも閲覧，記載が可能となる

カルテ庫からカルテを探し出してくる必要がなくなる．院内のどこからでもカルテを閲覧できるので，問い合わせがあってもすぐに対応できる．また，同時に複数の者がカルテを閲覧，記載できるなど無駄な時間が省ける．

c）複数の医療機関で患者のデータを共有できる可能性がある

現時点では，情報管理の安全性など解決すべき問題もあるが複数の医療機関で共通したシステムが構築されれば，患者のデータを瞬時に病院内で交換し，遠隔治療を行うことも可能となる．過去の病歴やアレルギー情報，薬剤情報，検査結果，治療歴など，データを共有する利点は大きい．

2）欠点

a）診療録の記載と検索の機能が十分でない

内科のように文字を中心とした診療録を記載し，検査やX線，CTは依頼する診療科にとってはあまり不自由ないと思われるが，眼科は自己検査が極めて多く，検査をオーダーし，診療日内に終了，記録しなければならない．複雑な記載をスケッチで表示することが多く，検査結果も数値以外で表示されるものが多い．共通システムの記載能力が極めて不足しているうえに，膨大なデータを共通サーバに単に保存しても煩雑になるだけである．検索能力がほとんどなく，症例検索や統計などの研究には使えない．

また，眼底写真やスキャナ入力データなどの容量の大きな画像データを院内のさまざまな所から共通システムサーバに送ることは，LAN の許容量を超えてしまうため不可能である．したがって，共通システムに組み入れられなかったデータは，各科で独自に管理しなければならない．

b）データ管理の安全性に問題がある

上記のごとく共通システムにデータ管理能力が

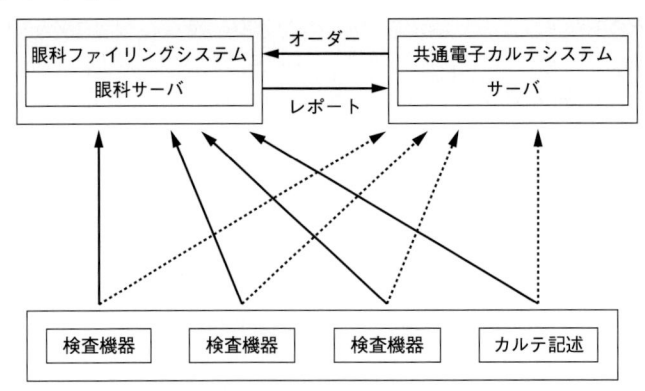

図 5　眼科専用システムの必要性

ないので，各科で個々の機器でデータを管理した場合，データ漏出の危険が大きい．デジタルデータは簡単に複写することが可能なので各科で一括管理が必要である．

c）共通システムがダウンした場合診療がストップする

共通システムがダウンした場合，過去のデータを見ることもできず，記載もできないので，修復するまでそのまま待機しなければならない．あるいはいったん紙カルテで診療を行い，システム復旧後にデータを入力し直すといった非常な労力を要する．

d）教育に向かない

眼科研修においてスケッチがきちんと書けなくなる点は教育上，大きな問題である．定例文書を使うことが多いので，状況に応じた記載が学べず，臨床教育に向かない．教育用の特殊な形式をあらかじめ用意する必要があるが，教官スタッフによる修正やカルテとしての位置づけが難しい．

e）導入後の大幅な変更は不可能

電子カルテを導入することが決まったら，導入前に十分な検討と対策が必要である．導入後はシステム，記載方法の変更はほとんどできない．また，検査機器を接続すれば，設置位置の移動にも制限が生じるので，配置を含めてよく検討することが大切である．

c．電子カルテを補うサブシステム

現在の各病院で導入されている共通カルテシステムを見ると，その欠点を補うには眼科独自のサブシステムを構築することが望ましい．理想的なシステムとしては，各検査機器から発生したデータをまず，1箇所のデータファイリングシステムによって眼科部門サーバに集結し，そこから必要なデータのみを選りすぐりレポートの形式に簡略化して共通カルテに送信する方法である．加えて，会計機能をもたせれば，レポートに記載された内容をもとに会計が提示され，会計漏れの予防になるし，カルテとファイリングシステムとを一元化できる（図5）．

問題はシステム設置に多大な費用がかかることである．システムの種類，台数によって大きく異なるが，紙カルテに匹敵する程度のファイリングシステムを導入するとなると，眼科外来2〜3室で2,000万円，大学病院クラスでは外来のみで5,000万円，手術室や病棟も含めば1億円はかかる．さらにファイリングシステムにLANで接続した機器は容易に移動することはできなくなるので，別室でも使う必要があるときは複数用意しなければならない．つまり，仮に外来で使用している超音波機器を手術室に持っていくとなると，機器の移動のみならず大がかりな配線の移動までしなくてはならなくなってしまうのである．また，デジタル化のためにCCDカメラなどを新たに設置する場合はこれらを含め数千万円が余分にかかることとなる．

おわりに

データファイリングシステムは眼科診療に便利である．検査オーダー，予約，会計に関しても問

題がない．しかし，診療録の記載に一歩踏み込めば，大きな問題が生ずる．現在，電子カルテに理想的なものはない．電子カルテ導入の際には，個々の診療所で導入前から共通システムに対して十分に対応の準備をしておくことが望ましい．

和文索引

あ

アーチファクト，Humphrey 視野計　162
アイサイズ　182
アイパッチ，VEP　340
アカントアメーバ角膜炎　369
アコモドポリレコーダ　65
アコモドメータ　66
アッベ数　176
アトピー性角結膜炎　255
アノマロスコープ　141
アピカルクリアランス　191
アピカルタッチ　191
アムスラ表　165
アライメント基準マーク　179
アルゴンレーザー　292
アルファ角　85
アレルギー検査　255
アレルギー性結膜炎　255
朝顔症候群，エコー　355
圧入眼圧計　202
圧迫隅角検査　266
圧迫隅角鏡　266
圧平眼圧計　204
暗視野絞り　292
暗順応計，Goldmann-Weekers　128
暗点性両耳側半盲　152

い

イリスコーダ　276
インタフェロメトリ　223
インドシアニングリーン蛍光(眼底)造影　282,315
位相差ハプロスコープ　113
医療面接　2
遺伝子検査　6,377
石原色覚検査表　133
石原式近点計　65
板付きレンズ　35
一塩基多型　378
一般瞳孔検査　273
色視野　170

岩田式圧迫隅角鏡　261,266

う

ウイルス学的検査，硝子体液　372
うっ血乳頭，エコー　355
運動融像　110
雲霧法　54

え

映像記録システム　243
液浸撮影，摘出眼球　375
円錐角膜　249
遠位勾配法　71
遠視性不同視　123

お

オーソレータ　15
オートレフラクトメータ　38
オーバーシュート　334
オイチスコープ　87
オクトパス(自動)視野計　164,168
おおい試験　75
小口病　128
凹レンズ　289
黄斑円孔　173,296
黄斑回避を伴う同名半盲　153
黄斑上膜　164
黄斑前硝子体皮質　303
黄斑前膜　296
黄斑浮腫　296
黄斑変性症　164
大型弱視鏡検査　107

か

カッパ角　74,79,85
ガリウムシンチグラフィ　366
ガリレオ型細隙灯顕微鏡　235
ガンマ角　85
―― 異常　85
下垂体腺腫の視野異常　152
下転　97

加入度数の測定　178
加齢黄斑変性　296
仮性同色表　132
家族性滲出性硝子体網膜症　302
家族歴　3
過蛍光　312,315
画像検査　5,362
　――，外眼筋　100
　――，眼球突出　215
画像ファイリングシステム　243,267,322
回旋複視　83
海綿状血管腫，エコー　356
開散過多型　78
階段状波形　330
外眼筋の画像検査　100
外傷性隅角後退　263,264
外転　97
角膜潰瘍　368
角膜屈折力　58
角膜検査　234
角膜後面豚脂様沈着物　263
角膜厚測定　243
角膜ジストロフィ　248
角膜上皮検査　249
角膜上皮びらん　249
角膜上皮変性症　249
角膜真菌症　369
角膜知覚計　247
角膜知覚検査　246
角膜トポグラファー　48
　――，スリットスキャン式　50
角膜トリシティー　193
角膜内皮検査　248
角膜内皮細胞　248
角膜反射法　77
　――，大型弱視鏡検査　108
角膜ヘルペス　246
核上性眼球運動障害　89,328
隠しマーク　179
確率プロット　171
滑動性追従眼球運動　330
干渉縞視力　16
杆体系 ERG　326
患者プロフィール　2

索引

間接焦点観察法, 細隙灯顕微鏡 238
間接照明法 240, 242
感覚融像 110
眼圧検査 199
── のフローチャート 200
眼位検査 74
── のフローチャート 74
眼位ずれ 75, 78
眼位定性検査 75
眼位定量検査 78
眼運動神経麻痺 328
眼科検査の分類 4
眼科診療とデータ管理 383
眼窩CT・MRIのオーダーのしかた 364
眼窩MRI検査 103
眼窩腫瘍 363
眼窩内超音波検査 350
眼窩壁骨折 363
眼角贅皮 74
眼球運動検査 88
── のフローチャート 88
眼球運動障害 96, 328
眼球運動制限 97
眼球運動の種類 89
眼球軸の検査 84
眼球振盪 96
眼球粗動 330
眼球電図 328
眼球突出検査 213
眼球内超音波検査 350
眼球の固定と切り出し 374
眼虚血症候群 263
眼鏡検査 176
眼鏡枠の検査 182
眼屈折 64
眼瞼炎 368
眼瞼下垂 212
眼瞼検査 212
眼瞼腫瘍 364
眼軸 85
眼軸長 58
眼写真術 319
眼底カメラ 294, 320
眼底鏡検査 4
眼底検査 281
── の進め方 282
眼底写真 305
眼底の区分 286
眼トキソカリア症 370
眼トキソプラズマ症 370
眼内炎 368
眼内腫瘍 363, 364
眼内レンズ度数計測 58

眼表面の微生物検査 368
眼房検査 259
── のフローチャート 260

き

ギムザ染色, 微生物検査 368
既往歴 2
機能性視野異常 146
偽黄斑円孔 294, 296
偽眼瞼下垂 75
偽斜視 74
逆行 35
弓状暗点 149
急性網膜壊死 372
球後視神経炎 164
球面レンズの測定 177
虚血性視神経症 151
共焦点絞り 292
共同性斜視 96
狭隅角眼 266
狭隅角の判定, UBM 357
強度近視 302
強膜圧迫子 287
強膜散乱法 240, 243
強膜バックリング術後斜視 89
鏡面検影器 33
鏡面反射法 240, 243
鏡面法, 細隙灯顕微鏡 238
近近累進屈折力レンズ 181
近見視力検査 14
近見反応痙攣 272
近視性不同視 123
近接性輻湊 69
近点計検査 65
緊張性輻湊 69

く

クラミジア感染症 369
クリムスキプリズム試験 80
クロスシリンダー法 55
クロロキン網膜症 332
グラム染色, 微生物検査 369
グリノー型細隙灯顕微鏡 235
グレースケール 158
グレア検査 21
グローバルインデックス 158, 171

隅角解離 264
隅角鏡 260
隅角結節 263, 266
隅角検査 259
── のフローチャート 260
隅角後退 264

隅角撮影 266
屈折検査 5, 31
── のフローチャート 32
屈折度 37

け

ケラトメータ 46
ゲイズトラッキング 158
蛍光眼底造影検査 282, 311
蛍光抗体法, 微生物検査 369
蛍光遮断 312, 315
蛍光貯留 312
蛍光漏出 315
血管新生黄斑症 173
血管新生, 虹彩・隅角の 263
結核性ぶどう膜炎 370
結膜炎 368
結膜検査 234
牽引試験 93
検影器 33
── の種類 34
検影法 33
検体採取法 367
現病歴 2

こ

コンタクトレンズ検査 189
コントラスト視力検査 17
小玉 178
固視状態の検査 86
固視状態の分類 87
固視灯 239
固視の自覚的検査法 87
固視標 38
湖崎分類 150
広汎照明法 240
甲状腺眼症 89, 363, 364
交互対光反応検査 274
交互点滅法 108
交差性偏位 91
交代遮閉試験 77
光覚検査 127
光学切片法 244
光軸 85
光電素子法 328
好酸球 255
抗体率 372
河本式中心暗点表 165
後極部眼底 286
後天色覚異常 132
後頭下穿刺 382
後部強膜炎 363
──, エコー 354

後部硝子体剝離　302
後部硝子体皮質前ポケット　303
後方頂点屈折力　176
後面トーリックハードコンタクトレンズ　193
虹彩反帰光線法　243
高眼圧　262
高屈折凸レンズ　289
骨シンチグラフィ　366

さ

サイトメガロウイルス網膜炎　372
詐盲　24,343
細菌学的検査，硝子体液　371
細菌性眼内炎　372
細隙灯顕微鏡　260
──による眼底検査　282,289
──，硝子体網膜境界面　303
──，瞳孔　275
細隙灯顕微鏡検査　4,234
散瞳　271
──の副作用への対処　284
瞳散型眼底カメラ　305
残像検査法　118
残像ひきとり試験　120

し

シールドルーム，VEP　340
シノプチスコープ　113
シノプトメータ　113
シンチグラフィ　366
指数弁　12
脂肪染色　376
視運動性眼振　347
── 誘発法による他覚的視力測定　24
── 抑制法による他覚的視力測定　24
視蓋瞳孔，Parinaud症候群の　272
視覚誘発電位　335
視覚誘発脳波　25
視機能の他覚的検査　5
視軸　84
──の検査　84
視神経炎　151
視神経管損傷　363
視診　3
視線　84
視度調整　177
視標　10
視野検査　145

──のフローチャート　146
視野指標　158
視力検査　7
──のフローチャート　8
──，他覚的　24
視力表　10
字づまり視力表　10
──，近見視力　14
字ひとつ視力表　10
──による検査　12
──，近見視力　14
耳側半月　154
自覚屈折検査　53
自覚的検査　4
自覚的斜視角　108
自動視野計　146,156,168
自発性異常眼球運動　328
色覚検査　131
──のフローチャート　132
色素残留試験　226
色素性緑内障　264
色素沈着，隅角　264
色素漏出　312
縞視力　16
斜筋の過動・遅動症　97
斜視　75,82
斜視角　77,80
遮閉試験　75,78
遮閉-遮閉除去試験　76,121
弱視眼鏡の検査　186
弱視用拡大読書器　188
手動弁　12
主経線　36
主訴　2
──から予測される疾患　3
周辺虹彩前癒着　264
周辺部眼底　287
集光レンズ　287
充盈欠損　312
充盈遅延　312
縮瞳　271
春季カタル　255
瞬目検査　219
処方コンタクトレンズによる検査　196
小数視力表　10,27
──による検査　11
消失性白点症候群　344
硝子体液の微生物検査　370
硝子体黄斑牽引症候群　296
硝子体出血，エコー　353
硝子体剝離　302
硝子体網膜境界面の検査　302
照準線　85
漿液性網膜剝離　296

上転　97
上皮・内皮面測定法　244
心因性視覚障害　24,343
心因性視野異常　146
心取り点　177
心取り点間距離　184
神経眼科疾患の視野異常　151
神経線維層欠損　292,296
神経線維束欠損型視野　152
真菌性眼内炎　370,373
真菌に対する検査，硝子体液　372
新色覚異常検査表　136
新生血管，隅角　264
新生血管性黄斑症　164
進行性夜盲性疾患　128

す

スキャニング　35
スクラッチテスト　256
スクリノスコープ　13
スクレラルサーチコイル　328,329
スクレラルスキャッタ　240,243
スティープ　191
ステップ制御法　67
スプリットイメージ法　244
スペキュラーマイクロスコープ　244,248,261
スリットスキャン式角膜トポグラファー　50
水銀輝線　176
水晶体落屑　263
水浸法，UBM　357
錐体系ERG　327
錐体ジストロフィ　128
髄液検査　380

せ

生検　373
静的検影法　33
赤ガラス試験　90
赤外線オプトメータ　66,279
赤色 Maddox 杆　91
赤緑テスト　57
切開生検　373
切除生検　373
接合部暗点　152
接触型前置レンズ　289
接触皮膚炎　257
先天眼振　348
先天色覚異常の分類　132
先天停止夜盲　128
先天緑内障　263

閃光様眼球運動　330
潜在的視力　16
線状検影器　33
全視野光刺激装置　332
全色盲　128
前眼部一般検査　211
前眼部検査　233
前眼部撮影法　240
前傾角　184,186
前部ぶどう膜炎　251
前房隅角検査　261
前房深度計測　253
前房水の微生物検査　368
前房蓄膿　263

そ

ソフトコンタクトレンズ　194
そり角　186
組織染　312
組織標本
　──の切り出しとオリエンテーション　375
　──の固定　374
　──の採取　373
　──の染色　376
　──の包埋と薄切　376
双眼倒像鏡　285
早発型発達期緑内障　263,266
走査レーザー検眼鏡　172,292
　──，硝子体網膜境界面　303
走査レーザーポラリメトリ装置　302
相対的求心路瞳孔障害　275,279
相対的入力瞳孔反射異常　24
側方頸椎穿刺　382

た

ダイオードレーザー　293
他覚屈折検査　33
他覚的検査　4
他覚的視力検査　24
他覚的斜視角　108
他覚的調節検査　66
多局所 ERG　344
多焦点レンズの検査　178
楕円瞳孔　272
対光反射　270
　──の記録，分析　276
対光(反射)-輻湊反応乖離　271,274
対座法　146
大槽穿刺　382
台玉　178

卓上視力検査装置　13
脱神経過敏性獲得　275
単眼運動　89,97
単眼性眼位検査　84
単眼性注視野　96
単眼倒像鏡　285
単純 X 線検査　362
単焦点レンズの検査　177
単色光眼底撮影　294
単染色，微生物検査　369

ち

チェッカーボードパターン　337
地図状脈絡膜炎　332
遅延型過敏反応検査　257
中近累進屈折力レンズ　180
中心暗点計　164
中心性漿液性脈絡網膜症　164
中心フリッカ値測定器　168
中和　36
注視線　84
注視麻痺　96
注視野検査　95
昼盲性疾患　128
頂(点)間距離　38,183,186
頂点接触　191
超音波検査　349
　──のフローチャート　350
超音波生体顕微鏡　254,356
超音波前房深度測定　254
超音波測定法，角膜厚　244
調節検査　64
　──のフローチャート　64
　──，他覚的　66
調節勾配法　71
調節性輻湊　69
調節性輻湊対調節比　71
調節麻痺下屈折検査法　54
調節力年齢曲線　66
直接焦点観察法，細隙灯顕微鏡　238
直接焦点照明法　240,242
直接法，UBM　357
直像鏡眼底検査　288
直像検眼鏡　86

つ

ツインチャート　15
筒井式他覚的視力検査装置　24

て

データファイリングシステム　384

データムラインシステム　182
デジタルカメラ　322
手持ち(圧平)眼圧計　204,207
手持ちオートレフラクトメータ　45
手持ち型眼底カメラ　306
低蛍光　312,315
低視力者の視力評価法　26
定量的超音波検査　351
停止性夜盲疾患　128
徹照法　243
点眼試験，瞳孔　275
点状検影器　33
転移性眼内炎　372
電気眼振計　328
電気生理検査　323
　──のフローチャート　324
電子カルテ　386
電子瞳孔計　276

と

トータル偏差　158
トーリックハードコンタクトレンズ　192
トノグラフィ　209
トノペン　207
トプコン視野計　164
トライアルレンズ　189
　──による追加矯正視力検査　195
　──の管理　196
トリアムシノロン硝子体手術　303
ドライアイ　218
　──の診断基準　219
投影式視力検査器　13
東京医科大学式色覚検査表　136
倒像眼底写真　310
倒像鏡眼底検査　282,285
透過蛍光　312
等速度制御法　67
糖尿病と瞳孔　272
糖尿病網膜症　296,302,325
頭位異常　75,99
　──の3要素　100
頭位の計測　99
同行　35
同時視　108
同時立体撮影法，眼底　308
同側性偏位　91
同名四半盲　154
同名半盲性暗点　153
動眼神経麻痺　272
動的検影法　33

和文索引　395

動的超音波検査　352
導涙検査　226
導涙障害　225
瞳孔間距離　184
　——の測定　185
瞳孔検査　269
　——の基礎知識　273
　——のフローチャート　270
瞳孔視野計　279
瞳孔振動　279
瞳孔中心線　85
瞳孔跳躍　273
瞳孔反応　24, 270
　——の異常　271
瞳孔不同　274
遠見視力検査　9
特殊染色と眼疾患　377
特発性黄斑円孔　164

な

内因性眼内炎　372
内視現象　288
内転　97

に，ね

二色テスト　57
粘液嚢腫，エコー　356

の

脳室穿刺　382
嚢性緑内障　264

は

ハードコンタクトレンズ
　　　　　　　189, 197
ハイデルベルグ網膜断層計　299
バイトーリックハードコンタクト
　レンズ　193
パキメータ　253
パゴリーニ線条レンズ法　121
パターン onset/offset 刺激，VEP
　　　　　　　　　　337
パターン反転 VEP　341
　——の臨床応用　342
パターン反転刺激，VEP　337
パターン偏差　158
パッチテスト　257
パネル D-15　136, 137
パラレル　191
波面センサ　52
梅毒性ぶどう膜炎　370

白点状眼底　128
白点状網膜炎　128
反帰光線照明法　240, 243
汎用累進屈折力レンズ　180

ひ

ヒト T リンパ球向性ウイルス 1
　型関連ぶどう膜炎　372
ヒルシュベルグ試験　77, 78
ビズスコープ　86
ビタミン A 欠乏性夜盲　128
ビデオ眼振計　331
ビデオケラトスコープ　48
ビノキュラーセパ　125
ひっぱり試験　93
皮質盲　154
皮内テスト　257
皮膚試験法，アレルギー検査　256
非接触型前置レンズ　290
非接触眼圧計　200
微小視野測定　172
微生物検査　368
微分波形　329
鼻側階段　149
鼻側穿破　149
光干渉断層計　282, 296, 384
　——，硝子体網膜境界面　303
標準刺激光　326
標準色覚検査表　134
病理検査　373

ふ

ファンダスハプロスコープ　113
フィッティング
　——，眼鏡　183
　——，光学的　185
　——，コンタクトレンズ　189
　——，生理学的　185
フィルタリングエフェクト　341
フェノールレッド綿糸法　220
フォトケラトスコープ　48
フォトスクリーナー　44
フォトスリットランプ　240, 295, 320
フォトレフラクタ　42
フラッシュ VEP　340
　——と網膜電図の同時記録
　　　　　　　　　　341
　——の臨床応用　341
フラッシュ光刺激，VEP　337
フラット　191
フリッカ視野計　167
フリッカ融合頻度　168

フルオレセイン BUT　222
フルオレセイン蛍光眼底造影
　　　　　　　282, 311
フルオレセイン染色，細隙灯顕微
　鏡　238
フルオレセインパターン，コンタ
　クトレンズ　190
フルオロフォトメトリ　219
プリズム作用　184
プリズム遮閉試験（プリズムおお
　い試験）　81
プリズム順応試験　82
プリックテスト　256
ぶどう膜炎　263, 266
ぶどう膜メラノーマ，エコー　353
不等像検査　123
吹き抜け骨折　89
部位別解析超音波検査　351
輻湊近点検査　69
輻湊痙攣　69
輻湊検査　68
　——のフローチャート　68
輻湊後退眼振　348
輻湊の 4 要素　69
輻湊反応　270
輻湊不全　69
輻湊麻痺　69
分子生物学的検査　377
分数視力表　10

へ

ヘマトキシリン・エオジン染色
　　　　　　　　　　376
ヘリウム輝線　176
ヘリウムネオンレーザー　293
平行移動法，立体眼底写真　308
閉塞隅角緑内障　266
片眼点滅法　108
片眼無水晶体眼　123
片頭痛と瞳孔　272
偏光フィルタ　15
偏心視　87

ほ

ボクシングシステム　182
ポータブルレフラクト（ケラト）
　メータ　45
ポリープ状脈絡膜血管症　315
ポリメラーゼ連鎖反応　378
補外法　25
放射線診断　361
蜂窩織炎　364
房水流出率　209

発作性散瞳　272

ま

マイクロスコピックヒポピオン
　　　　　　　　　　　263
マイボーム腺機能不全　222
マイボーム腺検査　222
マイボグラフィ　222
マイボメトリ法　223
マイヤー像　48
マクスウェル視　16
マクロ写真撮影，摘出眼球　375
マドックス杆試験　83
麻痺性斜視　96
巻尺検査　24

み

ミオシリン遺伝子　379
三田式万能計測器　214
未熟児網膜症　310
脈絡膜新生血管　296,311

む

むき眼位検査，大型弱視鏡検査
　　　　　　　　　　　112
無虹彩症　263,264
無散瞳型眼底カメラ　305
無赤色光眼底検査　292

め

メディカルスチールカメラ　240
メニスコメトリ法　221
メラノサイトーマ，エコー　354
名大式電気残像検査器　118
免疫検査　255
綿糸法，角膜知覚検査　247

も

モアレ干渉縞視力　16
網膜・脈絡膜疾患の視野異常　151
網膜厚解析装置　299
網膜芽細胞腫　310
　——，エコー　353
網膜機能検査，乳幼児の　325
網膜血行不全　325
網膜色素上皮剝離　296
網膜色素変性　128,151,332
網膜硝子体界面症候群　302
網膜常存電位　331
網膜静脈閉塞症　296

網膜神経線維層　302
網膜対応の判定，大型弱視鏡検査
　　　　　　　　　　　110
網膜中心動脈閉塞　325
網膜電図　325
網膜剝離　151
　——，エコー　352
網膜分離症　151
森実 dot card 視標　14

や，ゆ，よ

薬疹　257
融像　110
融像性輻湊　69,70
融像の検査，大型弱視鏡検査　110
腰椎穿刺　380

ら

ラムダ100 レチノメータ　17
ラムダ角　85
ランタンテスト　139
ランドルト環　10
乱視検査　55
乱視表　55
　——の種類　56
乱視レンズの測定　177

り

リンパ腫，エコー　356
立体眼底写真　308
立体視　112
立体視検査　113
　——，大型弱視鏡検査　112
両眼開放視力表　15
両眼共同運動　89,97
両眼視機能検査　105
　——のフローチャート　106
両眼性注視野　96
両耳側半盲　152
両鼻側半盲　153
緑内障　261,262,266
　——の視野異常　149
緑内障遺伝子　378
緑内障視野変化確率解析　159
緑内障性視神経乳頭変化　299
緑内障半視野テスト　158
倫理的問題，遺伝子検査　379
淋菌性角結膜炎　369

る

涙液

　——の自然破壊像　224
　——の質的検査　221
　——の量的検査　219
涙液クリアランステスト　219
涙液検査　218
　——のフローチャート　218
涙液貯留量の特殊検査　221
涙液分泌過多　225
涙液メニスカス　220
涙液油層の特殊検査　223
涙小管炎　225
涙道検査　224
　——のフローチャート　225
涙道洗浄試験　226
涙道造影　227
涙道内視鏡検査　229
涙道ブジー　227
涙嚢炎　225,368
涙膜破壊時間　221
累進屈折力レンズ　186
　——検査　179
累進帯長　180

れ

レーザー干渉縞視力　16
レーザーフレアメータ　251
レンズ間距離　182
レンズ検査，コンタクトレンズ
　　　　　　　　　　　197
レンズ交換法　53
レンズのキズ・汚れの判定
　　　　　　　　　197,198
レンズメータ　176
レンチキュラレンズ　116

ろ

ロービジョンケア　26
ロトマービソメータ　17
老視用コンタクトレンズの度数
　　　　　　　　　　　195
老視用ハードコンタクトレンズ
　　　　　　　　　　　194
老人性下眼瞼内反症　212
老人性縮瞳　274
六角形細胞　249

わ

ワニの涙　225

欧文索引

数字

Ⅰ型アレルギー検査　255
3色覚の Heinsius 診断基準　143
9方向眼位　89, 96
100 ヒューテスト　136

A

A サイズ　182
accommodative convergence-accommodation ratio (AC/A 比)　71
acoustic vacuole　353
acute idiopathic blind spot enlargement　344
acute zonal occult outer retinopathy (AZOOR)　344, 345
Adie 症候群　272, 275
alternate cover test　77
alternating contraction anisocoria　274
Amsler charts　165
angle opening distance (AOD)　357
animals test　114
aniseikonia　123
appearance/disappearance VEP　337
Arden 比　334
area under the log contrast sensitivity function (AULCSF)　23
Argyll Robertson 瞳孔　272
Aulhorn 分類　150
Axenfeld-Rieger 症候群　263

B

B サイズ　182
back vertex power　176
Bagolini 線条レンズ法　121
base value　331, 334
Berens 3色テスト　118
Best 卵黄様黄斑変性症　332

biopsy　373
Bjerrum 暗点　149
blink analyser　219
blocked　312
blue on yellow 視野計 (B/Y 視野計)　170
boxing system　182
breakup time of tear film (BUT)　221
bridge　182
bright cell　250
Brightness Acuity Tester (BAT)　22
Brückner test　79

C

C サイズ　182
CCD カメラ　243, 322
centration distance (CD)　184
choroidal excavation　353
choroideremia　332
circles test　114
closed question　3
Cochet-Bonnet の角膜知覚計　247
coefficient of variation in cell size (CV 値)　249
comparison method　146
confocal aperture　292
Contrast Glaretester (CGT)　20, 22
Contrast Sensitivity Accurate Tester (CAT)　19, 22
Contrast Sensitivity Vision (CSV)　20, 21
corneal light reflex test　77
counting finger (CF)　12
cover test　75
cover-uncover test　76
critical fusion frequency (CFF)　168
CT　363

D

d 線　176
dark trough (Dt)　331, 334
datum line system　182
denervation supersensitivity　275
diffuse illumination　240
direct (focal) illumination　240
distance between lenses (DBL)　182
divergence excess type　78
double homonymous hemianopia　154

E

e 線　176
Early Treatment Diabetic Retinopathy Study (ETDRS) チャート　10, 12, 27
electro-oculogram (EOG)　5, 328, 331
──の薬物応答　335
electroretinogram (ERG)　5, 325
epicanthus　74
escape 現象　275, 279
excisional biopsy　373
exophthalmometer　214

F

familial exudative vitreoretinopathy (FEVR)　302
Farnsworth dichotomous test panel D-15　136
Farnsworth-Munsell 100 hue test　136
fastpac 法　157
F-BUT　222
filling defect　312
filling delay　312
finger-counting method　146
flick 光視　288
fly test　114
forced duction test　93

frequency doubling illusion　170
frequency doubling technology (FDT)視野計　164,**170**
fringe acuity　16
Frisby stereotest　115
full threshold 法　157
fusion　110

G

Ganzfeld 光刺激装置　332
gland dropout　223
glaucoma change probability analysis　159
glaucoma hemifield test　158
Goldmann-Weekers の暗順応計　128
Goldmann 圧平眼圧計　204,260
Goldmann 三面鏡　260,263,289,304
Goldmann 視野計　146,148
―――，注視野検査　96
gradient 法　71

H

Haidinger brushes(H.b.)　120,288
hand motion(HM)　12
Heidelberg retina tomograph (HRT)　299
Heijl-Krakau 法　156
Heinsius 診断基準，3 色型色覚の　143
hematoxylin and eosin(HE)　376
Hertel 眼球突出度計　214
Hess 赤緑試験　92
heterophoria 法　71
hippus　273
Hirschberg test　77,78
Hirschberg 比　77
Hoffer Q 式　61
Holladay 式　61
homonymous horizontal sectoranopia　153
Horner 症候群　272,276
Hruby lens　239
human T lymphotropic virus type 1 associated uveitis (HAU)　372
Humphrey 視野計　146,156

I

ICE 症候群　263
ICG 蛍光眼底造影　315

ICG 再注入　316
IgE 測定　255
incisional biopsy　373
indirect illumination　240
indocyanine green　315
International Society for Clinical Electrophysiology of Vision(ISCEV)　336
interpupillary distance(PD)　184
intraocular lens(IOL)　58

J

junction scotoma　152
――― of Traquair　152

K

K 値　58
kinetic echography　352
Koeppe 型レンズ　263,266
Kohlrausch の屈曲点　128
Krimsky prism test　80

L

Landolt ring　10
Lang stereotest　116
laser interference fringe visual acuity　16
leakage　312
light-near dissociation　271,274
light peak(Lp)　331,334
light rise　331
light sense(l.s.)　12
line sensor　244
log MAR の視力表　10
Low Vision Evaluator(LoVE)　27
Luedde 眼球突出度計　214

M

MacKay-Marg 眼圧計　207
Maddox rod test　83
Maddox 杆，赤色　91
Maddox 正切尺　86
main lens　178
Marcus Gunn 瞳孔　275
Mariotte 盲点の拡大，露出　152
Maxwell 視　16,277
Maxwell 斑　288
M-CHARTS　165
mean deviation(MD)　158
Meesmann 角膜上皮変性症　250

meibomian gland dysfunction (MGD)　222
midbrain corectopia　272
Miller-Nadler Glare Tester　21
miosis　271
Mishima-Hedbys 法　244
MNREAD-J　27
motus manus(m.m.)　12
MRI　363
multifocal ERG　344
Multivision Contrast Tester (MCT)　20,22
mydriasis　271

N

nasal break through　149
nasal step　149
Naugle 眼球突出度計　214
near point convergence　69
New Aniseikonia Tests　123
New stereotests　115
NIBU　224
non-invasive breakup time (NIBUT)　221
numerus digitorum(n.d.)　12

O

objective angle(OA)　108
occlusion test　78
occult CNV　316
occult macular dystrophy　344,345
open-loop 刺激装置　277
open question　3
optical coherence tomograph (OCT)　5,282,**296**,303,384
optokinetic nystagmus(OKN)　347
outflow facility　209
oval pupil　272

P

Parinaud 症候群の視蓋瞳孔　272
patch test　78
pattern standard deviation (PSD)　158
peripheral anterior synechia (PAS)　264
Perkins 眼圧計　206
photo-electro-oculography (PEOG)　328,329
pie-in-the-sky　153

polymerase chain reaction (PCR) 378
polypoidal choroidal vasculopathy (PCV) 315
pooling 312
Posner-Schlossman 症候群 266
posterior vitreous detachment (PVD) 302
Potential Acuity Meter (PAM) 17
potential visual acuity 16
prism adaptation test 82
prism cover test 81
pseudoblepharoptosis 75
pseudostrabismus 74
pupil-sparing oculomotor palsy 272
Purkinje 血管像 288

Q

quantitative echography 351

R

random dot E stereotest 114
Rayleigh 均等 141
red glass test 90
red-green test 57
relative afferent pupillary defect (RAPD) 24, 275, 277
retinal angiomatous proliferation (RAP) 315
retinal thickness analyzer (RTA) 299
retroillumination 240
Riddoch 現象 154
ring aperture 292
rod-cone break 128

S

Sampaolesi line 263

Sanders, Retzlaff, Kraff 式 (SRK 式) 59
scanning laser ophthalmoscope (SLO) 5, 172, 292, 303
────マイクロペリメトリ 172
Scheie 分類 264
Scheimpflug スリット撮影像 253
Schiötz 眼圧計 202
Schirmer 試験 219
sclerotic scatter 240
scotomatous bitemporal hemianopsia 152
scotopic threshold response (STR) 326
segment 178
Seidel 暗点 149
sensus luminis (s.l.) 12
shadow effect 296
Shaffer 分類 264
short wave length automated perimetry (SWAP) 170
simultaneous perception (SP) 108
single nucleotide polymorphism (SNPs) 378
SITA 157
slit scan 法 244
SM レンズ 250
Snellen チャート 10
Space Saving Chart (SSC) 13, 20, 21
specular reflection 240
SPP 134
SRK II 式 61
SRK/T 式 61
staining 312
standard flash 326
Stargardt 病 344
steady state VEP 339
stereopsis 112
subjective angle (SA) 108
swinging flash light test 274

T

tear evaporation rate from the ocular surface (TEROS) 219
tear stability analyzer system (TSAS) 219
tectal pupil 272
threshold-related 法 156
Titmus stereotests 114
TNO stereotest 115
topographic echography 351
trabecular-iris angle (TIA) 357
transient VEP 339
two-pencil test 116

U

ultrasound biomicroscopy (UBM) 254, 356
Urrets-Zavalia 症候群 368

V

Vision Contrast Test System (VCTS) 18
visual evoked potential (VEP) 5, 25, 335
visual evoked response imaging system (VERIS) 5, 344
vitreofoveal separation (VFS) 302

W

Waters' 法 362
Weiss ring 303
Wilbrand knee 152
window defect 312, 316
Worth 4 灯器検査 117

X

X 線検査法 362